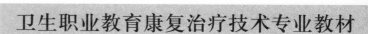
卫生职业教育康复治疗技术专业教材

# 临床康复学

主　编　邢本香　李贻能

副主编　孟晓旭　尹明慧　郭超贤

编　委（以姓氏笔画为序）

U0258086

王瑞臣（泰山医学院附属医院）

尹明慧（黑龙江省康复医院）

邢本香（聊城职业技术学院）

刘　静（武汉民政职业学院）

江成龙（江西省宜春浙赣友好医院）

杨　敏（湖北省咸宁市中心医院）

李　波（黑龙江省康复医院）

李贻能（湖北省咸宁卫生学校）

张黎鸣（三峡大学护理学院）

陈正平（盐城卫生职业技术学院）

周海荣（泰州职业技术学院）

孟晓旭（兴安职业技术学院）

郭超贤（河南省商丘医学高等专科学校）

温优良（广东省第二人民医院）

葛　萌（中国康复研究中心）

復旦大學出版社

www.fudanpress.com.cn

# 卫生职业教育康复治疗技术专业教材
## 编写委员会名单

名誉主任　励建安

主　　任　卫芳盈

副 主 任　胡忠亚　李贻能

委　　员　张绍岚　王安民　朱红华　邢本香　刘梅花

　　　　　高莉萍　杨　毅

随着我国国民经济的发展和人民生活水平的不断提高,20 世纪 80 年代初,康复医学引入我国,康复医学教育也随之逐渐发展。为了适应 21 世纪现代化建设和我国卫生事业改革与发展的需要,全国各地高等职业教育院校及卫生学校陆续开设了康复治疗技术专业,培养了一批批康复治疗技术专业的学生,在国内形成了一定的规模。为进一步提高康复治疗技术专业的教学质量,培养"理论够用,技能过硬"的康复治疗技术专业应用型人才,加强康复医学专业教材建设,全国卫生职业教育康复技术专业研究会聘请中国康复医学会康复教育专业委员会主任委员励建安教授为顾问,组织国内部分院校具有丰富教学经验的教师,编写出版了康复治疗技术专业目前急需的专业课教材,使康复治疗技术专业终于有了配套教材。

全国卫生职业教育康复技术专业研究会组织编写的卫生职业教育康复治疗技术专业教材共 12 本,将于 2009 年秋季出版。这套教材包括《功能解剖生理学》、《康复医学概论》、《康复功能评定学》、《物理治疗学》、《作业治疗学》、《言语治疗学》、《传统康复治疗学》、《假肢与矫形器技术》、《康复心理学》、《临床医学基础》、《临床疾病概要》、《临床康复学》。

教材内容全面、深入、新颖,具有较强的理论性和实用性,充分体现了教材"五性三基"的基本要求,即科学性、思想性、先进性、启发性和实用性,以及基本理论、基本知识和基本技能。这套教材适用于康复治疗技术专业的高等职业教育及中等职业教育,也可作为康复医学工作者的专业参考书。

由于编写时间仓促,因此难免出现不当之处,敬请指正,以便再版时修订。

这套教材的编写得到了全国卫生职业教育康复技术专业研究会各位领导和会员的大力支持,在此表示感谢!

全国卫生职业教育康复技术专业研究会

2009 年 3 月

# 前　言

　　随着康复医学理论与实践的发展,特别是近年来早期康复和专科康复的发展,使康复医学成为重要的临床学科。临床康复学作为康复医学的重要组成部分,最能体现康复医学的基本特点。

　　康复治疗技术专业应用型人才的培养是康复医学发展中面临的重要任务。2004 年3 月,中华人民共和国教育部职业教育与成人教育司下发关于制定“2004～2007 年职业教育教材开发编写计划”的通知,根据通知中关于“积极开发编写新兴专业课程教材和教学改革试验教材”的要求,我们编写了本教材。

　　本书在编写过程中,紧紧围绕高职高专学校康复治疗技术专业学生的培养目标,以新理论、新知识、新进展和新技能作为编写的指导思想,突出科学性和实用性。希望本书的出版有助于康复治疗技术专业人才的培养。

　　本教材主要适用于高、中等职业教育的康复治疗技术专业,也可作为综合性医院康复专业医师、治疗师的康复业务参考书。

　　本书作者均为在临床康复领域从事临床康复工作的专家、医师及一线教师。但因我国临床康复医学尚处于发展阶段,经验有限,不足之处在所难免。书中如有错误与疏漏,敬请斧正。

邢本香　李贻能

2009 年 3 月

Contents

# 目　录

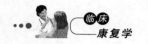

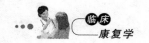

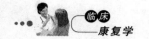

**学习目标**

1. 掌握康复及康复医学的概念。
2. 熟悉临床康复学的基本领域。
3. 掌握临床康复学与临床医学的区别。
4. 熟悉康复医学的工作模式。
5. 熟悉临床康复学的作用和范畴。

# 第一节　临床康复学的基本概念

　　现代医学体系包括保健医学、预防医学、临床医学和康复医学4个领域。康复医学科是在康复医学理论指导下的从事康复医疗服务的临床科室。一方面康复中心和部分综合医院康复医学科已建立康复病房、开设康复病床进行临床康复治疗；另一方面康复医学科与相关临床科室密切合作，为病、伤、残者提供康复医学专业诊疗服务。康复医学的发展，特别是近年来早期康复和专科康复的发展，使得康复医学和临床医学的关系更加密切。从医疗时间上来看，康复医疗不仅是临床医疗的延续，而且应尽早和临床医疗同时进行；从医疗空间或范围上来看，康复医学已深入传统临床医学的各个领域，形成了如骨科康复学、神经康复学等专科康复学。临床康复学已成为康复医学的重要组成部分，成为康复医学和临床医学密切结合的学科，在康复医学各学科中占有举足轻重的地位。

## 一、康复与康复医学

### （一）康复

　　康复最初是伴随骨科医师的临床工作出现的。"康复"作为一个词，早在1864年Torro的著作中就有所体现。骨科医师Law首先将此概念应用于有关截肢处理的医学论文中，首次提出"战伤患者的康复问题"。从此，康复作为医学概念广泛应用于医学领域之中。

　　1. 康复的概念　1969年世界卫生组织明确了康复的定义："康复是指综合的、协调的应用医学的、社会的、教育的和职业的措施，对患者进行训练和再训练，使其活动能力达到尽可能高的水平。"1981年，世界卫生组织医疗康复专家委员会给康复下了新的定义："康复是

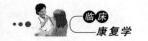

指应用各种有用的措施以减轻残疾的影响和使残疾人重返社会。康复不仅是指训练残疾人使其能适应周围的环境,而且也包括调整残疾人周围的环境和社会条件以利于他们重返社会。"1994年,康复专家Hellender对康复的定义进行补充,即康复包括应用所有措施减少残疾的影响,使残疾者达到自立,有较好的生活质量,能实现其抱负,回归社会。我国康复学者认为,康复是综合、协调地应用各种措施,减少病伤者身、心、社会功能障碍,以发挥其身体、解剖的最大潜能,使病伤者能重返社会,提高生活质量。康复医学的对象包括残疾人、老年人、慢性病患者、疾病的急性期和恢复早期患者。

**2. 康复范围** 从康复的定义可以明确康复的范围,包括医学康复、教育康复、职业康复、社会康复。医学康复,即利用医学手段促进康复;教育康复,即通过特殊教育和培训促进康复;职业康复,即通过职业培训恢复适当的就业能力。社会康复,即在社会层次上,采取与社会生活相关的包括法律的措施,为残疾人重返社会创造必要的条件,最终达到全面康复。

**(二)康复医学**

**1. 康复医学的概念** 《康复医学辞典》(1983,美国)中指出:"康复医学是涉及医疗康复所有方面的医疗专业。"缪鸿石教授依据国际传统观点认为,康复医学是主要利用医学的措施,治疗因外伤或疾病而遗留功能障碍致独立生活有困难的躯体性残疾者,使其功能达到可能达到的最大限度,为他们重返社会创造条件的医学学科。目前在康复医学和医疗康复的基本概念上仍存在着不同见解。国内学者经过反复探讨后认为,医疗康复是康复事业在医学上的一个方面,包括各种残疾的医学方面的所有问题,也包括对康复有利而在医学上可以应用的一切技术和方法。它不是一个学术或学科的概念,而是按照目的和范围确定的概念。在康复医学的临床工作中,康复医学与临床医学的密切结合表现在早期康复和强化康复逐步受到重视,康复医学的范围也逐渐扩大。主要表现在形成了与临床医学相对应的康复医学的多个分支学科,临床康复学的发展体现了康复医学进一步与临床医学相互结合并相互渗透。

**2. 康复医学的基本内容** 康复医学是一门跨学科的应用科学,康复医学的内容与临床医学各学科既有联系,又有区别。

(1)康复医学基础:包括人体形态与功能学、运动学、生理学、生物力学、病理学及残疾学等。

(2)康复评定:康复功能评定是对功能障碍进行测定和分级的学科,是康复治疗的基础,通过康复评定可制订康复治疗方案和评价康复治疗的效果。康复评定包括:关节活动度评定、肌力评定、平衡功能评定、协调功能评定、心肺功能评定、神经电生理评定、心理评定、日常生活能力评定等。

(3)康复治疗:是康复医学中重要的组成部分,通过康复训练等治疗措施促进功能恢复、代偿或补偿。包括物理因子治疗、作业治疗、语言治疗、心理治疗及假肢与矫形器的应用等。另外,传统康复疗法如按摩、药浴等也是康复治疗的组成部分。

(4)临床康复:是根据临床各科各种病残或伤残所致的功能障碍特点,进行有针对性的康复评定、康复治疗及相关问题研究的学科。如骨科康复、神经康复、冠心病康复、高血压康复、慢性阻塞性肺病康复、帕金森病康复、糖尿病康复、肿瘤康复、老年病康复、儿科病康复等。

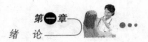

（5）社区康复：是研究社区康复的目标、方法及社区康复管理的学科。功能障碍的病伤残者出院后，必须回归到家庭和社区并利用家庭和社区资源继续进行长时期的康复。1981年，世界卫生组织对社区康复的定义："在社区的层次上采取康复措施，这些措施是利用和依靠本社区的资源进行的，包括残疾者自身、家庭和社会。"

## 二、临床康复学

专科康复的开展促进了康复医学与临床医学相结合的临床康复学的发展。随着专科康复的发展，在一些国家出现了临床专科康复医师，如骨科康复医师、神经科康复医师。专科康复学和专科康复医师队伍的发展表明临床康复学已广泛深入到临床工作中，充分体现了康复医学与临床医学的密切关系。临床医师既是临床专科医师，通过学习也可成为该专科的康复医师。尽管在临床实际工作中，临床专科医师难以也不需掌握康复医学的全面知识，但应了解本专科疾病康复的基本知识，这样才能提高治疗水平。临床康复学的基本领域主要包括以下几个方面。

1. 神经康复学　它是一门研究中枢神经系统及周围神经系统病损所致的功能障碍及康复处理的学科。

2. 骨科康复学　它是一门研究骨与关节、肌肉及外周神经和软组织的损伤、畸形和疾病所致的功能障碍及康复处理的学科。康复的手段包括必要的手术治疗、手术前后的功能训练、假肢和矫形器的装配等内容。

3. 其他康复学科　包括肿瘤康复学、老年病康复学、心脏病康复学、儿科病康复学等。

## 三、临床康复学与临床医学

在现代医学体系中，保健医学、预防医学、临床医学和康复医学4大组成部分，既相互联系，又有所区别，使整个医学更加系统化、完整化。20世纪80年代以前，医学界普遍认为康复是临床治疗的延续，是对治疗后的功能障碍进行康复。20世纪80年代以来，更多学者认识到康复治疗应与临床治疗紧密结合，相互渗透，并驾齐驱。临床康复学与临床医学的相互关系体现在临床实际工作中，在临床处理早期开展早期康复治疗；外科手术治疗为康复治疗创造必要的条件；临床医师和康复医师协作开展康复评定、康复治疗等。多方面的研究结果显示，早期康复治疗效果明显优于后期康复治疗的效果，只有开展早期康复才能达到理想的康复效果。

康复治疗不仅是临床治疗后的延续，而且应与临床治疗紧密结合，康复只有与临床治疗紧密结合才能达到理想的治疗效果。近年来国际及国内建立的专科康复中心，如脊髓损伤中心、脑卒中单元，为患者提供了临床急救、早期治疗和早期康复的系列服务，即早期治疗与早期康复一体化，才能取得良好的临床效果，才能达到住院时间较短及花费相对较少的结果，充分体现了临床康复学和临床医学密切结合的优点。

临床康复学是康复医学和临床医学的有机结合，充分体现了医学发展从生物学模式向生物-心理-社会-文化模式的转变。虽然临床康复学和临床医学是医学的不同学科（表1-1），但是随着医学的发展，康复医学与临床医学关系日趋密切，因此探讨和了解临床康复学和临床医学的关系具有深远的理论意义和重要的现实意义。

表 1 - 1　临床康复学与临床医学的比较

| 项　目 | 临床康复学 | 临床医学 |
|---|---|---|
| 治疗对象 | 暂时或永久性功能障碍患者 | 外伤及疾病患者 |
| 治疗方向 | 促进病、伤、残者的功能恢复代偿或补偿 | 消除疾病的病因,逆转疾病的病理过程 |
| 病历内容 | 简要的临床病历及功能障碍评定 | 常规临床病历 |
| 治疗方法 | 各种康复治疗和必要的药物、手术 | 药物、手术治疗辅以其他治疗 |
| 诊疗方式 | 康复治疗协助组 | 专科医师及责任护士 |
| 护理方式 | 以介助护理为主 | 替代护理为主(整体护理) |
| 患者态度 | 必须积极主动参与整个诊疗过程 | 相对被动(配合)参与治疗过程 |
| 家属介入 | 必须有家属直接介入 | 一般不需要家属直接介入 |

　　**1. 治疗方向或目标**　临床康复学与临床医学的基本区别是治疗方向或目标不同。临床医学主要针对原发疾病进行治疗,是采取一切必要医疗措施逆转原发疾病病理过程或消除病因,挽救生命,从而治愈伤病。而临床康复学则是针对病、伤、残者的功能障碍进行治疗,需采取一切必要代偿或补偿功能的方法。临床工作中可能发生临床治疗"成功",而从康复角度评价则是失败的病例。如小腿外伤离断后,在肢体短缺的 20 cm 情况下断肢再植成功后,造成患者行走或安装假肢均困难;骨折愈合后关节发生挛缩、功能受限等情况。但是,必须强调临床康复学和临床医学的最终目的是一致的,即促进和保障人体疾病痊愈和功能恢复。无论在世界卫生组织关于残疾的 ICIDH 分类(1980),还是在世界卫生组织关于功能、残疾和健康的 ICF 分类(1997,2001)中都体现出这种一致性。因为对损伤的防治是功能康复的重要条件。因此,在了解临床康复学与临床医学区别的基础上,加强临床工作中康复医学与临床医学的有机合作意义重大。

　　**2. 负责人**　临床治疗主要由专科医师和护士负责实施,即由专科医师负责诊断和制订整个治疗方案;康复治疗则由康复医师、康复护士、物理因子治疗师、作业治疗师及心理医师等共同组成的多学科康复治疗协助组进行。临床治疗前应由专科医师明确诊断,康复治疗前则应由康复治疗协助组进行康复评定和制订康复目标、康复治疗计划和康复治疗措施,并且应定期进行康复评定,根据评定结果随时调整康复治疗目标和计划。康复治疗协助组是康复医疗的核心,在康复医师的协调下各专业人员对患者进行检查评定,提出各自的意见后,由康复医师归纳并制订康复治疗的目标和计划。康复治疗协助组是一种多学科合作的工作模式,有着独特的工作特点,需要在实际工作中不断学习、总结、改进和完善。

　　**3. 护理特点**　临床康复学与临床医学的区别还表现在临床护理与康复护理的不同。康复护理中基础护理技术与临床护理是一致的,但康复护理注重患者自己能力的发挥。康复护士不仅要完成基本护理任务,而且还要指导或协助患者在病区开展康复训练,其特点是要千方百计地使患者从被动接受他人护理(替代护理)转变为自我护理,康复护士需要花费更多时间指导或协助(介助护理)。康复护士还是康复教育的组织者,使患者及家属了解康复的目标和方法,以利于患者住院期间和出院后的康复训练。

　　**4. 患者的角色**　临床康复学与临床医学的区别还在于在康复治疗中患者应是治疗的主动参加者,在康复治疗整个过程中,患者不仅是主动的参加者,而且是康复治疗协助组的重要成员,参加康复评定及制订康复目标的讨论。而在临床治疗中患者主要是治疗的被动

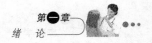

接受者,尽管在临床治疗中需要患者主动积极配合治疗,但临床治疗主要由医师和护士实施。

多年的康复治疗经验表明,没有患者的主动参加,任何康复治疗都不会达到理想的康复治疗效果,已达到的目标也不能继续维持。临床康复学和临床医学的最终目标的一致性体现在临床工作中两者的密切结合,临床医师应了解两者的关系,将有利于促进临床康复学的发展。

# 第二节　康复医学的工作方式

## 一、康复医学的工作模式

康复医学的基本工作形式是以康复治疗协助组形式来进行的,康复医学是多专业、跨学科的学科,因此康复医学工作者必须对康复治疗协助组的工作形式充分了解,并在康复治疗中有所体现。

### (一)基本模式

康复医学的基本模式有 4 种,包括多学科组合模式、学科协作模式、跨学科模式和传统医疗模式。

1. 多学科组合模式　多学科组合模式是自上而下地组合多个学科和专业进行诊疗的相互协助关系,是临床医学模式的发展。相关专业人员包括康复医师、康复护士、物理因子治疗师、作业治疗师、言语治疗师、心理医师、社会工作者、矫形器和假肢技师等。相关学科包括康复医学科或物理医学与康复科、运动医学科、骨科、神经内科、神经外科、心胸外科、老年医学科、心脏科、呼吸科、内分泌科、风湿科、急诊科、泌尿科等。

这种方式避免了单一学科知识狭窄的缺陷,但是各学科和专业之间不能进行横向的有效交流,所有成员主要集中于各专业的特定目标,而不是项目的整体目标,有关记录只强调其专业内容。这意味着除医生、护士和各个专业治疗的记录外,没有患者的综合数据库。这种形式只是多个学科治疗方式的集合,而不是融合。这种多学科组合模式虽然是临床医学模式的发展,但不是康复医学所要求的工作模式。

2. 学科协作模式　学科协作模式是多学科组合模式的发展,是强调多种专业与职业技术人员知识和技能融合的形式。学科协作模式与多学科组合模式的人员相似,但是工作方式有所不同。学科协作模式强调横向平等的充分交流和讨论,强调学科和专业之间知识与技能的融合,从而派生出新的治疗模式和更佳的治疗效果。如果多学科组合模式的表现形式是"蛋炒饭",那么学科协作模式的表现形式就是"鸡蛋糕"。例如针对脊髓损伤患者,通过康复医师、康复治疗师、康复护士、心理医师、骨科医师或神经外科医师、泌尿科医师、社会工作者等的小组会议,共同讨论,确定患者的整体治疗方案,并互相协作完成康复治疗的整个过程。

3. 跨学科模式　跨学科模式是指医学和其他学科之间相互合作的医学模式。这是因为部分残疾者的康复治疗目标和手段会超越医学范畴,而需要医学以外的学科参与。如假肢配置不仅涉及残疾者肢体残端的处理、假肢对线、假肢步态训练等,还涉及假肢材料学和

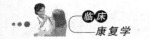

生物力学,也涉及残疾者职业训练和就业前培训等。因此,全面康复需要医学与社会学、工程学、特殊教育等学科的结合与合作,这种跨学科模式就是康复医学的工作模式。

4. 传统医疗模式 指参与医疗的技术人员分工负责的形式,例如医师、护士和技师分工负责特定患者的医疗,共同讨论和协商较少。这种模式在病种单纯、治疗目标单一的情况下效率比较高,也可达到较高的治疗水平。疼痛性疾病的康复(颈椎病、肩周炎、腰腿痛等)一般采用这种模式。但是,大多数患者的康复治疗强调全面康复,参与的人员来自多专业、多学科,因此传统医疗模式的应用较少。

(二)工作模式

1. 治疗协助组会议 治疗协助组会议是由康复医师、康复治疗师、康复护士、社会工作者、心理医师、矫形器和假肢技师等参加的康复评定和治疗方案讨论会。实施方式一般为:会议前确定患者存在的主要问题,然后由治疗组负责人(康复医师)确定会议日期、时间和地点。会议可以定期或不定期进行,在会议上各专业人员报告患者评定结果,确定或回顾治疗目标,设定治疗重点,确定出院日期。会议的宗旨是为治疗组成员提供相互交流的平台,弥补各个专业的局限或"盲点",对患者近期和远期治疗目标以及实现目标最重要的治疗策略和方针达成共识。接受康复治疗的患者及其重要亲朋好友的主动介入可增加患者的满意度,并能充分发挥患者的主观能动性。这样可以有效地提高患者对医务人员的信任,有助于提高康复治疗的疗效。10年前这些会议通常每两周进行一次,现在通常是每周进行一次。会议需要耗费较多的时间和较多的人力资源,效率较低,因此,应根据实际情况进行(目前多为三期康复评定会议)。

2. 查房 查房是临床传统的病房工作模式,特征是由上级医师指导下级医师进行医疗处置观察,患者一般被动地参与,医师查房时相关治疗师和护士同时参加。康复病区的查房通常在治疗室进行,这样不影响患者治疗,也有利于直接观察患者的治疗情况。这种方式的针对性强、效率高,符合康复医学发展趋势。

3. 会诊 请相关学科专家对特殊问题共同进行诊疗讨论是医院工作的基本形式。康复医学的横向多学科合作大部分以会诊的形式进行,必要时也可邀请相关学科专家参加治疗协助组会议。

(三)康复医疗工作流程

康复医疗工作流程与一般临床医疗工作流程相似,但有其特殊性,充分体现出三期康复评定。从对患者的接诊开始直至出院的整个工作流程如下:

康复科门诊或由临床各科转诊患者→接诊→临床观察→影像检查、实验室检查→有关专科会诊→初期康复评定→制订康复治疗计划→门诊或住院康复治疗→治疗中期康复评定→修订康复治疗计划→进一步康复治疗→治疗后期康复评定和结局评定→出院后的安排、建议。

(四)基本发展动力

康复治疗是使功能障碍者参与社会活动的能力恢复到最大限度的过程,尽量减少他们躯体、精神和心理屏障,尽可能全面改善其体质、活动能力、生活自理能力、交流能力和患者的心理状态,努力恢复正常的社会角色。全面康复治疗必须有各科专家和各种类型的辅助条件,任何个人都没有足够的时间或广博的知识来独立完成如此全面的康复治疗过程。这

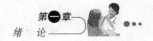

是治疗协助组工作模式发展的基本动力。

参与康复治疗各专业人员的专业知识与技术水平不同,观察和治疗患者的时间和时期不同,对病伤者的康复治疗作用也有区别。而且在治疗协助组中,各个专业的作用往往超过原先该职业的内涵和价值。康复医学的核心是通过多层次、多学科、多渠道的集体合作方式,对患者和残疾者进行训练和再训练,使其功能障碍得到最大限度的恢复,尽可能恢复他们的社会角色和价值。这种方式可以使各康复医疗相关专业的作用得到充分发挥和扩大,已经成为康复医学最普遍的工作模式。

## 二、康复治疗组

1. 治疗组成员　参与康复治疗的所有人员都属于康复治疗协助组的成员。康复治疗协助组的成员除了康复医疗相关的医护人员外,还包括患者及其他有影响的人员,还有康复助理、助手或其他对康复治疗过程起独立作用的相关人员。治疗组成员具体的有:康复医师、物理因子治疗师、作业治疗师、言语治疗师、矫形器和假肢技师、心理医师、社会工作者、娱乐和体育治疗师、康复护士、其他治疗师等。

2. 治疗组成员的角色和任务

(1) 康复医师:负责患者的诊断,确定关键的功能障碍或康复目标,决定患者的药物、手术和其他医疗问题。通常康复医师担任治疗协助组会议组织者,当然这一角色也可以由其他专业人员担任。康复医师必须首先是合格的临床医师,然后还要经过系统的康复医学专业培训和考核后方能胜任。

(2) 物理因子治疗师:主要责任是恢复患者躯体和肢体运动能力,包括关节活动,肌力和肌肉耐力,全身耐力和心肺功能,使用下肢矫形器、假肢和步行辅助器具,步态训练,坐、站和转移训练,牵张训练,协调和平衡训练,皮肤整体感觉训练,各种理疗(光、电、声、磁等),轮椅技巧的训练等。另外,还包括推拿按摩或手法治疗。

(3) 作业治疗师:主要责任是恢复患者日常生活、学习、娱乐和工作能力,包括患者的生活自理能力(衣、食、住、行、个人卫生等),职业能力,转移能力,使用上肢矫形器、假肢和辅助器具的能力等,必要时训练患者的感觉、感知和认知能力。此外,还包括吞咽功能训练,出院前向患者提供家庭和工作环境改造建议、就业建议,患者家属和陪护者的培训等。

(4) 言语治疗师:主要责任是评定和治疗神经源性言语障碍,包括失语症、构音障碍、失用症以及认知性交流障碍、吞咽障碍等。

(5) 矫形器和假肢技师:主要责任是矫形器和假肢的评定、制作和使用,指导患者和家属进行矫形器和假肢的日常维护等。

(6) 心理医师:主要责任是患者的心理评定、心理咨询、心理疏导、应激处理、行为治疗、性功能障碍评定和治疗等。

(7) 社会工作者:主要责任是与患者家庭和社区联络,评定患者的家居、家庭收入情况、就业情况、生活方式,协调患者的治疗费用,为患者做出院安排,为患者家属排忧解难。

(8) 娱乐和体育治疗师:主要责任是评定、训练和教育患者进行娱乐和体育活动的能力,激发患者主动活动的热情和积极性,为患者确定合适的娱乐和体育活动。

(9) 康复护士:主要责任是负责患者卧床期间的体位摆放、床上活动、皮肤护理、直肠和膀胱处理、个人卫生、病房环境控制、辅助器具使用的辅导、治疗时间的安排等。

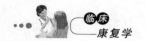
（10）其他治疗师：与康复治疗相关的其他治疗技术人员还包括园艺治疗师、音乐治疗师、足疗师、舞蹈治疗师等。所有成员不仅要致力于特定的专业目标，而且要对康复治疗的所有结果承担共同的责任，参与康复目标的确定，提供与目标相关的观察结果，与所有成员共享工作经验，互相学习，取长补短。因此，学科协作模式比多学科组合模式更加注重参与康复过程的各个成员的独立性和相互作用。

3. 优秀治疗组的特征 治疗组需要建立互相尊重的关系。建立信息共享、相互熟悉的坦诚交流环境。优秀治疗组有两个重要特征：①对于目标的清晰理解和共识；②有效的人际交流。治疗协助组会议趋向于无特定首脑。治疗组领导或会议主持者不是简单地追求康复目标和策略方面的共识，而是应该将自己的知识和经验用于引导团队小组达成共识。优秀治疗组有以下几个基本特征：

（1）轻松和谐：活动环境轻松、和谐，参与人员有强烈的主人翁精神。

（2）共同兴趣：所有参与者都有足够的兴趣和热情，工作目标得到充分理解。

（3）集思广益：所有成员均参与讨论，但是主题必须集中。讨论主题事先可进行私下交流，得到所有成员的认可，并在会议前做充分准备。

（4）百花齐放：讨论时有充分的言论自由，允许保留观点，但是不要影响整个治疗措施的实施。意见不一致时，可以通过协商确定妥协而采取相对合理的治疗方案，并在实施过程中不断调整和修正。一般不采用表决方式确定治疗方案。

（5）百家争鸣：鼓励会议中进行批评或评论，但是不得以任何形式进行人身攻击。批评应该强调建设性，减少指责。

（6）民主集中：会议负责人不主宰会议，但是要组织会议，协调各方意见，最后形成决议。

（7）团结一致：所有成员应该有良好的人际关系，也要与患者及其亲属保持良好的关系，共同探求和创造最佳的康复治疗效果。

（8）加强沟通：会议必须有记录、有结论，并将会议纪要递交给所有参会人员。

# 第三节　临床康复治疗的作用与范畴

## 一、临床康复治疗的作用

在制订康复治疗计划时，每个患者的具体康复目标往往是不同的。确定每一位患者的具体康复目标主要依据其病伤的分类诊断和功能评定，同时参考患者的年龄、体质、有无其他合并症等情况。从康复医学的基本观点出发，患者的基本康复目标又是一致的。康复医学的目的是利用以医学为主的多种手段，设法使患者已经受限或丧失的功能和能力恢复到最大限度，促使患者重返家庭、回归社会，使其生活尽可能接近正常。临床康复治疗的主要作用包括两个方面：增加患者的独立能力，使患者能回归社会并进行创造性的生活。

### （一）重获独立能力

重获独立能力是康复的首要目标，康复被认为是一个通过康复训练等手段使患者获得尽可能高的身体独立水平的过程。日常生活活动或生活自理能力的明显提高，往往被作为临床康复成功的标志。长期以来,独立能力的概念被限制在身体的(肉体的)独立能力范围之内,即把生活自理能力作为独立能力的指标。然而,独立能力不能单纯被看作为身体或生理功能上的独立能力,还应包括独立作出决定和解决问题的能力即自决能力。如果只强调身体的独立能力,就使得如高位脊髓损伤这样的患者失去了康复的目标和意义,而无法获得潜在的独立能力。实际上,这些高位脊髓损伤患者可以通过指导、他人协助和应用某些辅助器具达到一种相对独立的生活方式。因此,在所有患者的临床康复过程中,要同时注意培养患者的自决能力,从而尽可能地达到身心的独立。

（二）回归社会并进行创造性的生活

至今,很多康复医师仍把康复的目标局限于生活自理能力或独立能力的恢复或提高,康复治疗主要局限于物理疗法、作业疗法等体能方面的训练,社会适应能力的恢复及潜在的就业能力恢复往往被忽略。患者和家属满足于患者生活自理,忽略了重新工作的可能性。生活自理能力的恢复是社会适应能力和就业能力恢复的基础,但是生活自理能力的恢复并不意味着社会适应能力和就业能力的恢复。如果患者只是生活自理,可以在家庭环境中进行一定程度的独立活动,但最终难以回归社会。这样,他们事实上只是社会资源的消耗者,而不能通过自己可能的就业劳动能力(包括体力和智力)为社会创造价值。他们既不能作为社会精神或物质财富的创造者而创造性地生活,也不能通过创造财富增加自信自立。单纯注意生活自理能力的恢复,也只是对人的自然属性进行的康复。

只有注意社会适应能力和就业能力的恢复,才是对人的社会属性进行"康复"。否则,其对自然属性的康复就失去了意义。脊髓损伤患者中,有一定文化水平和专业技术的患者通过必要的训练,应用现代科学技术(如计算机)也可从事力所能及的工作。脊髓损伤患者在生活其他方面所消耗的平均时间大大少于正常人,因此可以有更多的时间从事更有意义的工作,这已被一些事业上取得成功的患者所证实。对康复患者应进行力所能及的职业康复训练,使他们今后能返回某种适宜的工作岗位,从而真正地回归社会,达到全面康复的目标。

## 二、临床康复治疗的范畴

临床康复学的主要任务是研究患者的功能障碍和残疾的有关康复问题,采取康复预防、康复评定和康复治疗等手段,以预防和解决患者存在的各种康复问题。

（一）康复预防

康复预防是从医疗卫生、安全防护、健康教育和社会管理等方面,对预防残疾的发生所提出的综合性预防措施,是全球康复治疗工作的首要任务。康复预防分为以下3级。

1. 一级预防　指预防可能导致残疾的各种病损的发生。一级预防是康复预防的基础和关键,可减少70%的残疾发生率。主要预防措施如下。

（1）预防性咨询:如婚前教育、优生优育和预防先天性残疾等知识咨询。

（2）预防接种:如针对脊髓灰质炎、乙型脑炎和麻疹等致残性传染病采用疫苗注射预防。

（3）预防性保健:如产前检查、孕期保健、围产期保健、婴儿健康发育及老年人定期体检等。

（4）积极防治:要积极防治慢性病和老年病(如脑血管疾病、心肌梗死、慢性阻塞性肺病、类风湿和肿瘤等)的发生,定期体检,早期诊断,早期治疗。

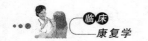 

（5）健康的生活方式和精神卫生：合理营养，防止肥胖，避免酗酒，戒烟，体育锻炼，劳逸结合，保持心理平衡，预防抑郁、焦虑等。

（6）安全防护：培养安全意识，遵守安全规则，预防意外事故（交通事故、工伤、运动损伤和产伤等），维护安全环境（防火、防污染和防噪声等），避免危险因素（如物理、化学、生物和机械因素等）。

2. **二级预防**　指患者发生疾病或损伤后，应限制或逆转由病损所造成的残疾。将病损的影响控制在最低水平，对常见的致残病因做到早发现、早诊断、早治疗。二级预防可使残疾发生率降低 10%～20%。如及早治疗高血压，可避免发生脑卒中而影响个体活动能力；骨关节疾病手术后，要尽早进行康复治疗，防止关节功能障碍等。

3. **三级预防**　指患者已经发生残疾，应防止残疾加重转化成为残障。应积极开展康复治疗，尽量减少残障给个人、家庭和社会带来的影响，提高患者在家庭和社会的适应能力。

**（二）康复评定**

康复评定即康复功能评定，是对病、伤、残者的功能障碍，进行客观、准确、量化地评定和分级，并估计功能障碍的发展、转归和预后，判定功能恢复的潜力，制定康复治疗方案。康复评定是制订康复计划的前提和基础，贯穿于康复治疗的整个过程。

1. **康复评定的内容**　主要包括躯体功能评定（如关节活动度、肌力、感觉、协调与平衡等功能）、言语功能评定（如失语症、构音障碍等功能）、精神心理功能评定（如情绪、心理和精神等状态）和社会功能评定（如社会生活能力、生活质量和就业能力等）4 个方面。

康复评定具有以下特点：①康复评定主要是针对功能障碍，包括功能障碍的原因、性质、部位、范围、程度、发展、转归和预后；②评定方法标准化、定量化；③由康复治疗协助组所有成员参与评定；④评定多次进行，分为初期、中期和末期评定；⑤康复治疗始于评定，而最终又止于评定。

2. **康复评定的分期**

（1）初期评定：对于初入院的患者，在康复治疗实施前进行。目的是了解患者功能障碍的程度和恢复的潜力，确定近期康复治疗目标、计划和措施。

（2）中期评定：在康复治疗实施中进行。目的是评定患者通过康复治疗后的功能状况，评价康复治疗效果，调整康复治疗计划。中期评定可进行多次。

（3）末期评定：在康复治疗结束前或出院前进行。目的是评定患者的功能状况，评价康复治疗效果，提出返回家庭和社会后的康复治疗计划和措施。

**（三）康复治疗**

康复治疗是促使病、伤、残者身心健康与功能恢复的重要手段。根据康复评定明确功能障碍，综合康复评定会议小组各成员的治疗处理意见，从而规划、设计出康复治疗方案。常用的康复治疗方法如下。

1. **物理疗法**　包括运动疗法和理疗。

（1）运动疗法：是通过手法操作或各种运动方法以及患者的自身参与，改善患者局部或整体功能，提高身体素质，促进康复的治疗方法。如应用神经促通技术、被动运动、助力运动、主动运动和抗阻力运动等方法，促进异常运动模式向正常模式转变；增强肌力和耐力；改善关节活动范围；调节运动的协调性和平衡能力等。

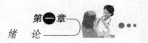

（2）理疗：是使用光、电、声、磁、热、冷和压力等各种物理因子治疗疾病的方法，具有减轻炎症、缓解疼痛、促进局部血液循环和改善肌肉瘫痪等治疗作用。

2. **作业疗法** 根据患者的功能障碍，有针对性地从日常生活活动、手工操作或文体娱乐活动中，选择一些能恢复患者功能、促进发育、增强生活自理能力等的作业活动，让患者按照指定的要求进行训练，使其逐步恢复功能和技巧，逐渐适应家庭和社会。如选用进食、梳洗、穿衣、用厕和转移等生活自理方面的作业活动；选用木工、刺绣和编织等手工操作方面的作业活动；在文体娱乐方面可选用绘画、下棋、滚球和套圈等作业活动。

3. **言语疗法** 又称言语矫治。针对因脑卒中、颅脑损伤或小儿脑瘫等所致的语言障碍患者进行矫治的方法。如针对失语症、构音障碍的患者，采用发音器官练习、构音结构练习、读字练习、物品命名练习和情景会话练习等。

4. **心理疗法** 是通过观察、谈话、实验和心理测验法，对心理、精神、情绪和行为有异常的患者作出诊断和进行心理治疗。常采用精神支持疗法、松弛疗法、暗示疗法、催眠疗法、行为疗法、音乐疗法和心理咨询等。

5. **传统康复疗法** 指以中医理论为基础，以整体观念和辨证论治为特点，运用中医传统的技术和方法，达到治疗和减轻患者病痛、改善功能、提高生活能力及生活质量的方法。主要方法有针灸、推拿、拔罐、练太极拳和气功、导引、中药及饮食治疗等。至今，这些传统的康复治疗方法，仍然以其独特的作用在临床康复中被广泛应用。

6. **康复工程** 康复工程是应用现代工程学原理和方法，恢复、代偿或重建患者功能的学科。如研制功能恢复训练器（各种训练用具），研制功能代偿用品（拐杖、助行器、轮椅、矫形器和自助器具等），研制功能重建性用品（如人工喉、人工耳蜗等），为残疾者设计制造假肢，进行环境改造等。

7. **康复护理** 康复护士是康复治疗协助组的重要成员之一，主要任务是配合其他康复专业人员，对各种功能障碍患者所进行的除基础护理之外的功能促进的护理。如观察残疾情况，预防感染、压疮、萎缩、挛缩和畸形等并发症，防止继发性残疾，进行日常生活自理能力的再训练，指导患者使用辅助器具，做好患者的心理疏导工作等。

8. **就业咨询和职前训练** 根据患者的身体状况、个人能力和专长，对其就业潜力和可能性做出细致的分析，提出适宜患者从事何种工作的合理化建议，对需要进行就业前训练的患者，应给予就业前训练。

## 思考题

1. 临床康复学的基本领域包括哪几个方面？
2. 简答临床康复学与临床医学的区别。
3. 简答三级预防的内容。
4. 康复医学工作模式的内容有哪些？
5. 简答临床康复学的作用和范畴。

（邢本香）

第二章
# 临床常见病症的康复

　　康复治疗的主要对象是残疾者,患者功能障碍的存在影响其正常的生活、学习和工作,除疾病导致的主要功能障碍外,并发症和继发病变也是需要处理的康复问题,慢性疼痛、痉挛、压疮、大小便功能障碍等是临床康复常见的问题,有效地预防和处理这些常见病症,以保证康复训练的顺利进行。

## 第一节　慢性疼痛的康复

**学习目标**

1. 熟悉慢性疼痛的成因。
2. 了解慢性疼痛的特征。
3. 掌握慢性疼痛康复评定的常用方法。
4. 熟悉各种治疗慢性疼痛的方法。

### 一、概述

#### (一)慢性疼痛的定义

　　在医学界,绝大多数的学者将慢性疼痛(chronic pain)定义为:已持续3个月或半年以上的疼痛称为慢性疼痛。还有的学者认为在急性组织损伤消退后持续超过1个月的疼痛也称为慢性疼痛。但前提是要知道损伤机体的组织所在,并且认定在受损伤组织痊愈后,其出现的所有伤害性刺激都应停止,因此这时还需要寻找导致真正疼痛存在的源头。

　　从生理学角度看,它包括感觉和反应成分,是体内、体外受某种能引起即时或潜在组织损伤的刺激而产生的一种不愉快感觉,一般来说难以描述、限定或解释;从心理学角度看,它常带有情绪和经验成分,可能会受到焦虑、压抑以及其他精神因素的影响。这种内在的主观经验是预防和警告潜在伤害的基础,但若刺激去除后疼痛仍然存在时,疼痛则失去了其适应价值,而成为导致生理和心理障碍的原因。

#### (二)慢性疼痛的特征

　　慢性疼痛又被称之为"不死的癌症",一旦形成慢性疼痛,疼痛完全缓解和马上治愈的可能性极小。与急性疼痛相比较,急性疼痛是疾病的一种症状,而慢性疼痛不仅是一种症状,其本身就属于一种疾病。它可能是某种病体或损伤机体恢复后仍然长期存在的症状,或者与一些慢性病理变化(如退行性关节疾病)有关。当此症状持续超过 6 个月以上,慢性疼痛则成为器质性和躯体性因素与环境、心理因素相互作用的结果。Grabois 曾总结了慢性疼痛的一些特征:①疼痛症状在疾病已痊愈的情况下仍然持续存在;②伴有行为和情绪改变,如沮丧、疼痛行为、喜怒无常和焦虑;③伴有活动受限,如适应能力下降、肌力和柔韧性下降;④导致工作能力下降,经济窘迫;⑤可有婚姻、家庭和社会关系改变,如关系紧张、冲突、退缩和过分依赖;⑥疼痛常与机体的器质性病理改变无明确关系;⑦不恰当或过多地使用药物和其他医疗服务;⑧常因保险或工伤赔偿问题而发生纷争或法律诉讼。

慢性疼痛分为两大类:一种是进行性机体组织被破坏所导致的,如癌性疼痛;另一种虽有持续的疼痛,但并没有进行性机体组织被破坏。在康复应用实践中后者多见。慢性疼痛中女性患者多于男性患者。

慢性疼痛伴随的异常表现:①中枢神经系统功能不良,如疼痛耐受性、痛阈、内啡肽水平和 5-羟色胺水平降低等;②疼痛组织的代谢改变,如营养不良、水肿、局部血液循环不畅和局部肌肉缺血等;③自我感受差,如自我价值感、羞耻感和内疚感降低等;④自主功能不良,如自主反应不良、交感神经活动增高、肌张力增高、感觉过敏和刺激过敏等;⑤运动控制功能不良,如运动技巧水平降低、本体感觉水平降低等;⑥心理障碍,如抑郁、孤独、失眠和躯体症状化等。

## 二、康复评定

由于慢性疼痛不仅与生理、病理有关,还受情绪、心理等因素的影响,因此客观的测定和评价有一定难度。全面评价慢性疼痛的发生、发展,以及生理、心理方面的影响,对于正确认识疼痛、采用积极有效的治疗方案具有极大的帮助。

（一）一般检查

1. 主诉（了解病史）　病史主诉具有重要意义。应对患者神经肌肉及骨骼系统、胃肠道、泌尿生殖系统和神经及心理学方面的情况进行全面的回顾。必要时,根据有关的疾病情况进行针对性提问,尤其注意了解患者疼痛的特征,有助于帮助治疗师建立合理的诊断和制订治疗计划。

（1）疼痛的部位:这是病史的重要组成部分。可要求患者本人或他人帮助在人体线条图上描述疼痛的类型和疼痛的具体位置。

（2）疼痛的程度:可应用具有一定客观性和重复性的评定方法。其中数字类评分法比较实用和可信,如视觉模拟量表法(VAS)。

（3）疼痛的性质:要求患者对疼痛性质进行描述。可表达的疼痛词语有很多,如刺痛、跳痛、撕裂痛、打击样痛、烧灼痛、钝痛、锐痛、挤压痛、射击痛等。

（4）疼痛的时间:疼痛延续的时间、持续性、昼夜改变的情况。

（5）疼痛的加重与缓解:有哪些因素可引起或加重疼痛,体位的改变、卧床休息可减轻疼痛等。

2. 观察　在接诊时尽可能地观察患者,包括患者接受检查和未接受检查过程中的疼痛行为,如面部表情、坐姿、立姿、步态、行为表现和某些特定的保护性姿势等,以便提供有意义的诊断信息。

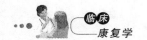
3. 体格检查　主要以神经、肌肉和关节功能检查为主,便于明确导致疼痛的病理所在。具体检查内容可根据病史确定,必要时可针对性地进行特殊的物理检查,如直腿抬高试验、霍夫曼征等。

4. 功能评定和心理评定　对由于疼痛所导致的功能障碍和心理障碍状况选择性地进行量化评定。

5. 其他检查　包括 X 线、CT 和 MRI 等影像学检查;类风湿因子、血细胞沉降率、磷酸肌酸激酶和抗核抗体等实验室检查;肌电图等电生理检查。

（二）评定内容与方法

与急性疼痛相比较,慢性疼痛的测定比较复杂。由于疼痛感觉的主观性,不可能对其进行直接测量。因此,我们实际上测定的是慢性疼痛的影响。为此,需要我们从不同方面综合评定,才可获得足够的有关慢性疼痛患者的病史资料。评定内容包括患者对自身疼痛的主观评定、生物力学评定、生理学评定、心理/行为学评定、功能评定、家庭/社交情况、医疗评定等。表 2-1 列举了有关的评定方法。

表 2-1　慢性疼痛影响的评定方法

| 评定方法 | 内　　　容 |
| --- | --- |
| 主观 | 疼痛部位图示、疼痛强度分级(VAS)、全面的疼痛评定方法(McGill 疼痛问卷) |
| 生物力学 | 柔韧性(关节活动范围)、耐力(活动时间,平板或功率自行车测试)、肌力(重复举一物体的次数等) |
| 生理学 | 肌电图肌力检查、诱发电位检查、自主神经反应检查、运动耗氧量测试 |
| 心理/行为学 | 人格因素(明尼苏达多项人格量表)、情绪(Beck 抑郁量表)、"疼痛行为"的频率、紧张情绪管理和应对技能、疼痛对病人和其家庭的"意义" |
| 功能 | 日常生活活动能力、家务活动能力、活动时间(活动日记,包括坐、站、走、躺等)、业余爱好 |
| 家庭/社交情况 | 婚姻及家庭状况、社交退缩情况,家庭、社会、经济情况对维持疼痛的作用 |
| 医疗 | 用药情况、治疗效果、睡眠状况、其他健康问题 |

需要注意的是,目前尚无一种普遍被接受的关于慢性疼痛的评定方法,应根据具体情况灵活选用和改进。而且,对患者疼痛的评定应该是全方位的,以便敏感地反映出患者的病情变化。因为在有些时候,患者可能只在某些方面有所改善,而其他方面却依旧。例如,床下活动时间可能延长,而主观疼痛感觉保持不变。在康复治疗中,治疗师应重在提高患者功能的改善,而不是减轻疼痛。要特别关注患者能做到多少,而不是疼痛对患者的影响有多大。

在临床上对于疼痛进行评定,主要就是要了解疼痛的部位、强度、性质、疼痛的发作情况和时间进程,以及诱发原因与伴随症状等,协助对疼痛的病因进行诊断,以便确定最有效的疼痛控制方法。根据已有的资料,目前临床上对于疼痛的评定主要还是依靠患者自身的主观评定为主。下面介绍临床上常用的疼痛评定方法。

1. 单一评定方法

（1）视觉模拟量表法（visual analogue scale，VAS）:又称目测类比评分法。VAS 通常采用 10 cm 长的直线(可为横线或竖线),按毫米划格,两端分别表示"无痛"(0)和"极痛"

(100)。被测者根据其感受程度,用笔在直线上画出与其疼痛强度相符合的某点,从"无痛"端至记号之间的距离即为痛觉评分分数(图 2-1)。一般重复两次,取两次的平均值。VAS是目前最常用的疼痛强度评定方法。

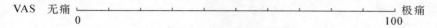

图 2-1 视觉模拟量表法

VAS 也可以采用游动标尺进行评定。游动标尺评定时,其正面为可游动的标尺,背面为从 0～10 的数字(相应长度的厘米数,可精确到毫米)。患者移动游动标尺至自己认定的疼痛位置时,治疗师立即在尺的背面看到具体数字。

若在线上的两端分别标上"疼痛无缓解"、"疼痛完全缓解",则成为恒定疼痛强度的疼痛缓解目测类比评分法,用于评价疼痛的缓解情况。

(2) 口述分级评分法(verbal rating scale, VRS):也称为言语评价量表,是一种评价疼痛强度和变化的方法,由一系列用于描述疼痛的形容词组成。描述词以疼痛从最轻到最强的顺序排列,让患者从中选择最适于形容自身疼痛程度的词语。目前已有多种口述评定方法,包括 4 级评分、5 级评分、6 级评分、12 级评分和 15 级评分(表 2-2)。最轻程度疼痛的描述常被评定为 0 分,以后每级增加 1 分,因此每个描述疼痛的形容词都有相应的评分,以便定量分析疼痛。

表 2-2 口述分级评分法

| 4级评定法 | 5级评定法 | 6级评定法 | 12级评定法 | 15级评定法 |
|---|---|---|---|---|
| 1. 无痛 | 1. 无痛 | 1. 无痛 | 1. 不引人注意的痛 | 1. 无痛 |
| 2. 轻度痛 | 2. 轻度痛 | 2. 轻度痛 | 2. 刚刚注意到的疼痛 | 2. 极弱的痛 |
| 3. 中度痛 | 3. 中度痛 | 3. 中度痛 | 3. 很弱的痛 | 3. 刚刚注意到的痛 |
| 4. 严重痛 | 4. 严重痛 | 4. 严重痛 | 4. 弱痛 | 4. 很弱的痛 |
| | 5. 剧烈痛 | 5. 剧烈痛 | 5. 轻度痛 | 5. 弱痛 |
| | | 6. 难以忍受的痛 | 6. 中度痛 | 6. 轻度痛 |
| | | | 7. 强痛 | 7. 中度痛 |
| | | | 8. 剧烈痛 | 8. 不适性痛 |
| | | | 9. 很强烈的痛 | 9. 强痛 |
| | | | 10. 严重痛 | 10. 剧烈痛 |
| | | | 11. 极剧烈痛 | 11. 很强烈的痛 |
| | | | 12. 难以忍受的痛 | 12. 很剧烈的痛 |
| | | | | 13. 极剧烈的痛 |
| | | | | 14. 不可忍受的痛 |
| | | | | 15. 难以忍受的痛 |

口述分级评分法也可用于疼痛缓解的评定。例如可采用"无痛、轻微痛、重度痛和极重度痛"或"优、良、中、差、可疑、没有"等词语来描述疼痛缓解的程度。

(3) 数字评分法(numerical rating scale, NRS):此方法要求患者用 0～10 这 11 个数字来表示自身疼痛程度。0 表示无痛,10 表示最剧烈的痛。被测者根据个人疼痛感觉,在其中

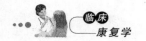

一个数做记号(图2-2)。该法是临床上最简单、最常用的测量主观疼痛的方法之一,容易被患者理解和接受,可以口述,也可以记录,结果较为可靠。

NRS　0　1　2　3　4　5　6　7　8　9　10

无痛　　　　　　　　　　　　　　　　　　　　　最剧烈的痛

**图2-2　数字评分法**

应用数字评分法测定治疗过程中的疼痛强度时,最好以小时为单位进行间歇评定,不宜过度频繁使用。与单次疼痛强度总评分相比较,周期性评分能为疼痛随时间变化的规律提供详细的资料。但值得注意的是,过度频繁的疼痛评定不仅需要患者的耐心,而且可导致患者发生过度焦虑和丧失自控能力,甚至出现无助的感觉,因此可使其自述的疼痛评分出现不准确,甚至夸张。另外,自控丧失和焦虑加重也能加重疼痛感觉。

(4)压力测痛法:用于需要对疼痛的强度(如痛阈、耐痛阈)进行评定的患者,特别适合于肌肉骨骼系统疼痛的评定。有末梢神经炎的糖尿病患者、凝血功能障碍和易发生出血倾向的患者禁用。

1)方法:采用压力测痛计进行评定。使用压力测痛计在患者手指关节等处逐渐施加压力,并听取患者反应。然后记录诱发疼痛出现所需的压力强度(单位:N 或 kg/cm²),此值为痛阈(即刚出现疼痛所需的压力强度)。继续施加压力至不可耐受时,记录最高疼痛耐受限度所需的压力强度,此值为耐痛阈。

2)注意事项:测量记录应从压力测痛计加压开始;施加的压力在整个实验中应保持不变;测定内脏痛时结果不可靠。

2. 综合评定方法　适用于需要对疼痛特性进行评定的患者及合并存在疼痛心理问题者。常采用多因素疼痛调查问卷评分法。疼痛问卷表根据疼痛的生理感觉、患者的情感因素和认识成分等多方面因素设计而成,因此能较准确地评价疼痛的性质与强度。其中McGill 疼痛问卷表(McGill pain questionnaire,MPQ)和简化 McGill 疼痛问卷(SF-MPQ)较为常用。简化 McGill 疼痛问卷是在 MPQ 基础上简化而来的,由 11 个感觉类和 4 个情感类对疼痛的描述词以及现时疼痛强度(present pain intensity,PPI)和 VAS 组成。所有描述词可根据个人感受选择"无痛"、"轻度疼痛"、"中度疼痛"和"极度疼痛"。简化 McGill 疼痛问卷具有简便、快速等优点。

(1)评定方法:采用简化 McGill 疼痛问卷进行评定,问卷内容见表2-3。

**表2-3　简化 McGill 疼痛问卷**

A. 疼痛分级指数

Ⅰ. 分数＿＿＿＿＿＿

| 疼痛描述词 | 无　痛 | 轻度疼痛 | 中度疼痛 | 极度疼痛 |
|---|---|---|---|---|
| 1. 跳痛 | 0分＿＿＿ | 1分＿＿＿ | 2分＿＿＿ | 3分＿＿＿ |
| 2. 放射痛 | 0分＿＿＿ | 1分＿＿＿ | 2分＿＿＿ | 3分＿＿＿ |
| 3. 刺痛 | 0分＿＿＿ | 1分＿＿＿ | 2分＿＿＿ | 3分＿＿＿ |
| 4. 锐痛 | 0分＿＿＿ | 1分＿＿＿ | 2分＿＿＿ | 3分＿＿＿ |
| 5. 收缩痛 | 0分＿＿＿ | 1分＿＿＿ | 2分＿＿＿ | 3分＿＿＿ |

| | 0分____ | 1分____ | 2分____ | 3分____ |
|---|---|---|---|---|
| 6. 绞痛 | 0分____ | 1分____ | 2分____ | 3分____ |
| 7. 烧灼痛 | 0分____ | 1分____ | 2分____ | 3分____ |
| 8. 创伤痛 | 0分____ | 1分____ | 2分____ | 3分____ |
| 9. 剧痛 | 0分____ | 1分____ | 2分____ | 3分____ |
| 10. 触痛 | 0分____ | 1分____ | 2分____ | 3分____ |
| 11. 撕裂痛 | 0分____ | 1分____ | 2分____ | 3分____ |

以上11项相加为疼痛感觉总分(S)____分

| 12. 疲惫 | 0分____ | 1分____ | 2分____ | 3分____ |
|---|---|---|---|---|
| 13. 不适感 | 0分____ | 1分____ | 2分____ | 3分____ |
| 14. 恐惧感 | 0分____ | 1分____ | 2分____ | 3分____ |
| 15. 受折磨感 | 0分____ | 1分____ | 2分____ | 3分____ |

以上4项相加为疼痛情感总分(A)____分

以上S+A为疼痛总分(T)____分

Ⅱ. 选词数

B. 目测类比评分(VAS)

C. 现时疼痛强度(PPI)

| 0分 | 无痛____ | 3分 | 痛苦____ |
|---|---|---|---|
| 1分 | 轻痛____ | 4分 | 可怕____ |
| 2分 | 不适____ | 5分 | 极痛____ |

总结:S____;A____;T____;VAS____;PPI____

(2) 评分方法:每词分别以无痛(0分)、轻度疼痛(1分)、中度疼痛(2分)和极度疼痛(3分)的等级记分。受测者根据自己的实际情况进行打分。评定指标包括感觉类分、情感类分和两者相加所得疼痛总分,选词数和现时疼痛强度(PPI)。采用6分法评定,即0~5分;VAS分(表2-3)。

3. 行为测定法　由于疼痛常对人体的生理和心理造成一定的影响,所以疼痛患者经常表现出一些行为和举止的改变,如面部表情、躯体姿势、行为和肌肉紧张度等。通过观察记录这些变化,可以为临床疼痛评价提供一些较客观的辅助依据。

目前常用的行为测定法有6分制行为评分法(the 6 - point behavioral rating scale)。该方法由Budzynski等人提出,目前临床上多用于评定头痛和其他类型的疼痛,也用于对疼痛患者的对比性研究。该方法将疼痛分为6级:①无疼痛;②有疼痛,但易被忽视;③有疼痛,无法忽视,但不干扰日常生活;④有疼痛,无法忽视,干扰注意力;⑤有疼痛,无法忽视,所有日常活动均受影响,但能完成基本生理需求如进食和排便等;⑥存在剧烈疼痛,无法忽视,需休息或卧床休息。

此方法的特点在于将行为的改变列入了评分范围,患者回答时以疼痛对其行为的影响来表达疼痛强度。患者的回答贴近个人的生活,有一定的客观性,每级定为1分,从0(无疼痛)~5分(剧烈疼痛,无法从事正常工作和生活),容易与患者的描述相关联,便于患者理解。此方法也能用于患者出院后的随访,患者将疼痛复发后的感受及影响以记日记的方式记录下来,便于医生分析病情。

对于慢性疼痛患者日常行为的评定,主要观察患者的防御动作、揉擦动作、肌肉紧张度、各种痛苦表情、呻吟和叹息等,要求患者采取坐、立、行和躺姿势,且同时录像,由经受训练的

评分者在观察每一个行为时记录患者的行为类别。研究发现,该行为评分系统的可靠性和有效性较高,缺点是指标较为局限,观察、监测和评分所需要的时间较长。

4. 生理、生化测定方法　疼痛常可引发机体各项生理指标的变化,特别是在急性疼痛情况下。因此,疼痛评价还可以通过生理测定法或生化测定法实现。常用的生理测定指标包括肌电活动、心率、血压、呼吸、局部皮肤温度以及皮质诱发电位等。生化测定法是通过测定神经内分泌的变化,如血浆氢化可的松含量、血浆和脑脊髓β-内啡肽变化等作为疼痛评定的辅助方法。以上两种方法都属于间接评价。

5. 临床测定法　有些疼痛性疾病在患者处于安静状态下并无疼痛,仅在机体活动累及病变部位时才发生疼痛,可采用临床常用的物理检查方法来帮助发现并定量测定疼痛。例如:①直腿抬高试验,一般正常人直腿抬高可达90°左右而不感觉疼痛,而在一些累及腰神经根或坐骨神经疾病的患者,直腿抬高仅为20°～30°;②臂丛神经牵拉试验,观察神经根受到牵拉后有无患侧上肢放射性串痛。另外,还有许多类似的临床检查方法,用于测量不同的疼痛。

总之,在临床上慢性疼痛的各种评定方法只是分别从不同角度对疼痛的强度和性质进行主观的或间接的评估,难以定性、定量,至今尚无一种行之有效的客观评定方法。因此,为了对疼痛做出较准确和客观的评价,应采用两种或两种以上的方法进行综合评定。同时,记录发病前的功能状态以及对诊断、治疗的反应,对疼痛的诱因、改变因素、所用药物的反应也应有所记录,这样才有利于对治疗效果进行预测。

## 三、康复治疗

在慢性疼痛的康复治疗中,治疗师所接触到的慢性疼痛都是非进行性破坏的良性疼痛,如肌筋膜劳损、颈椎病、椎间盘突出症、三叉神经痛、四肢关节痛、骨质疏松症、带状疱疹后遗神经痛、偏头痛、肩周炎、肱骨外上髁炎(网球肘)、脉管炎和截肢后痛等。这些牵涉到患者身体、心理、生活和社交等多方面,因此治疗时应从多个方面入手,采用综合的、多学科的治疗措施。其目的是消除疼痛行为的强化因素,缓解或控制疼痛的反应,恢复功能,提高生活质量,减少药物使用,防止慢性症状的复发。

1. 运动疗法　运动疗法是治疗师在针对慢性疼痛治疗时的重要手段之一,它可起到缓解疼痛、增强肌力和柔韧性、防止关节挛缩、改善肢体功能等作用。其中包括体位摆放、被动运动、辅助主动运动、主动运动、牵伸运动和放松训练等。

例如,肱骨外上髁炎常见于运动员和体育爱好者、中老年患者等。中老年患者由于肌腱纤维退变、老化,损伤后往往不能很快恢复,所以患慢性疼痛者居多。此症状是由于长期劳损,使附着在肘关节部位的一些肌腱和软组织发生部分纤维撕裂或损伤,或因摩擦造成骨膜创伤,引起骨膜炎。主要表现为肘关节外侧疼痛,并向前臂外侧放射,握物无力,在运动中如提物或拧毛巾时,局部疼痛加剧。有时可摸到骨质的增生隆起,压痛明显。长时间疼痛可使肘关节伸展挛缩,肱三头肌萎缩,无法正常进行伸肘、前臂旋转、腕关节背屈、指关节伸展等动作。这时需要治疗师给予正确的治疗。首先,无痛位的摆放屈肘、前臂旋后位时,可使伸肌群处于松弛状态,从而缓解疼痛。在治疗训练时,治疗师被动活动患者肘关节屈、伸,前臂旋转等运动,使肌肉、肌腱放松。然后针对患肢不能自主的运动,给予患者辅助主动运动、牵伸运动、放松-主动运动-抗阻运动等。注意开始时运动量不宜过强、过猛、过快,频率不宜过多,以患者耐受为最佳。

2. 作业疗法  顾名思义就是指通过治疗师给予患者有目的、有针对性地从事日常生活活动、职业劳动、认知活动设计的作业,对功能障碍的患者具有改善或提高功能水平的一种治疗方法。如一些长期患有类风湿性关节炎的患者,多有腕关节、掌指关节、指间关节的活动受限及功能减退并伴随疼痛。治疗师可设计如电脑打字、游戏及编织等技巧训练,可以帮助改善关节的活动范围,促进手的精细功能,转移患者对疼痛的注意力,从而缓解疼痛。

3. 物理因子疗法  物理因子疗法是选择适合的物理方法治疗广泛慢性疼痛的方法。它可调节自主神经功能,缓解肌肉疲劳痉挛,降低神经兴奋性,促进微循环,改善新陈代谢,并有利于代谢致痛物质、病理产物的移除,对消除或减轻炎症性、创伤性、肌肉痉挛性、缺血性、代谢性以及精神性疼痛均有帮助。表2-4介绍的是缓解疼痛常用物理因子疗法的原理与应用范围。

表 2-4  缓解疼痛常用物理因子疗法的原理与应用范围

| 方　法 | 原　理 | 应用范围 |
|---|---|---|
| 经皮电刺激神经疗法(TENS) | 利用低频脉冲电流镇痛 | 慢性关节痛(变形性膝关节炎、类风湿性关节炎)、慢性肌筋膜炎、退行性关节病 |
| 超刺激电疗法 | 亦为低频脉冲电流镇痛,电流强度超出一般治疗剂量 | 软组织损伤、运动损伤、骨关节痛及某些局部血液循环障碍性疾病 |
| 干扰电疗法(IFT) | 是由两路频率为 4 000 Hz 与 (4 000±100)Hz 的正弦交流电,通过两组(4 个)电极交叉输入人体,在体内交叉处按照差拍原理形成含有中频成分的低频脉冲干扰场 | 软组织损伤、带状疱疹后遗神经痛、退行性关节病、坐骨神经痛、关节周围炎、废用性肌萎缩等 |
| 温度因子疗法(局部热疗) | 利用热产生的生理效应(包括降低感觉神经兴奋性,提高痛阈;增加血流量和代谢率;提高胶原酶活性,增加胶原伸张性及增强关节的润滑液分泌等)治疗疼痛 | 慢性炎症(骨囊炎、腱鞘炎等)或慢性劳损(腰肌劳损) |
| 光疗 | 利用紫外线红斑剂量照射具有镇痛作用 | 周围神经病 |
| 超声疗法 | 利用超声的机械振动效应和热效应 | 损伤性关节炎 |

4. 音乐疗法  我们这里所说的音乐疗法是一种体感音乐疗法,是音乐、声学、物理学、生物学、心理学及医学等多学科的艺术疗法。它由体感振动音响设备、体感振动音乐和治疗方案组成,是一类特殊制作、富含低频、以正弦波为主,其旋律、节奏和和声不同的治疗性乐曲。根据不同的治疗目的,选用不同波形、旋律和节奏的乐曲。在临床研究的基础上确定治疗方案,其内容包括治疗对象身心状态的评估,体感振动音乐的选择,音量、振动强度、治疗时间及疗程的确定等。

慢性疼痛是一种由生理因素和心理因素引起的复合现象,体感音乐疗法主要针对患者进行生理和心理治疗。其效应是生理上放松肌肉,促进血流速度,改善微循环,缓解各类疼痛;心理上调整情绪,使人平静、放松、愉悦和诱导睡眠,从而减轻疼痛。

5. 矫形器的应用  矫形器是用于人体四肢和躯干等部位,通过力的作用预防和治疗骨关节及神经肌肉疾患,矫正畸形并补偿其功能的器械,又称支具。它可以稳定和支持关节,转移重量,减少肢体的压力和应力,对于慢性骨关节疼痛患者有一定的辅助缓解疼痛的作

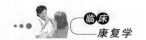
用。如某患者足跟处由于骨质增生,形成骨刺,不能行动。这时我们可以应用矫形器给这位患者制作一个矫形鞋垫等,使此患者足跟悬空,从而帮助他免除行走时的疼痛。

6. 神经调控疗法　有人利用针刺来调控神经,达到镇痛效应。对其作用机制的解释有两种理论。

(1) 闸门学说:其基本观点是:周围神经粗纤维(Aβ)和细纤维(Aδ 和 C 纤维)的传导都能激活脊髓背角上行的脑传递细胞(T 细胞),但又同时与背角的胶质细胞(SG 细胞)形成突触联系。当粗纤维传导时,SG 细胞兴奋,释放抑制递质,以突触前或后方式抑制 T 细胞的传导,形成闸门关闭效应。反之,当细纤维传导时,SG 细胞抑制,使其失去对 T 细胞的突触前或后抑制,形成闸门开放效应。另外,粗纤维传导之初,疼痛信号在进入闸门以前先经背索向高级中枢投射,中枢的调控机制再通过下行的控制系统作用于脊髓的闸门系统,也形成关闭效应,从而达到镇痛。

(2) 内源性镇痛机制:阿片受体除位于脊髓外,也存在于前额皮质、顶枕皮质、被壳、苍白球、尾状核、丘脑和脑干等处。内源性阿片物质包括脑啡肽、β-内啡肽和强啡肽等,它们作用于不同部位的特异性受体,形成内源性镇痛机制。

7. 生物反馈疗法　生物反馈疗法是借助现代电子仪器,将患者自己意识不到的有关生理活动经检测换能放大,以亮光、仪表、数字或图像显示出来,再经视觉或听觉等反馈给本人,经过多次反复训练刺激,学会自我控制、自我放松。如通过肌电反馈使肌肉放松,帮助患者学会对疼痛的自我调节等。

8. 药物疗法

(1) 全身用药:用于慢性疼痛的治疗药物包括非甾体类抗炎药、辅助性镇痛剂和麻醉剂三大类,可通过注射或口服给药。

1) 非甾体类抗炎药:包括布洛芬、阿司匹林和吲哚美辛(消炎痛)等,具有镇痛、抗炎、退热和抗凝的作用。该类药物口服易于吸收,但可致胃肠不适,消化性溃疡与肾功能不全者不宜服用。

2) 辅助性镇痛剂:包括抗抑郁药(三环类抗抑郁药如丙咪嗪、阿米替林;选择性 5-羟色胺再吸收抑制剂如氟西汀;抗癫痫药如苯妥英钠、卡马西平等)。由于躯体性疼痛和抑郁症常交织在一起,疼痛患者的生活质量明显下降,躯体痛苦又增加了精神痛苦,而且抑郁者体验到的情感的痛苦比躯体疼痛更加严重。因此,治疗慢性疼痛中的抑郁症或抑郁症状有着重要意义,可使这些抑郁患者减轻情感的痛苦、疲乏、睡眠障碍、焦虑、紧张及坐立不安等,以改善他们的生活质量。

3) 麻醉类镇痛剂:包括吗啡、哌替啶(度冷丁)等。镇痛作用强,但具有成瘾性。应尽量避免用于慢性疼痛患者,因为长期使用可产生比原发疼痛性疾病更难治疗的后果,如耐受性紊乱、躯体依赖和心理依赖等。

(2) 局部用药:可选用麻醉剂、激素、维生素等,在疼痛点、腱鞘内或脊柱小关节、骶管内等处行局部注射;也可用局部麻醉剂如利多卡因等,注射于周围神经干、神经根或神经节,以阻断疼痛向中枢传导,阻断恶性循环,改善局部循环,消除炎症,由此缓解疼痛。

9. 认知行为疗法　还有一些慢性疼痛的患者经常有消极思想,如感觉胸口痛,就怀疑是心脏不好,只要一有疼痛就要卧床休息,不敢做任何活动等。这时应该引导这些患者保持乐观的情绪,改变他们不合理的想法、认识和情绪,教会他们一些放松的方法,帮助他们增加活动,减少疼痛的压力。可在疼痛患者感觉舒适的姿势(坐位、卧位)和地方(软垫等)进行放松治疗,减轻心理压力。

(1)深部肌肉放松法:教会患者收缩单块肌群,然后放松,再活动下一组肌群。让患者进行系列活动,最后使整个身体放松。具体做法举例如下,这些过程可以重复练习。

1)头部:咬紧上下颌,闭紧双眼,舌头顶住上腭,然后放松。

2)前额和颈部:上抬双眉,颈后仰,然后放松。

3)肩部:用力耸肩,然后放松。

4)上肢:两手紧握,然后放松;接着屈曲肘关节,然后伸展;接着放松整个手臂。

5)下肢:脚趾指向前,两腿伸直同时膝关节紧锁,然后放松。

6)背部:腰部后弯,臀肌收紧,然后放松。

7)腹部:腹肌紧绷,然后放松;接着深吸一口气,屏气片刻,然后放松呼气。

(2)放松/呼吸法:教会患者一种放松的方式,进行缓慢的呼吸调节。学习应用膈肌呼吸,即在每次呼吸过程中,要让患者注意感觉躯体上部的扩展,然后胸部下降;在缓慢呼气之前,先憋气几秒钟再吐气。此呼吸法应每天练习2～4次。

(3)自我催眠法:自我催眠法可结合上述的放松呼吸法一起练习。在安静舒适的房间里,患者取仰卧位,两手放松置于腹部进行深呼吸,此时患者注意自己的两手上抬和下降(可以应用想象来增加感觉),然后进行缓慢舒适的呼吸,注意呼吸的节律,放松思想。同时开始从一个大的数字如500开始往下数数,数到最后一个数字时再睁开双眼。在做此项活动时,感觉放松从颈部开始向下至躯干,从手到脚。

(4)瑜伽法:通过学习瑜伽,可指导患者进行以上多种综合治疗方法,既有单组肌肉又有多组肌群的运动,同时配合呼吸训练。在训练完成时不但能使患者在躯体上得到锻炼与放松,而且在心理上也能得到松弛。

10. 文娱疗法　从字面来讲,就是指通过帮助患者参与娱乐性活动来缓解疼痛。慢性疼痛患者的一个主要问题就是缺乏体育运动和健身活动。这时就需要治疗师告知他们能做什么,不应该做什么,肯定他们有能力进行必要的活动,并且针对不同的患者制订不同的运动方式,如运动或休息时姿势的纠正,以避免疼痛加剧等。这样既可以激发患者的积极情绪,使之变得较为主动;又可建立对生活的信心,进而忘却痛苦。

11. 推拿按摩与休息　对肌肉、关节或脊柱进行推拿按摩,可帮助放松紧张的肌肉,改善其异常的收缩,减轻运动时的疼痛。

正确的休息也可以起到缓解疼痛的目的,如睡眠的姿势、有益于颈椎放松的枕头、减轻腰痛的硬床板等。

12. 手术　可用外科技术破坏神经通路达到止痛作用,还可进行外科冷冻神经、手术植入刺激器治疗慢性疼痛。手术的理想要求是只切断痛觉纤维,不损伤其他感觉纤维或运动纤维;手术周围的正常组织无损害;术后无疼痛复发。然而,到目前为止,尚无一种除痛手术能同时满足上述3条要求。手术除痛方法需慎重选择。

## 思考题

1. 如何定义慢性疼痛?

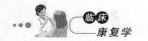
2. 慢性疼痛有几种评定方法？

3. 慢性疼痛的康复治疗措施有哪些？

4. 怎样通过音乐疗法来缓解慢性疼痛？

（葛　萌）

# 第二节　压疮的康复

学习目标

1. 熟悉压疮形成的原因。

2. 掌握压疮的评定。

3. 掌握预防压疮的康复方法。

4. 熟悉压疮的康复治疗。

## 一、概述

由于压迫导致局部血液循环障碍，组织缺血，常在骨隆突处造成皮肤及皮下组织坏死，甚至溃疡，即为压疮，又名褥疮。它具有易复发性、难治性等特点。一旦发生，愈合较慢，并容易继发感染，严重影响患者的康复训练和重返社会，给患者的心理和生理带来很大的伤害。

### （一）压疮形成的原因

1. **主要原因**　为局部组织的过度压迫及持续压迫时间过长，剪力及摩擦力等造成局部血液循环障碍，进一步可导致组织坏死形成溃疡。一般持续压力 30 min，去除压力 1 h 后皮肤发红才开始消退；如果持续压力 2～6 h，就会发生缺血，去除压力 31 h 后皮肤发红才开始消退；如果持续压力 6～12 h，局部皮肤变紫、坏死和破溃，2 周后出现压疮。剪力与骶部压疮的高发生率有关。剪力形成的常见原因包括痉挛、坐姿不良、卧姿不良和转移时滑动而不是抬起等。最轻的摩擦力可引起皮肤撕裂，但破损仅限于表皮和真皮层。在合并有压力和剪力时，摩擦力会进一步加重损害。

2. **影响因素**　压力与时间是决定压疮形成的主要原因，而其他一些全身或局部的因素在压疮形成过程中也起着重要的促进作用。对这些因素的评估，可预知患者发生压疮的可能性。主要包括体型、贫血、行动能力、营养状态、神经系统功能、粪尿失禁、年龄、糖尿病、感染、精神和用药等因素。例如，病人过瘦则骨突出明显，过胖则体重过大和翻身困难，都易发生压疮。

### （二）压疮的好发部位

压疮多发于骨突出明显且对皮肤及皮下组织压力过大的部位。超过 95% 的压疮发生在身体下部的骨突出处，67% 发生于髋周和臀部，29% 发生于下肢。压疮最常见部位是坐骨、骶骨和股骨大转子及足跟。压疮也可发生于身体软组织受压的任何部位,包括来自夹板、矫形器、矫形固定物的压迫。截瘫患者的骶部是最易发生严重压疮的部位;在轮椅上时间较长的患者,其压疮易发生于坐骨结节及足部。

（三）压疮的并发症

压疮不仅给患者的康复造成困难,而且可引起一些并发症,重者可造成患者死亡。其主要并发症有感染、骨髓炎、关节炎、病理骨折和皮肤癌变等。

## 二、康复评定

（一）对全身皮肤进行评定

医务人员对每一位住院患者进行全身皮肤的评估,对容易损伤的部位尤其是骨骼突起部位进行重点评估,对皮肤损伤危险的患者每天进行评估。评估的部位应该包括头颅的颞部和枕部、耳、肩胛、脊柱、肘、骶尾部、坐骨结节、膝、踝、足跟以及其他受压部位的皮肤。压疮最初的临床表现通常为皮肤颜色和感觉的改变,因此评估过程不仅要观察皮肤的颜色如有无发红或红斑,也需要评估皮肤的触觉。对于肤色较黑的患者,观察皮肤有无发红或红斑较为困难时,以下征象有助于判断:局部皮肤充血、水疱或变色;局部皮温升高;局限性水肿或硬结。应指导并鼓励患者观察自身皮肤的变化。

（二）压疮危险因素评定

具有代表性的压疮危险因素的评定量表为 Braden 评定法和 Norton 评定法。Braden 评定法已在世界广泛使用,许多医疗机构采用该评定法针对危险因素采取措施预防压疮,使其发生率下降 50%～60%。在国内也有应用此工具的相关报道。Norton 评定法是在研究如何预防老年患者发生压疮时提出的,未涉及其他引起压疮的原因,故有其局限性。

1. Braden 评定法　评定内容包括患者的感觉、活动度、移动度、营养情况、潮湿、摩擦力和剪力 6 项评定标准。Braden 评定法总分 6～23 分,分值越低,患者器官功能越差,发生压疮的危险性越高(表 2-5)。

表 2-5　Braden 评定法

| 评定内容 | 1分 | 2分 | 3分 | 4分 |
|---|---|---|---|---|
| 感觉:对压迫有关的不适感受能力 | 完全丧失 | 严重丧失 | 轻度丧失 | 未受损害 |
| 潮湿:皮肤暴露处潮湿的程度 | 持久潮湿 | 十分潮湿 | 偶尔潮湿 | 很少发生潮湿 |
| 活动:身体活动程度 | 卧床不起 | 局限于轮椅上 | 偶尔步行 | 经常步行 |
| 活动能力:改变和控制体位的能力 | 完全不能 | 严重限制 | 轻度限制 | 不受限 |
| 营养:通常摄食状况 | 恶劣 | 不足 | 适当 | 良好 |
| 摩擦力和剪力 | 有 | 有潜在危险 | 无 | |

2. Norton 评定法　评定内容包括患者的一般状况、精神状态、活动能力、运动能力、粪尿失禁 5 项评分标准。Norton 危险因素评分法总分 5～20 分;12 分以下属高危组;14 分以下压疮发生率为 32%,应该采取预防措施(表 2-6)。

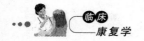 

表 2 - 6  Norton 评定法

| 评分 | 一般状况 | 精神状态 | 活动能力 | 运动能力 | 粪尿失禁 |
|---|---|---|---|---|---|
| 4 | 好 | 警觉 | 自由活动 | 不受限 | 无 |
| 3 | 一般 | 冷淡 | 帮助下活动 | 轻度受限 | 偶尔 |
| 2 | 差 | 迷惑 | 依靠轮椅 | 很大受限 | 经常失禁 |
| 1 | 很差 | 木僵 | 卧床不起 | 不能运动 | 每天 2 次 |

（三）压疮评定

1. 压疮的分型

（1）溃疡型：压疮首先累及皮肤表层，逐步向深层发展，组织坏死，形成溃疡。溃疡型压疮多见，压疮边缘多形成皮下潜腔，渗出较多。慢性溃疡型压疮四周形成很厚的瘢痕组织，难以愈合。

（2）滑囊炎型：主要发生在坐骨结节滑囊部位。早期为局部充血、肿胀，可抽出黄色液体，表现为滑囊炎。皮肤表面早期没有明显破溃，皮下深层组织坏死较广泛，又称闭合性压疮。此压疮可形成窦道，引流不畅可合并感染。

2. 压疮的分度  皮肤受压时间延长，皮肤充血、发红加重，皮肤局部可有轻度水肿，手指轻压充血不消退，表示局部皮肤微循环阻断，这是压疮发生前期。此时，若继续受压，压疮就难免发生。根据压疮进展程度进行分度。

（1）溃疡型：Ⅰ度，压疮局限于表皮及真皮层；Ⅱ度，压疮深达皮下脂肪层；Ⅲ度，压疮深达肌层及深筋膜；Ⅳ度，压疮累及或通过窦道达到骨或关节。

（2）滑囊炎型：Ⅰ度，滑囊及皮肤红肿、充血，可抽出黄色或血色炎性滑液，但皮肤无明显破溃；Ⅱ度，局部皮肤坏死溃破，外口小，内腔大，渗出液多，且合并感染；Ⅲ度，皮肤溃破外口增大，深层组织广泛坏死，累及骨组织及附近组织，形成窦道。

3. 压疮的分期

（1）淤血红润期：为压疮的初期。受压部位出现暂时性血液循环障碍，组织缺氧，小动脉反应性扩张，局部充血，皮肤出现红、肿、热、麻木或有触痛，压力持续 30 min 后，皮肤颜色不能恢复正常。此期皮肤的完整性未破坏，为可逆性改变，如及时去除致病原因，可阻止压疮的发展。如继续受压，酸性代谢产物增多，血管、神经营养发生障碍，小静脉反应性扩张，局部淤血，皮肤呈现青紫，有轻度硬结。此期若能及时处理，短时间内尚能治愈。但不主张局部加热，因加热可促进细胞新陈代谢，反而使组织缺氧，病情加重（图 2 - 3）。

（2）炎症浸润期：红肿部位如果继续受压，局部血液循环仍得不到改善，静脉血回流受阻，局部静脉淤血，受压表面呈紫红色，皮下产生硬结，皮肤因水肿而变薄，表皮有水疱形成，此时红肿的皮肤极易破溃。破溃后，可显露出潮湿的创面，病人有疼痛感。若不采取积极措施，压疮继续发展。此期毛细血管通透性增加，表皮水疱形成或脱落，真皮及皮下组织肿胀加重，硬结明显。若及时解除受压，改善局部血液循环，清洁创面，仍可防止压疮进一步发展（图 2 - 4）。

（3）浅度溃疡期：此期表皮水疱逐渐扩大，水疱破溃后，可显露潮湿红润的创面，有黄色渗出液流出;感染后表面有脓液覆盖,致使浅层组织坏死,溃疡形成,疼痛加剧。此期真皮及皮下组织肿胀继续加重,硬结扩大。若及时解除受压,改善局部血液循环,清洁创面,仍可防止压疮进一步发展(图2-5)。

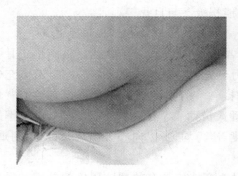

图2-3 淤血红润期

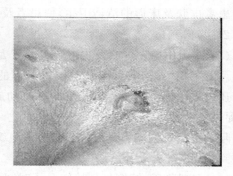

图2-4 炎症浸润期

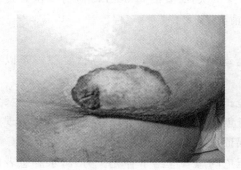

图2-5 浅度溃疡期

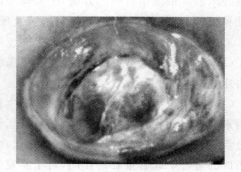

图2-6 坏死溃疡期

(4)坏死溃疡期:为压疮严重期。坏死组织侵入真皮下层和肌肉,感染可向周边及深部扩展,可深达骨面。坏死组织发黑,脓性分泌物增多,有臭味。严重者可引起败血症,造成全身感染(图2-6)。

## 三、康复治疗

### (一)预防压疮的康复方法

预防是最好的康复治疗,压疮的预防是不容易的,但压疮又是可以预防的。压疮的预防一方面基于对压疮的诱发原因、影响因素及病理的全面了解,另一方面需要集体协作,不仅医生、护士,而且相关人员,尤其是患者都应该注意压疮的预防。

1. 一般预防措施

(1)皮肤检查与护理:定期检查全身皮肤,特别是骨突部位的皮肤,在受到摩擦力和剪力时,更容易导致压疮的发生。因此应尽可能保持皮肤干燥,而有效的大小便管理是保持皮肤干燥的重要环节。使用便盆时,便盆不应有损坏,使用时协助患者抬高臀部,必要时在便盆边缘垫以软纸、布垫或撒滑石粉,防止擦伤皮肤。保护皮肤的完整性是预防压疮又一关键,保持患者皮肤和床单的清洁干燥是预防的重要措施。保持充分的液体摄入。做好个人卫生,洗澡时避免使用过热的水和用力揉搓,使用温和的中性清洁剂,使用不致敏、不含乙醇

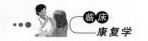

的中性润滑剂。

（2）教育：对患者及其家属进行卫生宣教，介绍压疮发生、发展过程，治疗护理的一般知识，如经常改变体位的重要性，鼓励患者在不影响疾病的情况下，有计划、适量地活动全身，保持患者皮肤及床褥的清洁卫生，使患者及家属能积极参与自我护理。

2. 病因预防

（1）减少作用于皮肤及皮下组织的压力：患者改变卧位时，采用软枕或垫圈垫于骨突出部位。可采用"支被架"，减轻盖被对足部的压力。充气垫圈应充气 1/2～2/3，不可充气过度。还可采用翻身床、气垫床、水床和电动旋转床等。另外，定时给患者进行有效的背部按摩，促进皮肤的血液循环，预防压疮的发生。护理人员两手掌蘸少许 50% 乙醇，以手掌的大小鱼际做按摩。按摩力量应以刺激肌肉组织为度，压力均匀，以向心方向按摩，由轻到重，再由重到轻，每次 3～5 min。

（2）定期除压，缩短局部持续受压时间：定时改变体位是有效预防压疮的关键。经常翻身是卧床患者最简单有效的方法，一般每 2 h 翻身 1 次，必要时每 30 min 翻身 1 次。建立床头翻身记录卡，翻身后应记录时间、体位及皮肤情况。

3. 消除危险因素

（1）治疗原发性疾病：对于各种导致患者运动、感觉功能障碍的疾病，要积极予以处理和治疗，改善其功能。

（2）加强营养：营养不良既是导致发生压疮的内因之一，也是直接影响压疮发生、发展的因素。良好的膳食是改善患者营养状况、促进创面愈合的重要条件。因此，对易出现压疮的患者应给予高蛋白、高热量、高维生素饮食，保证正氮平衡，促进创面愈合。维生素 C 及锌在伤口的愈合中起着重要的作用，对于易发生压疮的患者应给予补充。另外，水肿患者应限制水和盐的摄入，脱水患者应及时补充水和电解质。

（二）压疮的康复治疗

压疮发生易，治疗难。由于一时疏忽形成的压疮，有时数周、数月甚至数年都难以愈合。发生压疮后，应按照以下 3 个方面进行综合治疗。首先应解除对压疮区域的压迫，否则任何疗法均无效。其次是要全面处理可能的诱发因素，如全面改善患者的营养状况等，同时要积极控制、治疗原发疾病，开展适度的康复功能训练。最后，对压疮本身进行局部处理。压疮的康复治疗在临床治疗的基础上，应着眼于促进压疮创面本身的修复，还要着重患者整体功能的训练，包括感觉、运动、认知功能以及日常生活活动能力的训练。

1. 湿-半湿生理盐水敷料　在局部使用湿的敷料，当敷料半干的时候换敷料。这样可将局部分泌物清除，而不损伤新生肉芽和皮肤。这是国际上普遍采用的方法。

2. 光疗　紫外线可有效地杀灭细菌，促进上皮再生及压疮创口愈合。但紫外线不应用于极易受损伤的皮肤或创口周围组织严重水肿的患者。小剂量时可促进组织再生，改善局部血运，一般用于压疮早期或清洁新鲜的伤口；而较大剂量时可使溃疡面分泌物和坏死组织脱落，同时还有一定的杀菌作用。激光也有促进皮肤组织再生的作用。另外，红外线也可改善受压组织的血液循环，每日 1～2 次，每次 20～25 min，15～20 次为一疗程。但是，对于感染性或渗出性伤口不宜使用红外线。

3. **超声波** 治疗性超声通过增强炎性反应期,以加速创口的愈合。3 MHz 超声用于治疗表浅创口,1 MHz 用于治疗深部创口。对急性感染性伤口或伴发骨髓炎时,应慎用或禁用超声。

4. **超短波** 超短波能刺激巨细胞释放生长因子和趋化因子,促使损伤部位新生组织的生长,促进慢性缺血肌肉内毛细血管的生长,加快局部血液循环的恢复,促进创面修复。它对急性炎症有较好的效果,早期可每次 5～15 min。共鸣火花,可沿溃疡四周治疗,电极稍离开皮肤,中等量,每次 3～8 min,每天 1 次,15 次为一疗程。

5. **漩涡浴** 能清洗含黏稠渗出物、腐败或坏死组织的压疮。但是,如果压疮是清洁的,则不宜采用本法,因为水的震动可能会造成再生组织的损伤。

6. **电刺激** 通过刺激内源性生物电系统,改善经皮氧分压,增加钙吸收和三磷腺苷、蛋白质的合成,还有杀菌作用,刺激慢性创伤愈合。可应用低强度直流电、高压脉冲电流和单相脉冲电流进行电刺激。电刺激可用于常规治疗无效的Ⅲ度和Ⅳ度压疮以及难治的Ⅱ度压疮。

7. **其他** 直流电抗生素导入,对控制化脓性伤口的感染有独到之处;局部艾条熏灸,每次 15～30 min,有助于早期压疮恢复;早期皮肤仍完整的压疮,可采用轻的局部按摩。

## 思考题

1. 压疮的定义是什么? 压疮形成的主要原因有哪些?
2. 压疮有哪些常发部位?
3. 简述 Norton 压疮危险因素评定方法。
4. 如何对压疮进行一般评定?
5. 预防压疮的康复方法有哪些?
6. 简述压疮的康复治疗方法。

(温优良)

# 第三节 痉挛状态的康复

## 学习目标

1. 掌握痉挛的定义。
2. 熟悉痉挛的分类及特点。
3. 掌握痉挛的评定方法。
4. 掌握痉挛的治疗方法。

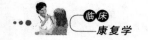

## 一、概述

### (一)定义

痉挛(spasticity)是上运动神经元损伤后,由于脊髓与脑干反射亢进而导致的肌张力异常增高状态。痉挛状态常出现于中枢神经系统病变后,但并非所有的肌张力增高均称为痉挛。一定的肌张力是维持体位和肢体所必需的,但过高的肌张力则可限制肢体的运动,影响日常生活活动,不利于对患者的护理及施行运动疗法。如痉挛伴有疼痛,还影响睡眠、情绪与精神心理状态。

### (二)痉挛的原因与分类

痉挛常见于中枢神经系统疾病,如脊髓损伤、脱髓鞘疾病(如多发性硬化)、脑血管病、外伤性脑损伤与脑性脑瘫等。根据病变部位的不同,可分为以下 3 种类型。

1. **脊髓性痉挛**　脊髓损伤可波及上运动神经元和与之形成突触的中间神经元,以及下运动神经元。颈、胸段的脊髓完全损伤可阻断全部上运动神经元下行的指令而出现痉挛;腰、骶段的脊髓完全损伤常伤及下运动神经元而表现为迟缓性瘫痪。

脊髓性痉挛的主要特点和临床表现有:①节段性多突触通路抑制消失;②通过累积性刺激和兴奋缓慢而逐渐达到兴奋状态;③一个节段的传入活动可诱发相连的多个节段以外的肌肉反应;④屈肌和伸肌可能同时过度兴奋。

脊髓性痉挛易被皮肤刺激所诱发。在脊髓损伤的初期,由于脊髓休克,病人肌张力可为弛缓性的,受损平面以下的肢体出现屈曲和内收张力。随着时间推移,出现伸肌紧张并在下肢逐渐占主导地位。不完全性脊髓损伤的痉挛较重。脊髓性肌痉挛可为反复发展性的肌肉痉挛。脊髓性痉挛一般在发病后 3～6 个月出现,较脑性痉挛出现时间晚。

2. **脑性痉挛**　当病变损害到皮质、基底节、脑干及其下行运动径路的任何部位,均可出现瘫痪肢体的肌张力增高或痉挛。

脑性痉挛的主要特点有:①单突触通路兴奋性增高;②反射活动快速建立;③痉挛倾向于发生在抗重力肌,形成偏瘫的异常姿势。

脑性痉挛临床表现为:肌张力呈持续性增高状态,通过反复牵拉刺激可暂时得到缓解,但持续时间短;痉挛影响肢体的协调性,使精细动作困难,尤其在下肢行走时表现更为突出,出现划圈步态。由于上肢屈肌群强,下肢伸肌群强,呈现上肢肩关节内收、肘腕关节屈曲,下肢髋关节内收、膝踝关节伸展,常称为"偏瘫"姿势。而脑瘫儿童则由于内收肌的痉挛,出现特有的剪刀步态。脑性痉挛一般在发病后 3～4 周内出现,较脊髓性痉挛出现时间早。

3. **混合性痉挛**　多发性硬化往往累及脑白质和脊髓的轴突,从而出现运动通路不同水平的病变而导致痉挛的症状和体征。

## 二、康复评定

### (一)量表评定

1. **改良 Ashworth 量表**(modified Ashworth scale,MAS)　它是目前临床应用最多的痉挛评定量表,具有良好的效度和信度(表 2-7)。

表 2-7　改良 Ashworth 量表

| 等级 | 标　　准 |
|---|---|
| 0 | 肌张力不增加,被动活动患侧肢体时在整个关节活动范围(ROM)内均无阻力 |
| 1 | 肌张力稍增加,被动活动患侧肢体到终末端时有轻微的阻力 |
| 1⁺ | 肌张力稍增加,被动活动患侧肢体时在后 1/2 ROM 中有轻微的"卡住"感觉,后 1/2 ROM 中有轻微的阻力 |
| 2 | 肌张力轻度增加,被动活动患侧肢体时在大部分 ROM 内有阻力,但仍可以活动 |
| 3 | 肌张力中度增加,被动活动患侧肢体时在整个 ROM 内均有阻力,活动比较困难 |
| 4 | 肌张力重度增加,患侧肢体僵硬,阻力很大,被动活动十分困难 |

2. 临床痉挛指数(clinic spasticity index, CSI)　20 世纪 80 年代末,加拿大学者 Levin 和 Hui-Chan 根据临床的实际应用提出了一个定量评定痉挛的量表,包括 3 个方面:腱反射、肌张力及阵挛。目前主要应用于脑损伤和脊髓损伤后下肢痉挛的评定。以踝关节为例,评定内容包括跟腱反射、小腿三头肌的肌张力、踝阵挛。评分标准见表 2-8。结果判断:0~6 分为无痉挛;7~9 分为轻度痉挛;10~12 分为中度痉挛;13~16 分为重度痉挛。

表 2-8　痉挛定量评定量表(以踝关节为例)

| 内容 | 0分 | 1分 | 2分 | 3分 | 4分 | 6分 | 8分 |
|---|---|---|---|---|---|---|---|
| 腱反射 | 无 | 减弱 | 正常 | 活跃 | 亢进 | | |
| 肌张力 | 无阻力(软瘫) | | 阻力降低(低张力) | | 正常阻力 | 阻力中度增加 | 阻力重度增加 |
| 阵挛 | 无 | | 1~2次 | >2次 | 持续超过30 s | | |

3. 股内收肌张力量表　该量表是评定髋内收肌群的特异性量表,主要用于内收肌张力高的患者治疗前后肌张力改变的评定,包括 0~4 个等级(表 2-9)。

表 2-9　髋内收肌群肌张力分级评定表

| 分级 | 表　　现 |
|---|---|
| 0 | 肌张力不增加 |
| 1 | 肌张力增加,髋关节在一个人的帮助下很容易外展到 45° |
| 2 | 髋关节在一个人的帮助下稍许用力可以外展到 45° |
| 3 | 髋关节在一个人的帮助下中度用力可以外展到 45° |
| 4 | 需要 2 个人帮助才能将髋关节外展到 45° |

4. 痉挛频率量表(spasm frequency scale)　包括 Penn 痉挛频率量表和每天痉挛频率量表。一般由患者自己记录每小时或每天发生的痉挛次数。

(1) Penn 痉挛频率量表:用于评定脊髓损伤患者每小时双下肢痉挛出现的频率,了解患者痉挛的程度(表 2-10)。

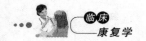

表 2-10 Penn 痉挛频率量表

| 分级 | 表　现 | 分级 | 表　现 |
|---|---|---|---|
| 0 分 | 无痉挛 | 3 分 | 每小时痉挛出现 2～9 次 |
| 1 分 | 轻度痉挛,可由刺激引起 | 4 分 | 每小时痉挛出现≥10 次 |
| 2 分 | 每小时痉挛出现 1 次 | | |

(2)每天痉挛频率量表(表 2-11)。

表 2-11 每天痉挛频率量表

| 分级 | 表　现 | 分级 | 表　现 |
|---|---|---|---|
| 0 | 无痉挛 | 3 | 每天有 6～9 次痉挛 |
| 1 | 每天有 1 次痉挛 | 4 | 每天有 10 次以上痉挛 |
| 2 | 每天有 2～5 次痉挛 | | |

### (二)仪器评定

除上述量表外,还可应用以下方法对痉挛进行评定。

(1)临床神经电生理检查:多通道动态肌电图检测痉挛比较通用,也是临床有效的电生理方法。

(2)钟摆试验(pendulum test):详见本套教材《康复功能评定学》。

(3)步态分析:详见本套教材《康复功能评定学》。

### (三)运动障碍综合评定量表

痉挛常对患者的功能活动造成不同程度的影响,因此对于痉挛患者还需评估其运动功能,如床上活动、体位转移、平衡能力与步态等。常可选择应用徒手肌力检查、关节活动范围(ROM)测量、Fugl-Meyer 量表、Barthel 指数(BI)或功能独立性评定(FIM)、Berg 平衡量表等,以全面了解痉挛对功能活动各方面的影响。量表具体内容详见本套教材《康复功能评定学》。

## 三、康复治疗

### (一)治疗目标

(1)改善活动能力、日常生活活动能力、个人卫生。

(2)减轻疼痛、痉挛。

(3)增加关节活动度,扩大关节活动范围。

(4)增加矫形器佩戴的合适程度,改善矫形位置,提高耐力。

(5)改变强迫体位,改善在床上或椅上体位摆放,让患者自觉舒适。

(6)消除有害的刺激因素,预防压疮发生或促进更快愈合。

(7)预防或减轻与肌张力异常有关的并发症如挛缩等,延迟或避免外科手术。

(8)提高患者及其照顾者的生存质量。

（二）治疗原则

痉挛在不同患者表现差异很大,因此治疗方案必须个体化。治疗计划(包括短期、长期的目标)应清晰可见,必须使患者及其照顾者能够接受。

（三）治疗方案的选择

近来,有人将痉挛的处理分为7级阶梯,简称"七阶梯方案"。

第一阶梯:①预防伤害性刺激,便秘、尿道感染、膀胱膨胀、焦虑和气温下降等各种因素都能诱发及加重痉挛,患者要学会观察自己,分析原因,尽量避免可能诱发及加重痉挛的情形发生;②健康教育,避免诱发及加重痉挛的同时,学会在日常生活中抑制和控制痉挛的技巧,并学会利用痉挛进行转移等日常生活动作。

第二阶梯:掌握并坚持正确的体位摆放、关节被动运动和牵伸技术。

第三阶梯:①治疗性的主动运动训练;②理疗、水疗、按摩和针灸等;③矫形器的使用。

第四阶梯:①以巴氯芬为代表的口服抗痉挛药物的使用;②以肉毒毒素为代表的神经化学阻滞疗法。

第五阶梯:①鞘内药物注射;②选择性脊神经后根切断术等手术治疗。

第六阶梯:①肌腱延长、肌腱切开等矫形外科手术;②周围神经切除手术。

第七阶梯:脊髓切开、脊髓前侧柱切断等破坏性更大的手术。

（四）治疗方法

痉挛的治疗方法很多,对痉挛的处理应是综合性的,原则是以康复治疗与药物治疗为主,必要时辅以手术治疗。

1. 康复治疗

(1) 消除加重痉挛的诱发因素:痉挛可由多种原因诱发,常见的原因包括尿潴留或感染、严重便秘、皮肤激惹(如压疮)和外界感觉刺激增强(如不合适的支具和尿袋)等。有时痉挛的恶化意味着潜在的病症,如急腹症和下肢骨折等,尤其对于不能准确表达的患者,应正确判断原因,及时消除诱发因素。

(2) 正确的体位与坐姿

1) 正确的体位:保持肢体抗痉挛的良好体位称为良姿位,可以预防痉挛的产生。如痉挛已经产生,良好的抗痉挛体位也具有缓解痉挛的作用,并且对压疮和关节挛缩现象起到预防作用。

2) 正确的坐姿:基本原则是使身体维持一个平衡、对称和稳定的体位,既舒适又可以发挥最大的功能。最终目的是保持骨盆稳定,不会倾斜,微前倾,这样脊柱可保持腰椎前凸、胸椎后凸、颈椎前凸,屈髋、屈膝和踝背屈维持为90°。以截瘫患者为例,坐位训练前首先进行仰卧位缓解躯干痉挛和诱发躯干主动运动的训练,待患者在此种体位下躯干的能力有所提高后,被动地将患者的身体置于坐位,先给患者一负重的、正确的坐位感觉刺激,即将患者双侧上肢放置于身体前部、一侧或后部,治疗师经肩关节向下给躯干及上肢各关节一负重刺激。此手法既可缓解躯干与上肢的痉挛,又为患者上肢保护性支撑动作训练奠定基础。训练应循序渐进地进行,诱导患者达到自我保持长坐位动态平衡。

(3) 物理因子治疗

1) 神经肌肉促进技术:依据人体正常神经生理和发育的过程,即由头到脚、由近端到远

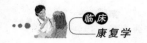

端的发育过程,利用多种感觉的刺激,运用诱导或抑制的方法,使患者逐步学会如何在控制肢体痉挛的状态下,以一种正常的运动方式完成日常生活动作。例如,Bobath 技术中利用病理性姿势反射和控制身体运动关键点来缓解痉挛;Bruunstrom 技术中利用病理性姿势反射抑制痉挛,诱导主动运动;本体感觉神经肌肉促进法(PNF)技术中利用节律性发动技术、收缩-松弛技术缓解痉挛;Rood 技术中通过皮肤感觉刺激,缓解牵拉和关节负重来缓解痉挛。

2)手法治疗:通过被动牵拉、关节负重、肌腱挤压、轻刷和振动等特殊的手法缓解肢体局部的痉挛。对痉挛肢体的关节实施手法牵伸时力量应缓慢增加,当感觉到肌肉等软组织的抵抗时,在此位置上保持至少 15 s,然后放松,反复进行。注意在进行被动牵拉之前,必须对患者进行具体的分析及评价。

3)功能性活动训练:中枢神经系统损伤后,由于痉挛的存在严重影响了患者的功能性活动,所以在训练过程中教会患者在控制痉挛的同时,自主地完成日常生活动作。日常生活中的功能性活动训练包括床上翻身动作、坐(立)位平衡的维持、站起和步行训练等。

4)一般性物理因子治疗:包括功能性电刺激、生物反馈、温度刺激和超声波等疗法,均对降低痉挛肌群的肌张力有较好的疗效,但持续时间较短。

(4)矫形器的制作与应用:矫形器制作是痉挛康复治疗中重要的治疗手段。在肌肉痉挛情况下,矫形器能在一定程度上通过对肌肉的牵伸,骨骼、关节的固定,达到减缓肌痉挛、疼痛,预防和(或)矫正畸形,防止关节挛缩,促进正常运动模式建立的作用。矫形器设计制作的原则是预防痉挛引起的挛缩,并将肢体固定于有效的功能位,以便患者在日后的生活中让患肢发挥最大功能。

2. 药物治疗　治疗痉挛的药物包括口服的全身性药物和局部应用的药物。

(1)全身性药物:主要适用于患者伴有痉挛性疼痛,睡眠减少;多肌群可见无选择性动作,伴有认知障碍的患者;四肢瘫患者。

1)巴氯芬(baclofen):临床用于脊髓损伤、多发性硬化、脑瘫、脑卒中及脑外伤后肢体痉挛状态等。剂量应个体化,初始剂量为每次 5 mg,每天 3 次,或每次 5 mg,每天 2 次。老年人为每次 2~5 mg,每天 3 次。以后每 3~5 天增加 5 mg,直至起作用,保持此剂量。推荐的最大剂量为 80 mg/d。

2)地西泮(安定,diazepam):用于脊髓损伤和多发性硬化时痉挛、疼痛和僵硬等症状的缓解。治疗剂量 5~40 mg/d。不良反应:嗜睡、呼吸抑制、成瘾和撤药综合征。

3)硝苯呋海因(丹曲林,dantrolene):首选用于偏瘫或脑瘫之后发生的肌肉活动亢进,对脊髓损伤痉挛状态也有效。最显著的效果是降低阵挛和肌痉挛。治疗剂量 75~400 mg/d,成人开始 25 mg/d,渐增量至每次 100 mg,每天 3 次。不良反应:肌无力、肝功能损害。中枢神经系统不良反应少,可有昏睡。

(2)神经传导阻滞:适用于一组肌群的痉挛或同一神经支配区域的数块肌肉的肌痉挛,如髂腰肌、腰方肌或脊旁肌等。可选用局部麻醉药物(利多卡因或同类药物)或作用时间较长的乙醇类,主要是乙基乙醇(乙醇)和苯基乙醇(苯酚)等,通过肌内注射(神经肌肉阻滞)或支配神经附近处注射(神经周围阻滞),以降低肌痉挛。

(3)肉毒毒素(botulinum toxin, BTX):BTX 作用于周围运动神经末梢、神经肌肉接头即突触处,抑制突触前膜对神经递质乙酰胆碱的释放,引起肌肉松弛性麻痹,即化学去神经作用(chemodenervation)。BTX 能有效降低肌张力,改善关节活动度、步态、姿势等,并减少护理难度如清洁、转移等,且无明显不良反应。

**3. 手术治疗** 处理痉挛很少需要外科手术,除了部分严重或症状持久以及肌肉固定、挛缩的患者。痉挛的外科处理主要针对 4 个不同水平的解剖位置:大脑、脊髓、周围神经和肌肉。其方法各有利弊,没有任何一种方式可以完全消除痉挛的存在。但针对肌肉骨骼的手术方式即矫形手术,依然在治疗痉挛引起的挛缩方面具有不可替代的作用。最常见的有跟腱延长术、肌腱延长术、关节固定术、肌肉或肌腱松解术等。

## 思考题

1. 痉挛的定义是什么?
2. 简答痉挛的改良 Ashworth 量表评定标准。
3. 痉挛处理的"七阶梯方案"有哪些内容?
4. 痉挛的治疗方法有哪些?

(李 波)

# 第四节 挛缩的康复

## 学习目标

1. 熟悉挛缩的定义、危害、益处。
2. 掌握挛缩的临床特点。
3. 熟悉挛缩的康复评定。
4. 掌握挛缩的康复治疗方法。

## 一、概述

### (一)定义

外伤、手术或外固定等原因导致关节、肌肉和软组织病变所引起关节的被动活动范围受限称为挛缩。挛缩是由于组织结构收缩变小,多数因为无弹性纤维组织形成过高肌张力、肌肉缩短而限制了运动范围,关节变得僵硬,甚至强直,最后关节可能完全不能运动。

### (二)挛缩的危害

挛缩对机体的主要危害包括影响机体的运动和完成日常生活的能力、影响对患者的总体护理。痉挛是机体为了使人体避免受到损害而出现的一种保护性反应,仅出现组织形态上的改变。持续性痉挛进一步地发展除出现形态上的改变以外,组织学上发生质的病理性改变即为挛缩。痉挛是挛缩的原发因素,挛缩又可反过来影响机体动态平衡,形成恶性循环。痉挛在消除了病因以后将会自行缓解,直至消失。挛缩则不可能自行消失,通过理疗、

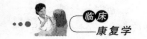

运动可治疗早期挛缩,但晚期的挛缩则必须通过手术松解才可彻底消除。

（三）挛缩的益处

瘢痕会在成熟过程中进行性挛缩,因此,采用各种办法防止瘢痕挛缩,比如药物、加压包扎夹板等物理方法、手术松解改形或植皮或皮瓣移植。那么,瘢痕挛缩一定是坏事情吗? 不一定,许多治疗就是利用了挛缩的形成,利用了瘢痕的收缩。临床上,挛缩的益处主要表现为以下几个方面。

（1）闭合异常的管腔,如血管瘤、血管畸形和胃底-食管静脉扩张等病例部分可以用硬化剂治疗;窦道、瘘管和囊肿等可采用搔刮、剥离等方法造成创面,使瘢痕愈合,从而关闭管腔。

（2）组织成形、塑型,如重睑、面皱、脂肪抽吸、乳头成形、处女膜修补、阴道缩窄和鼻头缩小。

（3）缩小瘢痕面积,扩张正常组织。指尖、头皮、背部等非跨关节的表面瘢痕挛缩实际上是缩小了瘢痕面积,并在挛缩过程中扩张周围正常组织。但当瘢痕跨关节或涉及重要器官时,挛缩会影响这些关节和器官的功能和外观。

（四）临床特点

（1）关节周围有皮肤瘢痕存在,发生皮肤挛缩。

（2）有外伤手术治疗病史或不良外固定史等,产生疼痛限制了关节活动。

（3）挛缩周围软组织或同侧肢体有明显肌萎缩,肌力下降。

（4）关节处于限制性体位状态,活动受限明显。

（5）肢体有功能障碍的表现,部分病例或严重者影响日常生活活动能力。

（6）X线检查常能提示骨质疏松、骨化性肌炎等继发性病理改变。

## 二、康复评定

（一）关节性挛缩

挛缩可直接由关节构成体本身的病变引起,如软骨、滑膜和关节囊。通常这些组织的退行性变、急性损伤、炎症或感染是首发因素。先天性多发性关节挛缩症是因肌肉、关节囊及韧带纤维化,引起以全身多个关节僵直为特征的综合征。上肢关节挛缩以肘、腕、手指畸形常见。

（二）软组织性挛缩

软组织性挛缩为关节周围组织、皮肤及皮下组织、肌腱及韧带病变所引起的挛缩。皮肤烧伤极易引起挛缩。跨关节的烧伤,瘢痕形成和瘢痕挛缩是导致关节挛缩的重要因素。腱鞘炎、滑囊炎及韧带的撕裂伤也是引起关节挛缩的常见原因。瘢痕挛缩在临床上颇为常见,以烧伤后遗症最多。烧伤创面愈合后可出现瘢痕增生或挛缩,常伴有组织器官移位、变形,甚至造成器官缺损和功能障碍。

1. 手背瘢痕挛缩（爪形手） 指手部烧伤后出现的一种畸形,其临床表现为手部瘢痕挛缩和手部畸形,手指功能障碍（图2-7）。由于损伤的部位不同,所出现的手部畸形也各不相同,功能障碍的程度也各异。手部血管

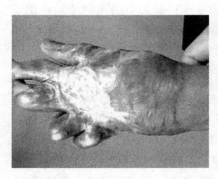

**图2-7 手背瘢痕挛缩（爪形手）**

及神经发生损伤,在瘢痕挛缩形成前若不及时治疗,可形成不可逆转的病理变化。

根据爪形手烧伤的深度及病理情况的不同,可作出以下康复评定(表2-12)。

**表2-12 爪形手评定表**

| 病理及临床表现 | 分 类 | | |
| --- | --- | --- | --- |
| | 轻 型 | 中 型 | 重 型 |
| 烧伤深度及病理 | 深Ⅱ度烧伤,皮下筋膜及肌腱、骨和关节均未受损伤 | 深Ⅱ度烧伤后感染或Ⅲ度烧伤,大部分皮下筋膜、部分肌腱或腱周组织受损,骨、关节及其周围的韧带有继发性损害 | Ⅲ度烧伤,伤及皮下筋膜及肌腱,骨、关节及其周围的韧带也受损害,并有严重的继发性畸形 |
| 临床特征 | | | |
| 1. 瘢痕移动度 | 瘢痕增生、挛缩局限在皮肤层,瘢痕可在皮下筋膜表面滑动 | 瘢痕增生、挛缩,与皮下筋膜层及肌腱粘连,瘢痕可能平坦,很难被移动 | 瘢痕多平坦、光滑,紧贴在骨及损伤肌腱表面,几乎没有滑动 |
| 2. 掌指关节功能 | | | |
| (1)掌指关节过伸畸形 | 30°以内 | 30°~90°,掌指关节呈半脱位,关节侧副韧带继发性挛缩 | 超过90°,呈脱位或半脱位,掌骨颈部有压迹,近节指骨近端关节面畸形 |
| (2)肌腱状况 | 伸腱没有粘连,腱活动良好 | 部分伸腱粘连 | 伸腱广泛粘连或毁损 |
| (3)主动活动 | 活动度>30° | <30° | 消失,或有微活动 |
| (4)被动活动 | 活动度>60° | 30°~60° | 0°~30° |
| 3. 拇指外展功能 | | | |
| (1)第一指蹼 | 轻度挛缩,瘢痕组织可滑动,可扪及手内肌良好,间隙缩小 | 间隙明显狭窄,瘢痕与下方手内肌粘连 | 严重挛缩,间隙内充满坚实组织 |
| (2)主动桡侧外展 | 外展幅度(即拇指掌指关节横纹间的水平距离)大于2 cm | 外展幅度0~2 cm | 无 |
| (3)被动桡侧外展 | 存在,受限 | 存在,受限 | 几乎无被动外展 |
| 4. 拇指掌指关节 | 正常或轻度过伸畸形 | 明显过伸或半脱位 | 脱位或半脱位 |
| 5. 小指掌指关节 | 正常,轻度或明显过伸畸形 | 明显过伸,半脱位 | 脱位 |
| 6. 手掌形态(手掌横弓及纵弓形态) | 横弓变浅,纵弓存在 | 横弓明显变浅,纵弓变浅 | 横弓及纵弓消失 |

2. **腘窝瘢痕挛缩** 腘窝常因下肢严重烧伤后早期未采用大片植皮,或由于治疗不当造成瘢痕挛缩,影响膝关节伸直,称为腘窝瘢痕挛缩畸形。轻者腘窝有索状或轻度增生性瘢痕,关节活动基本不受限或轻度受限,但由于膝关节活动而受到经常牵扯,此处的瘢痕易破裂,溃疡经久不愈。可有跛行姿态,严重者丧失行走功能。腘窝位于膝关节屈面,皮肤薄而松弛。当挛缩严重,腘窝及邻近部位的血管、神经、肌肉均有挛缩,膝关节周围及其关节囊均

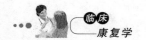

有改变,造成手术上的困难。

3. 掌腱膜挛缩症(Dupuytren's contracture) 也叫手掌挛缩征。在慢性肝病中相对常见(图2-8)。掌腱膜出现增殖,然后呈结节样或条索状改变,致使掌指关节及指间关节发生屈曲挛缩。

（三）肌肉性挛缩

肌肉性挛缩是由肌肉本身(内在的)疾病或外在的病因引起肌肉的短缩,导致关节挛缩。肌肉的炎症、退行性变或创伤引起肌肉结构的改变,导致内在性肌肉挛缩。而外在性肌肉挛缩多继发于神经功能障碍(如偏瘫,脑、脊髓损伤)、制动、长期卧床等因素。肌肉本身发生挛缩的原因很多,如肌肉缺血、肌肉直接外伤、

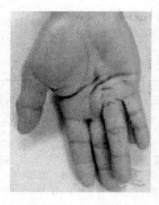

图2-8 掌腱膜挛缩

血肿机化、注射刺激性较强的药物、感染等,其发病机制就是供血不足。

1. 臀肌挛缩症(gluteal muscle contracture,GMC) 是多种原因引起臀肌及其筋膜纤维变性挛缩,导致髋关节功能障碍,表现出一系列特有的临床症候群。其病因主要有:注射、特发性、免疫、遗传、年龄、瘢痕体质、创伤和感染等因素。其临床表现有:尖臀,不能跷二郎腿,行走时跳跃前进;髋部有弹响;并腿时不能屈膝,需要两膝分开才能屈膝;坐位时,两膝分开,不能靠拢;臀部可触及皮下挛缩束带,尤其是在屈伸活动髋关节时更明显。

2. 小儿三角肌挛缩症 又称三角肌特发性肌纤维化症。主要是由于三角肌纤维性挛缩引起的肩关节畸形和内收功能障碍。该症临床少见,其主要发病原因相同于臀肌挛缩症。目前主要的治疗措施仍以手术松解挛缩的三角肌为主。

3. 前臂缺血性肌挛缩 主要是由于供血不足引起前臂肌肉变性、坏死,继而形成瘢痕、挛缩,从而影响肢体功能。又称为Volkmanns缺血性肌挛缩。它是肢体创伤后可能发生的严重并发症之一,患者常有外伤史或肘部前臂受压史。临床表现早期:伤肢突然剧痛,部位在前臂掌侧,进行性灼痛,当手主动或被动活动时疼痛加剧,手指常处于半屈曲状态,屈指无力。同时,感觉麻木、异样感,继之出现感觉减退或消失,肢端肿胀、苍白、发凉和发绀。受累前臂掌侧皮肤红肿,张力大,有严重压痛。桡动脉搏动减弱或消失。全身可出现体温升高,脉快。晚期:肢体出现典型的Volkmanns缺血性肌挛缩畸形(爪形手),即前臂肌肉萎缩,旋前,腕及手指屈曲,拇指内收,掌指关节过伸。这种畸形被动活动不能纠正,桡动脉搏动消失。

（四）评定程序

(1)详细了解挛缩的病因、发生、发展过程及临床治疗情况。

(2)注意有否粗暴牵压关节过程、长期或不当固定关节和错误性体位摆放。

(3)仔细查看关节周围瘢痕情况及特点,对烧伤后的肥厚性瘢痕应注意其质地、色泽、弹性及厚度等。

(4)检测肢体肌力、肌肉周径、关节活动度和步态。

(5)日常生活活动能力方面的评定。

(6)结合X线片了解挛缩周围组织的异常改变,严重的挛缩和皮肤瘢痕常会导致关节脱位和畸形。

## 三、康复治疗

### （一）保持良好的体位

烧伤引起的各骨骼、肌肉、软组织的损伤，尤其是近关节的损伤及神经损伤后，为了减轻挛缩或者减轻挛缩的后果，必须保持关节功能位。对卧位患者可以用枕头、毛毯等软性织物保持关节的固定，对于有明显挛缩倾向的患者可用石膏或塑料矫形器，卧于硬床可以减少屈髋、屈膝挛缩的机会，足底垫板或用踝足矫形器可以预防足下垂。

### （二）物理因子治疗

1. **热疗** 红外线、热水、温水浴等，有软化瘢痕、明显增加挛缩组织弹性的作用。如手部瘢痕挛缩，可坚持温水（38～39℃）洗手，洗手前将水盆进行消毒处理，每天 2 次，每次 30 min。

2. **超声波疗法** 能使胶原纤维束分散，对瘢痕组织有一定软化作用。每次 5～15 min，每天 1 次，15～20 次为一疗程。

3. **音频电疗** 有良好止痒、止痛的效果，以及软化瘢痕和改善组织营养作用。每天 1 次，每次20～30 min，20～30 次为一疗程。

4. **蜡疗法** 具有镇痛、缓解肌痉挛、增加肌肉伸展性和改善局部血液循环的作用。采用蜡饼或药蜡进行局部蜡疗，每次 30 min，每日 2 次。

其他如超短波、微波、漩涡和水下运动等。漩涡本身可以起到按摩作用，水下运动能利用浮力以减轻运动的重力和阻力。各种物理因子治疗常在运动疗法前应用。虽然单纯物理因子治疗多无直接矫正作用，但在软组织松解的基础上坚持物理因子治疗，可保持手术松解的效果，推迟复发的间期。

### （三）运动疗法

运动疗法以增加关节活动范围为目的，同时增强肌力、耐力和功能性运动。一般性的关节可以做主动运动、被动运动，可通过关节松动和关节牵引，使关节周围组织恢复弹性。严重的关节瘢痕必要时可经手术松解和整形延长术，改善局部条件后再行关节功能训练。

1. **被动运动** 被动运动是矫治关节挛缩的基本方法，主要是利用软组织的可塑性对粘连松解的作用。基本原则一是每次运动要达到关节的最大活动范围，二是用力程度以轻度痛感为限。必须保证每个挛缩的关节每天上、下午各活动 1 次，每次使关节屈伸达到极限，共 10 个来回。由于关节挛缩的软组织较硬韧，手法按摩不仅无效，还会引起关节软骨因压力增高而坏死。

2. **牵引** 可以通过有支架的牵引床和牵引装置或徒手对肢体进行持续的牵引，这也是治疗关节挛缩的常用方法。轻中度的挛缩，每次 20～30 min，每天 2 次。严重的挛缩，每次 30 min 或更长，每天 2 次。先用加热装置给肌腱或关节加热再进行牵引会更加有效。

### （四）作业治疗

增强自主生活的能力，辅助行走步行器、轮椅等进行室外活动。日常生活活动训练，如穿衣、梳洗和用餐等；轻度作业训练，如剪纸、捏泥人和编织等；职业作业活动，如打字、持锤和书写等。与人交流沟通，最关键要树立信心，持之以恒。

### （五）矫形器的应用

矫形器是矫治挛缩的较有效方法，尤其在关节被动运动后，应用矫形器固定关节功能

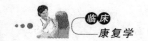

位,进行持续的牵引极为重要。

1. 动态矫形器 利用挛缩组织蠕变的原理,逐渐降低结缔组织的抵抗,增加其可塑性及关节活动范围。此类矫形器多有金属或塑料固定部分,附加橡胶带或弹簧牵引。其优点是具有按照需要定向持续加力的作用,牵引的同时可以进行主动运动。但由于力量有限,适用于上肢的肘和腕、指关节。

2. 静态矫形器 如颈矫形器,可以预防颈部植皮后的瘢痕挛缩;膝踝足矫形器,可以防止膝踝关节损伤或烧伤后的挛缩。支具固定具有一定的辅助作用,夜间穿戴有利于保持手术矫正的位置,白天佩戴可辅助行走。

3. 低温热塑板材矫形器 特别适用于手臂等小关节挛缩。作用原理是:当被动运动达到极限时用热塑矫形器维持活动范围,等待2～3天后挛缩组织已蠕变,再行第二次被动运动,增加关节活动范围,然后重塑矫形器,如此反复进行。

### (六)压力治疗

早期的瘢痕组织可以采用弹性的压力绷带、压力性装置对瘢痕进行压力治疗,可以有效地减缓其生长,并使其变软增强弹性。每日加压包扎,坚持半年以上。包扎前可涂一些瘢痕膏。有皮肤破损时停止使用,愈合后再使用。缺点是大多数患者难以坚持治疗。

### (七)心理治疗

因不适当姿势摆放、关节的局部病理性改变和烧伤瘢痕的挛缩等因素造成的关节功能障碍,可使患者产生较严重的心理疾患,对功能的恢复信心不足,加之关节功能恢复训练时间较长,可能加重患者的心理负担。此时的心理治疗尤为重要,能增强战胜疾病的自信心,主动配合康复治疗。患者家属应给予患者精神上、生活上无微不至的关心,使其保持有规则的生活和健康的心态,提高生活质量。

**思考题**

1. 简答挛缩的定义、危害和益处。

2. 挛缩有哪些临床特点?

3. 简答挛缩的分类评定。举例说明几种特殊类型的挛缩评定。

4. 简述挛缩的康复治疗方法。

5. 请举例说明挛缩的物理因子治疗和矫形器的应用。

(温优良)

# 第五节 膀胱、直肠功能障碍的康复

1. 掌握排尿功能障碍的康复评定。

2. 掌握排尿功能障碍的康复治疗方法。

3. 掌握排粪功能障碍的康复评定。

4. 掌握排粪功能障碍的康复治疗方法。

# 一、概述

## （一）定义

大小便的控制是日常生活的重要组成部分，神经系统疾患、手术损伤、外伤、药物、认知障碍和活动减少等因素可引起排尿、排粪功能障碍。同时，由于疾病或治疗后果给患者带来的精神、心理改变也会引起上述功能障碍。因此，尽最大努力避免发生排尿、排粪功能损害，最大限度地恢复患者的排尿、排粪功能，是每一个医务工作者特别是康复医师的责任。

## （二）排尿功能障碍

### 1. 排尿功能障碍的分类

（1）Krane 分类法：Krane 分类法（表 2-13）不仅揭示了逼尿肌、尿道内外括约肌功能障碍情况，还反映了两者的协调关系，更有利于治疗方案的制订。

表 2-13　Krane 分类法

| 逼尿肌反射亢进 | 逼尿肌无反射 | 逼尿肌反射亢进 | 逼尿肌无反射 |
| --- | --- | --- | --- |
| 括约肌协调正常<br>外括约肌协同失调 | 括约肌协调正常<br>外括约肌痉挛 | 内括约肌协同失调 | 内括约肌痉挛<br>外括约肌去神经 |

（2）Vein 分类法：Vein 分类法（表 2-14）是一种以尿流动力学为基础的功能分类方法，由于实用，在临床上得以广泛应用。

表 2-14　Vein 分类法

| 功能障碍情况 | 由膀胱引起 | 由流出道引起 |
| --- | --- | --- |
| 失禁 | 无抑制性收缩<br>容量减少<br>顺应性低<br>正常（因认知、运动等原因引起） | 膀胱颈压下降<br>外括约肌压下降 |
| 潴留 | 逼尿肌反射消失<br>容量大/顺应性高<br>正常（因认知、运动等原因引起） | 高排出压，伴低尿流率<br>内括约肌协同失调<br>外括约肌协同失调<br>括约肌过度活跃（括约肌或假性括约肌协同失调） |
| 潴留和失禁 | 无抑制性收缩合并逼尿肌活动下降 | |

2. 排尿反射的控制　膀胱基本功能是贮尿及排尿，依靠一系列反射来完成，受高级中

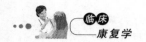

枢控制,有 4 个影响排尿的神经环路。

（1）大脑皮质与脑干网状结构之间的神经通路:受到损伤时,排尿反射部分或完全失去随意性控制,出现膀胱无抑制性收缩。

（2）脑桥排尿中枢与骶髓排尿中枢之间的神经通路:这一长程环路受损时,最初表现为逼尿肌无反射,随后可形成脊髓节段性反射,骶髓排尿中枢的兴奋阈降低,出现逼尿肌反射亢进。

（3）骶髓逼尿肌核与阴部神经核之间的神经联系:作用是协调逼尿肌与括约肌之间的活动,损伤后可致逼尿肌-括约肌协同失调。

（4）额叶皮质运动区到阴部神经核之间的感觉和运动束:作用是随意性控制尿道括约肌的收缩与松弛,损伤时尿道括约肌将失去随意性控制能力。

正常排尿的过程为:膀胱在贮尿期,由于膀胱壁平滑肌和结缔组织的顺应性,尽管容量不断增加,但膀胱内压却并不随之增高,始终保持在 11 mmHg,当容量到达 400 ml 以上,膀胱内压急剧增高,产生膨胀感,经传入纤维(盆神经)及传出纤维(腹下神经),使膀胱收缩。同时膀胱颈、后尿道松弛,形成漏斗状,骨盆底横纹肌及尿道外括约肌松弛,产生排尿动作。整个排尿活动在各级中枢神经协调下完成,并受意识的控制。

**（三）排粪功能障碍**

1. **排粪功能障碍的原因**　与排粪有关的神经损伤后,由于排粪中枢与高级中枢的联系中断,缺乏胃结肠反射,肠蠕动减慢,肠内容物水分吸收过多,最后导致排粪障碍。单侧性神经损伤较少见,双侧性损伤多见,故在脊髓损伤时较多见。

2. **排粪功能障碍的分类**

（1）反射性大肠:$S_2 \sim S_4$ 以上的脊髓损伤,即排粪反射弧及中枢未受损伤,因其排粪反射存在,可通过反射自动排粪,但缺乏主动控制能力。

（2）弛缓性大肠:$S_2 \sim S_4$ 以下的脊髓损伤(含 $S_2 \sim S_4$)以及马尾损伤,由于破坏了排粪反射弧,无排粪反射。

## 二、康复评定

**（一）膀胱功能障碍的评定**

1. **尿流率测定(uroflowmetry, UF)**　测定单位时间内排出的尿量,单位为 ml/s。主要参数:最大尿流率(maximum flow rate, MFR),正常男性 20～25 ml/s;女性 25～30 ml/s;平均尿流率;尿流时间及尿量。尿流率为无创伤性检查,反映下尿路贮尿及排尿的综合性功能,适用于各种排尿功能障碍患者,但不能据此作出病因性分析。

2. **膀胱压力容积测定(cystometry)**　通过测定膀胱内压力与容积间的关系,反映膀胱功能。正常膀胱压力容积测定结果为:①无残余尿;②膀胱在充盈期内,压力保持在 11 mmHg 以下,顺应性良好;③逼尿肌无抑制性收缩;④膀胱充盈过程中,最初出现排尿感觉时的容量为 200 ml,此时压力曲线无变化,膀胱内仍保持低压状态;⑤膀胱容量为 400～500 ml;⑥排尿及中止排尿受意识控制。

3. **尿道压力分布测定(urethral pressure profile, UPP)**　沿尿道连续测定并记录压力,以了解尿道功能,主要参数有:①最大尿道闭合压,男性为 63～93 mmHg,女性为 26～

85 mmHg；②功能性尿道长度，男性(5.4±0.8)cm，女性(3.7±0.5)cm。尿道压力分布测定用于了解尿道功能、贮尿期尿道控尿能力和排尿期尿道压力变化。

4. **括约肌肌电图**(sphincter electromyography) 即检测尿道外括约肌功能。正常排尿周期中，膀胱充盈期，尿道外括约肌呈现持续性肌电活动；排尿时，肌电活动突然停止，排尿完毕，肌电活动重新恢复。常见两种异常情况：①逼尿肌收缩时，括约肌肌电活动同步增强，称为逼尿肌括约肌协同失调；②膀胱在充盈过程中，括约肌肌电活动突然停止，患者出现不自主性漏尿。

5. **尿流动力学和B超或X线同步联合检查** 用稀释的15‰碘溶液代替生理盐水充盈膀胱，可在做尿流动力学检查时同步获得各项参数及膀胱动态形态变化。

#### (二)直肠功能障碍的评定

1. **反射性大肠的评定** 反射性大肠由于存在排便反射，故应从以下几个方面进行评定。

(1)局部刺激：如手指刺激或用甘油栓剂等，能排出大便。

(2)每次大便耗时多少及大便情况：每次大便通常应在30 min内完成，且量应适中，稠度合适。

(3)每次大便间隔时间基本固定。

2. **弛缓性大肠的评定** 弛缓性大肠由于无排便反射，内外括约肌功能均丧失，故评定内容包括以下几个方面。

(1)用局部刺激不能排出大便。

(2)两次排便间隔是否有大便失禁。

(3)同反射性大肠评定的2、3两项。

### 三、康复治疗

#### (一)排尿功能障碍的康复治疗

1. **排尿功能障碍的康复治疗目标** 保持或改进上尿路情况；控制或消除尿路感染；在贮尿期膀胱保持低压；膀胱在低压下能适当排空；具有适当控尿能力；无导尿管或造瘘；能适应社会生活；能满足职业需要。

2. **康复治疗方法**

(1)潴留型排尿障碍：主要治疗原则是促进膀胱排空功能。

1)增加膀胱内压及膀胱收缩

A. Valsalva屏气法：患者取坐位，腹部放松，身体前倾，屏气增加腹压并向下传到膀胱和骨盆底部。

B. Crede手压法：双手拇指置髂嵴部，其余手指在耻骨上用力挤压下腹部，将膀胱内尿液压出。此法可使膀胱压力达到37 mmHg以上，适用于逼尿肌收缩无力及低压性膀胱。

C. 促进或诱发反射性逼尿肌收缩：通过牵拉耻骨上、会阴部、大腿内侧毛发，轻扣下腹部、挤压阴茎、刺激肛门等方法诱发排尿。

D. 药物治疗：可用氯贝胆碱，每天40~100 mg，排尿前30 min分次口服；皮下注射每次5 mg，每天4次。

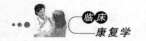

E. 电刺激:将微电极埋入膀胱壁或直接刺激骶髓、骶神经运动支引起逼尿肌收缩,产生排尿。

F. 针灸:可选用中极、关元、气海、肾腧等穴位。

2)降低膀胱出口阻力

解除梗阻:例如前列腺切除、尿道狭窄修复或扩张、膀胱颈电刀切开术、膀胱颈 Y - V 成形术、尿道外括约肌切开术、尿道扩张术、阴部神经阻滞。

药物治疗:酚苄明(phenoxybenzamine)能降低尿道阻力,每次 10~30 mg,每天 3 次。巴氯芬(baclofen)能缓解尿道外括约肌痉挛,30~100 mg/d,分次口服。注意药物的不良反应及禁忌证。

间歇性导尿:每 4~6 h 导尿 1 次。

持续性导尿:留置导尿管。

尿流改道:对于全身情况较差、反复泌尿道感染、不能采用间歇性导尿的患者,可行耻骨上膀胱造瘘术。

(2)失禁型排尿障碍:主要治疗原则是促进膀胱贮尿功能。

1)抑制膀胱收缩

药物治疗:黄酮哌酯(flavoxate)为平滑肌松弛剂,适用于逼尿肌痉挛,每次 100~200 mg,每天 3~4 次。奥昔布宁(oxybutynin)为乙酰胆碱能阻滞剂,对逼尿肌具有强大的解痉作用,能降低膀胱压力,增加膀胱容量和减轻无抑制性收缩。

神经阻滞:如选择性骶神经根切断术。

2)增加膀胱出口阻力

A. Kegel 盆底肌肉训练:患者主动收缩耻骨尾骨肌(肛门括约肌环),不收缩腿、臀及腹肌,保持 10 s,重复 10 次,每天 3 次。

B. 药物治疗:硫酸麻黄碱(ephedrine sulfate)具有 α 肾上腺素能效能,可提高尿道压力。每次 25 mg,每天 3 次。盐酸丙咪嗪(imipramine hydrochloride),通过 α 肾上腺素能兴奋作用增加尿道压力,通过作用于膀胱的 β 受体而增加膀胱容量。儿童每晚睡前服 25 mg,成人 100~200 mg/d。

C. 人工括约肌:基本结构一般由三部分组成,即袖套式人工括约肌、贮液囊及双向泵。三者之间由硅胶导管与接头连接,构成一密封液压系统。

D. 外部集尿器:常用于逼尿肌反射亢进伴严重尿失禁者,可代替留置导尿管。

E. 间歇性导尿:适用于充溢性尿失禁的患者。

F. 持续性导尿及尿流改道。

(3)控制尿路感染的措施

1)急性期:须及时进行导尿,防止膀胱过度膨胀引起逼尿肌损伤。采用留置导尿管或耻骨上膀胱引流时,必须注意插管的无菌操作,引流系统保持密闭,定期更换尿管(导尿管 7~10 天,耻骨上引流管 3~4 周),清洁尿道口分泌物,保持引流管通畅。

2)慢性期:①防止膀胱内压增高,减少残余尿量至 80 ml 以下,保持充分液体入量,鼓励患者起床活动避免长期卧床;②间歇性导尿;③膀胱训练,促使患者恢复自行排尿,尽量不使用导尿管;④药物治疗,根据尿培养及药敏试验选用抗生素;⑤及时排除膀胱结石等并发症;⑥反复发作的严重泌尿道感染,应考虑采用耻骨上膀胱造瘘术。

（二）排粪功能障碍的康复治疗

**1. 康复训练**

（1）训练原则：急性期过后，一旦肠鸣音恢复，预示着麻痹性肠梗阻的消失，不论损伤平面如何，都应鼓励患者进行排粪训练。下面是排粪训练的原则。

1）如果可能，尽量沿用伤前的排粪习惯。例如，患者伤前习惯于晚餐后排粪，可将排粪训练尽量安排在晚饭后。

2）应考虑患者出院后的情况，如患者出院后是去工作或学校，把排粪安排在早上可能比较合适。

3）如果患者有陪护，排粪应尽量安排在有陪护在场陪同的时间。

4）应尽量少用药物，可使用大便软化剂，但用量应个别掌握。训练建立良好的排粪规律，避免长期使用缓泻药。

5）当出现问题时，应找出是何种因素引起，如饮食结构发生变化等。

6）如果患者不是每天都需要排粪，也不应强迫患者进行。

7）应向患者讲解脊髓损伤后排粪障碍的有关问题，以取得患者的理解和配合。

8）鼓励患者参与解决问题。

（2）训练方法

1）反射性大肠：反射性大肠排粪的基础是应用排粪反射。在确认直肠内有大便后，应进行刺激。坚硬的大便可用手抠出。若为软便，可戴上手套，抹上润滑油剂，手指轻柔地插入直肠做环形运动，顺时针刺激肠壁30～60 s，以刺激直肠排空。

2）一般类型：患者隔日一次大便，可先施用栓剂（如开塞露）。施用栓剂时应越过括约肌，贴近肠壁上，注意勿损伤肠壁。然后做10～15 min的手指刺激以辅助排便。如果患者能坐直到90°，应让患者坐在便池或坐便椅上，让重力协助排便。开始训练排便时应做记录：①大便1次需要多少时间；②大便的量和组成；③大便失禁的情况。做这些工作有助于决定排便方式，如一次耗时长达数小时，即应考虑灌肠。

3）弛缓性大肠：弛缓性大肠因为排便反射丧失，处理更加困难；又因为其内、外括约肌功能均丧失，经常发生大便失禁，患者很担心这个问题永远得不到解决。对这种患者手指刺激无任何作用，因而也没必要。开始时患者每天使用栓剂，施用20 min后检查直肠，如果直肠内有大便，患者应转移到坐便池上，让大便排出。坚硬的大便可用手抠出。有的患者在大便完后第2天应检查直肠，以确保下段直肠无大便。这种检查一直坚持到患者能很好地管理大便时才可取消。

**2. 饮食调节**　饮食应选择高纤维素、高容积和高营养。每天至少有3次蔬菜或水果，或每天2次、每次1茶匙的麦麸。便秘时，多吃桃、樱桃、杨梅等食物；腹泻时，加茶、白米、苹果酱等。

**3. 容积扩张剂**

（1）麦麸制剂：麦麸制剂含纤维素、木质和胶质，在大便中能吸收和保留水分，以利排便。用法：压缩成小丸或饼干，每天10～20 g。

（2）车前子嗜水胶浆剂：其作用同麦麸。用法：每次4～7 g，每天1～3次。

**4. 药物**

（1）二丁酸辛基磺酸钠：它可抑制钠钾ATP酶活性，增加肠嘌呤环化酶活性，使水在肠

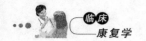

中积聚,达到软化大便的作用。用法:每次 100 mg,每天 2～3 次。

(2)乳果糖:在结肠,细菌被分解为醋酸、乳酸和其他有机酸,使大便酸化,减少对氨的吸收;另外,未被吸收的双糖可增加肠道内渗透浓度,使水保留,是安全、有效的泻药。用法:每次 2～7.5 g,每天 2～4 次。

(3)酚酞:是安全、便宜的泻药。用法:排便前一天晚服用 0.05～0.1 g。

(4)麻仁润肠丸:为润肠通便的中成药。用法:每次 1～2 丸,每天 2 次。

## 思考题

1. 简述排尿功能障碍的分类。

2. 排尿功能障碍的康复治疗原则及方法有哪些?

3. 简述排粪功能障碍的分类。

4. 排粪功能障碍的康复治疗原则及方法有哪些?

(王瑞臣)

# 第六节　性功能障碍的康复

学习目标

1. 掌握男女性功能障碍的康复治疗措施。

2. 了解男女性功能障碍的康复评定。

## 一、概述

从古到今性都是一个备受关注又极其敏感的话题。人类性行为不只是生理本能的反应,还是社会、心理因素与生物学因素相互作用的结果,是行为、情欲、态度和品质的综合表现。

**(一)男性性功能障碍的分类**

**1. 勃起功能障碍(阳痿)**　阴茎不能勃起或勃起硬度与时间不足以达到完成性交的能力称为阳痿。阳痿可分为原发性阳痿,即从未能获得满意勃起和性交者;继发性阳痿,即曾经有过正常勃起和性生活,以后出现勃起障碍者。

由于精神心理因素导致勃起障碍的称为心理性阳痿;继发于内分泌、血管或神经功能障碍等病变的勃起障碍称为器质性阳痿。

**2. 射精障碍**

(1)早泄:有关早泄的诊断标准,目前意见还不一致。较多人认为阴茎进入阴道之前、正在进入或刚进入不久就发生射精的称为早泄。健康男子一般在性交 2～6 min 发生射精,短者仅 1～2 min,长者可达 30 min 以上,个体差异很大。病因多为功能性,患者从性兴奋到高潮进展迅速,对射精反射异常敏感,心理因素、习惯和焦虑等因素,均可能形成条件反射性快速射精反射。

(2)不射精:不射精是性交时无精液自尿道外口流出。射精是神经、内分泌及生殖系统共同参与的复杂生理反射过程。由于各系统功能障碍使性兴奋的刺激不足以引起射精反射称为不射精。

(3)逆行射精:逆行射精不同于不射精,是由于膀胱颈不能关闭或膜部尿道阻力过大而使精液不是向前经尿道排出体外,而是向后逆流进入膀胱。

(二)女性性功能障碍的分类

1. **性欲望障碍** 持续性或间断性发生的性幻想和性欲望低下或缺乏,引起患者痛苦,性生活被动,害怕甚至拒绝配偶的性接触,称为性欲望障碍。

2. **性唤起障碍** 持续性或间断性发生不能获得和维持足够的性兴奋,并导致患者痛苦。表现为缺乏主观性兴奋或缺乏性器官反应、躯体其他部位的性反应。性唤起障碍包括阴道的湿润不足或干涩、阴蒂及阴唇的敏感性下降、阴蒂和阴唇充血降低、阴道平滑肌不松弛等。

3. **性高潮障碍** 在经过足够的性刺激和性唤起后,发生持续性或反复发生的达到性高潮困难、延迟或根本没有性高潮的出现,引起患者痛苦,称为性高潮障碍。

4. **性交痛** 泛指在性交时伴有的急性或反复发生的生殖器或盆腔的疼痛。性交痛的特点是性交时经常伴有下腹部疼痛,疼痛剧烈,且反复发作,往往性交后数小时疼痛仍不能消失,有时不得不拒绝性交,从而为夫妻双方的性关系和婚姻关系蒙上阴影。

5. **阴道痉挛** 反复发作或持续存在的阴道外 1/3 平滑肌不自主地发生痉挛性收缩,使阴茎的插入受阻。

6. **非接触式性交痛** 由非直接性交刺激引起的反复发作或持续存在的生殖器疼痛。

## 二、康复评定

(一)男性性功能障碍的评定

1. **夜间阴茎胀大试验**

(1)夜间阴茎胀大试验(noctural penile tumescence,NPT):为男性阴茎测量的客观方法。测量阴茎周径的改变于 20 世纪 70 年代起已用于阳痿的鉴别诊断。研究表明,NPT 在心理性阳痿时正常,而在器质性阳痿时缺失。测试时将 NPT 记录器固定在阴茎部(放置于阴茎根部比放在中部周径改变要大),连续 3 日。勃起周径大于 11.5 cm 时,指示为心理性;而不足 11.5 cm 时,则考虑为器质性。较为简便的方法还有邮票试验(postage stamp test)。将三联邮票于睡前环状贴于阴茎部,次晨观察邮票连接处是否断裂,如断裂则表明夜间曾有阴茎勃起。

(2)硬度监测仪(Rigiscan):可同时监测阴茎勃起的硬度、周径胀大程度、持续时间及勃起次数。正常每晚可勃起 3~6 次,持续 15 min,阴茎根部周径胀大 3 cm 以上,硬度大于 70%。

(3)视听刺激:通过声像等刺激视听器官,观察患者反应。

2. **电生理测试**

(1)阴茎生物震感阈测定:检查从阴茎传向骶髓的神经对震动刺激的感觉阈值。球海绵

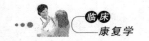
体肌反射的潜伏时间是检查从阴茎感觉传入神经至骶髓中枢,再通过运动传出神经至球海绵体肌的传导速度,检测神经传导各环节是否完整。潜伏时间正常为 27~42 ms(平均 35.5 ms)。

(2)躯体感觉诱发电位(somatosensory evoked potential, SEP):是评价刺激从周围神经传入到大脑中枢的速度。刺激电极置于阴茎部,记录电极分别置于 $L_1$ 及颅骨处。第一个反应波形是周围神经传导时间,平均为 12.4 ms;第二个波形是刺激传至大脑中枢的传导时间,平均为 40.9 ms。两个波形的时间差为中枢传导时间,平均为 28.5 ms。周围感觉神经病变时,第一个反应波出现时间延长;运动神经病变时,周围感觉神经传导时间正常,而球海绵体肌反射潜伏时间延长。

3. **药物致勃起试验** 阴茎海绵体内注入罂粟碱 30~60 mg 或酚妥拉明 1 mg 或前列腺素 $E_1$ 20 mg 等血管活性药物,可诱发阴茎勃起,同时观察动脉供血及静脉回流情况。正常在注药后 4~5 min 阴茎开始勃起,可持续 30 min 以上。

4. **阴茎血流测定**

(1)动脉

1)阴茎血压测定:用绕于阴茎体 3 cm 宽的气囊止血带和多普勒超声仪来测量阴茎血压,同时测肱动脉血压,求得阴茎血压/肱动脉血压指数(penile brachial index, PBI)。如 PBI 小于 0.6,则表示阴茎动脉供血不足。

2)阴部内动脉造影:经股动脉穿刺插入导管,到达髂内动脉,注入造影剂,观察阴部内动脉及其分支的供血情况。

(2)静脉:即阴茎海绵体造影,将造影剂直接注入阴茎海绵体内,同时拍 X 线片,可显示静脉及其回流情况,从而诊断有无静脉漏存在。

**(二)女性性功能障碍的评定**

(1)由于缺乏客观的评价指标,当前女性性功能障碍的评估仍处于初级阶段。判断是否由器质性病变引起,需要仔细询问病史,详细体格检查,配合必要的实验室检查及相关辅助检查后才能做出诊断。

(2)评价性唤起的变化,可以通过全面询问病史、系统的体格检查(包括盆腔检查)和测定性激素水平来获取有用信息。判断性反应的方法有:刺激前后,测定并记录女性生殖器血流动力学改变、阴道 pH 值、阴道平滑肌松弛度和生殖器震动感觉域值。生殖器血流动力学变化可采取多普勒超声测定。

(3)患者还需进行心理测试,以了解有无心理方面的障碍。

(4)对所有患者都应了解是否服用了影响性欲和性功能的药物,如 β-肾上腺素能受体阻断剂、中枢神经系统抑制剂和抗胆碱药物等。特别值得注意的是,抗抑郁药选择性 5-羟色胺再摄取抑制剂(SSRI)对女性性功能有极大的破坏性。

(5)了解有无干扰下丘脑-垂体轴功能或导致女性性激素缺陷的疾病史或治疗史,如化疗或双侧输卵管-卵巢切除术,这些也会影响女性性功能。此类与心理因素无关,单纯药物治疗就可奏效。

## 三、康复治疗

**(一)男性性功能障碍的治疗**

1. **矫正危险因素和原发病的治疗** 通常在采取直接治疗方法的同时,设法矫正可改变的危险因素和原发病,这对患者非常重要。

2. **心理咨询**　一些心理刺激如焦虑、抑郁、宗教、性恐怖及以往经历的创伤也能从大脑传递强烈的信息至脊髓勃起中枢抑制或中止勃起,其中焦虑是导致心理性勃起功能障碍的重要病因。夫妻双方如果过分地注意勃起能力就会失去性生活的自然性,加上女方的埋怨、焦急与不满情绪的影响,更会使男方失去信心而导致病情发展与复杂化。

3. **行为调整**　性感集中训练为基础并辅以生物反馈治疗。性感集中训练分为以下几个阶段逐步进行。

第一阶段:为非生殖器官性感集中训练,即触摸面部、手和身体其他部位,提高身体感受力,消除病人紧张心理,体验其舒适感。

第二阶段:为生殖器官性感集中训练,即触摸生殖器等性敏感区,进一步消除恐惧感,唤起性反应,建立勃起的信心,但不急于进行性交。

第三阶段:为阴道内容纳与活动,即生殖器插入阴道,女方最好能主动配合,可采取女方上位性交方式。开始可静止,随后逐渐加大活动幅度,最后达到完成性交全过程。通过上述治疗的逐步进行,使病人完全放松,解除抑郁、焦虑、紧张情绪,增强信心而达到满意性交目的。

4. **真空缩窄装置(VCD)**　其原理是利用真空吸引原理,使阴茎充血胀大达到能性交的硬度后,将缩窄环推至阴茎根部,限制血液回流,去除真空筒后仍能维持其硬度进行性交。整个装置由真空筒、泵及缩窄环组成。真空筒直径为 4～5 cm,真空压力约 100 mmHg,最大不能超过 225 mmHg,否则会出现瘀斑与血肿。阴茎根部具有弹力的缩窄环可使阴茎保持一定硬度,但不应损伤阴茎。

5. **药物治疗**

(1)血管活性药物阴茎海绵体注射治疗:其机制是通过血管变化诱发阴茎勃起,而无需勃起最初必须有精神神经刺激的限制。常用的药物有酚妥拉明、罂粟碱和前列腺素 $E_1$,可以单用,也可以联合应用。

(2)局部药物治疗:是将具有血管扩张作用的药物涂在阴茎皮肤、口腔黏膜或做尿道内灌注,药物通过皮肤或黏膜吸收,引起阴茎血管扩张而致阴茎勃起。常用的药物有硝酸甘油糊剂、米诺地尔溶液等,前列腺素 $E_1$ 尿道内灌注是目前最常用的方法。

(3)口服药物治疗:大体上可分为作用于中枢神经系统的药物、作用于周围神经系统的药物、作用于内分泌系统的药物和作用于神经传递物质的药物。常用的药物有阿扑吗啡、美拉诺坦、曲唑酮、纳美芬、纳曲酮、育亨宾、酚妥拉明和西地那非等。

6. **手术治疗**

(1)血管手术:包括阴茎动脉重建术及静脉结扎手术,适用于经特殊检查证实的部分年轻人血管性男性性功能障碍患者,但是需要严格掌握手术适应证。

(2)阴茎假体植入:通过阴茎海绵体内手术植入勃起装置,以辅助阴茎勃起完成性交的半永久性治疗方法,适用于各种方法治疗无效的重度男性性功能障碍患者。

**(二)女性性功能障碍的治疗**

1. **心理治疗**　绝大多数女性性功能障碍的患者会存在精神心理因素,性心理治疗在治疗女性性功能障碍方面起着十分重要的作用。情绪及其相关的因素可影响性冲动,如

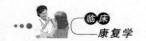 

自尊心过重,与丈夫的关系以及需要丈夫在性功能方面的共同默契,都应通过心理疏导来得到消除和改善。此外,心理失常患者如压抑、强迫观念与行为的紊乱,治疗抑郁症的药物如 SSRI 可以减少女性性欲及性唤起,减少女性生殖器的敏感性,导致女性缺乏性高潮。

2. **机械治疗**　由于阴道痉挛的治疗目标是逆转引起痉挛的条件反射。夫妇双方在了解问题的性质后,应为他们布置第一次"家庭作业",即用引导扩张器逐步扩张阴道。具体方法是:夫妇共同参与,在妻子的监视和控制下,将消毒润滑油的扩张器插于阴道。扩张器由小号开始,逐渐加大至相当于阴茎直径大小。一旦较大的扩张器能成功地插入,将其保留在阴道内几个小时。用这样方法可以使阴道痉挛逐渐减轻,直至消失,女方也在此过程中学会适应阴道内放置东西。此后转入进一步的性治疗。

3. **药物治疗**　目前除了雌激素治疗外,其他的药物治疗还处于早期临床试验阶段。

(1) 雌激素替代疗法:适用于绝经期妇女,无论是自然绝经还是手术或药物绝经。

(2) 甲孕酮:用于绝经前妇女,以提高性欲或消除阴道痉挛。

(3) 西地那非:单独使用或与其他血管活性药物合用,适用于 SSRI 诱发的女性性功能障碍。

(4) 其他:如左旋精氨酸、前列腺素 $E_1$、酚妥拉明等。

1. 女性性功能障碍的康复治疗措施有哪些?
2. 男性性功能障碍的康复治疗措施有哪些?

(王瑞臣)

## 第七节　智力-精神障碍的康复

### 学习目标

1. 了解智力障碍的定义、病因及临床类型。
2. 熟悉智力障碍的临床表现。
3. 了解智力障碍的康复评定。
4. 了解智力障碍的康复治疗。

## 一、概述

目前我国有智力障碍者约 1 182 万;0～14 岁智力低下患病率为 1.07‰,其中城市为 0.75‰,农村为 1.46‰;智力障碍儿童的入学率不足 0.33‰。随着经济的发展,国家对教育事业的不断重视,人们开始关注智力障碍人群的存在。1987 年,我国进行第一次残疾人抽样调查时采用了美国智力障碍协会（AAMR）于1983年提出的定义："一般智力功能显著低于平均水平，同时在相关的适应行为方面伴随着明显的限制，并表现在发育期间。"随着科学教育的不断发展，智力障碍的定义在1992年又有了新的标准，发展到2002年更加系统与完善。智力障碍是对现有功能的描述，而非先天的特征或个体的一种不能改变的状态；它是指智力和功能、技能与能力受到局限的一种特殊状态，而非普遍的不具备竞争力。

（一）定义

智力障碍（mental retardation，MR）是发生在发育时期内（发育时期一般指18岁以下），一般智力功能明显低于同龄水平，同时伴有适应性行为缺陷的一组疾病。智商（IQ）如低于人群均值2个标准差（人群的IQ均值为100，1个标准差的IQ值为15），在70（或75）以下即为智力明显低于平均水平。适应性行为包括个人生活能力和履行社会职责两个方面。

智力落后有各种名称，精神病学称为"精神发育迟缓"、"精神发育不全"、"精神缺陷"；教育、心理学称为"智力落后"、"智力缺陷"；儿科学称为"智力低下"、"智能迟缓"、"智力发育障碍"；特殊教育学校称为"弱智"、"智力残疾"。

（二）智力障碍的病因及临床类型

1. 智力障碍的病因

（1）遗传因素：如唐氏综合征（又称先天愚型或Down综合征），属常染色体畸变，是小儿染色体病中最常见的一种，其发病率为1/800～1/600。孕妇年龄越大，发病率越高。60%患儿在胎儿早期即夭折流产。

唐氏综合征包含一系列的遗传病，其中最具代表性的第21对染色体三体现象会导致学习障碍、智能障碍和残疾等。

（2）先天性因素：胎儿期不良因素，如孕期感染、孕期营养不良等。

（3）后天性因素：中毒与创伤，如分娩时产伤、窒息和颅内出血，早产儿，低血糖，核黄疸，败血症，脑膜炎，脑炎，颅外伤等。

2. 智力障碍的临床类型　根据其病因不同可以分为以下几种类型：染色体畸变引起的智力障碍，遗传性代谢缺陷引起的智力障碍，内分泌障碍引起的智力障碍，感染因素引起的智力障碍，其他生物因素引起的智力障碍（如物理损伤、化学损伤和中毒等），社会因素导致的智力障碍。

3. 智力障碍的临床表现　根据美国精神病学会的诊断及统计手册修订版，弱智分为轻度、中度、严重及极严重4类（表2-15）。

表2-15　智力障碍的分类

| 程　度 | 智　商 | 程　　度 | 智　商 |
| --- | --- | --- | --- |
| 轻度智力障碍 | 50～70 | 严重智力障碍 | 20～34 |
| 中度智力障碍 | 35～49 | 极严重智力障碍 | <20 |

（1）轻度智力障碍：又称愚笨，智商为50～70，适应性行为轻度缺陷。早年发育较正常儿略迟缓，且不像正常儿童那样活泼，对周围事物缺乏兴趣；做事循规蹈矩或动作粗暴；言语发育略迟，抽象性词汇掌握少；分析能力差，认识问题肤浅；学习成绩较一般儿童差，能背诵

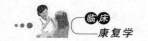

课文,但不能正确运用,算术应用题完成困难。通过特殊教育可获得实践技巧和实用的阅读能力,长大后可做一般性家务劳动和简单的具体工作。遇事缺乏主见,依赖性强,不善于应付外界的变化,易受他人的影响和支配,能在指导下适应社会。

(2)中度智力障碍:又称愚鲁,智商为35～49,适应性行为中度缺陷。整个发育较正常儿迟缓;语言功能发育不全,吐词不清,词汇匮乏,只能进行简单的具体思维,抽象概念不易建立;对周围环境辨别能力差,只能认识事物的表面和片段现象;阅读和计算方面不能取得进步。经过长期教育和训练,可以学会简单的人际交往、基本卫生习惯、安全习惯和简单的手工技巧。

(3)严重智力障碍:又称痴愚,智商为20～34,适应性行为重度缺陷。早年各方面发育迟缓;发音含糊,言语极少,自我表达能力极差;抽象概念缺乏,理解能力低下;情感幼稚,动作十分笨拙;有一定的防卫能力,能躲避明显的危险情况。经过系统的习惯训练,可养成简单的生活和卫生习惯,但生活需要他人照顾。长大以后,可在监督下做些固定和最简单的体力劳动。

(4)极严重智力障碍:又称白痴。智商低于20,适应性行为极度缺陷。对周围一切不理解;缺乏语言功能,最多会喊"爸"、"妈"等,但并不能真正辨认爸妈,常为无意识的嚎叫;缺乏自我保护的本能,不知躲避明显的危险;情感反应原始,感觉和知觉明显减退;运动功能显著障碍,手脚不灵活或终生不能行走。常有多种残疾和癫痫反复发作。个人生活不能自理,多数早年夭折,幸存者对手脚的技巧训练可以有反应。

## 二、康复评定

首先应根据智商和适应行为及发病年龄判定有无智力障碍,再进一步寻找引起智力障碍的原因。在诊断过程中,应详细收集儿童的生长发育史,全面进行体格和神经精神检查,将不同年龄儿童在不同发育阶段的生长发育指标与正常同龄儿童进行对照和比较,判定其智力水平和适应能力。同时,配合适宜的智力测验方法,即可作出诊断并确定智力障碍的严重程度。

(一)病史收集

1. 家族史　应了解父母是否为近亲婚配,家族中有无盲、哑、癫痫、脑性瘫痪、先天畸形、智力障碍和精神病患者。

2. 母亲妊娠史　询问母亲妊娠早期有无病毒感染、流产、出血和损伤,是否服用化学药物、接触毒物和放射线,是否患有甲状腺功能低下、糖尿病及严重营养不良,有无多胎、羊水过多、胎盘功能不全和母婴血型不合等。

3. 出生史　是否为早产或过期产,生产方式有无异常,出生体重是否为低体重儿,生后有无窒息、产伤、颅内出血、重度黄疸及先天畸形。

4. 生长发育史　包括神经精神发育,如抬头、坐起和走路等大动作开始出现的时间,用手指捡出细小玩具或日常用品等精细动作的完成情况,喊叫爸爸妈妈、听懂讲话等语言功能的发育情况,以及摄食、穿衣、控制大小便等其他智力行为表现。

5. 过去和现在病史　有无颅脑外伤、出血、中枢神经系统感染、全身严重感染和惊厥发作等。

（二）智力测验的方法

**1. 格塞尔发育量表**　亦称格塞尔发展量表、耶鲁量表，是婴幼儿智力发展测量工具。美国耶鲁大学心理学家格塞尔及其同事于1940年编制。适用年龄范围是4周至6岁（后来修订为4周至3岁）。广泛应用于儿童心理学及医学儿科研究等实践领域。其理论基础为格塞尔的儿童发展理论，即婴幼儿的行为发展是一个有次序的模式化过程，可通过婴幼儿每个成熟阶段的行为模式来诊断其智力的发展。个体出生后的第4周、16周、28周、40周、52周、18个月、24个月和36个月是个体成熟的关键年龄。这些时期出现的新行为，反映出婴幼儿在生长发育上已达到的阶段和成熟程度。在这些年龄阶段新出现的行为即为该量表的测查项目和诊断标准，并对这些年龄阶段的典型行为进行详尽的描述和图解说明。该量表主要从4个方面对婴幼儿的行为进行测试。

（1）适应行为：涉及智慧、刺激的组织、关系的知觉、觉醒程度、探究活动、把整体分解为部分以及把部分重新整合等。

（2）运动行为：分为大动作行为（包括姿势反应、头的平衡、坐、立、爬和走）和精细动作行为（包括精确地去接近、抓握和玩弄一个物体时，手及手指的使用）。

（3）语言行为：包括听、理解语言和表达能力。

（4）个人-社会行为：包括儿童对生活环境中社会文化的个人反应，如对喂食、穿衣、大小便和游戏的反应。

该量表给出每个年龄段婴幼儿各种行为的发展常规，共计63项。评定的等级用A、B、C字母表示。

格塞尔反对用智商数的概念，而使用了"发展商数"的概念。他认为一个婴儿可在运动方面得到一个发展商数，而在语言方面得到另一个发展商数，这两者并不一定一致，不能用一个总的分数来概括婴儿的发展水平。把特定个体这4个方面的表现与其常数对照，即可得到其在该方面的成熟年龄以及发展商数（发展商数＝测得的成熟年龄/实际年龄×100）。发展商数对婴幼儿临床诊断具有很大价值。运动发展商数可用于鉴定神经运动的整体水平；适应发展商数可表明大脑皮质是否完整无损，是预测智慧潜力的主要指标；社会反应也与神经运动和智力的健全有关。

该量表的特点是诊断较可靠，但测查比较繁杂费时。为了满足实践需要，一些研究者从原量表的每个方面抽出1～2项，组成简明扼要的初查表，可较快地做出初步筛选。如有问题，再用原量表做正规检查。

**2. 韦克斯勒儿童智力量表（WISC）**　适用年龄为6～16岁的儿童，包括6个言语分测验，即常识、类同、算术、词汇、理解和背数；6个操作分测验，即图画补缺、图片排列、积木图案、物体拼配、译码和迷津。其中的背数和迷津两个分测验是备用测验，当某个分测验由于某种原因不能测试时，可以用之替代。测验实施时，言语分测验和操作分测验交替进行，以维持被试者的兴趣，避免疲劳和厌倦。完成整个测验需50～70 min。

（1）常识：包括33个一般性知识的测试题。测试题的内容很广，例如"谁发现了美洲？""某个国家的首都在什么地方？"韦克斯勒认为，人们在日常生活中接触到常识的机会应基本相同，但由于智力水平不同，每个人所掌握的知识有所不同。智力越高，兴趣越广泛，好奇心越强，所获得的知识越多。常识也可以反映长时记忆的状况。常识还与早期疾病有关，自幼患病，会减少人们同外界接触的机会，获得的常识就较少。有情绪问题的被试者，常表现出

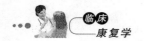

对常识分量的夸大和贻误,因而常识测验具有临床意义。常识测验能够测量智力的一般因素,容易与被试者建立合作关系,不易引起被试者的紧张和厌恶,通常将此测验安排为第一测验。常识测验的缺点是容易受文化背景和被试者熟悉程度的影响。

(2)类同:包括14组成对的词汇,要求被试者概括每一对词义相似的地方在哪里。例如,"桌子和椅子在什么地方相似?""树和狗在什么地方相似?"该测验主要测量逻辑思维能力、抽象思维能力、分析能力和概括能力。类同测验简便易行,评分不太困难。

(3)算术:包括15个测试题,被试者在解答测试题时,不能使用笔和纸,而只能用心算来解答。算术测验主要测量最基本的数理知识以及数学思维能力。该测验能够较快地测量被试者运用数字的技巧。缺点是容易产生焦虑和紧张,且易受性别影响。

(4)词汇:包括37个词汇,每个词汇写在一张卡片上,通过视觉或听觉逐一呈现词汇,要求被试者解释每个词汇的一般意义。例如,美丽是什么意思? 公主是什么意思? 词汇测验用来测量被试者的词汇知识和其他与一般智力有关的能力,在临床上也有很大作用。韦克斯勒认为,生活在同一文化环境中的人,基本上共同地接受这种文化;年龄大的人所接受的文化相对多一些;同年龄者中,智力较高者相对接受的较多;经历丰富、受教育程度高的人,接受的也多一些。该测验与抽象概括能力有关。研究表明,该测验是测量一般智力因素的最佳测验,可靠性较高。缺点是评分较难,测试时间较长,受文化背景及教育程度影响较大,有些人仅凭记忆力好也能得到高分。

(5)理解:包括18个测试题,主试者把每个问题呈现给被试者,要求他说明每种情景。例如,"如果你在路上拾到一封贴上邮票、写有地址但尚未寄出的信,你应该怎么办?"理解测验主要测量实际知识、社会适应能力和组织信息的能力,能反映被试者对于社会价值观念、风俗、伦理道德是否理解和适应。在临床上可以鉴别脑器质性障碍的患者。该测验与常识测验相比较,受文化教育的影响较小。缺点是评分标准难以统一掌握。

(6)背数:用数字锻炼记忆,让被试者倒背数字。即每次连说5～9个数字,倒着说出来,最初可能只能连说三四个,但时间长了,就能有所增加。较高层次的是让被试者瞬时记忆一串毫无规律的数字,通常从3位数开始,每次增加一位数,念完后立即复述,直至不能完全复述下来为止。另外,还可以通过简单的数字加减法锻炼被试者的思维能力。

(7)图画补缺:包括27张图片,每张图上都有意缺少一个主要的部分,要求被试者在规定的20 s内指出每张图上缺少了什么。该测验用来测量视觉敏锐性、记忆和细节注意能力。韦克斯勒认为,人们在心理发展过程中对所接触的日常事物形成完整的印象,这对人们适应外界环境是十分重要的。图画补缺测验比较容易完成,被试者感到有兴趣。该测验能够测量智力的一般因素,在临床上也有意义。具有病态观念的患者往往将自己的思想投射到测验中去,智力落后的患者做图画补缺的成绩很差。该测验的缺点是易受个人经验、生长环境的影响。

(8)图片排列:包括10套图片,每套由3～5张图片组成。在每道题中,主试者出示一套次序打乱了的图片,要求被试者按照图片内容的顺序,把图片重新排列起来,使它们成为一个有意义的故事。该测验用来测量被试者的分析综合能力、观察因果关系的能力、社会计划性、预期力和幽默感等。它测量智力一般因素的程度属中等。被试者对测验有兴趣,可用于各种文化背景的人士。在临床上还具有投射测验的作用,但易受视觉敏锐性的影响。

(9)积木图案:包括10个测试题,要求被试者用4块或9块积木,按照图案卡片来照样排列积木。每块积木两面为红色,两面为白色,另两面为红白各半。积木图案测验用来测量视觉和分析能力、空间定向能力及视觉-运动综合协调能力,它与操作量表的总分和整个测验总分的相关性很高,因此被认为是最好的操作测验。

(10) 物体拼配:包括 4 个测试题,把每套零散的图形拼板呈现给被试者,要求他拼配成一个完整的物件。物体拼配测验主要测量思维能力、工作习惯、注意力、持久力和视觉综合能力。该测验与其他分测验的相关性较低,但在临床上可以测出被试者的知觉类型及其对尝试错误方法的依赖程度。该测验任务单纯,但可靠性较低,测试时间较长。

(11) 数字广度:即译码,包括 14 个测试题。主试者读出一个 2～9 位的随机数字,要求被试者顺背或倒背,两者分别进行。顺背从 3 位数字至 9 位数字,倒背从 2 位数字到 8 位数字。总分为顺背和倒背两者的总和。该测验主要测量瞬时记忆能力,但分数也受到注意广度和理解能力的影响。韦克斯勒认为,数字广度测验对智力较低者可以测其智力,而对智力较高者实际测量的是注意力,智力高者在该测验上得分不一定会高。数字广度测验能够较快地测验记忆力和注意力,不会引起被试者较强的情绪反应,也不易受文化教育程度的影响,且简便易行。但其可靠性较低,测验受偶然因素的影响较大。

(12) 迷津测验:在迷津图中寻找出路。测量远见、计划和手-眼协调能力。

## 三、康复治疗

### (一)病因治疗

病因明确者,如慢性疾病、中毒、长期营养不良、听力及视力障碍,应尽可能设法去除病因,使其智力部分或完全恢复。甲状腺功能低下、苯丙酮尿症等内分泌代谢异常患儿应及早诊断,采用甲状腺素替代或苯丙酮尿症特殊饮食疗法,改善其智力水平。社会、心理、文化原因造成的智力障碍,应改变环境条件,让其生活在友好和睦的家庭中,加强教养,使其智力得到提高。

### (二)教育康复

智力障碍的教育康复主要包括 6 个领域,即感知能力、运动能力、语言与交往能力、认知能力、生活自理能力、社会适应能力。

1. **感知能力** 包括视觉、听觉、触觉、嗅觉和味觉等。

要求:借着感觉能力,了解事物的外形,分辨声音和颜色,然后作出反应,并能将对外界的体验应用于日常生活中,以便适应环境。

2. **运动能力** 包括粗大运动和精细动作。

(1) 粗大运动:如俯卧、抬头、竖颈、翻身、仰卧、爬行、独坐、独站、行走、跑步和跳跃等。要求:能逐渐做到感官与功能配合,动作协调,适当地控制运作的力度和速度操纵物件和运用工具。

(2) 精细运动:包括大把抓、手指捏、穿珠和写字等,是康复训练中必要的训练内容。要求:能逐渐做到依据视觉指示做精细而准确的动作。精细技巧训练时必须由大到小,由易到难,逐步加深。

3. **语言与交往能力** 要求:能逐渐做到会用目视、点头、摇头、微笑和动作等表示理解他人的说话,并以别人能理解的声音、单词、句子、问题来表达自己的愿望和要求。

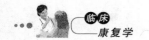
4. 认知能力　要求:能逐渐做到利用视觉和听觉认识外界事物,懂得生活常识、自然常识等,并作出正确反应(语言或动作均可)。

5. 生活自理能力　主要包括穿衣、进食、个人清洁、如厕等自理能力,应根据每个患儿的实际发育水平选择时机,训练越及时,效果越明显。要求:能逐渐做到会运用基本的生活自理技巧和步骤,照料个人每天的起居饮食及个人卫生;能配合环境,运用已有的自理常识,应付生活上的需要。

6. 社会适应能力　要求:能逐渐做到与别人友善合作,建立和维系良好的关系;掌握一般社会认可的行为,以便适应社会。

（三）康复训练方法

1. 结构化训练法　将某个训练项目分解成若干个可以操作的动作,帮助患儿掌握每一个动作的细节和要领。如把前滚翻训练项目分解成:手掌撑垫、双脚半蹲、头紧靠胸、双脚用力蹬、团身向前翻这5个动作,同时让患儿掌握每一步的动作要领,指导患儿完成前滚翻的训练项目。

2. 引导式训练法　是以患儿为中心,以运动能力提高为根本的训练法。通过治疗师引导调动患儿的积极性,让其自发主动进行训练。如在训练跑步技能时,在终点放一些患儿喜爱的糖果,以引导患儿主动地进行跑步训练。

3. 游戏训练法　把训练的内容编成游戏,使训练具有趣味性,患儿在游戏中进行训练,训练效果更好。体育游戏能调动患儿的学习情绪,形成良好的思维活动氛围。患儿在活动过程中要了解游戏的内容、做法、过程、规则、注意事项,掌握动作要领,了解每个角色的任务和角色之间的关系,这样可促进记忆、领悟和反应等能力的发展。

4. 行为疗法　又称行为治疗,是基于现代行为科学的一种通用的新型心理治疗方法。行为疗法是运用心理学派根据实验得出的学习原理,治疗心理疾患和障碍的技术,其治疗的着眼点放在可观察的外在行为或可以具体描述的心理状态。行为疗法理论认为,人的行为是经学习而获得,而且也能通过学习更改、增加或消除。学习的原则就是,受奖赏的、获得令人满意结果的行为容易学会并且能维持下去;相反,受处罚的、获得令人不悦结果的行为就不容易学会或很难维持下去。因此,掌握了操作这些奖赏或处罚的条件,就可控制行为的增减或改变其方向。行为疗法主要包括系统脱敏疗法、厌恶疗法、满灌或冲击疗法、阳性强化疗法、发泄疗法、逆转意图疗法、阴性强化疗法、模仿疗法、生物反馈疗法等。

（四）智力障碍的早期干预

早期干预(early intervention)作为一种有组织、有目的地对5~6岁以前智力障碍儿童进行的医疗和教育手段,使他们的发展得以改善或正常。目前,在西方发达国家早期干预已广泛应用于智力发展落后或已存在明显智力障碍的儿童。在中国,它还是一个知者不多的概念。

早期干预的目的是促使由于某种功能上或智力上的缺陷,很可能(或一定会)导致未来智力发展迟缓的儿童的生活能力或学习能力得以提高,并最大限度地发展他们的潜在能力。

（五）智力障碍的特殊教育

特殊教育是使用一般的或经过特别设计的课程、教材、教法和教学组织形式及教学设备,对有特殊需要的儿童进行旨在达到一般和特殊培养目标的教育。

　　特殊教育的目的和任务是最大限度地满足社会的要求和特殊儿童的教育需要,发展他们的潜能,使他们增长知识、获得技能、完善人格、增强社会适应能力,成为对社会有用的人才。

　　特殊教育和普通教育有许多共同的地方,普通教育的一般规律在特殊教育中也是适用的。但特殊教育也有其特殊的一面,它不仅像普通教育那样,在德、智、体、美、劳诸方面对学生进行教育,还特别强调进行补偿缺陷和发展优势的教育,例如对弱智儿童进行感知觉和动作能力的教育训练。特殊教育更重视早期教育,因为儿童年龄越小,可塑性越大,也可以及早保护残疾儿童的残余视力和听力,开发儿童的智力和语言能力。错过了最佳期,往往事倍功半。特殊教育相对于普通教育来说,更重视个别教育,更强调在教育中因材施教,满足不同患者的特殊需要。特殊教育要取得好的效果,必须和社会教育、家庭教育有机结合。

　　(六)预防

　　1. 初级预防

　　(1)卫生教育和营养指导。

　　(2)产前和围生期保健(高危妊娠管理、新生儿重症监护、劝阻孕妇饮酒吸烟、避免或停用对胎儿发育有不利影响的药物)。

　　(3)传染病(病毒、细菌、原虫)的免疫接种。

　　(4)遗传代谢检查及咨询(避免近亲婚姻等)。

　　(5)环境保护(防止物理化学污染、中毒及噪声损害)。

　　(6)减少颅脑外伤及意外事故,正确治疗脑部疾病,控制癫痫发作。

　　(7)加强学前教育和早期训练。

　　(8)禁止对小儿忽视和虐待。

　　2. 二级预防

　　(1)对高危新生儿进行随访,早期发现疾病,给予治疗。尤其应该注意,早期营养(蛋白质和铁、锌等微量元素)供应和适当的环境刺激对智力发育有良好作用。

　　(2)对学龄前儿童定期进行健康检查(体格、营养、精神心理发育、视觉和听觉)。

　　(3)新生儿代谢疾病(如甲状腺功能低下、苯丙酮尿症)筛查。

　　(4)产前诊断、羊水检查(染色体病、神经管畸形、代谢疾病)。

　　3. 三级预防　需要社会、学校、家庭各方面协作进行综合预防。早期发现智力障碍,早期干预和刺激;对家庭给予有效的帮助,保持家庭结构完整,使智力障碍儿童的功能有所改进。

## 思考题

1. 简答智力障碍的定义、临床表现。
2. 简答智力障碍的康复训练方法。
3. 简答智力障碍的预防方法。

(张黎鸣)

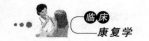
# 第八节　骨质疏松症的康复

学习目标

1. 熟悉骨质疏松症的定义、分类、病因病理。
2. 掌握骨质疏松症的临床表现。
3. 熟悉骨质疏松症的康复评定。
4. 掌握骨质疏松症的运动疗法。
5. 了解骨质疏松症的药物治疗及预防。

## 一、概述

### （一）定义及流行病学

骨质疏松症（osteoporosis，OP）是指人体代谢异常所导致的骨量减少，骨组织微细结构破坏，骨脆性增高及易发生骨折为特征的全身性疾病。

骨质疏松症的发病情况与地区环境、食物结构、营养水平以及种族有关，并且随着年龄的增长而增加。目前全世界已有 2 亿多人患有骨质疏松症，其中绝经后妇女和 65 岁以上的老年人占多数。我国流行病学调查报道，60 岁以上的男性发病率约为 10%，女性约 40%，为男性的 3～5 倍。随着人口逐渐老龄化，骨质疏松症目前已成为越来越严重的公共健康问题。

### （二）分类

骨质疏松症一般分为两大类，即原发性骨质疏松症和继发性骨质疏松症。原发性骨质疏松症是指身体及骨骼本身生理功能退化而引起的骨质疏松，即因为年纪增大而逐渐出现的疾病。继发性骨质疏松症是指由于营养缺乏或吸收障碍和内分泌疾病所引起的骨质疏松。原发性骨质疏松症最为常见的退行性骨质疏松症又可分为绝经后骨质疏松症（Ⅰ型）和老年性骨质疏松症（Ⅱ型）。老年人患病率男性为 60.72%，女性为 90.47%。

### （三）病因病理

引起中老年人骨质丢失的因素十分复杂，近年来研究认为与下列因素密切相关。

1. 内分泌紊乱　与雌激素、雄激素、降钙素、甲状旁腺素等调节紊乱而导致骨代谢的异常有关。

2. 营养不良　与钙的供给不足（食物缺钙）或钙吸收不良，以及微量元素和维生素类缺乏有关。

3. 不良嗜好　吸烟可降低雌激素水平，影响钙吸收；酗酒可损害肝脏，不利于维生素 D 在肝内活化而影响钙的吸收。

4. 缺乏日光照射　由于日光照射不足，体内 7 -脱氢胆固醇转化成维生素 $D_3$ 的量减少，影响人体对钙的吸收。

5. 其他因素

（1）骨密度峰值：20～39岁时骨密度达到最高值，称为骨密度峰值。随着年龄的增长骨密度峰值降低，易发生骨质疏松。

（2）性别和年龄：女性较男性容易发生，尤其是绝经期女性。

（3）缺乏运动：缺乏运动可导致骨密度减低而发生骨质疏松。缺乏运动对骨强度的影响甚至超过了与骨代谢相关的激素、钙、维生素D的影响。

骨质疏松症的病理变化主要是进行性的骨组织减少，骨的微细结构退化，表现为骨小梁变细、变稀，骨强度下降。

（四）临床表现

1. 症状

（1）疼痛：原发性骨质疏松症是最常见的病症，以腰背痛多见，占疼痛患者的70%～80%。疼痛沿脊柱向两侧扩散，仰卧或坐位时疼痛减轻，直立时后伸或久立、久坐时疼痛加剧，日间疼痛轻，夜间和清晨醒来时加重，弯腰、肌肉运动、咳嗽、大便用力时加重。

（2）骨折：这是退行性骨质疏松症最常见和最严重的并发症。

（3）呼吸功能下降：胸、腰椎压缩性骨折，脊椎后弯，胸廓畸形，可使肺活量和最大换气量显著减少，患者往往可出现胸闷、气短、呼吸困难等症状。

2. 体征

（1）身长缩短：老年人骨质疏松时因椎体压缩，每个椎体缩短2 mm左右，身长平均缩短3～6 cm。

（2）驼背：多在疼痛后出现。脊椎椎体前部多为松质骨组成，而且此部位是身体的支柱，负重量大，尤其 $T_{11}$、$T_{12}$ 及 $L_3$，负荷量更大，容易压缩变形，使脊椎前倾，背曲加剧，形成驼背。随着年龄增长，骨质疏松加重，驼背曲度也加大。

## 二、康复评定

世界卫生组织在1994年发表了骨质分类标准：正常、骨量减少、骨质疏松、严重骨质疏松。根据世界卫生组织推荐的判断标准，骨密度或无机盐含量测定值在正常青年人平均值的标准差之内，为正常；骨密度或无机盐含量低于正常青年人平均值的1～2.5标准差之内，为骨量减少；骨密度或无机盐含量低于正常青年人平均值的2.5标准差，为骨质疏松症；若骨密度或无机盐量低于正常青年人平均值的2.5标准差，并伴有1个或1个以上骨折，则为严重骨质疏松。

1. 生化检查　测定血、尿的矿物质及某些生化指标有助于判断骨代谢状态以及骨更新率的快慢，对骨质疏松症的鉴别诊断具有重要意义。

（1）骨形成指标

1）碱性磷酸酶（AKP）：单纯测量AKP并不敏感。测同工酶AKP较敏感，为反映骨代谢的指标。

2）骨钙素（BGP）：是骨更新的敏感指标。

（2）骨吸收指标：尿羟脯氨酸、尿羟赖氨酸糖苷、血浆抗酒石酸盐酸磷酸酶、尿胶原吡啶交联（PYr）或Ⅰ型胶原交联N末端肽（NTX）。

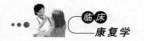

（3）血、尿骨矿成分的检测。

2. **X线检查**　作为定性检查，一般在骨量丢失30％以上时，X线才能有阳性所见。表现为骨皮质变薄、骨小梁减少或消失、骨小梁间隙增宽、骨结构模糊、椎体双凹变形或前缘塌陷呈楔形等。

3. **骨矿密度测量**

（1）单光子吸收测定法（SPA）：根据骨组织和软组织吸收光子的差别，可以测定肢体内骨组织含量。以桡骨为例，正常情况下，桡骨近端干骺端处95％为皮质骨，5％为松质骨；而远端干骺端则75％为皮质骨，25％为松质骨。

（2）双能X线吸收测定法（DEXA）。

（3）定量CT（QCT）：QCT扫描可以区别脂肪、软组织和骨组织，而双能QCT扫描还可将骨组织中软组织成分（骨髓）区分出来。

（4）超声波检查。

4. **诊断标准**　骨质疏松症的诊断应结合患者的性别、年龄、是否绝经、有无家族史、临床表现、影像学及临床生化检查等多项指标进行综合分析（表2－16）。

表2－16　骨质疏松症综合分析评定指数

| 指标 | 评定指数 | 评分 | 指标 | 评定指数 | 评分 |
|---|---|---|---|---|---|
| 骨量减少 | 低1个标准差 | 2 | 血Ca、P、AKP | 正常 | 0 |
|  | 低2个标准差 | 3 |  | 1项异常 | 1 |
| 骨折 | 脊椎 | 2 |  | 2项以上异常 | 2 |
|  | 股骨上部 | 3 | 年龄 | 女＞56岁 | 1 |
|  | 桡骨 | 2 |  | ＞70岁 | 2 |
| 临床表现 | 腰背部等症状 | 1 |  | 男＞72岁 | 1 |
|  |  |  |  | ＞88岁 | 2 |

诊断标准：＜4分为无骨质疏松症；5分为可疑；6分为Ⅰ度骨质疏松症；7分为Ⅱ度骨质疏松症；8分为Ⅲ度骨质疏松症

## 三、康复治疗

### （一）康复治疗目标

1. **近期目标**　缓解或控制疼痛；改善患者生活质量；抑制过快的骨吸收，减少骨量丢失；降低骨折发生率。

2. **远期目标**　改善骨质量，增加骨小梁；防治废用综合征；减少骨丢失，控制骨质疏松引起的骨痛。

### （二）康复治疗原则

骨质疏松症治疗收效很慢，因此，要特别强调系统性的预防和康复治疗。其治疗原则：①早诊断，早治疗；②补钙为主，止痛为辅；③物理因子治疗为主，药物治疗为辅；④长期运动治疗与饮食营养相结合。

（三）康复治疗方法

运动治疗、补钙与饮食调节并称为防止骨质疏松3大措施。运动治疗具有促进性激素分泌，促进钙吸收，增加骨皮质血流量，促进骨形成的作用。同时还可以纠正患者驼背畸形，防止或减少由于肌力不足而导致的跌倒。

**1. 运动疗法**

（1）增强肌力练习：提高肌肉质量的最佳康复治疗方法是增强肌力练习。肌力增强后，不仅骨的强度提高，而且坚强的肌力可以保护关节免受损伤，而过分的负荷又可通过骨周围强有力肌群的收缩得以缓解，从而避免骨折的发生。

肌力练习的基本原则：①对相应肌肉的较大强度收缩，重复一定次数或持续一段时间以引起适度疲劳，以便通过超量恢复原理使肌肉纤维增粗，肌力增强。②掌握训练间隔时间，使后一次训练在前一次训练引起的超量恢复阶段内进行，以便使超量恢复得以巩固和积累，从而达到训练效果。但如果训练过频，则易导致损伤；间隔时间过长，则积累的效果消失。③将所要训练的肌肉置于预伸长体位，常可提高训练效果。④注意训练应该在无痛范围内进行，即训练时不应引起疼痛，训练后不应使原有的症状加重。⑤为避免在用力时发生意外，严禁在用力时屏气（即避免 Valsalva 效应），可以在用力时呼气。

对四肢肌力常用的训练方法有等张抗阻练习法，如直接举起哑铃、沙袋等重物，使用专门的肌力训练器械和利用自身体重作为负荷练习等。以上各种训练所加的负荷应该逐渐增加，且不宜增加过快。四肢肌力练习还可采用等长练习法，即肌肉在收缩中不产生关节活动，仅有肌张力的增高。通常采用 Tens 规律，即每次等长收缩维持 10 s，休息 10 s，重复 10 次为 1 组，每天重复 10 组。这一规律同样可用于等张练习中，即重复 10 次为 1 组，每天重复 10 组。

对腰背部肌肉的练习也可以采用等张、等长练习法，如在俯卧位下进行上胸部离床的抬高上体练习，以及使髋部离床的抬高下体，然后再做同时抬高上、下体，而仅有腹部接触床。每次练习维持 10 s，重复 10 次为 1 组。开始时只要求动作完成准确，并维持数秒即可，以后逐步增加到维持 10 s 和完成 10 次。

（2）纠正畸形的练习：骨质疏松症患者常出现驼背畸形，在无脊椎骨折时，主要由于疼痛而出现的保护性体位所致，即在直立位下以弯曲腰背部来减轻重力的影响以减轻疼痛，在卧位下常以体屈位来减轻背伸肌的张力，缓解腰背部疼痛，时间久后即会出现驼背畸形。驼背畸形身材明显变矮者，上腹部可见横跨的水平褶皱，下部肋骨降低至骨盆边缘，可引起明显不适，包括进食后饱胀等症状。

纠正方法：做背伸肌肌力练习，以增强背伸肌对脊椎的保护，并分散脊椎所承受过多的应力，而且可以牵伸挛缩，缓解部分症状。同时还应该对屈肌群进行牵张练习，包括扩胸，牵张上肢、腹肌和下肢肌群。注意循序渐进，一次不宜牵张次数过多，时间过长，以免发生损伤。除此之外，还应在日常生活中注意保持正确的姿势，对疼痛明显者可适当应用止痛药。另外，水中练习可以利用水的浮力消除部分重力的影响，同时还有利于松弛挛缩的肌群，对纠正畸形有很好的帮助。

（3）防止跌倒：跌倒是引起骨折的最常见原因。防止跌倒的方法除了多做增强下肢肌力的练习外，还宜进行脊椎灵活性练习和增强平衡协调性练习。

脊椎灵活性练习对防止跌倒有很好的预防作用，由于中轴线灵活性的增强，常使四肢的

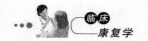
活动也得以改善,从而使姿势反射完成更为及时,可以避免很多可能发生的跌倒。增强平衡协调性练习通常是从重心较低位、支持基底较大(如坐位)、活动幅度较小、支持基底较平整稳定开始练习,逐步达到重心较高位、缩小支持基底面积、增加活动幅度和复杂程度,甚至使支持基底不平整,逐渐增加训练难度。开始时要求视力协调平衡,其后则要求无需在视力协调下保持平衡。

(4)针对某些骨折的康复治疗:对于脊椎骨折的患者首先应卧床休息,并给予必要的止痛药物,卧床休息2周后做翻身和背肌增强练习。对骨质疏松患者的脊椎骨折治疗没有必要用石膏腰围固定,以免加重骨质疏松。可短期应用围腰支具,尤其是有后突畸形伴脊椎压缩骨折者。但也不推荐长期应用。

对于股骨颈骨折的患者常需立即进行骨科急诊治疗,因为其发生股骨头无菌性坏死的机会极高。因此,有条件时可做股骨头置换,争取早日下床,进行康复训练。

桡骨远端骨折患者宜立即进行复位并石膏固定,然后即可做肩部大幅度主动运动,以及屈肘伸握拳、拇指对指等练习,逐步增加用力程度。骨折愈合后,即可进行腕屈伸和前臂旋转活动练习,1~2周后增加腕掌支撑练习。

(5)改善症状和增强全身健康状态的练习:通常采取有氧训练法,鼓励步行练习、呼吸练习和各种文娱活动,以提高整体健康水平。对某些可加重脊椎负荷的活动(如负重行走等)应避免,且尽量少做急速负重转体的动作。

**2. 药物治疗**

(1)原发性I型骨质疏松症:属高代谢型,是由于绝经后雌激素减少,骨吸收亢进引起骨量丢失,因此应选用骨吸收抑制剂如雌激素、降钙素、钙制剂、维生素D。

1)钙剂和维生素$D_3$:活性维生素$D_3$能够促进小肠内钙的吸收,降低已增高的甲状旁腺素浓度,促进成骨作用和减轻疼痛。单独的维生素$D_3$制剂有阿法迪三。钙剂有碳酸钙咀嚼片(如999纳米钙)、葡萄糖酸钙口服液、氨基酸螯合钙等。钙和维生素D的复合制剂有凯思立、钙尔奇D、逸得乐、乐力胶囊等。

2)降钙素:主要作用是抑制骨钙的分解、增加钙的骨沉积和具有良好的镇痛作用。注意使用降钙素治疗时应每日补充钙600~1 200 mg。

3)雌激素疗法:常用雌三醇和黄体酮联合用药,能够稳定骨代谢和减少骨钙的丢失,还能缓解更年期综合征,降低子宫内膜增生和子宫内膜癌的危险性。例如妊马雌酮(结合型雌激素,倍美力),每日口服0.625 mg。替勃龙(利维爱),每日口服2.5 mg。

(2)原发性II型骨质疏松症:其病因是由于增龄老化所致调节激素失衡,使骨形成减少。可用骨形成促进剂,如活性维生素D、蛋白同化激素(苯丙酸诺龙)、钙制剂、氟化剂等。

**3. 注意事项**

(1)循序渐进:尤其是年老体弱、病后虚弱者,更要量力而行,避免发生病理性骨折和其他并发症。

(2)持之以恒:只有长期坚持锻炼,才能达到防治骨质疏松的目的,"三天打鱼、两天晒网"的锻炼方式起不到应有的作用。

(3)利于骨折愈合:有骨折的患者,必须以保持骨折对位、促进愈合、有利于恢复为前提选择运动方法。

(4)治疗原发病:由某些疾病所致的骨质疏松症,应该积极治疗原发病。

(5)配合其他治疗:在运动健身的同时,最好配合其他疗法。

4. 预防  骨质疏松症给患者生活带来极大不便和痛苦,治疗收效很慢,一旦骨折又可危及生命,因此,要特别强调落实三级预防。

(1)一级预防:应从儿童、青少年做起,如注意合理膳食营养,多食用含钙、磷的食品,如鱼、虾、虾皮、海带、牛奶、乳制品、骨头汤、鸡蛋、豆类、精杂粮、芝麻、瓜子和绿叶蔬菜等。尽量摆脱"危险因子",坚持科学的生活方式,如坚持体育锻炼,多接受日光浴,不吸烟,不饮酒,少喝咖啡、浓茶及含碳酸饮料,少吃糖及食盐,动物蛋白也不宜过多,晚婚、少育,哺乳期不宜过长,尽可能保存体内钙质,丰富钙库,将骨峰值提高到最大值是预防生命后期骨质疏松症的最佳措施。

(2)二级预防:人到中年,尤其妇女绝经后,骨丢失量加速。此时期应每年进行一次骨密度检查,对快速骨量减少的人群,应及早采取防治对策。近年来欧美各国多数学者主张在妇女绝经后3年内即开始长期雌激素替代治疗,同时坚持长期预防性补钙或用骨肽口服制剂进行预防治疗,以安全、有效地预防骨质疏松。

(3)三级预防:对退行性骨质疏松症患者应积极进行抑制骨吸收(雌激素、钙制剂)、促进骨形成(活性维生素 D)及骨肽口服制剂(骨肽片)的药物治疗,还应加强防摔、防碰、防绊、防颠等措施。对中老年骨折患者应积极手术,实行坚强内固定,早期活动,并配合体疗、理疗、心理、营养、补钙、止痛、促进骨生长、遏制骨丢失、提高免疫功能等综合治疗。

## 思考题

1. 简答骨质疏松症的定义、分类、病因病理。
2. 骨质疏松症的临床表现有哪些?
3. 简答骨质疏松症的运动疗法。
4. 简答骨质疏松症的药物治疗及预防方法。

(张黎鸣)

第三章

# 脑血管意外的康复

**学习目标**

1. 了解脑血管意外的病因及分类。
2. 熟悉脑梗死与脑出血的鉴别。
3. 熟悉脑血管意外的临床表现。
4. 掌握脑血管意外的康复评定。
5. 掌握脑血管意外的康复治疗。

## 第一节　脑血管意外的临床诊治

### 一、脑血管疾病概述

#### （一）定义及流行病学

脑血管疾病（cerebrovascular disease，CVD）是指由于各种脑血管病变所引起的脑部病变。脑卒中（stroke）是指急性起病，迅速出现局限性或弥漫性脑功能缺失征象的脑血管性临床事件。

CVD是神经系统的常见病和多发病，其发病率为 100/10 万～300/10 万，患病率为 500/10 万～740/10 万，死亡数约占所有疾病的 10%，是目前人类疾病 3 大死亡原因之一。存活者中 50%～70% 病人遗留有瘫痪、失语等严重残疾。我国 1986～1990 年大规模人群调查显示，脑卒中发病率为 109.7/10 万～217/10 万，患病率为 719/10 万～745.6/10 万，死亡率为 116/10 万～141.8/10 万；脑卒中发病率男：女为 1.3～1.7：1。脑卒中发病率、患病率、死亡率随年龄增大而增加，45 岁后明显增加，75 岁以上发病率是 45～54 岁组的 5～8 倍。存活者致残率约 80%，复发率 41%，给社会和家庭带来沉重负担。此外，脑卒中发病率与环境、饮食习惯和气候（纬度）等因素有关，冬、春季多发。我国脑卒中发病率总体呈现北高南低、西高东低的特征。

#### （二）病因及危险因素

1. **脑血管病的病因**　许多全身性血管病变、局部脑血管病变及血液系统病变均与 CVD 的发生有关，其病因可以是单一的，亦可由多种病因联合所致。部分 CVD 患者病因不明。

（1）血管壁病变：以高血压性动脉硬化和动脉粥样硬化所致的血管损害最常见，其次为结核、梅毒、风湿性疾病和钩端螺旋体等多种因素所致的动脉炎，以及先天性血管病（如动脉瘤、血管畸形和先天性狭窄）和各种原因（外伤、颅脑手术、插入导管、穿刺等）所致的血管损伤，药物、毒物、恶性肿瘤等所致的血管病损等。

（2）心脏病和血流动力学改变：如高血压、低血压或血压的急骤波动，以及心功能障碍、传导阻滞、风湿性或非风湿性瓣膜病、心肌病及心律失常，特别是心房颤动。

（3）血液成分和血液流变学改变：包括各种原因所致的高黏血症，如脱水、红细胞增多症、高纤维蛋白原血症和白血病等，以及凝血机制异常，特别是应用抗凝剂、服用避孕药物和弥漫性血管内凝血等。

（4）其他病因：包括空气、脂肪、癌细胞和寄生虫等栓子，脑血管受压、外伤、痉挛等。

2. 脑血管的危险因素　流行病学调查发现，许多因素与脑卒中的发生、发展有着密切关系。这些危险因素有：高血压，心脏病，糖尿病，短暂性脑缺血发作史，脑卒中史，吸烟和酗酒，高脂血症以及其他危险因素（体力活动减少、饮食、超重、药物滥用、口服避孕药、感染、眼底动脉硬化、无症状性颈动脉杂音、血液病及血流动力学异常所致血栓前状态等），此外还有高龄、性别、种族、气候和脑卒中家族史等。

（三）分类

脑血管疾病有不同的分类方法：①依据神经功能缺失症状持续的时间，将不足 24 h 者称为短暂性脑缺血发作（TIA），超过 24 h 者称为脑卒中。②依据病情严重程度可分为小卒中（minor stroke）、大卒中（major stroke）和静息性卒中（silent stroke）。③依据病理性质可分为缺血性卒中（ischemic stroke）和出血性卒中（hemorrhagic stroke）。前者又称为脑梗死，包括脑血栓形成和脑栓塞；后者包括脑出血和蛛网膜下隙出血。我国将 CVD 分为 12 类（1986 年），具体内容见表 3-1。

**表 3-1　我国脑血管疾病分类草案（简表）**

| | |
|---|---|
| Ⅰ. 颅内出血 | 1. 颈动脉系统 |
| 　1. 蛛网膜下隙出血 | 2. 椎-基底动脉系统 |
| 　2. 脑出血 | Ⅳ. 脑供血不足 |
| 　3. 硬膜外出血 | Ⅴ. 高血压脑病 |
| 　4. 硬膜下出血 | Ⅵ. 颅内动脉瘤 |
| Ⅱ. 脑梗死（颈动脉系统及椎-基底动脉系统） | Ⅶ. 颅内血管畸形 |
| 　1. 脑血栓形成 | Ⅷ. 脑动脉炎 |
| 　2. 脑栓塞 | Ⅸ. 脑动脉盗血综合征 |
| 　3. 腔隙性梗死 | Ⅹ. 颅内异常血管网症 |
| 　4. 血管性痴呆 | Ⅺ. 颅内静脉窦及脑静脉血栓形成 |
| Ⅲ. 短暂性脑缺血发作 | Ⅻ. 脑动脉硬化症 |

## 二、临床诊断与处理

（一）脑血栓形成

脑血栓形成（cerebral thrombosis，CT）是脑梗死中最常见的类型，是指脑动脉的主干或

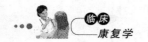

其皮质支因动脉粥样硬化及各类动脉炎等血管病变,导致血管的管腔狭窄或闭塞,促进血栓形成,造成脑局部供血区血流中断,发生脑组织缺血、缺氧,软化坏死,出现相应的神经系统症状和体征。

1. 类型　脑血栓形成即动脉粥样硬化性脑梗死。

(1) 大面积脑梗死:通常是颈内动脉主干、大脑中动脉主干或皮质支的完全性闭塞,表现为病灶对侧完全性偏瘫、偏身感觉障碍及向病灶对侧的凝视麻痹,可有头痛和意识障碍,并呈进行性加重。

(2) 分水岭脑梗死(cerebral watershed infarction,CWSI):是指相邻血管供血区之间分水岭区或边缘带(border zone)的局部缺血。一般多因血流动力学障碍所致。典型者发生于颈内动脉严重狭窄或闭塞伴全身血压降低时,亦可由心源性或动脉源性栓塞引起。临床常呈脑卒中样发病,多无意识障碍,症状较轻,恢复较快。结合 CT 检查可分为皮质前型、皮质后型和皮质下型,部位不同,其临床表现各有特点。

(3) 出血性脑梗死(hemorrhagic infarction):是由于脑梗死供血区内动脉坏死后血液漏出继发出血,常发生于大面积脑梗死之后。

(4) 多发性脑梗死(multiple infarction):是指 2 个或 2 个以上不同的供血系统脑血管闭塞引起的梗死,多为反复发生脑梗死的后果。

2. 临床表现

(1) 一般特点:由动脉粥样硬化所致者以中、老年人多见,由动脉炎所致者以中、青年多见。常在安静状态下或睡眠中起病,约 1/3 患者的前驱症状表现为肢体无力及麻木、眩晕等 TIA 症状反复出现。神经系统局灶性症状多在发病后 10 h 以后,或 1～2 天内达到高峰。除脑干梗死和大面积脑梗死外,多数病人意识清楚或仅有轻度意识障碍。

(2) 临床类型:依据症状和体征的演变过程,可分为以下几种类型。

1) 完全性脑卒中(complete stroke):指发病后神经功能缺失症状较重、较完全,常于数小时内(<6 h)达到高峰。

2) 进展性脑卒中(progressive stroke):指发病后神经功能缺失症状在 48 h 内逐渐进展或呈阶梯式加重。

3) 可逆性缺血性神经功能缺失(reversible ischemic neurological deficit,RIND):指发病后神经缺失症状较轻,持续 24 h 以上,但可于 3 周内恢复。

(3) 血管造影(DSA 或 MRA):可发现血管狭窄和闭塞的部位,可显示动脉炎、Moya-moya 病、动脉瘤和血管畸形等。

(4) 其他:彩色多普勒超声检查(TCD)可发现颈动脉及颈内动脉的狭窄、动脉粥样硬化斑块或血栓形成。

3. 诊断与鉴别诊断

(1) 诊断:突然发病,迅速出现局限性神经缺失症状并持续 24 h 以上,具有脑梗死的一般特点,神经症状和体征可以用某一血管综合征解释者,应考虑急性脑梗死的可能。再经头颅 CT/MRI 发现梗死灶,或排除脑出血、瘤卒中和炎症性疾病等,诊断即可确定。在脑梗死诊断中认真寻找病因和脑卒中的危险因素(如高血压、糖尿病、心脏病、高脂血症和吸烟等),对合并出血性脑梗死及再卒中进行监测也是必要的。

(2) 鉴别诊断

1) 脑出血:临床上脑梗死主要应与脑出血进行鉴别(表 3-2)

表 3 - 2　脑梗死与脑出血的鉴别要点

| 项　目 | 脑　梗　死 | 脑　出　血 |
|---|---|---|
| 发病年龄 | 多在 60 岁以上 | 多在 60 岁以下 |
| 起病状态 | 安静状态或睡眠中 | 活动中 |
| 起病速度 | 10 h 以上,或 1～2 天达到高峰 | 数十分钟至数小时达到高峰 |
| 高血压史 | 较少 | 较多 |
| 全脑症状 | 轻或无 | 较重 |
| 意识障碍 | 通常较轻或无 | 头痛、呕吐、嗜睡、打哈欠等颅内压增高症状 |
| 神经体征 | 多为非均等性偏瘫(中动脉主干或皮质支) | 多为均等性偏瘫(内囊) |
| 头颅 CT | 脑实质内低密度病灶 | 脑实质内高密度病灶 |
| 脑脊液 | 无色透明 | 血性(洗肉水样) |

注:其中最重要的是起病状态和起病速度。

2)脑栓塞:起病急骤,常有心脏病史,有栓子的来源,如风湿性心脏病、冠心病、心肌梗死和亚急性细菌性心内膜炎,特别是合并心房颤动。

3)颅内占位性病变:某些硬膜下血肿、颅内肿瘤和脑脓肿等也可呈脑卒中样发病,出现偏瘫等局限性神经功能缺失症状,有时出现颅内高压征象,特别是视乳头水肿并不明显,可与脑梗死混淆,CT/MRI 检查不难鉴别。

4. 治疗

(1)急性期的治疗原则

1)超早期治疗:首先要提高全民的急救意识,认识到脑卒中同样是一种急症,为获得最佳疗效应力争超早期溶栓治疗。

2)针对脑梗死后的缺血瀑布及再灌注损伤进行综合保护治疗。

3)要采取个体化治疗原则。

4)整体化观念:脑部病变是整体的一部分,要考虑脑与心脏及其他器官功能的相互影响,如脑心综合征、多脏器衰竭等。重症病例要积极防治并发症,采取对症支持疗法,并进行早期康复治疗。

5)对脑卒中的危险因素及时给予预防性干预措施,挽救生命,降低病残,预防复发。

(2)超早期溶栓治疗:目的是溶解血栓,迅速恢复梗死区血流灌注,减轻神经元损伤。溶栓应在起病后 6 h 治疗时间窗内进行才有可能挽救缺血半暗带。临床常用的药物有尿激酶(UK)、链激酶(SK)、重组组织型纤溶酶原激活剂(rt - PA)。

(3)抗凝治疗:目的在于防止血栓扩展和新血栓形成。常用的药物有肝素、低分子肝素及华法林等。可用于进展性脑卒中和溶栓治疗后,防止再闭塞。治疗期间应监测凝血时间和凝血酶原时间。

(4)脑保护治疗:可采用钙离子通道阻滞剂、镁离子、抗兴奋性氨基酸递质、自由基清除剂(过氧化物歧化酶、维生素 E、维生素 C、甘露醇、激素、巴比妥类等)和亚低温治疗。

(5)降纤治疗:通过降解血中纤维蛋白原、增强纤溶系统活性,抑制血栓形成。可供选择的药物有降纤酶(Defibrase)、巴曲酶(Batroxobin)、安克洛酶(Ancrod)和蚓激酶等。

(6)抗血小板聚集治疗:发病后 48 h 内对无选择的急性脑梗死病人给予阿司匹林,可降低病死率和复发率。但应注意溶栓与抗凝治疗不要同时应用。

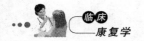
（7）外科治疗：如颈动脉内膜切除术、颅内外动脉吻合术、开颅减压术等，对急性脑梗死病人有一定疗效。

（8）基础治疗：包括维持生命功能、处理并发症等。

1）维持呼吸道通畅及控制感染，预防肺栓塞和深静脉血栓形成，控制抽搐发作等。

2）进行心电监护（＞3 天），以预防致死性心律失常和猝死，控制血压、血糖，并注意维持水、电解质平衡。

3）脑水肿高峰期为发病后 48 h 至 5 天内，可根据临床观察或颅内压监测，给予 20％甘露醇 250 ml，6～8 h 一次，静脉滴注；亦可用呋塞米 40 mg 或 10％白蛋白 50 ml，静脉注射。

（9）康复治疗：其原则是在一般和特殊疗法的基础上，尽早对病人进行体能和技能训练，以降低致残率，促进神经功能恢复，提高生活质量。

（10）预防性治疗：对已确定的脑卒中危险因素应尽早给予干预治疗。

## （二）脑栓塞

脑栓塞（cerebral embolism）约占脑梗死的 15％，是指各种栓子随血流进入颅内动脉系统使血管腔急性闭塞，引起相应供血区脑组织缺血性坏死及脑功能障碍。由于栓塞造成的脑梗死也称为栓塞性脑梗死（embolic infarction）。

1. **临床表现**

（1）任何年龄均可发病，但以青壮年多见。一般发病无明显诱因，也常无前驱症状，是起病速度最快的一类脑卒中，症状常在数秒至数分钟内发展到高峰，且多表现为完全性脑卒中。

（2）大多数病人意识清楚或仅有轻度意识模糊，当颅内大动脉或椎-基底动脉栓塞时，可发生颅内压增高，短时间内患者出现昏迷。脑栓塞造成急性脑血液循环障碍，引起癫痫发作，其发生率高于脑血栓形成。

（3）局限性神经缺失症状与栓塞动脉供血区的功能相对应。约 4/5 脑栓塞累及 Wills 环前部，多为大脑中动脉主干及其分支，出现失语、偏瘫、单瘫、偏身感觉障碍和局限性癫痫发作等。偏瘫多以面部和上肢为重，下肢较轻。约 1/5 发生在 Wills 环后部，即椎-基底动脉系统，表现为眩晕、复视、共济失调、交叉瘫、四肢瘫、发音及吞咽困难等。栓子进入一侧或两侧大脑后动脉，可导致同向性偏盲或皮质盲。较大栓子偶可栓塞基底动脉主干，造成突然昏迷、四肢瘫，称为基底动脉尖综合征。

（4）大多数病人有栓子来源的原发疾病，如风湿性心脏病、心房颤动、心肌梗死等；部分病例有心脏手术、介入性治疗及长骨骨折等病史；部分患者有皮肤、黏膜栓塞或其他器官栓塞的表现。

2. **辅助检查**

（1）头部 CT 及 MRI：可显示缺血性梗死或出血性梗死的改变，出现出血性梗死更支持脑栓塞的诊断。多数患者继发出血性梗死而临床症状并无明显加重，故应定期复查头颅 CT。

（2）脑脊液检查：压力正常或升高；出血性梗死时脑脊液可呈血性或镜下可见红细胞；亚急性细菌性心内膜炎等感染性脑栓塞者脑脊液中白细胞增高，蛋白常升高，糖含量正常。

（3）其他检查：应常规进行心电图、胸部 X 线和超声心动图检查。特殊检查还包括 24 h Holter 监护、经食管超声心电图等。颈动脉超声、颈部血管造影（MRA 和 DSA）检查对评价颅内外动脉的狭窄程度和动脉斑块有意义。

3. **诊断和鉴别诊断** 根据骤然起病，症状常在数秒至数分钟达到高峰，表现为偏瘫、失语等局灶性神经功能缺损,有心脏病史或发现栓子来源,诊断不难。同时发生其他脏器栓塞、心电图异常均有助于诊断,脑 CT 和 MRI 可明确诊断。

**4．治疗**

(1)脑栓塞的治疗与脑血栓形成的治疗相同,包括急性期的综合治疗,尽可能恢复脑部血液循环,以及进行物理因子治疗和康复治疗。心源性脑栓塞容易再发,急性期应卧床休息数周,避免活动,减少再发的风险。

(2)当发生出血性梗死时,要立即停用溶栓药、抗凝药和抗血小板聚集的药物,防止出血加重和血肿扩大。适当应用止血药物,治疗脑水肿,调节血压。若水肿量较大,内科保守治疗无效时,可考虑手术治疗。对感染性栓塞应使用抗生素,并禁用溶栓和抗凝治疗,防止感染扩散。

(3)脑栓塞的预防非常重要。主要是进行抗凝治疗,能防止被栓塞的血管发生逆行性血栓形成和预防复发。同时治疗原发病,纠正心律失常,针对心脏瓣膜病和引起心内膜病变的相关疾病进行有效防治,根除栓子来源,防止复发。

(4)对于气栓的处理,应采取头低位、左侧卧位;如系减压病,应立即行高压氧治疗,可使气栓减少,脑含氧量增加;气栓常引起癫痫发作,应严密观察,及时进行抗癫痫治疗。脂肪栓的处理,可采用肝素、右旋糖酐、5％碳酸氢钠及脂溶剂等,有助于脂肪颗粒的溶解。

**(三)脑出血**

脑出血(intracerebral hemorrhage, ICH)是指原发性非外伤性脑实质内出血。占全部脑卒中 20％～30％。高血压伴发脑内小动脉病变,血压骤升引起动脉破裂出血称为高血压性脑出血。高血压是脑出血最常见的原因。

**1．临床表现**　脑出血常发生于 50 岁以上患者,多有高血压病史。通常在活动或情绪激动时突然起病,少数在安静状态下发病。患者多数无前驱症状,少数可有头晕、头痛及肢体无力等。临床症状常在数分钟至数小时内达到高峰。血压常明显升高,并出现头痛、呕吐、肢体瘫痪、意识障碍、脑膜刺激征和癫痫发作等。临床表现的轻重主要取决于出血量和出血部位。

**2．辅助检查**

(1)头颅 CT:是确诊脑出血的首选检查。早期血肿在 CT 上表现为圆形或椭圆形的高密度影,边界清楚。CT 可准确显示出血的部位、大小、脑水肿情况及是否破入脑室等,有助于指导治疗和判断预后。

(2)头颅 MRI:对幕上出血的诊断价值不如 CT,对幕下出血的检出率优于 CT。MRI 的表现主要取决于血肿所含血红蛋白量的变化。此外,MRI 比 CT 更易发现脑血管畸形、肿瘤及血管瘤等病变。

(3)脑脊液检查:在无条件进行 CT 检查时,对病情不十分严重、无明显颅内压增高的患者可进行腰椎穿刺。脑出血时脑脊液压力常升高,呈均匀血性。当病情危重,有脑疝形成或小脑出血时,禁止腰椎穿刺。

(4)数字减影脑血管造影:MRA、CTA 和 DSA 等可显示脑血管的位置、形态及分布等,并易于发现脑动脉瘤、脑血管畸形及 Moya - moya 病等脑出血病因。

**3．诊断及鉴别诊断**

(1)诊断:50 岁以上中、老年高血压患者在活动或情绪激动时突然发病,血压明显升高,

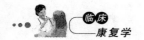

出现头痛、恶心、呕吐等颅内压升高的表现,有偏瘫、失语等局灶性神经功能缺损症状和脑膜刺激征,可伴有意识障碍,应高度怀疑脑出血。头部CT检查有助于明确诊断。

(2) 鉴别诊断

1) 与脑梗死的鉴别详见表3-2。

2) 与外伤性颅内血肿,特别是硬膜下血肿鉴别。这类出血以颅内压增高的症状为主,但多有头部外伤史,头颅CT检查有助于确诊。

3) 对发病突然、迅速昏迷且局灶体征不明显的患者,应与引起昏迷的全身性中毒(乙醇、药物、一氧化碳等)和代谢性疾病(糖尿病、低血糖、肝昏迷、尿毒症)鉴别,病史及相关实验室检查可提供诊断线索,头颅CT无出血性改变。

4. 治疗

(1) 一般治疗:应保持安静,卧床休息,减少探视。严密观察体温、脉搏、呼吸和血压等生命体征,注意瞳孔和意识变化。保持呼吸道通畅,及时清理呼吸道分泌物,必要时吸氧。昏迷或吞咽困难者在发病第2~3天应鼻饲。过度烦躁不安者可适量用镇静药,便秘者可选用缓泻剂。留置导尿时应做膀胱冲洗,昏迷患者可酌情用抗生素预防感染。加强护理,定期翻身,防止压疮,保持肢体的功能位。

(2) 水电解质平衡和营养:病人每日入液量可按尿量＋500 ml计算,如有高热、多汗、呕吐或腹泻者,可适当增加入液量。注意防止低钠血症,以免加重脑水肿。每日补钠50~70 mmol/L,补钾40~50 mmol/L,糖类13.5~18.0 g。

(3) 脱水降颅内压,减轻脑水肿:颅内压升高的主要原因为早期占位效应和血肿周围脑组织水肿。脑出血后脑水肿约在48 h达到高峰,维持3~5天后逐渐消退,可持续2~3周或更长。药物治疗的主要目的是减轻脑水肿、降低颅内压、防止脑疝形成。可选用的药物有甘露醇、呋塞米、甘油、10%血清白蛋白及地塞米松。

(4) 控制高血压:收缩压180~230 mmHg或舒张压105~140 mmHg宜口服卡托普利、美托洛尔等降压药;收缩压180 mmHg以内或舒张压105 mmHg以内可观察而不用降压药。急性期后颅内压增高不明显而血压持续升高者,应进行系统抗高血压治疗,将血压控制在较理想水平。急性期血压骤然下降提示病情危重,应及时给予多巴胺、间羟胺等治疗。

(5) 外科治疗:主要目的是清除血肿,降低颅内压,挽救生命;其次是尽可能早期减少血肿对周围脑组织的压迫,降低致残率。同时针对脑出血病因,如脑动静脉畸形、脑动脉瘤等进行治疗。主要方法有去骨瓣减压术、小骨窗开颅血肿清除术、钻孔或锥孔穿刺血肿抽吸术、内镜血肿清除术、微创血肿清除术和脑室出血穿刺引流术等。

5. 预后　与出血部位、出血量及是否有并发症有关。脑干、丘脑和脑室大量出血者预后较差。

# 第二节　脑血管意外的临床康复

## 一、脑血管意外后的功能障碍

脑卒中后由于损害部位、大小和性质等的不同,所表现出的功能障碍较为复杂,包括运动功能障碍、感觉功能障碍、言语功能障碍、吞咽障碍、认知障碍及心理障碍等。其中以运动功能障碍最为常见,造成一侧肢体瘫痪,故通常称为偏瘫。

**(一) 运动功能障碍**

偏瘫为 CVD 后运动功能障碍的主要表现,此外还有颅神经麻痹、强握、共济失调、震颤麻痹、手足徐动、肌张力异常、运动失用等。

1. **中枢性瘫痪的本质** 脑卒中所致偏瘫为上运动神经元损害所致,即中枢性瘫痪,其与下运动神经元损害所致的周围性瘫痪有着本质区别。首先,中枢性瘫痪所涉及的是一组肌群麻痹所致整个肢体的瘫痪,而周围性瘫痪仅涉及一块或几块肌肉。其次,中枢性瘫痪是由于上运动神经元受损,使运动系统失去高级中枢的控制,从而使原始的、被抑制的、皮质下中枢的运动反射释放,引起运动模式异常。表现为肌张力增高,甚至痉挛,肌群间协调紊乱,出现异常的反射活动,即联合反应、共同运动和姿势发射等。而周围性瘫痪主要是受累肌张力的降低。再次,两者恢复过程不同。中枢性康复恢复过程依次出现联合反应、共同运动、分离运动及协调运动等,而周围性瘫痪恢复过程是肌力由 0 级向 5 级呈直线式恢复(图 3 - 1)。

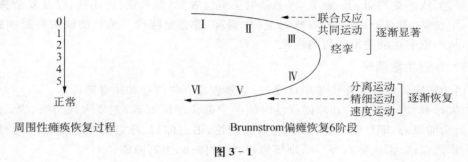

图 3 - 1

(1) 联合反应(associated reaction,AR):患肢无随意运动时,由于健肢用力运动引起患肢肌肉收缩称为联合反应。在瘫痪恢复早期出现,是一种病态运动模式。联合反应基本上按照一种固定模式出现。

(2) 共同运动(synergy movement,SM):又称协同运动,是由意志引起的(或由随意运动引起的),但只能按一定模式进行的运动。由部分随意运动和部分非随意运动组成,是由脊髓控制的原始运动。在瘫痪恢复的中期出现,是一种病态运动模式。常见的共同运动模式有屈肌共同运动模式和伸肌共同运动模式。

(3) 姿势反射(postural reflex,PR):由体位改变引起的四肢屈肌、伸肌张力按一定模式改变,称为姿势反射。由脑干、脊髓所控制,是中枢性瘫痪的特征性变化,在瘫痪早期出现。在病理情况下,姿势反射会以夸张的形式出现,随着病情好转,共同运动减弱,分离运动出现,姿势反射逐渐减弱,但不会完全消失。在康复治疗中,常通过抑制这些病理性反射,并借其适度、适时地诱发主动运动的出现,促进脑卒中等中枢性瘫痪患者运动功能的恢复。几种重要的姿势反射包括:对称性紧张性颈反射、非对称性紧张性颈反射、紧张性迷路反射、紧张性腰反射等。

2. **中枢性瘫痪恢复的过程** 瑞典学者 Brunnstrom 在观察了大量脑卒中患者的基础上,提出了著名的偏瘫恢复 6 阶段理论,将偏瘫恢复过程分为 6 个阶段(图 3 - 1)。

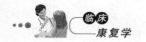
Ⅰ．无随意运动。

Ⅱ．出现联合反应,肢体近端可有少许随意运动,并开始出现痉挛。

Ⅲ．出现由部分随意运动发起的共同运动,上肢为屈肌共同运动,下肢为伸肌共同运动,痉挛可达高峰。

Ⅳ．除共同运动的活动外,出现一些脱离共同运动的活动,痉挛开始减弱。

Ⅴ．出现独立于共同运动的活动,痉挛明显减轻。

Ⅵ．协调运动正常或接近正常,痉挛基本消失,仅速度较健侧慢。

3. 中枢性瘫痪恢复的机制　中枢神经系统的可塑性与功能重组是其损伤后功能恢复的基础。所谓可塑性是指在结构和功能上修正自身,以适应改变了的现实。部分神经元的损伤,可通过邻近完好部位神经元的功能重组或较低级的中枢神经系统部分代偿。功能重组主要通过失神经过敏和休眠突出的活化以及侧支发芽来完成,此外,脑循环动力学的改善为脑的功能重组及神经系统的功能恢复提供了基础。

（二）感觉功能障碍

脑卒中患者根据病变的性质、部位和范围,可伴有不同程度的感觉障碍。其中包括一般感觉障碍,如浅感觉的痛、温、触觉,深感觉的关节位置觉、振动觉、运动觉,以及复杂感觉(如实体觉、定位觉、两点辨别觉)和特殊感觉(如偏盲)等感觉障碍。感觉的缺失将影响到信息的传入,从而影响运动功能障碍的恢复。

（三）言语功能障碍

言语功能障碍多发生在优势半球受损,主要表现有失语症和构音障碍等。

1. 失语症(aphasia)　其障碍程度因脑卒中部位不同而异,主要表现为听、说、读、写 4 个方面的功能障碍,即口语表达障碍(包括流利性、语言障碍、呼名困难或找词困难、复杂表述困难、错语新语、语法障碍等),听理解障碍,阅读障碍,书写障碍。

许多学者从不同角度对失语症提出了多种分类方法。国外广泛采用的成套测验有波士顿诊断性失语检查(BDAE)及其演变而来的西方失语成套测验(WAB)等。我国的失语症检查方法多数是在此基础上,根据我国的文化背景进行了改编,例如汉语失语成套检测(ABC),详见本套教材《言语治疗学》。

2. 构音障碍(dysarthria)　是指脑损害所引起的言语运动控制障碍。详见本套教材《言语治疗学》。

（四）吞咽障碍

急性期的吞咽障碍发生率为30％～50％,其表现、程度与病变部位有关。脑卒中发生在脑干可产生真性延髓性麻痹,若发生在大脑半球则可产生假性延髓性麻痹,主要涉及与吞咽运动有关的脑神经,如三叉神经、面神经、舌咽神经、迷走神经和舌下神经。详见本套教材《言语治疗学》。

（五）认知障碍

脑卒中患者部分出现认知障碍,表现为注意力不集中、记忆力下降、学习和逻辑思维能力下降等。

（六）心理障碍

由于脑卒中是突发性疾病,临床上患者往往易出现脑卒中后抑郁(post stroke

depression，PSD)，其发病率为 $30\%\sim65\%$ ，以左侧大脑半球前部病变多见。常表现为情绪低落、愁苦面容、失望、动作迟缓、失眠等，可影响康复治疗的效果。

## 二、康复评定

### (一)评定内容

1. 全身状态的评定　包括患者的全身状态、年龄、并发症、主要脏器的功能状态和既往史等。

2. 功能状态的评定　包括意识、智能、言语障碍、神经损害程度及肢体伤残程度等。

3. 心理状态的评定　包括抑郁症、焦虑状态和患者个性等。

4. 患者本身素质及所处环境条件的评定　包括患者爱好、职业、所受教育、经济条件、家庭环境、患者与家属的关系等。

5. 其他　对其丧失功能的自然恢复情况进行预测。

### (二)脑卒中的康复评定

脑卒中康复评定是脑卒中康复的重要内容和前提，它对康复治疗目标和康复治疗效果起着判定作用，且有利于评估其预后。原则上，在脑卒中早期就应进行评定，之后应定期评定。康复评定涉及的内容很多，主要包括脑损害严重程度评定和脑卒中的功能障碍评定。

1. 脑损害严重程度评定

(1) 格拉斯哥昏迷量表(Glasgow coma scale，GCS)：GCS 是根据睁眼情况(1～4 分)、肢体运动(1～6 分)和言语表达(1～5 分)来判定患者脑损伤的严重程度。GCS≤8 分为重度脑损伤，呈昏迷状态；9～12 分为中度脑损伤；13～15 分为轻度脑损伤。

(2) 脑卒中神经功能缺损程度评定见表 3－3。

表 3－3　中国脑卒中患者神经功能评分标准(1995 年)

| 评 价 内 容 | 得分 |
| --- | --- |
| Ⅰ. 意识(最大刺激、最佳反应) | |
| 1. 提问：①年龄，现在是几月份。②相差 2 岁或 1 个月都算正确 | |
| 　都正确 | 0 |
| 　一项正确 | 1 |
| 　若都不正确，则进行以下检查 | |
| 2. 两项指令：握拳、伸指；睁眼、闭眼 | |
| 　均可完成 | 3 |
| 　完成一项 | 4 |
| 　若均不能完成，则进行以下检查 | |
| 3. 强烈局部刺激健侧肢体 | |
| 　定向退让 | 5 |
| 　定向肢体回缩 | 6 |
| 　肢体伸直 | 7 |
| 　无反应 | 8 |
| Ⅱ. 水平凝视功能 | |
| 　正常 | 0 |

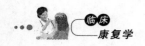
| 评 价 内 容 | 得分 |
|---|---|
| 侧方凝视功能受限 | 2 |
| 眼球侧方凝视 | 4 |
| Ⅲ.面瘫 | |
| 正常 | 0 |
| 轻瘫、可动 | 1 |
| 全瘫 | 2 |
| Ⅳ.语言 | |
| 正常 | 0 |
| 交谈有一定困难,需借助表情、动作表达;或流利但不易听懂,错语多 | 2 |
| 可简单交流,但复述困难,语言多迂回,有命名障碍或词不达意 | 5 |
| Ⅴ.上肢肌力 | |
| Ⅴ度:正常 | 0 |
| Ⅳ度:不能抵抗外力 | 1 |
| Ⅲ度:抬臂高于肩 | 2 |
| Ⅲ度:平肩或以下 | 3 |
| Ⅱ度:上肢与躯干夹角>45° | 4 |
| Ⅰ度:上肢与躯干夹角≤45° | 5 |
| 0 | 6 |
| Ⅵ.手肌力 | |
| Ⅴ级:正常 | 0 |
| Ⅳ级:不能紧握拳 | 1 |
| Ⅲ级:握空拳,能伸开 | 2 |
| Ⅲ级:能屈指,不能伸 | 3 |
| Ⅱ级:能屈指,不能及掌 | 4 |
| Ⅰ级:手指微动 | 5 |
| 0 | 6 |
| Ⅶ.下肢肌力 | |
| Ⅴ级:正常 | 0 |
| Ⅳ级:不能抵抗外力 | 1 |
| Ⅲ级:抬腿45°以上,踝或趾可动 | 2 |
| Ⅲ级:抬腿45°左右,踝或趾不能动 | 3 |
| Ⅱ级:抬腿离床不足45° | 4 |
| Ⅰ级:水平移动,不能抬高 | 5 |
| 0 | 6 |
| Ⅷ.步行能力 | |
| 正常行走 | 0 |
| 独立行走5 m以上,跛行 | 1 |
| 独立行走,需拐杖 | 2 |
| 他人扶持下可以行走 | 3 |
| 能自己站立,不能走 | 4 |
| 坐不需支持,但不能站立 | 5 |
| 卧床 | 6 |

注:0~15分为轻度;16~30分为中度;31~45分为重度神经功能缺损。

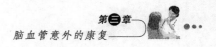

（3）美国国立研究院脑卒中评定量表（NIH stroke scale，NIHSS）见表 3 – 4。

表 3 – 4　NIHSS

| 评　价　内　容 | 得分 |
| --- | --- |
| 1. 意识与定向力 | |
| 　（1）意识水平 | |
| 　　　清醒 | 0 |
| 　　　嗜睡 | 1 |
| 　　　昏睡 | 2 |
| 　　　昏迷 | 3 |
| 　（2）定向力问题：现在的月份和患者的年龄（回答必须正确，接近的答案不给分） | |
| 　　　两个问题均回答正确 | 0 |
| 　　　一个问题回答正确 | 1 |
| 　　　两个问题回答均不正确 | 2 |
| 　（3）定向力命令：睁眼闭眼，健侧手握拳与张开 | |
| 　　　两个任务执行均正确 | 0 |
| 　　　一个任务执行正确 | 1 |
| 　　　两个任务执行均不正确 | 2 |
| 2. 瞳孔对光反应 | |
| 　双眼均有反应 | 0 |
| 　一眼有反应 | 1 |
| 　双眼均无反应 | 2 |
| 3. 凝视功能：仅测试水平凝视功能 | |
| 　正常 | |
| 　部分凝视麻痹 | 1 |
| 　完全性凝视麻痹 | 2 |
| 4. 视野 | |
| 　没有视野缺失 | 0 |
| 　部分偏盲 | 1 |
| 　完全偏盲 | 2 |
| 5. 面瘫 | |
| 　正常 | 0 |
| 　轻度瘫痪 | 1 |
| 　部分瘫痪 | 2 |
| 　完全性瘫痪 | 3 |
| 6. 上肢运动：如果坐位，上肢前屈至 90°，手掌向下；如果卧位，前屈 45°，观察上肢是否在 10 s 前跌落 | |
| 　保持 10 s | 0 |
| 　不到 10 s | 1 |
| 　不能抗重力 | 2 |
| 　直接跌落 | 3 |
| 7. 下肢运动：下肢抬高 30°（常常在卧位测试），下肢是否在 5 s 前跌落 | |
| 　保持 10 s | 0 |
| 　不到 10 s | 1 |
| 　不能抗重力 | 2 |
| 　直接跌落 | 3 |

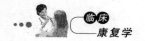

| 评 价 内 容 | 得分 |
|---|---|
| 8. 跖反射 | |
| 正常 | 0 |
| 可疑 | 1 |
| 伸性 | 2 |
| 双侧伸性 | 3 |
| 9. 肢体共济失调:指鼻试验和足跟膝胫试验 | |
| 无 | 0 |
| 上肢或下肢共济失调 | 1 |
| 上、下肢体均共济失调 | 2 |
| 10. 感觉 | |
| 正常 | 0 |
| 部分缺失 | 1 |
| 明显缺失 | 2 |
| 11. 忽视 | |
| 没有忽视 | 0 |
| 存在一种类型的忽视 | 1 |
| 存在一种以上类型的忽视 | 2 |
| 12. 构音障碍 | |
| 正常 | 0 |
| 轻度至中度障碍 | 1 |
| 重度障碍 | 2 |
| 13. 语言 | |
| 没有失语 | 0 |
| 轻中度失语 | 1 |
| 重度失语 | 2 |
| 完全性失语 | 3 |

注:总分为0～36分,得分高说明神经功能损害程度重,得分低说明神经功能损害程度轻。

**2. 脑卒中的功能障碍评定**

(1)脑卒中运动功能评定:脑卒中运动功能评定包括肌力、关节活动度、肌张力、痉挛、步态分析和平衡能力等,常用的方法有 Brunnstrom 偏瘫 6 阶段评定、Fugl - Meyer 运动评定量表、上田敏评定法、偏瘫手功能评定和改良 Ashworth 痉挛评定量表等。它们各有侧重,可根据临床需要选用。

1)Brunnstrom 运动功能评定:Brunnstrom 将偏瘫肢体功能的恢复根据肌张力的变化和运动功能情况分为 6 个阶段来评定脑卒中运动功能的恢复过程(表 3-5)。

表 3-5　Brunnstrom 运动功能恢复 6 级分期评定表

| 分期 | 运动特点 | 上 肢 | 手 | 下 肢 |
|---|---|---|---|---|
| 1 | 无随意运动 | 无任何运动 | 无任何运动 | 无任何运动 |
| 2 | 引出联合反应、共同运动 | 仅出现协同运动模式 | 仅有极微细的屈曲 | 仅有极少的随意运动 |

| 分期 | 运动特点 | 上 肢 | 手 | 下 肢 |
|---|---|---|---|---|
| 3 | 随意出现的共同运动 | 可随意发起协同运动 | 可有钩状抓握,但不能伸指 | 在坐位和站立位上,有髋、膝、踝的协同性屈曲 |
| 4 | 共同运动模式打破,开始出现分离运动 | 出现脱离协同运动的活动:肩 0°、肘屈 90°的条件下,前臂可旋前、旋后;肘伸直情况下,肩可前屈 90°;手臂可触及腰骶部 | 能侧捏和松开拇指,手指有半随意的小范围伸展 | 在坐位上,可屈膝 90°以上,足可向后滑动。在足跟不离地的情况下踝能背屈 |
| 5 | 共同运动进一步减弱,分离运动增强,痉挛明显减轻 | 上肢外展 90°,肘伸展,前臂旋前;上肢前平举及上举过头,肘伸展;肘呈伸展位,前臂能旋前、旋后 | 用手掌抓握,能握圆柱状及球形物,但不熟练;能随意全指伸开,但范围大小不等 | 立位,髋伸展位能屈膝;立位,膝伸直,足稍向前踏出,踝能背屈 |
| 6 | 协调运动正常或接近正常,痉挛基本消失,只是速度较健侧慢 | 痉挛基本消失,协调运动大致正常,5 级动作的运动速度达健侧 2/3 以上 | 能进行各种抓握;可全范围伸指;可进行单个指活动,但比健侧稍差 | 以下运动速度达健侧 2/3 以上:立位伸膝位髋能外展;立位,髋可交替进行内、外旋,并伴有踝内外翻 |

2) 痉挛评定:脑卒中所致的痉挛性偏瘫为上运动神经元损伤所致。痉挛造成严重的运动功能障碍,临床常以改良 Ashworth 量表来评定(表 3-6)。

表 3-6 改良 Ashworth 分级法评定标准

| 级别 | 评 定 标 准 |
|---|---|
| 0 级 | 无肌张力的增加 |
| 1 级 | 肌张力略增加:被动屈伸时在关节活动范围未呈现最小阻力或出现突然卡住和释放 |
| 1⁺级 | 肌张力轻度增加:在关节活动 50% 范围内出现突然卡住,继续活动呈现最小阻力 |
| 2 级 | 肌张力较明显增加:在通过关节活动大部分范围时出现,但仍能较容易被移动 |
| 3 级 | 肌张力严重增高:被动活动困难 |
| 4 级 | 僵直:受累部分被动屈伸时呈现僵直状态,不能活动 |

3) 步态分析:可用足迹分析或步态分析仪检测。脑卒中偏瘫患者步态表现特点:支撑期可出现膝过伸、骨盆后缩、支撑期缩短;摆动期由于患侧下肢伸肌张力过高,踝关节跖屈、足内翻,使患肢过度伸长,而形成画圈步态,摆动期延长。

4) 平衡功能评定

A. 三级平衡检测法:此检测法在临床上经常使用。Ⅰ级平衡:在静态下不借助外力,患者可保持坐位或站立位平衡。Ⅱ级平衡:在支撑面不动(坐位或站立位)进行某些功能活动时可保持平衡。Ⅲ级平衡:在外力作用下仍能保持坐位或站立平衡。

B. Berg 平衡评定量表:是脑卒中康复临床最常用的量表,共有 14 项检测内容。①坐→

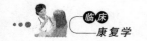

站；②无支撑站立；③足着地，无支撑坐位；④站→坐；⑤床椅转移；⑥无支撑闭眼站立；⑦双脚并拢，无支撑站立；⑧上肢向前伸；⑨从地面拾物；⑩转身向后看；⑪转体 360°；⑫双脚交替踏台阶；⑬双足前后位，无支撑站立；⑭单腿站立。每项评分 0～4 分，满分 56 分。得分高表明平衡功能好，反之则差。

C. 平衡测试仪检测：通过检测了解患者动态和静态时身体重心分布情况，以定量评定平衡功能障碍或病变部位和程度，评定平衡障碍的康复治疗效果。

D. 平衡功能还可通过单腿支撑时间的测试等方法进行评定，详见本套教材《康复功能评定学》。

（2）日常生活活动能力评定：日常生活活动能力是指人们在日常生活中，为了照料自己的衣、食、住、行，保持个人卫生整洁和独立地在社区中生活所必需进行的一系列基本活动的能力。常用巴氏指数（Barthel index，BI）和功能独立性评定（functional independence measure，FIM）量表。其具体评定内容可参阅本套教材《康复功能评定学》。

（3）感觉评定：脑卒中的感觉功能评定一般可选用 Fugl - Meyer 评定法的四肢感觉功能评定、关节活动度和疼痛评定。详见本套教材《康复功能评定学》。

此外，还有言语功能障碍评定、吞咽障碍评定，以及认知障碍、心理障碍的评定，分别参阅本套教材《言语治疗学》、《康复心理学》及《康复功能评定学》。

## 三、康复治疗

（一）康复目标

脑卒中康复目标是采用一切有效的措施预防脑卒中后可能发生的残疾和并发症（如压疮、泌尿道感染、深静脉血栓形成等），改善受损的功能（如运动、语言、感觉、认知等），提高患者的日常生活活动能力和适应社会生活的能力。

（二）康复治疗原则

（1）尽早进行。只要病人神志清楚，生命体征平稳，病情不再发展，48 h 后即可进行康复治疗。

（2）康复治疗注意循序渐进，需脑卒中患者的主动参与及家属的配合，并与日常生活和健康教育相结合。

（3）采用综合康复治疗，包括物理因子治疗、作业治疗、言语治疗、心理治疗、传统康复治疗和康复工程等。

（4）康复与治疗并进。脑卒中的特点是障碍与疾病共存，故康复应与治疗同时进行，并给予全面的监护与治疗。

（5）重建正常运动模式。在急性期，康复运动主要是抑制异常的原始反射活动（如良好姿位摆放等），重建正常运动模式；其次才是加强肌肉力量的训练。脑卒中康复是一个改变"质"的训练，旨在建立病人的主动运动，保护病人，防止并发症的发生。

（6）重视心理因素，严密观察脑卒中病人有无抑郁、焦虑情绪，它们会严重影响康复的进行和效果。

（7）预防复发，即做好二级预防工作，控制危险因素。

（8）根据患者功能障碍的具体情况，采取合理的药物治疗和必要的手术治疗。

（9）坚持不懈，强调康复是一个持续的过程，重视社区及家庭康复。

（三）运动功能障碍的康复治疗

1. 急性期（早期卧床期）的康复治疗　脑卒中急性期的康复治疗一般是在神经内科常规治疗基础上，患者病情稳定 48 h 后开始，相当于 Brunnstrom 分期的 1～2 期。本期康复治疗目的是预防可能出现的压疮、关节肿胀、下肢深静脉血栓、泌尿道和呼吸道感染等。同时，配合患侧各种感觉刺激和心理疏导，以及相关的康复治疗如吞咽训练、呼吸功能训练等，有助于患者受损功能的改善。

（1）体位与肢体的摆放：急性期脑卒中患者多患肢主动活动不能或很弱，肌张力很低，因此正确的体位与肢体摆放尤为重要。正确体位可以抗痉挛，防止关节脱位、挛缩，促进分离运动出现。为增加患侧的感觉刺激，多主张患侧卧位，有利于患侧肢体伸展，可以控制痉挛的发生，又不影响健侧的正常使用。

1）患侧卧位：头部要自然舒适，患侧上肢尽量前伸，将患肩拉出，避免其受压和后缩，肘关节伸直，前臂旋后位，掌心向上，腕关节自然背伸；患侧下肢髋关节伸展，膝关节微曲；健侧上肢自然放置于体侧，健侧髋关节、膝关节屈曲，下方垫一较长软枕，以保持患侧髋关节伸展，踝背屈 90°（图 3－2）。

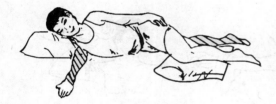

图 3－2　患侧卧位

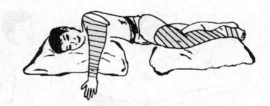

图 3－3　健侧卧位

2）健侧卧位：是患者最舒适的体位，在躯干前后方各置一软枕，以保持躯干呈完全侧卧位；患侧上肢充分前伸，肩关节屈曲 100°左右，患侧上肢下方垫一高枕；患侧下肢髋、膝关节屈曲，下方垫软枕（为防止踝关节出现内翻，软枕必须垫至足部以下）；健侧上肢取自然舒适位，健侧下肢髋、膝略微屈曲，自然放置（图 3－3）。

3）仰卧位：仰卧位容易诱发异常的反射活动，形成压疮的危险性也大，所以仰卧位时间不宜过长，只作为体位更换的一个过渡性卧位而被采用。下肢伸肌肌张力高的患者尤其不宜采用仰卧位。

在患侧肩关节以及上臂下方垫一长枕，以保持肩关节充分前伸、伸肘、伸腕、伸指、掌心向下；患侧下肢呈屈髋、屈膝、足踝在床面上（必要时给予一定的支持或帮助），或伸髋、伸膝、踝背屈 90°（足底可放支持物，但痉挛期除外，以免足底受刺激引发紧张性反射而加重足下垂）；用一长枕垫在患侧臀部以及大腿下方，目的是防止髋关节外旋（图 3－4）。

4）床上坐位：此时难以使患者的躯干保持端正，多呈半卧位，半卧位会助长躯干屈曲，易激活下肢伸肌痉挛。因此，原则上不主张此体位，仅在卧床患者进食、排泄等不得已情况下采用。首先保持患者躯干端正，用大枕头垫于身后，使髋关节屈曲 90°；将双上肢置于移动小桌上，防止躯干后仰；肘及前臂下垫枕，以防肘部受压（图 3－5）。

（2）关节活动度训练：早期开始进行关节活动度训练，可以维持关节正常的活动范围，有效预防关节肿胀和僵硬，防止肌肉失用性萎缩，促进患侧肢体主动运动的出现。主要以被

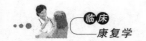

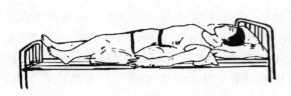

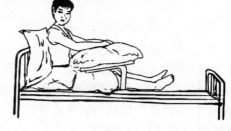

图 3-4　仰卧位时良好姿位的摆放　　　　　　图 3-5　床上坐位

动活动为主。活动顺序为从近端关节到远端关节,一般每天 2~3 次,每次 5 min 以上,直至患肢主动运动恢复。同时,嘱患者注视患侧,通过视觉反馈和治疗师的言语刺激,促使患者主动参与。被动活动应在无痛或少痛的范围内进行,以免造成软组织损伤。

1) 肩关节训练:屈曲、外展、内旋、外旋方向的训练达到正常关节活动范围的 1/2 即可。治疗师一手握住患者上肢做运动,另一手固定于患者肩关节,注意保护关节,避免不必要的损伤(图 3-6)。

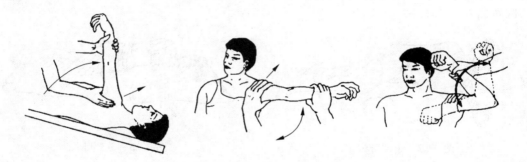

图 3-6　肩关节训练

2) 前臂前后旋训练:易出现旋前挛缩(即旋后受限)。训练时,治疗师一手固定患者上臂下部,另一手握住腕部,缓慢充分地使前臂旋转(图 3-7)。

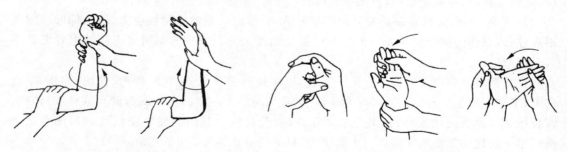

图 3-7　前臂前后旋训练　　　　　　图 3-8　腕、手指关节训练

3) 腕、手指关节训练:训练时应充分对腕关节、掌指关节、指间关节进行伸展和屈曲,并注重拇指外展方向的训练(图 3-8)。

4) 髋关节训练:保持髋关节的伸展能力非常重要。①在仰卧位下,充分屈曲患侧下肢的髋、膝关节,同时用另一手向下方(床面方向)按压患侧膝关节,达到伸展患侧髋关节的作用(图 3-9);②髋外展内收,利用沙袋固定健侧膝部,使健侧下肢保持在轻度外展位,治疗师用双手托起患侧下肢,做外展内收运动(图3-10);③髋内旋,仰卧位下,患侧髋关节屈曲,治疗师一手托起小腿,另一手扶持膝关节做髋关节的内旋运动(图3-11)。

5)踝关节训练:治疗师用左手固定踝部,右手指握住足跟向后下方牵拉,同时用右侧前臂将足底向背伸方向运动,牵张跟腱,以预防足下垂(图3-12)。

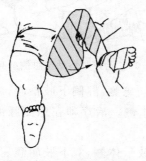

图3-9 髋关节伸展训练

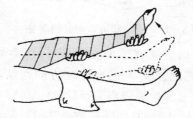

图3-10 髋关节外展内收训练

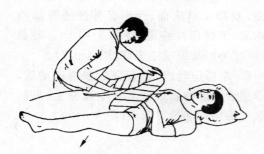

图3-11 髋关节内旋训练

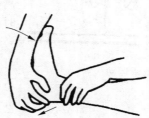

图3-12 踝关节训练

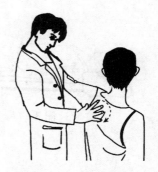

图3-13 活动肩胛骨

6)活动肩胛骨:可在仰卧位、健侧卧位、坐位进行。治疗师一手托起患侧上肢,保持肩关节外旋位,另一手沿肩胛骨内侧缘使其向前上方运动,避免向后运动,以防肩关节回缩强化(图3-13)。

(3)床上运动:早期床上运动是脑卒中康复治疗的主要内容之一,应尽早做,使患者从被动运动过渡到主动运动的康复训练。

1)上肢自助被动运动:双手交叉握住,患手拇指置于健手拇指之上,临床称之为Bobath握手(图3-14)。在Bobath握手状态下,利用健侧上肢带动患侧上肢进行被动活动。注意肘关节要充分伸展,肩关节前屈。也可在健侧上肢的帮助下,做双上肢伸肘、肩关节前屈、上举运动。双手叉握上举运动多用于维持肩关节的活动度及抑制痉挛。

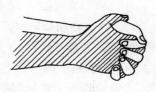

图3-14 Bobath握手

2)翻身训练:定时翻身是预防压疮的重要措施,并可促进全身反应和肢体活动,对患者十分重要。开始应以被动为主,待患者掌握翻身动作要领后,可主动完成。

A.向健侧翻身:取Bobath握手,伸展肘关节,上举上肢至肩关节90°屈曲位,头转向健侧,由双上肢、肩部带动躯干翻向健侧,随后旋转骨盆,带动下肢翻向健侧。治疗师对患侧下肢可给予最小限度的辅助(图3-15)。

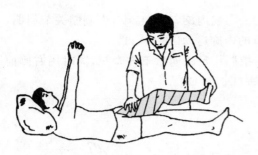
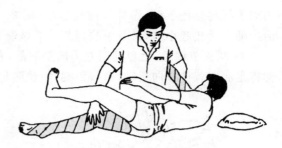

图 3-15  治疗师协助向健侧翻身        图 3-16  治疗师协助向患侧翻身

B. 向患侧翻身：伸展肘关节，肩关节屈曲至 90°，头转向患侧，健侧下肢抬起，离开床面并配合健侧上肢，同时向患侧方向摆动，借助于惯性翻向患侧。治疗师在患侧膝部给予辅助，并注意保护患侧肩关节（图 3-16）。

3）桥式运动（仰卧屈髋屈膝挺腹运动）：仰卧位，上肢放于体侧，双下肢屈髋屈膝，足平踏于床面，伸髋使臀部抬离床面，维持此姿势数秒。

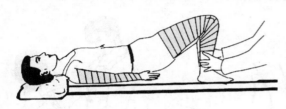

图 3-17  双桥运动

A. 双桥运动：治疗师帮助患者将双腿屈曲，双脚平踏床面，令患者伸髋使臀部抬离床面，下肢保持稳定，持续 5～10 s。必要时，治疗师可帮助稳定患膝（图 3-17）。

B. 单桥运动：当患者完成双桥运动后，可令患者伸展健腿或将其置于患膝上，患侧下肢支撑将臀部抬离床面（图 3-18）。

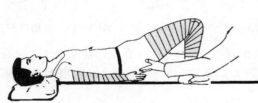

图 3-18  单桥运动

C. 动态桥式运动：在做双桥运动时，双髋做内收内旋和外展外旋运动。

4）侧方移动：仰卧位，先做双桥运动，然后向左或右移动臀部，待臀部放置床面后，分别移动肩部、头部，最后调整全身姿势。

（4）物理因子治疗：常用的有局部机械性刺激（如用手在肌肉表面拍打等）、功能性电刺激、肌电生物反馈和局部空气压力治疗，这些均可使患肢肌肉通过被动引发的收缩与放松逐步改善其张力。

（5）传统康复治疗：常用的有按摩和针刺治疗等。通过深浅感觉刺激有助于增加肌力和改善血液循环，促进患肢功能的恢复。

2. 亚急性期（恢复早期）的康复治疗  本期相当于 Brunnstrom 分期的 Ⅱ～Ⅲ 期，主要治疗目标除前述的预防并发症外，应减轻患肢肌痉挛的程度和抑制异常运动模式（上肢屈肌痉挛和下肢伸肌痉挛模式），促进分离运动出现，加强患肢的主动运动与日常生活活动能力相结合。

（1）软瘫肢体强化治疗：患者通过急性期康复治疗后，仍有一部分患者的肢体处于软瘫期，特别是上肢和手。软瘫肢体强化治疗的治疗原则，除上述治疗仍进行外，主要是利用躯干肌的活动，促进肩胛带和骨盆带的功能部分恢复，通过联合反应、共同运动、姿势反射、Rood 感觉刺激等手段，促进软瘫肢体肌肉的主动收缩和肌张力增高。应注意将患肢置于患者视线之内。本节前面已讲述联合反应、共同运动和姿势反射，现将 Rood 感觉刺激作以下介绍。

Rood 感觉刺激：短时间局部皮肤冰刺激，快速逆毛发生长方向轻刷或摩擦刺激，可引起患肢局部的肌张力增加，同时要求患者做相应的肌肉收缩、挤压或快速活动患肢关节，可引起相应关节周围肌肉出现反射性收缩。

（2）转移动作训练：在亚急性期康复治疗中患者可以进行床上起坐、坐立位转移、床-轮椅间转移等训练。以下逐一介绍正规的动作要领及辅助方法。

1）床上起坐训练

A. 从健侧起坐：先做翻身动作，或健侧卧位，将患侧上肢置于体前，指示患者一边用健侧臂支撑，一边抬起躯干。必要时，治疗师用一手在患者头部给予向上的辅助，另一手帮助患侧下肢移向床边并沿床缘垂下（图 3-19）。

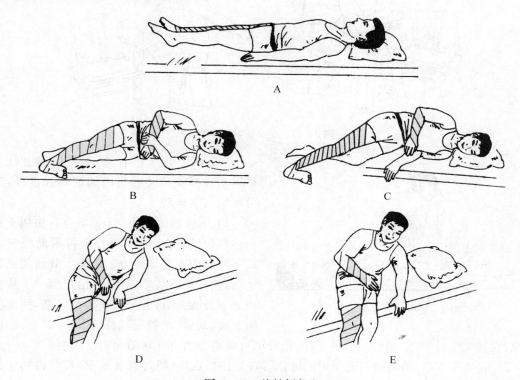

图 3-19　从健侧起坐

B. 从患侧起坐：先取患侧卧位，Bobath 握手，指示患者在用患侧前臂支撑的同时抬起上部躯干起坐。治疗师一手在患侧头部给予向上的辅助，另一手扶住患侧下肢移向床边并沿床缘下垂（图 3-20）。

2）坐立位转移训练：患者取坐位，双足平放于地面，将重心前移，移至健侧下肢。治疗师面向患者前方站立，俯身将患者健侧上肢搭于治疗师肩上，治疗师从腰部辅助患者做起立

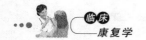
动作,同时用自己的膝部抵住患侧膝部,以促进患侧膝关节伸展。在患侧下肢肌力恢复较好状况下,患者也可取坐位,双足平放于地面,Bobath 握手伸肘,肩充分前伸,躯干前倾,将重心移至双侧下肢,抬头向前上方向,伸髋,躯干伸直。治疗者可从腰部辅助患者,并用自己的膝部抵住患侧膝部,以促进患侧膝关节伸展。可通过调节座位的高低进行坐立位转移的运动训练(图3-21)。

3)床-轮椅间转移训练:将轮椅与床呈30°~45°角,放置在患者健侧,锁上手闸,患者取床边坐位,双脚踏地,用上述方法起立后,以健侧足为轴心旋转身体,直至臀部正对轮椅。轮椅-床转移动作同上述原则。

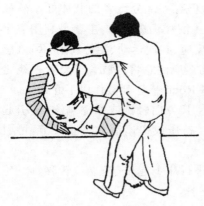

图3-20 从患侧起坐

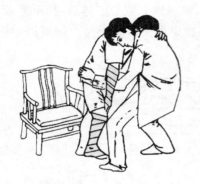

图3-21 坐立位转移训练

(3)床上与床边活动:除将前述上肢上举运动和桥式运动适当增加训练强度外,还可增加以下运动。

1)下肢屈伸运动:①仰卧位。患侧下肢由伸展位做屈曲运动,治疗师可帮助控制足跟不离床面或略加助力。患侧下肢屈髋屈膝运动,使患侧下肢垂于床边,治疗师一手扶持患侧下肢膝关节,另一手扶患侧足部,使患肢做屈髋、屈膝、踝背屈动作(图3-22)。②俯

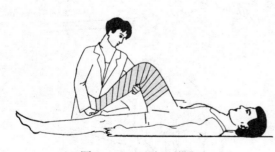

图3-22 下肢屈伸运动

卧位:在膝关节伸展下,向后屈髋或屈膝,治疗师可以略加助力并帮助纠正足内翻。

2)起立床站立:早期的起立床训练可预防直立性低血压;通过患肢负重,可获得站立的感觉刺激,并通过反射机制诱发肌张力。

3)床边站立训练:治疗师位于患者的患侧,并给予其患膝一定帮助,防止膝软或膝过伸。要求双侧下肢同时负重或患侧为主,防止重心偏向健侧。

(4)坐位活动:与卧位相比,坐位有利于躯干的伸展,可促进身体和精神状态的改善。

1)保持正确坐姿:正确坐姿是头颈与躯干保持左右对称,躯干无扭转现象,尤其患侧肩部不得偏向后方,躯干伸直;髋、膝、踝关节均保持90°屈曲位;臀部尽可能坐在椅子的偏后侧,以防止出现臀部过度前置引起躯干后倾,并保持双侧臀部同等负重;膝关节以下的小腿

部分保持与地面垂直,避免出现患侧髋关节外展、外旋、足内翻、下垂(图3-23)。

为防止不良坐姿,可用简单辅助用具,如髋关节外旋倾向,可在患肢大腿下垫一软枕或在双膝间夹皮球使患者髋关节内收肌主动收缩,有效防止髋关节外展;在患足下垫一楔形板以防止踝关节内翻。

患者坐位时,应注意保护肩关节:利用轮椅板保持肩部的正常位置,避免肩部的下坠和肩胛骨后缩;在轮椅板上于放置前臂的位置上固定一块软垫,防止肘部长期受压损伤尺神经;在轮椅板上于放置手的位置上固定一块较大的硬海绵,使患手置于其上时自然形成腕关节背伸位;前臂有旋前倾向的屈曲时,可在轮椅上放手的位置处固定一个小立柱,让患者握住立柱,保持前臂中立位(图3-24)。

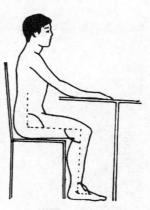

图3-23 正确坐姿

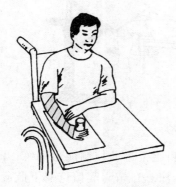

图3-24 在轮椅板上前臂保持中立位

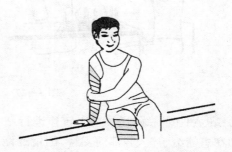

图3-25 患侧上肢负重训练

2)患侧上肢负重训练:患侧上肢置于体侧伸肘,腕背伸90°、伸指,重心稍偏向患侧给予适当力量的挤压,可用健手帮助维持伸肘姿势(图3-25)。

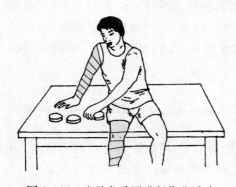

图3-26 患肢负重下进行作业活动

3)坐位平衡训练:通过重心(左、右、前、后)转移进行坐位躯干运动控制能力训练。开始训练时应有治疗师在患侧给予帮助指导,酌情逐步减少支持,并过渡到日常生活活动,如患肢负重下进行作业活动等(图3-26)。

4)上肢功能活动:双侧上肢或患侧上肢肩肘关节功能活动(包括肩胛骨前伸运动)、双手中线活动,并与日常生活活动相结合。如滚筒练习、双手拾木钉、推斜板等训练(图3-27)。

5)下肢功能活动:双侧下肢或患侧下肢髋、膝关节功能活动,双足交替或患足踝背屈运动。

(5)站立运动

1)患侧下肢负重训练:健腿屈髋、屈膝将足踏于矮凳上,患腿伸直负重,其髋、膝部从有支持逐渐过渡到无支持。

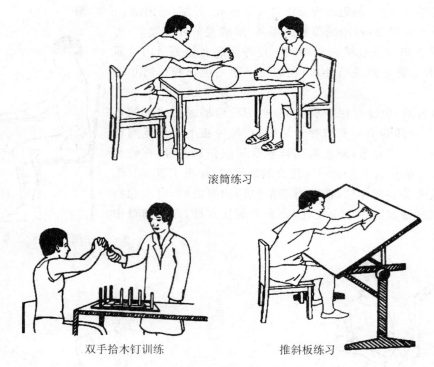

滚筒练习

双手拾木钉训练　　　　　　推斜板练习

**图 3 - 27　上肢功能活动**

2）站立平衡训练：通过重心转移进行站立位下肢和躯干运动控制能力训练，开始应有治疗师在患侧给予髋、膝部的支持，酌情逐渐减少支持，注意在站立起始位双下肢应同时负重。患者可先扶持站立、平行杠站立支撑、逐渐脱离支撑、重心转移至患侧训练、患侧下肢负重支撑，能徒手站立后，再进行站立三级平衡训练。

3）上下台阶运动：患者面对台阶，健手放在台阶的扶手上，健足踏在台阶下，患足踏在台阶上，将健腿上一台阶，使双足在同一台阶上，站稳后再将健腿下一台阶回到起始位，此方法训练患肢负重能力。根据患者体力和患肢股四头肌力量情况，酌情增加运动次数和时间。上下楼梯训练时，原则是上楼梯时健腿先上，下楼梯时患腿先下，治疗师可给予患侧适当的帮助。

4）**步行能力训练**

A. 步行的条件：独立维持立位平衡 30 s；髋、膝关节有一定选择控制能力；双下肢能完成重心转移；具有良好的关节位置觉。

B. 平行杠内行走：在患侧下肢能够适应单腿支撑的前提下，可以进行平行杠内行走，为避免患侧伸髋不充分、膝过伸或膝软，治疗师应给予患者帮助指导。如患足背屈不充分，可穿戴踝足矫形器，预防可能出现的偏瘫步态。

C. 室内行走与户外活动：在患者能较平稳地进行双侧下肢交替运动的情况下，可先行室内步行训练，必要时可加用手杖，以增加其稳定性。在患者体力和患侧下肢控制能力较好的情况下，可行户外活动，注意开始时应有治疗师陪同。

（6）物理因子治疗：重点是针对患侧上肢的伸肌改善伸肘、伸腕、伸指功能，针对患侧下肢的屈肌改善屈膝和踝背屈功能。常用的方法有功能性电刺激、肌电生物反馈和低中频电刺激等。

(7)传统康复治疗:常用的有针刺和按摩等方法。部位选择患侧上肢伸肌和下肢屈肌,以改善其相应的功能。

(8)作业治疗:根据患者的功能状况选择适应其个人的作业活动,提高患者日常生活活动能力和适应社会生活能力。

1)日常生活活动:日常生活活动能力的水平是反映康复效果和患者能否回归社会的重要指标,应包括基本的日常生活活动(如主动转移、进食、个人卫生、穿脱衣裤、洗澡、步行和如厕等)和应用性日常生活活动(如做家务、使用交通工具、认知和交流等)。

2)运动性功能活动:通过相应的功能活动增强患者的肌力、耐力、平衡与协调、速度能力和关节活动范围。

3)辅助用具使用训练:为了充分利用和发挥已有的功能,可配置辅助用具,有助于提高患者的功能活动能力。

(9)步行架与轮椅的应用:对于年龄较大、步行能力相对较差的患者,为了确保其安全,可使用步行架以增加支撑面,提高行走的稳定性。若下肢瘫痪程度严重,无独立行走能力者可用轮椅代步,教会其使用轮椅的技巧,以扩大患者的活动范围。

3. 恢复中后期的康复治疗　　本期相当于 Brunnstrom 分期的 Ⅳ ～ Ⅵ 期。主要治疗目标是加强协调性和选择性随意运动为主,并结合日常生活活动进行上、下肢实用功能的强化训练,同时注意抑制异常的肌张力。脑卒中患者运动功能训练的重点是正常运动模式和运动控制能力的恢复。相当一部分偏瘫患者的运动障碍与其感觉缺失有关,因此,在偏瘫运动功能训练的同时应注意进行改善各种感觉功能的康复训练。

(1)上肢和手的治疗性活动:偏瘫上肢和手功能的恢复较下肢相对滞后,这可能与脑损害的部位以及上肢功能相对精细、复杂有关。尽管健侧上肢和手在一定程度可起代偿作用,但患侧上肢和手功能缺失或屈曲挛缩仍对患者的日常生活带来很大影响,因此,在康复治疗中,应重视患侧手臂的功能训练,不可忽略。

1)降低上肢及手的屈肌张力

A. 反射性抑制模式(RIP):患者仰卧,被动使其肩关节稍外展、伸肘、前臂旋后、腕背伸、伸指并拇指外展。该法通过缓慢持续牵伸屈肌,可明显降低上肢屈肌张力,但效果持续时间短,可重复训练。

B. 肩胛骨前伸运动:主动或被动地进行肩胛骨的前伸运动,也可降低上肢屈肌张力。

C. 其他:患手远端指间关节的被动后伸、患手部冰疗、前臂伸肌的功能性电刺激或肌电生物反馈均有利于上肢屈肌张力的缓解,改善手的主动活动,尤其是伸腕和伸指活动。

2)增加上肢和手的运动控制能力训练:如某一肢体的维持、拾木钉等,为以后日常生活活动创造条件。训练时为防止共同运动或异常运动模式的出现,治疗师可给予一定的帮助,以引导正确的运动方向。训练中要重视"由近到远,由粗到细"的恢复规律,近端关节的主动控制能力直接影响该肢体远端关节的功能恢复。

(2)下肢的治疗性活动

1)抑制异常肌张力:当患侧下肢肌张力增高时,首先要抑制异常的肌张力。降低下肢肌张力的方法(卧位)有:①腰椎旋转;②患侧躯干肌的持续牵伸,即通过患髋及骨盆内旋牵拉该侧腰背肌,患者屈膝、髋内旋,治疗师一手下压患膝,同时另一手作用于肩,使患侧的躯

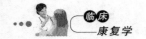

干肌得到缓慢持续牵拉;③跟腱持续牵拉(图3-12);④牵张腘绳肌,即治疗师用一手固定患侧膝部,保持膝关节伸展位,另一手托住足部向上抬起下肢,使骨盆关节屈曲,以达到牵张腘绳肌的作用,简称SLR(图3-28)。

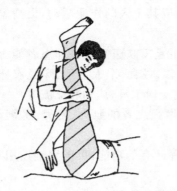
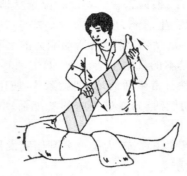

**图3-28 牵张腘绳肌训练**

2) 下肢的运动控制能力训练:①可在屈髋屈膝位、屈髋伸膝位、伸髋屈膝位进行患侧下肢主要关节的主动运动控制活动;②练习不同屈髋位的主动伸膝、主动屈膝和踝背屈活动;③跟膝胫踝运动,即患足的跟部在健侧下肢的膝、胫前、内踝上进行有节律、协调、随意的选择性运动。该运动是下肢运动控制能力训练的重要内容和评定其训练效果的客观依据。

(3) 步行训练:恢复步行是康复治疗的基本目标之一。先进行扶持步行、平行杠内步行,再到独立步行,改善步态训练。此恢复阶段主要以改善步态训练为主。偏瘫患者往往由于缺乏膝关节良好的选择性屈伸运动和踝关节选择性背屈、跖屈运动,平衡能力不够充分,患侧下肢负重能力不达60%等原因造成步态异常。通过训练,力求患足达到先足跟、后足尖着地的步行。

1) 踝关节选择性背屈和跖屈运动训练

A. 双下肢做步行状训练时,患侧下肢支撑期足底完全触地,健侧下肢向前迈出一步。在此状态下,指导患者略微屈曲患侧膝关节,足跟离地,使前脚掌着地,做背屈踝关节动作的训练。做此动作时,始终注意防止出现足内翻。然后,再做上述动作的反方向运动,即将重心逐渐后移,使患侧足跟徐缓着地。上述两项动作可反复交替进行练习,必要时给予诱导,但应注意防止诱发躯干及髋关节的屈曲运动。

B. 从站立位向前迈出健侧下肢训练,即待患侧下肢肌痉挛减轻后,指示患者从站立位向前迈出患侧下肢,要求迈出的下肢必须保持踝关节背屈并避免出现足内翻。可反复多次进行此训练,治疗师可给予必要的辅助。

C. 患者的踝背屈无力或足内翻明显,影响行走者,可用弹力绷带或矫形器使其患足踝背屈位,以利于行走。

2) 加强患侧下肢负重和平衡功能训练:①利用平衡板进行双下肢的运动训练,即将患足踏于板上,重心向前、后、侧方移动,目的在于强化患肢的支撑及平衡能力;②利用体重计的动作训练,目的在于通过体重计来检测下肢向地面方向施加压力的程度。

3) 向后方迈步训练:人体在向后迈步时,首先需要屈膝而不是上提骨盆,以便髋关节获得充分伸展,踝关节获得充分背屈,因此练习向后迈步对改善步态是有效的。

4)骨盆和肩胛带旋转训练:肩胛带的旋转可以带动上肢摆动,骨盆的旋转有助于抑制下肢痉挛,对改善步行的协调性起重要作用。

A. 肩胛带旋转训练:在立位下,指示患者双手交替做触碰对侧大腿部的摆动;步行时指导患者用一侧手试图去触碰向前迈出的对侧下肢大腿部。

B. 骨盆旋转训练:治疗师位于患者后方,双手置于患者的骨盆处,在患者步行的同时,辅助骨盆旋转。如步行过程中出现患侧整体僵硬,则需停止步行,原地进行数次骨盆旋转运动,使躯干和下肢放松后再继续步行训练。

5)上下楼梯训练:正确的方法是上楼先上健侧腿,下楼先下患侧腿,在功能较好后可逐渐双下肢交替进行。

6)减重步行训练:减重步行训练是用吊带将患者身体悬吊,使患者步行时下肢的负重减少,步行能力提高。训练时,治疗师应位于患侧,对髋、膝、踝关节的运动进行指导及纠正。

7)辅助器具的应用:对于老年体弱者,可根据其情况,选用相应的手杖或步行架以完成步行。如患者脑损害严重,无法恢复行走,可使用轮椅,以减轻其残障程度。治疗师应教会患者及其家属如何进行床-椅转移和轮椅的使用。

(4)作业治疗

1)日常生活活动能力训练:日常生活活动能力包括穿衣、进食、轮椅使用、如厕、洗澡、行走、上下楼梯、个人卫生等。逐项指导和训练,从简到繁,从易到难,使患者掌握技巧。如穿衣先穿患侧后穿健侧、借助水龙头拧毛巾等。不能独立完成者可用辅助器具。

2)其他有针对性的作业治疗:如书写练习、画图、下棋、打毛线、粗线打结、系鞋带、穿脱衣裤和鞋袜、家务活动、社区行走、使用交通通讯工具等。

(5)辅助器具的应用:目的是发挥健侧功能,学习使用"代偿技术",如助行器和轮椅的使用、矫形器的使用等,尽可能克服瘫痪影响,争取最大限度的生活自理,重返社会和家庭。

4. 后遗症期的康复治疗　脑卒中后遗症期是指脑损害导致的功能障碍经过各种治疗其受损功能在相当长的时间内无明显改善,此时则进入后遗症期。临床多在发病后1~2年。其主要原因有脑损害严重、未及时进行早期规范康复治疗、治疗方法或功能训练指导不合理而产生误用综合征、危险因素(高血压、高血糖、高血脂)控制不理想致原发病加重或再发等。其主要表现为患侧上肢和手功能障碍、失语、构音障碍、吞咽困难、偏瘫步态、患足下垂行走困难等。

本期的康复治疗应加强残存和已有的功能,即代偿性功能训练,以适应日常生活需要,同时注意防止异常肌张力和挛缩的进一步加重。避免骨质疏松、异位骨化和其他并发症的发生,帮助患者进行床下活动和适当的户外活动,与患者进行交流和必要的心理疏导,激发其主动参与的意识。

(四)感觉障碍的康复治疗

很多偏瘫患者在运动障碍同时伴有感觉障碍。感觉功能和运动功能关系密切,如感觉丧失、迟钝、过敏等会严重影响运动功能,因此感觉训练和运动训练不能截然分开,必须建立感觉-运动训练一体化的概念。

1. 感觉训练的原则

(1)纠正肌紧张使其正常化,抑制异常姿势和病理性运动模式。

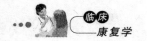

（2）避免由于施加感觉刺激而引起的痉挛加重。

（3）可以选择多种刺激方式,但每一种刺激或同一动作需反复、多次、长期地进行,不能频繁更换训练工具。

（4）根据感觉障碍的程度选择适当的训练工具和训练方法。训练要由易到难,由简单到复杂,循序渐进。

（5）为获得最佳治疗效果必须取得患者的合作。

（6）治疗者与患者应有充分的思想准备,感觉的恢复不可能在短时间实现。

感觉障碍患者除了运动功能受到较大影响外,感觉的丧失或迟钝还易造成烫伤、创伤、感染等,治疗师应帮助患者在治疗和日常生活中,养成用视觉代偿的习惯,防止意外伤害的发生。

2. 有明显感觉障碍的训练  在偏瘫恢复初期运动训练的同时就要加入感觉功能的训练。

（1）患侧上肢负重训练:是改善上肢运动功能的训练方法之一。此训练过程中,在维持患侧上肢特定姿势时,在支撑手下铺垫不同材料的物品,如木板、金属板、棉布、绒布等,给予手掌不同的刺激。还可以给予适当的关节挤压,以促进本体感觉的恢复。

（2）木钉盘活动:将制作的木块、木棒用各种不同的材料如纱布、丝绸、海绵等缠绕,患者抓握木钉时,各种材料对患者肢体末梢的感觉刺激和视觉的参与可提高其中枢神经的感知觉能力。

（3）辨别物体的练习:最初从练习辨别物体的一个特点开始入手,如单纯辨别物体的大小、轻重、软硬、形状等,逐渐增加其难度。

3. 深感觉障碍的训练  深感觉障碍主要体现在位置觉障碍和运动觉障碍,两者必须结合训练。最初,由治疗师通过被动运动引导患者患侧做出并体验正确的动作,然后指示患者用健侧去引导患侧完成这些动作,再进一步通过双手端起较大物品的动作,间接引导患侧上肢做出正确动作并体会。通过拿放不同重量的物品,调节训练的易难程度。

（五）言语障碍的康复治疗

主要是通过训练使患者运用和提高残存的言语功能,补充多种交流途径,改善实际交流能力。言语障碍分为失语症、构音障碍和言语失用。详见本套教材《言语治疗学》。

（六）吞咽障碍的康复治疗

脑卒中引起的吞咽障碍多发生在进食过程中的口腔期和咽喉期,但在咽喉期引起误咽对生命的威胁是最直接的。康复治疗原则分别为功能训练、功能代偿、选食与进食训练。详见本套教材《言语治疗学》。

（七）认知功能障碍的康复治疗

认知功能障碍可有许多临床表现,其中脑卒中后痴呆最为多见。痴呆患者可给予各种认知功能训练,主要是智力治疗或智力刺激启发。包括6个方面:逻辑思维、分析综合、交流表达、数据计算、记忆训练和社会活动。认知功能康复是长期的过程,需要医护人员、患者家庭及社会的共同参与。详细内容可参见有关章节。

（八）心理障碍的康复治疗

脑卒中后的心理障碍主要是抑郁症,这是由多种因素造成的。与左额叶和左基底节部位病损、有抑郁病史及社交能力障碍等因素有关。治疗主要涉及认知-行为心理治疗,需要全面了解患者生理、心理和社会适应状态。药物治疗可选用5-羟色胺选择性抑制剂,如氟西汀(百忧解)、罗帕西汀(赛乐特)、舍曲林等。

## 第三节　脑血管意外并发症的康复

### 一、废用综合征

废用综合征(disuse syndrome)是康复医学的一个重要概念。其定义是:由于机体不活动状态而产生的继发障碍。

1. 原因

(1) 原发病的性质及病情,为了治疗需要长期保持安静或卧床状态。

(2) 神经系统疾病导致严重的运动障碍。

(3) 精神抑郁症患者常处于静止不动、不活跃状态。

(4) 有严重感觉障碍者,特别是深感觉障碍,因缺少刺激而活动减少。

(5) 因疼痛限制肢体或躯干活动。

(6) 老年人习惯于日常生活中喜静不喜动者。

(7) 骨关节疾病使活动范围减少或长期使用支具、石膏、夹板固定,限制肢体或躯体活动。

2. 临床表现

(1) 局部废用引起的表现及防治方法

1) 失用性肌无力及肌萎缩:抗重力的下肢肌肉比上肢肌肉更易无力萎缩。有关资料表明,完全不运动的肢体,等长肌力每天减少1%～3%,每周减少10%～20%,如完全不动3～5周,肌力减少50%。

防治方法:①每天进行几秒钟最大肌力的20%～30%锻炼,如做1 s最大肌力的50%锻炼则更有效;②神经肌肉电刺激也可预防或减轻肌无力和肌萎缩。

2) 关节挛缩:因关节、软组织、肌肉缺乏运动或被动运动范围受限而引起。最常见的原因是疼痛、肢体运动功能障碍、痉挛、长时间关节不动以及未能及时康复。挛缩在上肢的肩、肘、腕、指关节最易发生,其次是下肢的髋、膝、踝关节。

防治方法:①定时变换体位;②保持良好肢位;③被动关节活动;④自主被动关节活动;⑤机械矫正训练;⑥抑制痉挛治疗(如Bobath法、本体感觉神经肌肉促进法)。

3) 失用性骨质疏松:由于骨质缺乏负重、重力及肌肉活动等刺激,使骨质反应增强。此外,由于长期不活动状态影响内分泌系统,使尿钙增加,羟脯氨酸排泄增加、粪钙增加。骨质疏松在骨膜下最明显。

防治方法:负重站立,肌肉力量、耐力和协调性训练,肌肉等长、等张收缩等。

(2) 直立性低血压(postural hypotension)

防治方法:①定时变换体位;②平卧时,头抬高于足30～50 cm,随着病情稳定,逐步抬高上身,每天3次,每次以患者耐受为准;③适当主动或被动活动四肢,可抑制过度的交感

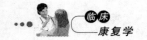 

神经兴奋,有效改善血液循环;④睡眠时,上身略高于下半身,使交感神经兴奋,有利于肾素产生,并改善血液循环及增强血管收缩;⑤做深呼吸运动,促进反射性血管收缩,但颅内压增高者禁忌;⑥对健侧肢体、躯干、头部做抗阻运动,增加心排血量,刺激循环反射,促进内脏及下肢血液回流;⑦按摩四肢,冷水摩擦皮肤;⑧下肢、腹部用弹性绷带,增加血液回流量;⑨最主要的是避免长期卧床,尽早开始坐位训练。

(3) 静脉血栓形成:由于血液流动停滞,血黏稠度增加所致。防治静脉血栓形成的措施是早期活动肢体,抬高下肢位置,用弹性绷带促进静脉回流,也可用按摩协助静脉回流,严重者可使用抗凝剂如华发林、肝素及阿司匹林。必要时行手术治疗。

## 二、过用综合征

过用综合征的概念是 Loveff 在 1915 年首先提出的,即过度劳累(overfatigue)及过度使用(overuse)。常发生在神经疾病的恢复期或一些进展性疾病中。此时,由于运动治疗的量、次数及强度超过了病人实际承受的负荷,而产生全身性疲劳及局部肌肉、关节损伤。为了避免产生过用综合征,必须掌握患者的全身状况,遵循少量多次康复训练原则,合理安排每天训练量。

## 三、误用综合征

误用综合征(misuse syndrome)即在康复治疗中由于方法错误,引起医源性的继发性损害。常见的有韧带、肌腱、肌肉等损伤,痉挛状态加重,过早步行等。预防方法是重视康复各个阶段的治疗,早期应重视良好姿位摆放,关节被动活动时手法应轻柔,注意训练量及强度,强调运动模式的恢复,避免片面追求肌力治疗。

## 四、肩痛

1. 病因　肩痛的原因可分为中枢神经源性及局部性疼痛,或者多种原因所致,最常见的有中枢神经损害的神经源性疼痛以及痉挛、废用及误用综合征、肩关节挛缩、肩手综合征、肩关节半脱位、异位骨化、骨质疏松等。

2. 临床表现　一般安静时不痛,上举或平伸动作时出现疼痛,被动活动受限,肩部活动后加重,疼痛从肩部放射到上肢,病侧上肢有沉重感。

3. 预防

(1) 早期进行扩大肩关节活动范围训练,确保正常活动范围,做好正常姿位摆放。

(2) 在做被动肩关节活动时,应用正确的手法,避免因错误的手法而引起疼痛。注意在进行被动活动时,须先做肩胛骨的活动。

(3) 一旦被动活动时有疼痛产生,应立即停止,避免损伤。

4. 治疗

(1) 药物治疗:可选择镇痛剂口服,如阿司匹林、吲哚美辛(消炎痛)等;局部涂抹止痛药物;局部封闭治疗。

(2) 物理因子治疗:局部做温热治疗,如红外线、微波、超短波等。

(3) 运动疗法

1) 疼痛早期:当疼痛较轻,仍应在无痛范围内做肩关节被动活动。活动前,先做躯干旋转运动以抑制痉挛,并鼓励患者采用 Bobath 手法,以健侧带动患侧上肢,防止发生反复损伤。此外,注意保护肩关节,上举同时保证肩胛骨前突及肘关节处于伸直位。

2)严重肩痛的处理:根据肩痛严重程度,制订不同方案。尊重病人愿望,建立相互信任的合作关系,清除病人恐惧心理,确保训练实施。

A. 提升肩胛带法:患者坐位,治疗师位于其患侧,一手放在病侧上肢腋下,指示患者将躯干中心向另一侧移动,同时,用在腋下的手提升肩胛带。有节奏地重复该动作,逐渐扩大范围。

B. 抑制肩胛骨前突运动时过度紧张法:患者平卧,患侧下肢屈膝位,倒向健侧,治疗师来回有节律地摆动其骨盆,使患侧痉挛减轻。然后,治疗师在患侧上肢肘关节伸直状态下,将患侧上肢上举,同时继续转动患者骨盆,此时患者会感到肩关节周围肌肉松弛。

C. 推斜板或擦桌子运动:桌面上放一毛巾(或斜板),病人取 Bobath 握手,将双手放在毛巾(或斜板)上,将其向前推,起到躯干的运动带动肩关节运动的效果,同时必须保持患肢肘关节伸直状态。

## 五、肩关节半脱位

肩关节半脱位(glenohumeral subluxation,GHS)在偏瘫患者中很常见。主要特点为肩胛带下降,肩关节腔向下倾斜;肩胛骨下角位置较健侧低;患侧呈翼状肩。

1. 病因

(1)以冈上肌、三角肌后部为主的肩关节周围肌肉功能下降。

(2)肩关节及韧带松弛、破坏、长期牵拉所致的延长。

(3)肩胛骨周围肌肉瘫痪、痉挛及脊柱直立肌的影响等所致肩胛骨向下旋转。

2. 临床表现和诊断　早期无任何不适,部分患者当患肢垂放时间较长时,可有不适感或疼痛。当上肢被支撑或抬举时,症状减轻或消失。日久可出现剧烈肩痛,合并肩关节活动受限。体格检查可见患侧肩部三角肌塌陷、关节囊松弛、肱骨头向下前移位,方肩,肩胛骨沿胸壁下移并向下旋转,关节盂向下倾斜。随着肌张力增高,肩胛骨后缩,内缘隆起,多靠近脊柱,尤其下角内收,低于对侧。关节盂处空虚,肩峰与关节盂之间明显凹陷,可容纳 $1/2 \sim 1$ 横指,即可诊断。

3. 肩关节半脱位的预防　在患者上肢处于软瘫期时,保持肩胛骨的正确位置是预防肩关节半脱位的关键。如卧位时采取良好体位摆放;坐位时将患肢放于轮椅扶手或支撑台上;站立位可用肩托防止重力作用对肩部的不利影响等。

4. 肩关节半脱位的治疗　目的是纠正肩胛骨的位置,进而纠正关节盂的位置,恢复肩部的固定机制。

(1)手法纠正肩胛骨位置,使其充分前伸。

(2)刺激肩胛周围起稳定作用的肌肉活动或增加其肌张力。治疗师位于患者前方,向前抬起患肢,然后用手掌沿患肢到手掌方向快速反复地加压,并要求患者保持掌心向前,不使肩后缩。

(3)冰块按摩有关肌肉,可刺激肌肉的活动。

(4)功能性电刺激、针灸、电针可能提高肌张力。

(5)在不损伤肩关节及周围组织的情况下,维持全关节无痛性被动活动。

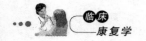

（6）避免牵拉患肢，引起肩痛和肩关节半脱位。

## 六、肩手综合征

肩手综合征（shoulder - hand syndrome，SHS）是指在原发病恢复期间，患侧手突然水肿、疼痛及患侧肩疼痛，使手的运动功能受限。严重的可引起手及手指变形，手功能完全丧失。因此应给予足够重视，并及早治疗。

1. 病因及发生机制　其病因可能有长时间的腕关节强制性掌屈；过度腕关节伸展可产生炎症样的水肿及疼痛；长时间患侧手背静脉输液；病侧手外伤或过度活动等。

2. 临床表现　肩手综合征的临床表现可分为3期。

第一期：病侧手突然水肿，并很快使运动范围明显受限。水肿主要出现在患手背部，特别是指节、近端及远端的指间关节，常终止于腕关节及其近端。皮肤呈橘红或紫色，特别是患手处于下垂状态时。水肿表面有微热及潮湿感。指甲逐渐发生变化，与健手相比，表现为苍白、不透明。同时患侧上肢、肩及腕关节活动受限、疼痛，前臂被动外旋，腕关节背屈时尤甚。如做超过腕关节可活动范围的被动屈曲时，患者有明显疼痛感，甚至做患侧上肢负重的治疗时也可引起疼痛。指间关节明显受限，手指外展严重受限，使患者难以完成Bobath握手动作。近端的指间关节发硬，仅能稍屈曲，不能完全伸展。若被动屈曲该关节，病人有疼痛感。而远端指间关节可伸展，但几乎不能屈曲。如被动屈曲，就会产生疼痛。本期持续3～6个月。20%是双侧性的。如出现症状，立即开始治疗，常可控制其发展，并可治愈；如不及时治疗，很快转入第二期。

第二期：手的症状更加明显，手及手指有明显的难以忍受的压痛、肩痛及运动障碍。手的水肿减轻，但血管的通透性发生变化，如皮肤湿度增高、发红。患手皮肤、肌肉明显萎缩，手掌呈爪形，手指挛缩。X线可见患手骨质疏松样变化。肉眼可见腕骨间区域的背侧中央和掌骨与腕骨结合部出现坚硬隆起。此期平均持续3～6个月。其预后不良，为了将功能障碍减少到最低程度，必须积极治疗。

第三期：又称后遗症期。水肿、疼痛完全消失，但未经治疗的手的活动能力永久丧失，形成固定的有特征性的畸形手。腕屈曲偏向尺侧，背屈受限制，掌骨背侧隆起、固定、无水肿，前臂外旋受限，拇指和示指间部分萎缩、无弹性。远端及近端的指间关节固定于轻度屈曲位，即使能屈曲也是在很小范围内。手掌呈扁平，拇指和小指显著萎缩，压痛及血管运动性变化也消失。此期为不可逆的终末阶段。患手完全废用，成为终身残疾。

3. 肩手综合征的预防　肩手综合征的预防，应注意以下几点。

（1）避免上肢受外伤、疼痛、过度牵张、长时间垂悬。

（2）尽可能地不用患侧手背静脉输液，应提倡锁骨下静脉输液。

（3）卧位时将患肢抬高，坐位时将患侧上肢放于前面小桌上，并使之固定，避免腕部弯曲。

（4）患侧上肢负重训练时，适当控制训练的强度及持续时间。

4. 肩手综合征的治疗　肩手综合征的治疗原则是早发现、早治疗，特别是发病3个月内必须积极治疗。其目的在于尽快控制或消除其发展，减轻或消除疼痛及僵硬程度。其治疗方法如下。

（1）防止腕关节掌屈：为促进静脉回流及防止掌指关节持久的屈曲，无论在床上，还是坐位,均应维持腕关节背屈是非常重要的。

(2) 压迫向心性缠绕:通常用直径1~2 mm的线绳由远端向近端缠绕手指,即缠绕自指甲处开始,将线压住其起始部,留一段线头,然后快速有力地向近端缠绕至指根部不能缠绕为止,然后治疗师立即从指端起始部线头处迅速拉开缠绕的线绳。每个手指都缠绕一遍后,最后缠绕手掌。此法每天可反复进行,且简便安全,疗效较好(图3-29)。

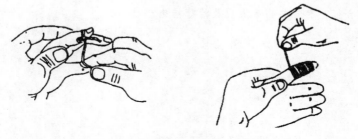

**图3-29** 压迫向心性缠绕

(3) 冰水疗法:冰与水按2:1混合后放于容器内,将患手浸泡3次,两次浸泡之间有短暂的间隔,治疗师的手一同浸入,以确定其耐受时间。

(4) 冷水-温水交替浸泡法:冷水温度约10℃,温水约40℃。先将患手于温水中浸泡10 min,然后放于冷水中20 min,可反复进行。此法对于肩手综合征第一期效果较好,可促进血管扩张-收缩反应,改善交感神经紧张性。

(5) 主动运动:鼓励患者主动运动患手,可以健手协助活动。但禁忌施行患侧上肢负重训练。

(6) 被动运动:保持肩关节被动活动范围,对肩痛有预防作用。手及指的被动活动必须轻柔,在无痛范围内活动。治疗师应从扩大腕关节活动入手治疗。平卧位将患侧上肢上举,可促进静脉回流。

(7) 其他:可用皮质激素口服治疗,对疼痛部位做局部麻醉或神经阻断注射等。

## 七、下肢深静脉血栓

脑卒中患者由于患侧下肢主动运动能力差,长期卧床或下肢下垂时间过长,肢体肌肉对静脉泵的作用降低,使下肢血流速度减慢、血液高凝状态以及血管内皮的破坏,血小板沉积形成血栓。临床表现为患侧下肢肿胀(左侧多见),伴有疼痛或压痛,局部皮肤温度稍高,受累关节被动活动受限,严重的可出现皮肤发绀、肢体远端坏死,有时可伴有轻度全身性症状如发热、乏力、心动过速。如果血栓脱落可引起肺动脉栓塞,患者突发呼吸困难、胸闷、急性心力衰竭,危及生命。超声波检查有助于诊断。早期预防可以避免下肢深静脉血栓形成,常用的方法有:下肢主动和被动运动;抬高下肢(卧床时)和穿长筒弹力袜;下肢外部气压循环治疗;对主动活动差者进行下肢肌肉功能性电刺激。对已出现下肢深静脉血栓者应避免局部的被动治疗,可采用肝素抗凝、尿激酶溶栓、血管外科手术或介入治疗。

### 思考题

1. 简答脑血管意外的病因及分类。

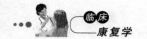
2. 简答脑梗死与脑出血的鉴别要点。

3. 简答 Brunnstrom 运动功能分级。

4. 脑血管意外的临床表现有哪些？

5. 简答脑血管意外的康复治疗。

6. 什么是废用综合征、过用综合征和误用综合征？

7. 如何预防肩关节半脱位？

8. 什么是肩手综合征？有哪些临床表现及治疗措施？

（尹明慧）

# 第四章
# 颅脑损伤的康复

**学习目标**

1. 熟悉颅脑损伤的病因病理及分类。
2. 熟悉颅脑损伤的临床治疗原则。
3. 了解颅脑损伤并发症的防治。
4. 熟悉颅脑损伤的康复评定内容。
5. 掌握颅脑损伤的康复治疗方法。

颅脑损伤是由于暴力作用于头部所造成的一种严重创伤。颅脑损伤是危害人类生命健康的重要疾病,在青年人的意外死亡中,头部损伤是主要的死亡原因。在美国,颅脑损伤的发病约为脊髓损伤的 10 倍,发病率为 3 900/10 万,青年组发病率相对较高,男女比例为 2∶1,男性更严重。车祸是美国最常见的颅脑损伤原因,因颅脑损伤导致死亡或住院治疗者为 180/10 万～220/10 万;每年有 50 万新增病例,每年约有 8 万人死于颅脑损伤。我国 20 世纪 80 年代进行的 6 城市神经系统疾病的流行病学调查,颅脑损伤的发病率为 783.3/10 万,仅次于脑血管病。轻度、中度、重度颅脑损伤的病死率分别为 0、7% 和 58%,而致残率分别为 10%、66% 和 100%。颅脑损伤占全身各处损伤的 10%～20%,仅次于四肢伤,但病死率居首位。

颅脑损伤后患者遗留有躯体残疾、智力、心理及社会残疾,严重影响患者的经济、家庭生活和工作。因此,除临床采用积极的治疗措施外,配合使用有效的康复措施具有深远的意义。

颅脑损伤的康复是指利用各种康复手段,对脑损伤患者造成的身体上、精神上、职业上的功能障碍进行训练,使其消除或减轻功能缺陷,最大限度地恢复正常或较正常生活、劳动能力,并参加社会活动。

## 第一节　颅脑损伤的临床诊治

### 一、临床诊断

#### (一) 定义

颅脑损伤是头颅部位尤其是脑组织的创伤,可导致意识丧失、记忆缺失及神经功能障

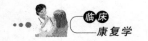

碍,是危害人类生命健康的重要疾病。

（二）病因病理

1. **病因** 在战时多为火器伤,利器伤,爆炸伤,工事或建筑物倒塌的压伤等;在和平时期主要是交通事故、工伤、运动损伤、跌倒、利器伤等。

2. **病理** 颅脑损伤始于致伤外力作用于头部所导致的颅骨、脑膜、脑血管和脑组织的机械形变(mechanical distortion)。损伤类型则取决于机械形变发生的部位和严重程度。原发性脑损伤主要是神经组织和脑血管的损伤,表现为神经纤维的断裂和传出功能障碍,不同类型的神经细胞功能障碍甚至细胞的死亡。继发性脑损伤包括脑缺血、脑血肿、脑肿胀、脑水肿、颅内压升高等,这些病理生理学变化是由原发性损伤所致,反过来又可以加重原发性脑损伤的病理改变。

（三）分类

1. **按损伤性质分类** 按损伤性质可分为闭合性颅脑损伤和开放性颅脑损伤。前者为头部接触钝器或间接暴力所致,脑膜完整,无脑脊液漏;后者多由锐器或火器直接造成,伴有头皮裂伤、颅骨骨折和硬脑膜破裂,有脑脊液漏。造成闭合性颅脑损伤的机制较为复杂,可概括为两种作用力所致:①接触力,即物体与头部直接碰撞,由于冲击导致局部脑损伤;②惯性力,由于受伤瞬间头部的减速或加速运动,使脑组织在颅内急速移位而导致的损伤。通常将受力侧的脑损伤称为冲击伤,其对侧的损伤称为对冲伤。

2. **按损伤程度分类** 可分为轻型、中型、重型颅脑损伤,依据为格拉斯哥昏迷量表(Glasgow coma scale,GCS)及昏迷时间(表4-1)。

**表4-1 格拉斯哥昏迷量表（GCS）**

| 睁眼反应(E) | 评分 | 言语反应(V) | 评分 | 运动反应(M) | 评分 |
|---|---|---|---|---|---|
| 自动睁眼 | 4 | 回答正确 | 5 | 遵嘱活动 | 6 |
| 呼唤睁眼 | 3 | 回答错误 | 4 | 刺痛定位 | 5 |
| 刺痛睁眼 | 2 | 语无伦次 | 3 | 躲避刺痛 | 4 |
| 不能睁眼 | 1 | 只能发声 | 2 | 刺痛肢屈 | 3 |
| | | 不能发声 | 1 | 刺痛肢伸 | 2 |
| | | | | 不能活动 | 1 |

注:轻型:总分13～15分,伤后昏迷20 min以内;中型:总分9～12分,伤后昏迷20 min至6 h;重型:总分6～8分,伤后昏迷或再次昏迷持续6 h以上;特重型:总分3～5分。

3. **按损伤部位分类**

（1）头皮损伤:是指直接损伤头皮所致。因暴力的性质、方向及强度不同,可分为头皮血肿、裂伤及撕脱伤等。

1）头皮血肿:头皮血肿多因钝器伤所致。按血肿在头皮内的层次可分为皮下血肿、帽状腱膜下血肿和骨膜下血肿。帽状腱膜下血肿因该层组织疏松可蔓延至全头部,小儿及体弱者可导致休克或贫血。较小的头皮血肿在1～2周可自行吸收,较大的血肿需4～6周才能吸收。皮下血肿不需特殊处理。帽状腱膜下和骨膜下血肿应早期加压包扎。伤后5～7天血肿仍无自行吸收征象,应在无菌条件下行穿刺抽吸血肿后加压包扎。处理头皮血肿应考虑到颅骨损伤及脑损伤的可能。

2）头皮裂伤：头皮裂伤可由锐器或钝器伤所致。由于头皮血管丰富，出血较多，可引起失血性休克。头皮裂伤的处理主要是压迫止血、清创缝合。处理时注意检查有无颅骨损伤及脑损伤。

3）头皮撕脱伤：头皮撕脱伤多因发辫受机械力牵扯，使大片头皮自帽状腱膜下层或连同颅骨骨膜被撕脱所致。可导致失血性或疼痛性休克。治疗方法是在压迫止血、防治休克、清创、抗感染的同时行植皮术。

（2）颅骨骨折：颅骨骨折指颅骨受暴力作用所致颅骨结构改变。颅骨骨折按骨折部位分为颅盖与颅底骨折；按骨折形态分为线形与凹陷性骨折；按骨折与外界是否相通分为开放性颅骨骨折与闭合性颅骨骨折。

1）颅盖骨折：颅盖部线形骨折发生率最高，颅骨 X 线摄片可明确诊断。单纯线形骨折本身不需特殊处理，但要考虑有无硬脑膜外血肿的可能。

2）颅底骨折：颅底骨折按部位可分为颅前骨折、颅中窝骨折和颅后窝骨折。颅底骨折单纯靠颅骨 X 线平片很难诊断，常需颅骨 CT 来帮助诊断。

（3）脑损伤：脑损伤按病理机制可分为原发性脑损伤和继发性脑损伤。原发性脑损伤是指暴力作用于头部时立即发生的脑损伤，主要有脑震荡、脑挫裂伤、弥漫性轴索损伤及原发性脑干损伤等。继发性脑损伤指受伤一定时间后出现的脑受损病变，主要有脑水肿和颅内血肿。

1）脑震荡：脑震荡表现为受伤时出现短暂的意识障碍，程度较轻而时间短暂，可以短至数秒钟或数分钟，但一般不超过 30 min，清醒后对受伤当时情况及受伤经过不能回忆，但对受伤前的事情能清楚地回忆，常有头痛、头晕、恶心、厌食、呕吐、耳鸣、失眠、畏光、注意力不集中和反应迟钝等症状。伤后记忆丧失的时间长短是判断损伤程度的最好标准。神经系统检查无阳性体征，脑脊液检查无红细胞，CT 检查颅内无异常发现。

2）脑挫裂伤：脑挫裂伤是脑挫伤和脑裂伤的统称，因为从脑损伤的病理看，挫伤和裂伤常是并存的。通常脑表面的挫裂伤多在暴力打击的部位和对冲的部位，脑挫裂伤好发于额叶和颞叶，往往合并硬膜下血肿和外伤性蛛网膜下隙出血。其继发性改变脑水肿和血肿形成具有更为重要的临床意义。随着头颅 CT 的广泛应用，脑挫裂伤的诊断率明显提高。临床表现主要有意识障碍、与损伤部位相关的局灶症状和体征、颅内压增高的表现与脑疝等。通过 CT 检查可了解损伤部位、范围、脑水肿程度及中线结构移位等情况，损伤部位表现为低密度区内有散在的点、片状高密度出血灶。

3）弥漫性轴索损伤：弥漫性轴索损伤属于惯性力所致的弥漫性脑损伤，指头部受到外伤作用后发生的，主要弥漫分布于脑白质、以轴索损伤为主要改变的一种原发性脑实质的损伤。其特点为：广泛性白质变性；小灶性出血；神经轴索回缩球，小胶质细胞簇出现；常与其他颅脑损伤合并，死亡率高。病变可分布于大脑半球、胼胝体、小脑或脑干。伤后没有颅内占位或缺血性损害，表现为持续的昏迷。MRI 可发现脑白质、胼胝体、脑干、内囊区或第三脑室周围多个点状小出血点。

4）原发性脑干损伤：原发性脑干损伤与继发性脑干损伤的区别是前者症状和体征在损伤当时即出现，不伴有颅内压增高的表现，常与弥漫性脑损伤并存。主要表现为受伤后立即昏迷，昏迷程度较深，持续时间较长。其昏迷原因与脑干网状结构受损、上行激活系统功能

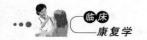

障碍有关。出现病理反射、肌张力增高、中枢性瘫痪等锥体束征以及去大脑强直等。累及延髓时，则出现严重的呼吸及循环功能障碍。通过 MRI 检查可明确诊断，并了解损伤部位及范围。

5）颅内血肿：其严重性在于可引起颅内压增高而导致脑疝形成，早期及时处理可在很大程度上改善预后。颅内血肿按血肿来源和部位分为以下几种。

A. 硬膜下血肿：根据是否伴有脑挫伤而分为复合性血肿和单纯性血肿。复合性血肿多由对冲性脑挫裂伤所致，好发于额极、颞极及其底面。单纯性血肿为脑表面与静脉窦之间的桥静脉破裂所致，血肿较广泛覆盖于大脑半球表面。由于合并脑挫伤及继发性脑水肿，硬膜下血肿的病情多较重，可有意识障碍、颅内压增高及脑挫伤的表现等。CT 检查在颅骨内板与脑表面之间有高密度或混合密度的新月形或半月形影，有助于明确诊断。

B. 硬膜外血肿：硬膜外血肿多见于颅盖部，血液积于颅骨内板与硬脑膜之间。硬膜外血肿本身造成的意识障碍为脑疝所致。若原发性脑损伤较轻，而血肿形成又不是太迅速，在最初的昏迷与脑疝引起的昏迷之间有一段意识清醒时间，被称为中间清醒期。如果原发性损伤较重或血肿形成较迅速，则没有中间清醒期。视血肿大小可有意识障碍、瞳孔异常、锥体束征及生命体征的改变。CT 检查在颅骨内板与脑表面之间有双凸镜形或梭形密度增高影，有助于鉴别诊断和确诊。CT 检查还可明确部位、出血量、脑室受压情况及中线移位情况等。

C. 脑内血肿：脑内血肿可分为浅部血肿和深部血肿。浅部血肿的出血来自脑挫裂伤灶，血肿位于伤灶附近或伤灶裂口中；深部血肿多见于老年人，血肿位于脑白质深部，脑的表面可无明显挫伤。临床表现主要是进行性意识障碍加重及局灶症状，与急性硬脑膜下血肿相似。其意识障碍过程受原发性脑损伤程度和血肿形成速度的影响，由凹陷骨折所致者，可能有中间清醒期。CT 检查在脑挫裂伤灶附近或脑深部白质内见到圆形或不规则形的高密度影，同时可见血肿周围的低密度水肿区。

D. 脑室内出血：外伤性脑室内出血多见于脑室邻近的脑内出血破入脑室，出血量大者可形成血肿。病情常较复杂、严重，除原发性脑损伤、脑水肿及颅内其他血肿的临床表现外，脑室内血肿可堵塞脑脊液循环而导致脑积水，引起急性颅内压增高，加重意识障碍。临床上除脑损伤、颅内压增高及意识障碍显著之外，尚有中枢性高热，持续 $40℃$ 以上，呼吸急促，去脑强直及瞳孔变化，易与脑干损伤及丘脑下部损伤相混淆。确切诊断有赖于 CT 检查。CT 检查可见明显的高密度影充填部分脑室系统，一侧或双侧，大量出血形成全脑室铸形者较少，脑室扩大，脑室内有高密度或中等密度影等。

E. 迟发性外伤性颅内血肿：迟发性外伤性颅内血肿是指伤后首次 CT 检查时无血肿，而在以后的 CT 检查中发现了血肿，或在原无血肿的部位发现了新的血肿，此种现象可见于各种外伤性颅内血肿。形成机制可能是外伤当时血管受损，但尚未全层破裂，因而 CT 检查未见出血；伤后由于损伤所致的局部二氧化碳蓄积、酶的副产物释放以及脑血管痉挛等因素，使得原已不健全的血管壁发生破裂而出血，形成迟发性血肿。伤后经历了一段病情稳定期后，出现进行性意识障碍加重等颅内压增高的表现。确诊须依靠多次 CT 检查的对比。迟发性血肿常见于伤后 24 h 内，而 6 h 内的发生效率较高。

## 二、临床治疗

颅脑损伤治疗原则是在密切观察病情的基础上，根据损伤程度及性质进行处理。早期治疗的重点是及时处理继发性脑损伤,重点是脑疝的预防和早期发现,特别是颅内血肿的发现和处理。对原发性脑损伤的处理主要是对昏迷、高热等的护理和对症治疗,预防并发症。有手术指征者则及时手术,以尽早解除脑组织受压。

（一）病情观察

颅脑损伤的动态病情观察是鉴别原发性与继发性脑损伤的重要方法,其目的是为了早期发现脑疝、判断疗效及调整治疗方案。病情观察的重点是意识情况以及瞳孔、神经系统体征、生命体征等。有条件者可进行 CT 检查、颅内压及脑诱发电位检查等。

（二）急诊处理要求

1. 轻型颅脑损伤　留急诊室观察 24 h;观察意识、瞳孔、生命体征及神经系统体征变化;颅骨 X 线检查,必要时行头颅 CT 检查;对症处理;向家属交代有迟发性颅内血肿的可能。

2. 中型颅脑损伤　意识清楚者留急诊室或住院观察 48～72 h,有意识障碍者须住院;观察意识、瞳孔、生命体征及神经系统体征变化;颅骨 X 线检查,必要时行头颅 CT 检查;对症处理;有病情变化时,复查颅脑 CT,做好随时手术的准备。

3. 重型颅脑损伤　须住院治疗或在重症监护病房治疗;观察意识、瞳孔、生命体征及神经系统体征变化;选用头部 CT 监测、颅内压监测或脑诱发电位监测;积极处理高热、躁动、癫痫等,有颅内压增高表现者给予脱水治疗,维持良好的微循环和脑灌注压;注意昏迷患者的护理和治疗,保持呼吸道的通畅;有手术指征的患者应尽早手术;已有脑疝的患者,先给予 20％甘露醇 250 ml 及呋塞米(速尿)40 mg 静脉注射,并立即手术。

（三）昏迷病人的护理与治疗

昏迷病人的护理与治疗主要是保持内外环境稳定、防治各种并发症及综合促苏醒治疗。具体措施如下。

（1）保证呼吸道的通畅并积极防治呼吸道感染。

（2）保证营养支持,提高机体的免疫力及修复能力。

（3）促苏醒治疗的关键是早期防治脑水肿和及时解除颅内压增高,可使用神经营养药物、康复治疗及高压氧等治疗。

（4）注意防治压疮,坚持定期翻身拍背。

（5）严格无菌导尿,防止尿路感染。

（四）脑水肿的治疗

脑水肿的治疗主要是脱水治疗。脱水治疗适用于病情较重的颅脑损伤,有剧烈头痛、呕吐等颅内压增高表现,CT 检查发现脑挫裂伤合并脑水肿,以及手术治疗前后。常用的药物有 20％甘露醇、呋塞米及白蛋白。急性颅内压增高有脑疝征象时,可立即用 20％甘露醇 250 ml 快速静脉滴注,同时呋塞米 40 mg 静脉注射。在脱水过程中,注意监测电解质、酸碱平衡及肾功能等。

（五）手术治疗

1. 治疗原则

（1）开放性脑损伤:原则上应尽早行清创缝合术,使之成为闭合性脑损伤。清创时严格

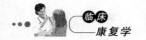
无菌操作,由浅而深,逐层进行,彻底清除碎骨片、头发等异物。

(2) 闭合性脑损伤:手术主要针对颅内血肿,或重度脑挫裂伤合并脑水肿及颅内压增高合并脑疝者,其次为颅内血肿引起的局灶性脑损害。

2. 重度脑挫裂伤合并脑水肿的手术指征　①意识障碍进行性加重或已有一侧瞳孔散大的脑疝表现;②CT 检查发现中线结构明显移位、脑室明显受压;③在脱水等治疗过程中病情恶化者。

3. 常用的手术方式　开颅血肿清除术、去骨瓣减压术、钻孔探查术、脑室引流术及钻孔引流术等。

### 三、并发症的防治

1. 高热　高热的常见原因为脑干或下丘脑损伤以及呼吸道、泌尿道或颅内感染等。受伤后注意预防颅内继发性感染、肺部及尿路感染,发生感染后可依据细菌培养及药物敏感试验结果合理选用抗生素。中枢性高热需要采用物理降温,常用的方法有冰帽,或在头、颈、腋、腹股沟等处放置冰袋。如体温过高、物理降温无效或引起寒战时,需采用冬眠疗法。常用氯丙嗪及异丙嗪各 25～50 mg 肌内注射或静脉缓慢注射。要注意掌握好剂量,保证呼吸道通畅及血压正常。

2. 躁动　观察期间若患者突然变得躁动不安,常为意识恶化的预兆,提示有颅内血肿或脑水肿的可能。意识模糊的患者出现躁动,可能是疼痛、颅内压增高、尿潴留、体位或环境不适等原因引起,须找出原因作相应处理,然后再考虑给予镇静剂。

3. 蛛网膜下隙出血　有头痛、发热及颈强直等表现,可给予解热镇痛药对症处理。伤后 2～3 天当病情趋于稳定后,为解除头痛可每日或隔日行腰椎穿刺,放出适量血性脑脊液,直至脑脊液清亮为止。

4. 继发性癫痫　脑损伤可发生继发性癫痫,以大脑皮质运动区、额叶及顶叶皮质区发生率最高。给予苯妥英钠 0.1 g 口服,每天 3 次,用于预防发作。发作时用地西泮(安定) 10～20 mg 静脉缓慢注射。癫痫完全控制后,应继续服药 1～2 年后逐步减量。

5. 消化道出血　严重颅脑损伤的患者,尤其是下丘脑或脑干损伤时可引起应激性溃疡,大量使用皮质激素也可诱发。发生消化道出血时,应停止使用激素,除传统的止血、制酸、保护胃黏膜等药物治疗外,可给予奥美拉唑(洛赛克)40 mg 静脉注射,病情稳定后可改为口服,20～40 mg/d。严重患者需抗休克治疗。

6. 尿崩　为下丘脑受损所致,尿量＞400 ml/h,尿比重＜1.005。可给予垂体后叶素,首次 2.5～5 U 皮下注射,记录每小时的尿量。若尿量超过 200 ml/h,追加 1 次用药。在尿量增多期间,注意补钾,定期监测血电解质情况,保证补液量。

7. 急性神经性肺水肿　主要表现为呼吸困难、血性泡沫痰、肺部大量水泡音,可见于下丘脑或脑干损伤。患者应取头胸稍高位以减少回心血量;切开气管,保持呼吸道通畅,必要时用呼吸机辅助呼吸,行呼吸终末正压换气。可给予呋塞米 40 mg、地塞米松 10 mg、毛花苷 C(西地兰)0.4 mg 加入 50% 葡萄糖 40 ml 静脉注射,以增加心排血量、改善肺循环和减轻肺水肿。

# 第二节　颅脑损伤的临床康复

## 一、康复评定

颅脑损伤的康复评定内容与本书中枢神经系统疾病的评定内容一致,本节重点介绍颅脑损伤严重程度、预后、认知等方面的评定方法或评定量表。

### (一)严重程度的评定

颅脑损伤的严重程度主要依据昏迷的时间、伤后遗忘(PTA)持续时间来确定。常用的评定方法有格拉斯哥昏迷量表(GCS)、盖尔维斯顿定向力及记忆遗忘检查表(GOAT)、Halstead - Reitan 成套神经心理学测验(HRB)。

1. 格拉斯哥昏迷量表　是颅脑损伤评定中最常用的一种国际性评定量表。该表内容简单(睁眼反应、言语反应和运动反应),评分标准具体,是反映急性期颅脑损伤严重程度的可靠指标(表 4 - 1)。

2. 盖尔维斯顿定向力及记忆遗忘检查表　是评定伤后遗忘的客观可靠的方法。该测验主要通过向患者提问的方式了解患者的连续记忆是否恢复。患者回答不正确时按规定扣分,将 100 减去总扣分就是得分。100 分为满分;75~100 分为正常;66~74 分为边缘;<66 分为异常。一般认为达到 75 分才可以认为是脱离了伤后遗忘(表 4 - 2)。

表 4 - 2　盖尔维斯顿定向力及记忆遗忘检查表

| 提 出 问 题 | 得分(满分) | 扣分(答错) |
|---|---|---|
| (1)你叫什么名字? | 2 分 | -2 分(姓-1 分,名-1 分) |
| 你的生日是什么时候? | 4 分 | -4 分 |
| 你现在在哪里? | 4 分 | -4 分 |
| (2)你现在在什么地方? 城市名 | 5 分 | -5 分 |
| 医院名 | 5 分 | -5 分 |
| (3)你是哪一天入院的? | 5 分 | -5 分 |
| 你是怎样到医院的? | 5 分 | -5 分 |
| (4)受伤后你记住的第一件事是什么? | 5 分 | -5 分 |
| 你能详细描述受伤后记住的第一件事吗? | 5 分 | -5 分 |
| (5)你能描述事故发生前的最后一件事吗? | 5 分 | -5 分 |
| 你能详述受伤前记住的最后一件事吗?(例如:时间、地点、伴随情况等) | 5 分 | -5 分 |
| (6)现在是几点几分? | 5 分 | 与当时时间相差 30 min 扣 1 分 |
| (7)今天是星期几? | 5 分 | 与正确答案相差 1 天扣 1 分 |
| (8)今天是几号? | 5 分 | 与正确答案相差 1 天扣 1 分 |
| (9)现在是几月份? | 15 分 | 与正确月份相差 1 个月扣 5 分 |
| (10)今年是公元多少年? | 30 分 | 与正确年份相差 1 年扣 10 分 |

注:该项检查总分是 100 分,实际得分等于 100 减去回答错误的扣分。

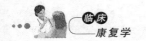

3. Halstead-Reitan 成套神经心理学测验（HRB） 神经心理学是研究脑与行为关系的心理学分支学科,著名的神经心理学测定法除 HRB 以外,还有 Luria-Nebraska 神经心理学成套测验(LNNB)。但 HRB 在我国标准化较早,因此仅介绍此方法。

（1）HRB 的内容见表 4-3。

表 4-3  HRB 测验方法

| 测验名称 | 测验内容 |
|---|---|
| (1) 范畴测验 | 注意力、集中、抽象和概括,利用反馈的能力,视觉解决问题的能力,从熟悉的事物泛化到新的但又类似的情况中去的能力 |
| (2) 触摸测验 | 触觉形状记忆、位置觉记忆、空间记忆,触觉-运动-空间的综合能力,运动解决问题的能力,伴随发生的学习能力 |
| (3) 节律测验 | 注意、集中、非言语性听觉分辨和记忆,节律分辨能力 |
| (4) 语音感知测验 | 注意、集中、言语性听觉分辨、词匹配、高频声分辨 |
| (5) 手指敲击测验 | 运动速度,维持规律性敲击的能力,小脑和基底节功能 |
| (6) 连接测验 | 视运动速度、扫描、探索,处理字母和数学信息的能力,视觉排顺序和空间交替分配的能力 |

（2）HRB 测验方法

1）范畴测验:将 156 张图片分为 7 个测验组,头 6 组按一定的规律分类,第 7 组为前 6 组的混合。测验时在患者前方桌上放 4 个按键,告诉患者按指定的规则操作。如在第 1 组图片中出现中文"三"时,应按第 3 个键;如第 2 组中出现有 2 个小人的图形时应按第 2 个键;在第 3 组图片中出现有排成一行的三角形、圆形、圆形、圆形 4 个图形时应按第 1 个键（因第 1 个为三角形,与其他不同）。操作正确时,立刻给一悦耳的反馈声;操作错误时,立刻给一不悦耳的反馈声,记下错误数以便评分。

2）触摸测验:取一块 44.5 cm×29 cm 的木板,用线锯在其中锯出各种图形（图 4-1）。锯后取出的各种形状的小木块称为形板,留下各种空心图形的大板称为槽板。遮住患者双眼,将槽板和形板放在患者前方的桌上,让患者用手摸遍形板和槽板的位置,然后让患者以最快的速度用利手将各形板放回槽板内相应的槽中,记下时间和错误数;然后用非利手再做

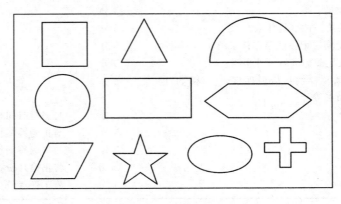

图 4-1  实用形板图

一次,再用两手同时做一次,均记下时间和错数。收起形板和槽板,去除遮眼物,给患者纸和笔,让患者画出形板和槽板的图形。取 3 次操作的时间之和为总时间评分,将能正确绘出的形板数为记形正确评分,将能正确绘出的槽板数为记位正确评分。

　　3) 节律测验:用录音机向患者提供 30 对有节律的敲击声,其中有 15 对相同,有 15 对不同,让患者倾听和分辨。记下判断正确的次数作为评分标准。

　　4) 语音感知测验:让患者用笔解答答卷。答卷有两种:一种是 4 个字为一组,如甲、价、加、夹等,一共有 30 组。用录音机向患者提供每组中的 1 个字,如甲等,让患者在该字下划线标出。另一种答卷为 4 组词,如马四、麻四、马思、麻思等,共有 20 组。用录音机向患者提供每组中的 1 对词,如马四等,让患者在该词下划线标出。记录正确数,两次正确数的平均值作为评分标准。

　　5) 手指敲击测验:用一小型袖珍计算器(最好是指键大一些的),检查者在计算器上按"1"及"+"后,让患者用手指在"＝"号上尽可能快地按键。这样每按 1 次,计算器上显示的数字就加"1",每次操作时间为 10 s,记录最后数字。左右手交替进行,每手 5 次,将利手 5 次总数的平均值作为评分标准。

　　6) 连接测验:有甲、乙两组。甲组在 26 cm×19 cm 的纸上无规律地分布在圆圈内的数字 1~25,其式样如图 4-2。让患者从一开始按顺序将各数连接,尽快进行,记录完成连接所需时间。测验乙组为在同样大小的纸上分布用圆围起的数字 1~13 和英文大写字母 A~K,其式样如图 4-3。亦让患者尽快地将 1 与 A,2 与 B,3 与 C 按顺序连接,记录完成所需时间。我国正常人上述测验的正常值见表 4-4。

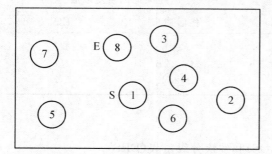
　　图 4-2　连接测验甲组示意图
　　　注:S:开始;E:结束

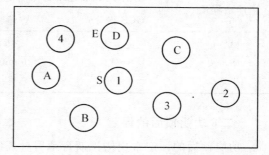
　　图 4-3　连接测验乙组示意图
　　　注:S:开始;E:结束

表 4-4　我国正常人 HRB 测验的正常值表(龚耀光等的初步测定)

| 测验项目 | 16~24 | | 25~44 | | >45 岁 | |
|---|---|---|---|---|---|---|
| | 男 | 女 | 男 | 女 | 男 | 女 |
| (1) 范畴测验错误表< | 64 | 70 | 67 | 72 | 72 | 74 |
| (2) 敲击测验次数≥ | 40 | 40 | 40 | 40 | 37 | 37 |
| (3) 语音测验两次平均正常值≥ | 20 | 20 | 18 | 22 | 16 | 18 |
| (4) 连接测验甲组完成时间≤ | 65 s | 65 s | 70 s | 80 s | 100 s | 110 s |
| 乙组完成时间≤ | 190 s | 150 s | 180 s | 180 s | 240 s | 280 s |

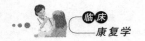
| 测验项目 | 16～34 | | 35～64 | | ＞65 岁 | |
|---|---|---|---|---|---|---|
| | 男 | 女 | 男 | 女 | 男 | 女 |
| (5)触摸测验总时间≤ | 16 min | 19 min | 23 min | 23 min | 32 min | 34 min |
| 记形正确≥ | 4 | 4 | 4 | 4 | 3 | 3 |
| 记位正确≥ | 2 | 2 | 1 | 1 | 1 | 1 |
| (6)音乐节律正确数≥ | 18 | 17 | 16 | 16 | 15 | 14 |

为测定脑损伤程度,需从测验中求出损伤指数(DQ),即取出 7 个测验结果作为基础。这 7 个结果是:范畴测验、触摸测验总时间、记形正确和记位正确,再取其余 4 个测验中的 3 个。

DQ＝列入异常的测验指数/总测验数(7)

当 DQ＝1/7～2/7 时,列为正常;

DQ＝3/7 时,为轻度损伤;

DQ＝4/7 时,为中度损伤;

DQ≥5/7 时,为重度损伤。

4. 综合评定　将上述各项测验结果加上伤后昏迷时间对颅脑损伤严重程度进行综合评定,如表 4－5。

表 4－5　颅脑损伤严重程度的综合评定

| 严重程度 | 伤后 24 h 或连续记忆恢复以前 | | 连续记忆恢复以后 | |
|---|---|---|---|---|
| | GCS 得分 | 昏迷时间 | 伤后遗忘 | DQ |
| 轻　度 | 13～15 | ＜20 min | ＜1 h | 3/7 |
| 中　度 | 9～12 | ≥20 min,＜6 h | 1～24 h | 4/7 |
| 重　度 | ≤8 | ≥6 h | ＞24 h | 5/7 |

## (二)功能预后的评定

功能预后的评定常用格拉斯哥预后量表(GOS)和残疾分级量表(DRS)。

1. 格拉斯哥预后量表　是对颅脑损伤患者恢复及其结局进行评定,根据患者能否恢复工作、学习,生活能否自理等指标将残疾严重程度分为 5 个等级:恢复良好、中度残疾、重度残疾、植物状态、死亡(表 4－6)。

表 4－6　格拉斯哥预后量表

| 等　级 | 标　准 |
|---|---|
| 恢复良好 | 能恢复正常生活:生活能自理,成人可恢复 20％,学生能继续学习,但可能仍存在轻微的神经或病理缺陷 |
| 中度残疾 | 日常生活能自理,可乘坐交通工具,在专门环境或机构中可以从事某些工作或学习 |
| 重度残疾 | 生活不能自理,需要他人照顾,严重精神及躯体残疾,但神志清醒 |
| 植物状态 | 长期昏迷,可以有睁眼及周期性睁眼-清醒,但大脑皮质无任何功能,呈去皮质状态或去脑强直 |
| 死亡 | |

2. **残疾分级量表**　主要用于中度和重度残疾的颅脑损伤,目的是评定功能状态及其随时间的变化情况。残疾分级量表包括 6 项内容,前 3 项反映唤醒、觉醒和反应能力,第Ⅳ项反映生活自理方面的认知能力,第Ⅴ项反映生活独立水平,第Ⅵ项反映心理社会适应能力(表 4-7)。第Ⅳ项中,对进食、上厕所、梳洗、修饰 4 项分别评分。

表 4-7　残疾分级量表

| 项　　目 | 评分 | 项　　目 | 评分 |
|---|---|---|---|
| Ⅰ. 开眼 | | 完好 | 0 |
| 　自发 | 0 | 部分完好 | 1 |
| 　对言语刺激 | 1 | 极少 | 2 |
| 　对疼痛刺激 | 2 | 无 | 3 |
| 　无反应 | 3 | Ⅴ. 功能水平 | |
| Ⅱ. 言语 | | 　完全独立 | 0 |
| 　定向 | 0 | 　在特定环境中独立 | 1 |
| 　错乱 | 1 | 　轻度不能自理(需要有限帮助,帮助者无 | 2 |
| 　不恰当 | 2 | 　　需住在患者家中) | |
| 　不可理解 | 3 | 　中度不能自理(需要中度帮助,帮助者需 | 3 |
| 　无反应 | 4 | 　　住在患者家中) | |
| Ⅲ. 运动 | | 　重度不能自理(任何时间、任何活动均需 | 4 |
| 　按命令 | 0 | 　　帮助) | |
| 　局部性 | 1 | 　完全不能自理(24 h 均需护理) | 5 |
| 　回撤性 | 2 | Ⅵ. 受雇能力 | |
| 　屈曲性 | 3 | 　不受限 | 0 |
| 　伸展性 | 4 | 　可选择一些竞争性工作 | 1 |
| 　无反应 | 5 | 　可从事非竞争性、在庇护工厂中的工作 | 2 |
| Ⅳ. 进食、上厕所、梳洗、修饰方面的认知能力 | | 　不能受雇 | 3 |
| 　(不管运动方面的残疾如何,只看患者是 | | | |
| 　否知道怎样做和什么时间该做) | | | |

根据残疾评分量表评出的残疾水平分为:无残疾(0 分)、轻度残疾(1 分)、部分残疾(2~3 分)、中度残疾(4~6 分)、中重度残疾(7~11 分)、重度残疾(12~16 分)、极重度残疾(17~21 分)、植物状态(22~24 分)、极度植物状态(25~29 分)、死亡(30 分)。

3. **预后综合评定**　在入院后立即评定患者的预后,可采用我国学者提出的预后综合评定表(表 4-8)。综合评定的最低分为 7 分,最高分为 36 分。7~19 分为预后不良,20~24 分为不能判定,>25 分为预后良好。

表 4-8　颅脑损伤预后综合评定表

| 内　　容 | 评分 | 内　　容 | 评分 |
|---|---|---|---|
| Ⅰ. GCS 得分 | 3~15 | 　5. 眼心反射 | 1 |
| Ⅱ. 脑干反射 | | Ⅲ. 运动姿势 | |
| 　1. 额-眼轮匝肌反射 | 5 | 　1. 正常 | 2 |
| 　2. 垂直性眼反射 | 4 | 　2. 去皮质强直 | 1 |
| 　3. 瞳孔对光反射 | 3 | 　3. 去大脑强直或弛缓性麻痹 | 0 |
| 　4. 水平头眼反射 | 2 | Ⅳ. 生命体征 | |

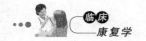

续 表

| 内　　容 | 评分 | 内　　容 | 评分 |
|---|---|---|---|
| 1. 呼吸(次/分) | | <60 | 1 |
| 　正常 | 2 | 4. 血压(mmHg) | |
| 　>30 | 1 | 　正常 | 3 |
| 　病理性呼吸 | 0 | 　>150/90 | 2 |
| 2. 体温(℃) | | 　<90 | 1 |
| 　正常 | 3 | V. 年龄(岁) | |
| 　38~39 | 2 | 　0~20 | 3 |
| 　>39 | 1 | 　21~40 | 2 |
| 3. 脉搏(次/分) | | 　41~60 | 1 |
| 　60~120 | 3 | 　>60 | 0 |
| 　>120 | 2 | | |

### (三)认知功能的评定

1. **失认症的评定**　失认症是指在没有感官功能不全、智力衰退、意识不清、注意力不集中的情况下,不能通过器官认识身体部位和熟悉的事物。失认症是对事物、人体认识能力的丧失,包括视觉、听觉、触觉及对身体部位认识能力的丧失。

(1)单侧忽略:又称单侧不注意、单侧空间忽略以及单侧空间失认。是患者对大脑损伤对侧一半视野内物体的位置关系不能辨认,病变部位常在右侧顶叶、丘脑。常用的评定方法如下。

1)字母删除试验(Diller 测验):在纸上排列 6 行字母或数字,每行大约 60 个,字母随机出现,让患者划掉指定的字母或数字,最后分析属于左侧或右侧忽略。

2)Albert 划杠测验:是较敏感的试验,由 40 条 2.5 cm 长的短线在不同方向有规律地分布在一张 16 开纸的左、中、右方位,让患者用笔划销删去。最后分析未被划销的线条数目及偏向,试验的评定标准见表 4-9。

表 4-9　Albert 试验的评定标准

| 评 定 级 别 | 漏 删 线 数 | 漏删线百分率(%) |
|---|---|---|
| 无单侧忽略 | 1 或 2 | 4.3 |
| 可疑忽略 | 3~23 | 4.3~56.8 |
| 肯定有单侧忽略 | ≥23 | ≥56.8 |

3)高声朗读测验:高声朗读一段文字,可以发现空间阅读障碍,表现在阅读时另起一行困难,常常会漏掉左半边的字母和音节,属于左侧忽略患者。

4)平分直线测验:将一直线平分,可显示中段判断错误,常偏向大脑损伤侧。Shekenberg 等分线段测验:在纸上有长短不一、位置偏左、偏右或居中的水平线 20 条,让患者在每根线的中点做等分记号,如单侧漏切 2 根,或中点偏移距离超过全线长度的 10% 均为阳性。

(2)视觉失认:是患者对所见的物体、颜色、图画不能辨别其名称和作用,但一经触摸或听到声音或嗅到气味,则常能说出。病变部位一般位于优势半球的枕叶。主要根据临床表现进行评定。

（3）疾病失认：是患者不承认自己有病，因而安然自得，对自己不关心、淡漠，反应迟钝。病变多位于右侧顶叶。主要根据临床表现进行评定。

（4）Gerstmam 综合征：包括左右失定向、手指失认、失写和失算。病变常在左侧顶叶后部和颞叶交界处。评定方法如下。

1）左右失定向：检查者叫出左侧或右侧身体某一部位的名称，嘱患者按要求举起相应部分。或由检查者指患者的一侧肢体，让患者回答是左侧还是右侧。回答不正确即为阳性。

2）手指失认：试验前让患者清楚各手指的名称，检查者说出左侧或右侧手指的名称，让患者举起相应的手指，或指出检查者的相应手指。回答不正确即为阳性。

3）失写：让患者写下检查者口述的短句，不能写出者为失写阳性。

4）失算：患者无论是心算还是笔算均会出现障碍。重症患者不能完成一位数字的加、减、乘，轻症患者不能完成两位数字的加、减。失算患者完成笔算往往比心算更觉困难，这是因为患者在掌握数字的空间位置关系上发生障碍。简单的心算可从 65 开始，每次加 7，直到 100 为止。不能计算者为失算阳性。

2. **失用症的评定**　失用症是在运动、感觉、反射均无障碍的情况下，患者不能按命令完成曾经学会的动作。常见的有运动失用、结构性失用、意念性失用、穿衣失用等。

（1）运动失用：患者不能按命令执行上肢的动作，如洗脸、刷牙、梳头、书写、扣衣、擦燃火柴等，尤其是上肢远端的运动障碍。但可自动地完成这些动作。其病灶常在非优势半球顶、枕叶交界处。常用 Goodglass 失用试验评定，即分别检查 4 个方面的动作：吹火柴、用吸管吸饮料；刷牙、锤钉子；踢球；做拳击姿势、正步走。这 4 个动作分别检查面颊、上肢、下肢和全身。Goodglass 失用试验评定标准为：正常，不用实物也能按命令完成；阳性，在给予实物的情况下才能完成大部分动作；严重损伤，给予实物也不能按命令完成指定的动作。

（2）结构性失用：结构性失用症见于非优势半球枕叶和角回之间的联合纤维受损，表现为结构活动障碍，如排列、建筑和绘画，患者对各个构成部分及其相互位置关系均有认识，但在构成一个完整整体时失去空间综合分析能力，其相对位置或者过于重叠、拥挤，或上下左右倒置；各个构成部分的形状大部分正确，但线条过长、过短、过粗或过细。对空间缺乏立体透视关系，患者认识各构成部分及相互位置关系，但构成完整体的空间分析和综合能力障碍，患者不能描绘或搭拼简单的图形。检查的方法有 Benton 三维结构测验（该测验是让患者按模型搭积木）、画图、用火柴棒拼图等。

（3）意念性失用：意念性失用患者可进行简单的动作，如指鼻和指手等。正常的有目的的运动需要经历认识-意念-运动的过程。病灶部位常在左侧顶叶后部或缘上回及胼胝体。意念中枢受损时，不能产生运动意念，此时，即使肌力、肌张力、感觉、协调能力正常也不能产生运动，称为意念性失用。特点是对复杂精细动作失去应有的正确观念，以致各种基本动作的逻辑顺序紊乱，患者能完成一套动作中的一些分解动作，但不能连贯结合为一套完整的动作。如让患者用火柴点烟，再将香烟放在嘴上，患者可能用烟去擦火柴盒，把火柴放在嘴里当作香烟。患者在日常生活中常常做出用牙刷梳头、用筷子写字、用饭勺刷衣等动作。模仿动作一般无障碍。患者常伴有智能障碍，生活自理能力差。评定方法有活动逻辑试验，如给患者暖水瓶、茶壶、茶杯和茶叶，让患者泡茶。如果患者活动的逻辑顺序混乱，则为阳性。可把牙刷、牙膏放在桌上，让患者打开牙膏盖，拿起牙刷，将牙膏挤在牙刷上，然后刷牙。如果

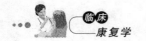
患者动作的顺序错乱,为阳性。

(4)意念运动性失用:病灶部位常在缘上回运动区和运动前区及胼胝体。意念中枢与运动中枢之间的联系受损时,运动的意念不能传达到运动中枢,因此患者不能执行运动的指令,也不能模仿他人动作。但由于运动中枢对过去学会的运动仍有记忆,有时能无意识地、自动地进行常规运动。表现为可进行无意识的运动,却不能进行有意识的运动。可通过模仿动作、执行指令等情况进行评定。

(5)穿衣失用:穿衣失用是视觉空间失认的一种失用症,其病灶常在右侧大脑皮质顶叶,由非语词性认识能力障碍所致。表现为对衣服各部位辨认不清,因而不能穿衣。评定时让患者给玩具娃娃穿衣,如不能则为阳性。让患者自己穿衣,如出现正反不分、穿衣及系鞋带困难或不能在合理时间内完成均为阳性。

3. 记忆的评定　有条件的可采用韦氏记忆量表(WMS)进行评定。下面介绍几种简单的评定方法。

(1)机械记忆:倒背数字,如果测题为2—7—4,复述4—7—2。最多7位数,记分方法以倒背正确的最多位数为准,时限为60 s。

(2)视觉再生:看一幅画30 s,然后将其盖上,在纸上默画出来,时限为120 s。

(3)规律记忆:从1开始数数,以后每个数加3。如1、4、7…数到40时停止。记录错误次数和数到40所需时间。

4. 注意的评定　可用下述方法评定。

(1)视跟踪和辨别

1)视跟踪:让患者看着一个光源,医生将光源向患者上、下、左、右移动,观察患者视线随之移动的能力。

2)形状辨别:让患者复制一根垂线、一个圆、一个正方形和大写字母A。

3)删字母:给患者一支铅笔,让其以最快速度删去一列字母中的某个字母。

(2)数和词的辨认

1)听认字母:治疗师在60 s内以每秒1个的速度口述无规则排列的字母,其中有10个为指定的同一字母,让患者每听到此字母时举手。

2)重复数字:治疗师以每秒1个的速度给患者口述随机排列的数字,从2开始,每念完一系列让患者重复一次,直到患者不能重复为止。

3)词辨认:向患者播放一段短文录音,其中有一定数量的指定词,让患者每听到指定词举手。

5. 思维评定　思维的评定包括:①找规律(从图形、数字中);②将排列的字、词组成一个有意义的句子;③逻辑推理。

6. 严重认知障碍评定　严重认知障碍指严重的注意、记忆、思维、言语等方面的认知障碍。可用简明精神状态检测表(MMSE)来检查。MMSE共有30个项目,主要是检测定向力、计算力、理解力及记忆力等。

7. 认知障碍的成套测验

(1)LOTCA认知功能的成套测验:LOTCA是以色列希伯来大学和Loewenstein康复医院提出的,首先用于脑损伤患者认知能力评定。它基本包含了检测认知功能的各个方面,操作简单,实用性强,是临床康复评定认知功能的敏感、系统的指标,其信度和效度已得到广泛证实和认可。LOTCA 是评定脑外伤认知功能障碍的成套测验,评定内容一般分为 4 类,即定向力、知觉、视运动组织及思维运作,共有 20 项测验。除思维运作中的 3 项检查为 5 分制外,均采用 4 分制评分标准。通过检查结果可了解患者在定向、视失认、命名、空间失认、失用、单侧忽略、视空间组织推理能力、颜色失认、失写、思维运作、注意力等方面的能力。

(2)HRB 神经心理成套测验:HRB 是 1947 年由美国心理学家 Halstead 在研究脑行为时制订的一套综合性能力测验,后经 Reitan(1955)修订。在我国,已由龚耀光等将其中国标准化。它是著名的评定认知功能和脑损伤程度(慢性期)的神经心理学测验。临床上较常用的有范畴测验、触摸测验、节律测验、语音感知测验和手指敲击测验等。

8. 认知功能障碍严重程度的分级　认知功能障碍严重程度的分级可用 Rancho Los Amigos(RLA)医院的标准(表 4 - 10)。

表 4 - 10　RLA 认知功能评定

| 分级 | 特点 | 表　现 |
|---|---|---|
| Ⅰ级 | 没有反应 | 病人处于深昏迷,对任何刺激完全无反应 |
| Ⅱ级 | 一般反应 | 病人对无特定方式的刺激呈现不协调和无目的的反应,与出现的刺激无关 |
| Ⅲ级 | 局部反应 | 病人对特殊刺激起反应,但与刺激不协调,反应直接与刺激的类型有关,以不协调延迟方式执行简单命令 |
| Ⅳ级 | 烦躁反应 | 病人处于躁动状态,行为古怪,毫无目的,不能辨别人与物,不能配合治疗,词语常与环境不相干或不恰当,可以出现虚构症,无选择性注意,缺乏短期和长期的回忆 |
| Ⅴ级 | 错乱反应 | 病人能对简单命令取得相当一致的反应,但随着命令复杂性增加或缺乏外在结构,反应出现无目的、随机或零碎;对环境可表现出总体上的注意,但精力涣散,缺乏特殊注意力;用词常常不恰当,并且是闲谈;记忆严重障碍,常显示出使用对象不当;可以完成以前常有结构性的学习任务,如借助帮助可完成自理活动,在监护下可完成进食,但不能学习新信息 |
| Ⅵ级 | 适当反应 | 病人表现出与目的有关的行为,但要依赖外界的传入与指导;遵从简单的指令,过去的记忆比现在的记忆更深、更详细 |
| Ⅶ级 | 自主反应 | 病人在医院和家中表现恰当,能自主地进行日常生活活动,很少出差错,但比较机械;对活动回忆肤浅,能进行新的活动,但速度慢;借助结构能够启动社会或娱乐性活动,判断力仍有障碍 |
| Ⅷ级 | 有目的反应 | 病人能够回忆,并且可整合过去和最近的事件,对环境有认识和反应,能进行新的学习;一旦学习活动展开,不需要监视,但仍未完全恢复到发病前的能力,如抽象思维、对应激的耐受性、对紧急或不寻常情况的判断等 |

(四)情绪障碍的评定

颅脑损伤患者的常见情绪障碍可表现为抑郁或焦虑。对于抑郁可用汉米尔顿抑郁量表进行评定,对于焦虑可用焦虑自评量表进行评定。颅脑损伤患者常见的情绪障碍包括:①淡漠无情感;②易冲动;③抑郁;④焦虑;⑤情绪不稳定;⑥神经过敏;⑦攻击性;⑧呆傻。

(五)行为障碍的评定

1. 负性行为障碍　负性行为障碍常为额叶和脑干部位受损所致。其特点是精神运动退滞,感情淡漠、失去主动性,患者往往不愿动、嗜睡,即使是日常生活中最简单、最常规的活动也难以完成。

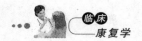

2. 发作性失控　发作性失控往往是额叶内部损伤所致。表现为无诱因、无预谋、无计划的突然发作,直接作用于最近的人或物,如打坏家具、向人吐唾沫、抓伤他人以及其他狂乱行为等。发作时间短,发作后有自责感。

3. 额叶攻击行为　额叶攻击行为又称脱抑制攻击行为,因额叶受损引起。特点是对细小的诱因后挫折发生过度的反应,其行为直接针对诱因,最常见的是间歇性激惹,并逐步升级为一种完全与诱因不相称的反应。

颅脑损伤患者常见的器质性行为障碍见表 4 - 11。

### (六)颅脑损伤患者其他常见功能障碍的评定

颅脑损伤患者其他常见功能障碍的评定主要包括以下内容。

(1)言语障碍、吞咽障碍、知觉障碍的评定。

(2)运动障碍的评定(痉挛、偏瘫、共济失调、手足徐动等)。

(3)颅神经损伤的评定(面神经、位听神经、动眼神经、滑车神经、外展神经和视神经等)。

(4)迟发性癫痫的评定。

(5)日常生活活动能力的评定、功能独立性(FIM)评定等。

**表 4 - 11　颅脑损伤常见的行为障碍**

| 性 质 | 表 现 |
|---|---|
| Ⅰ. 正性 | A. 攻击 |
| | B. 冲动 |
| | C. 脱抑制 |
| | D. 幼稚 |
| | E. 反社会性 |
| | F. 持续动作 |
| Ⅱ. 负性 | A. 丧失自知力 |
| | B. 无积极性 |
| | C. 自动性 |
| | D. 迟缓 |
| Ⅲ. 症状性 | A. 抑郁 |
| | B. 类妄想狂 |
| | C. 强迫观念 |
| | D. 循环性情感(躁狂-抑郁气质) |
| | E. 情绪不稳定 |
| | F. 癔病 |

## 二、康复治疗

### (一)昏迷和无意识期的康复治疗

此期的康复目标是尽可能排除影响意识恢复的因素,防治各种并发症,包括肢体挛缩、压疮、肺部感染、尿路感染、营养不良、静脉血栓等。采用综合促苏醒治疗,除药物以外,给予各种感觉刺激以促进意识的恢复。

(1)语言刺激:患者家属通过呼唤、讲话及生活护理过程中的语言刺激来加强声音输入。

(2)音乐刺激:选择患者比较熟悉、喜爱的音乐,调节适当音量,播放有意义并合适的音乐。通过患者的表情、脉搏、呼吸、睁眼等变化观察患者对音乐的反应。

(3)深浅感觉刺激:治疗师或家属通过关节被动运动、肢体按摩、抚摩及其他皮肤及关节刺激来增强触觉、痛觉及深感觉的输入。

(4)穴位刺激:选择头针、体针及特定促苏醒穴位进行治疗。

### (二)行为恢复过程中的康复治疗

(1)躁动不安的康复处理:躁动不安是颅脑损伤后患者表现出来的一种神经行为综合征,包括认识混乱,极度情感不稳定,运动活动过度,有身体或言语性攻击。其康复处理包括:在应用适当镇静药物的前提下,排除引起躁动不安的一些因素,如睡眠障碍、营养不良、癫痫等。减少环境中的刺激因素,允许患者一定程度的情感宣泄,避免患者自伤或伤害他人。

（2）异常行为的康复处理原则:采用一致性的治疗原则来减少破坏性行为,如同一时间、地点、环境及治疗方法等,并给予适当的解释;在治疗中给予适当鼓励,逐渐趋向正常行为;让患者清楚其行为造成的危害,并从中吸取教训;将建立责任感放在治疗计划中,在治疗计划范围内控制患者的一些不良行为;尽可能将患者的训练和兴趣结合在一起,以激发患者的兴趣和积极性;不要强迫患者停留在不舒服的环境中,可适当改变环境;尽量减少对患者的刺激,用平静的语调,并且与身体语言一致;设法将患者的注意力从挫折的原因中引开。

（三）认知功能障碍的康复治疗

认知是认识和理解事物过程的总称,包括感知、识别、记忆、概念的形成、思维、推理及表象过程。认知功能障碍表现多样,要根据其评定和表现有针对性地进行治疗。主要的康复训练包括失认症训练、失用症训练、记忆训练、注意力训练及解决问题能力的训练等。

1. 失认症训练

（1）单侧忽略训练法:不断提醒患者集中注意其忽略的一侧;站在忽略侧与患者交谈、训练;对忽略侧提供触摸、拍打、挤压、擦刷、冰刺激等感觉刺激;将患者所需物品放置在忽略侧,要求患者用健手越过中线去取物品;鼓励患侧上下肢主动参与翻身;在忽略侧放置色彩鲜艳的物品,提醒患者对患侧的注意。

（2）视觉失认

1）颜色失认:用各种颜色的图片和拼板,先让患者进行辨认、学习,然后进行颜色匹配和拼出不同的图案,反复训练。

2）面容失认:先让患者反复观看亲人的照片,然后把亲人的照片混放在几张无关的照片中,让患者辨认亲人的照片。

3）结构失认:让患者按治疗师的要求用火柴、积木、拼板等拼出不同图案。如用彩色积木拼图,先由治疗师向患者演示拼出积木图案,然后要求患者按其排列顺序拼积木,正确后可逐渐加大难度。

4）方向失认:让患者自己画钟面、房屋,或在市区路线图上画出回家路线等。

（3）Gerstmam 综合征

1）手指失认:给患者手指以触觉刺激,让其说出该手指的名称,反复在患者不同的手指上进行。

2）左右失认:反复辨认身体的左侧或右侧,接着辨认左侧或右侧的物体。左右辨认训练可贯穿于整个运动训练、作业训练及日常生活中。

3）失读:让患者按自动语序辨认和读出数字以及阅读短句、短文,给予提示,帮助理解意义。

4）失写:辅助患者书写并告知所写材料的意义,着重训练健手书写。

2. 失用症训练　其训练原则是先选用分解动作,然后逐步将分解动作连贯起来;对难度大的动作加强重复性训练;先做粗大动作,再逐步练习精细动作。

（1）运动失用:如训练患者完成刷牙动作,可将刷牙动作分解并示范,然后提示患者一步步完成。也可将牙刷放在患者手中,通过触觉提示完成一系列刷牙动作。反复练习,改善

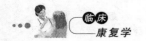

后可逐步减少暗示和提醒。

（2）结构性失用：如训练患者对家庭常用物品的排列、堆放等，可让治疗师先示范，再让患者模仿练习。

（3）意念性失用：当患者不能按指令要求完成系列动作，如泡茶后喝茶、洗菜后切菜、摆放餐具后吃饭等动作时，可通过视觉暗示帮助患者。可将连续动作分解，然后分步进行训练，在上一个动作将要结束时，提醒下一个动作，启发患者有意识地活动。

（4）意念运动性失用：治疗师要设法触动其无意识的自发运动。如让患者刷牙，可以将牙刷放在患者手中，通过触觉提示完成一系列刷牙动作。

（5）穿衣失用：训练穿衣时，训练者可暗示、提醒和指导患者穿衣，甚至可一步一步用言语指导并手把手地教患者穿衣。

3. 记忆训练

（1）记忆训练课：尽管记忆能力随着年龄增高而降低，但新的、持续的智力刺激可使记忆保持在较高水平。记忆训练课由4部分组成：先报告家庭作业，然后讨论所经历的实际记忆问题，介绍一个新的和切实可行的记忆策略，课程结束时介绍与家务有关的作业。记忆策略包括：①单词记忆。可将单词融入形象的故事或句子中进行记忆。②姓名和面容记忆。用视觉想象帮助患者记忆姓名和面容，独特的面容特征用作姓名之间的区别和联系。③日常生活活动记忆。建立恒定的活动常规，让患者不断重复和训练；可分解练习，从简单到复杂；利用视、听、触、嗅和运动等多种感觉输入配合训练。

（2）辅助记忆法：是利用身体外部的辅助物或提示来帮助患者记忆的方法。常用的辅助工具有以下几种。

1）日记本：在患者能阅读最好也能写时应用，如不能可由他人代写。病人要理出主要成分、关键词，开始时每15 min为一段做记事，记忆能力提高后适当延长时间。

2）时间表：将规律的每日活动制成大而醒目的时间表贴在患者所在的场所，开始时要经常提醒，若活动规律变化少则较易于掌握生活规律。

3）闹钟、手表、各种电子辅助物：可用一种带在手上的报时电子表，将需要做的事情进行提醒。

4）地图：适用于伴有空间、时间定向障碍的患者。用大地图、大罗马字和鲜明的路线表明常去的地点和顺序，以便利用。

4. 注意力训练

（1）猜测游戏：取2个杯子和1个弹球，让患者注意看着，由训练者将一杯反扣在弹球上，让患者指出球在哪个杯里。反复数次，如正确，改用2个以上的杯子和1个弹球，方法同前。成功后可改用多个杯子和多种颜色的球，扣上后让患者分别指出各颜色的球被扣在哪个杯子里。

（2）删除游戏：在白纸上写数字、汉字、拼音、字母和图形等，让患者用笔删去指定的数字、汉字、拼音、字母和图形。反复多次无误后可增加汉字或字母的行数或词组，再训练患者。

（3）时间感：给患者秒表，要求患者按指令开启秒表，并于10 s内自动按下停止秒表，以后延长至1 min。当误差小于1~2 s时改为不让患者看表，开启秒表后心算到10 s停止，然后时间可延长至2 min。当每10 s误差不超过1.5 s时，改为一边与患者讲话，一边让患者进行上述训练,要求患者的注意力尽量不受讲话影响。

(4)数目顺序:让患者按顺序说出或写出 0～10 的数字,或看数字卡片,让其按顺序排好。反复数次,成功后改为按奇数、偶数或逢 5 的规律说出或写出一系列数字。数字可以从小到大,或从大到小,反复训练,还可以训练加减法、乘除法,以增加难度。

(5)代币法:让训练者用简单的方法在 30 min 的治疗过程中,每 2 min 一次记录患者是否注意治疗任务,连记 5 次作为行为基线。然后在治疗中应用代币法,每当患者能注意治疗时就给予代币,每次治疗中患者得到的代币数要达到给定值才能换取患者喜爱的食物。当注意改善后,可逐步提高给定值。

5. 解决问题能力的训练　颅脑损伤后可引起推理、分析、综合、比较、抽象、概括等多种认知过程的障碍,常表现为解决问题能力的降低。简易的训练方法如下。

(1)指出报纸中的消息:取一张当地的报纸,首先问患者有关报纸首页的信息,如大标题、日期、报纸的名称等。如回答无误,再让其指出报纸中的专栏,如体育、商业、分类广告等。如回答无误,再训练其寻找特殊信息,可问球队比赛的比分是多少? 电影如何? 天气如何? 回答无误后,再训练寻找由其自行决定的消息,如购物、猜谜语等。

(2)排列数字:给患者 3 张数字卡,让其由小到大按顺序排好,然后每次给 1 张数字卡,根据数值大小插进已排好的 3 张之间。正确后,再给几张数字卡,问患者其中有何共同之处(如有些是奇数或偶数,有些可以互为倍数)。

(3)问题状况的处理:给患者纸和笔,纸上写一个简单动作的步骤,如刷牙、将牙膏挤在牙刷上、清理牙膏和牙刷,问患者孰先孰后。更换几种简单动作,回答正确后再让其分析更复杂的动作,如煎鸡蛋、补自行车内胎等。

(4)一般到特殊的推理:从工具、动物、植物、国家、职业、食品、运动等内容中随便指出一项如食品,让患者尽量多地想出与食品有关的细项。如回答顺利,可对一些项目给出一些限制条件,让患者想出符合这些条件的项目。如谈到运动时,可向患者提出哪些运动需要跑步? 哪些需要球? 逐步过渡到较复杂的推理问题。

(5)分类:给患者一张有 30 项物品名称的单子,并告诉患者 30 项物品分属于 3 类物品(如食品、家具、衣服),让其进行分类,可给予适当帮助。训练成功后,可进行更细的分类。如初步分为食品后,再细分为植物、肉类、奶类。

(6)做预算:让患者假设一个家庭在房租、水、电、食品等方面的每月开支账目(可 6 个月或 1 年),然后问患者在 1 个月中哪一项花费最高或最低? 回答正确后,再询问其各项开支每年的总计。可逐渐增加问题的复杂性和难度。

## 三、预后和结局

康复的最终目标是使患者重返社会,过有意义的生活。颅脑损伤可导致认知、思维、言语等高级中枢神经系统功能损伤,无论治疗与否,最初的脑损伤程度常常是预测结局的一个重要指标。通常将最初的脑损伤程度分为轻、中、重型。结局从生活及职业状况等方面进行观察。

1. 轻型颅脑损伤　轻型颅脑损伤占全部脑外伤患者的 70% 左右,虽然死亡率低,但后遗症多种多样且难于处理,存在认知、运动和感觉障碍。经康复治疗后患者四肢活动自如,日常生活自理能力大多数良好或良好以上。但伤后 3 个月仍有 1/3 的患者不能恢复原来的

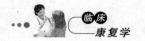
工作,可进行短期支持性工作。想要完全恢复伤前的工作状态重返社会,有时需要数年。

2. 中重度颅脑损伤　中重度颅脑损伤是一种严重致残的疾病,患者由于严重的认知和行为障碍,缺乏日常活动,要重返社会少则几年,多则数十年,而且有50%以上无法重返社会,很多重症患者的康复过程是终身的。颅脑损伤后一般躯体运动功能的恢复先于认知功能的恢复,言语方面则是理解能力的恢复快于表达能力的恢复。

3. 严重颅脑损伤患者的恢复顺序

(1)早期恢复的技能:从木僵到点头表示理解、吞咽、大声说话。

(2)运动技能:自己进食、进行手工作业、坐位平衡、站位、从床到轮椅转移、走路、独立进行日常生活活动、双手协调运动。

(3)心理技能:注意广泛、记忆、认知技能、情绪稳定。

(4)社会经济技能:社会和家庭能力、职业和财政保障。

(5)恢复时间及程度:恢复时间为1～10年或更长,多为不完全恢复,恢复到一定阶段即停止。

## 思考题

1. 简答颅脑损伤的定义、病因及分类。
2. 颅脑损伤的急诊处理要求是什么?
3. 简答颅脑损伤并发症的防治。
4. 简答颅脑损伤的严重程度评定。
5. 简答颅脑损伤预后综合评定程度的评定。
6. 昏迷和无意识期颅脑损伤有哪些康复方法治疗?

(邢本香)

第五章
# 脊髓损伤的康复

**学习目标**

1. 掌握脊髓损伤的运动疗法、作业疗法。
2. 掌握主要功能障碍及康复评定方法。
3. 熟悉脊髓损伤常见并发症的处理方法。
4. 熟悉矫形器的选择和使用。
5. 了解不同损伤平面患者的功能预后。
6. 了解环境改造、心理康复、职业康复、文体训练的方法。

脊髓损伤(spinal cord injury，SCI)是日常生活中常见的疾患，可导致终身严重残疾，如为完全性损伤情况则更为严重。由于在横截面积很少的脊髓内有很多传导束，当各种不同致病因素引起脊髓结构和功能损害后，造成脊髓功能障碍，会发生受损水平以下的运动、感觉和自主神经功能减退或丧失。这不仅会给患者带来身体和心理的严重伤害，而且在某些程度上会对家庭和社会造成巨大的经济负担和社会影响。目前针对脊髓损伤的预防、治疗和康复方面的研究，已成为当今临床医学和康复医学界的重要课题，是临床康复的主要治疗对象之一。

## 第一节　脊髓损伤的临床诊治

脊髓损伤是重要的致残因素，严重影响患者生活自理和参与社会生活能力，及时正确的临床诊治工作意义重大。要求临床医师、康复医师和治疗师在正确认识脊髓损伤的基础上，掌握脊髓损伤的分类诊断和处理原则，正确及时地进行临床处理和开展早期康复，同时对患者及家属进行相关康复教育，才能达到康复的目的。

### 一、临床分类

脊髓损伤是因各种致病因素引起脊髓的横贯性损害，造成损害平面以下脊髓神经功能障碍。根据致病因素及神经功能障碍情况进行分类，对患者的诊断、治疗、康复及预后评定具有重要意义。

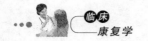
（一）根据脊髓损伤的病因分类

1. **外伤性脊髓损伤** 70％的脊髓损伤为外伤性,因脊柱脊髓受到机械外力作用,包括直接或间接的外力作用。脊柱损伤造成了稳定性的破坏,而脊柱不稳定是造成脊髓损伤,特别是继发性损伤的主要原因。据中国康复研究中心脊髓损伤康复科所做的流行病学调查显示,2002年北京市的脊髓损伤发病率为6/10万,比1986年上升了近10倍。其中,高空坠落脊髓损伤居首位,为41.3％;其次是交通事故,占22.3％;另外重物砸伤也占有较高的比例,为18.6％。高处坠落主要发生在建筑工地,重物砸伤主要发生在煤矿。脊髓损伤的康复重点是外伤性脊髓损伤的康复。

2. **非外伤性脊髓损伤** 主要是因脊柱脊髓的炎症、血管畸形、肿瘤、脊椎变形所引起,多见于脊髓炎、脊髓结核、动静脉畸形、椎间盘突出症,约占脊髓损伤的30％。非外伤性脊髓损伤的治疗原则在原发疾病治疗的基础上,对脊髓损伤进行康复治疗。

（二）根据脊髓损伤的解剖部位分类

脊柱是由33块椎骨连接成的柱状结构,具有支撑躯干和保护脊髓的功能。脊髓位于椎管内,是神经活动上传下达的通路,包括颈髓8节、胸髓12节、腰髓5节、骶髓5节,共30个节段,长45 cm。下端以脊髓圆锥终止于第1～2腰椎,腰、骶、尾部神经根在脊髓圆锥下方集结成束形成马尾神经。脊髓包膜虽然是坚韧的组织,但脊髓神经为豆腐样组织,很容易遭到损伤,脊柱骨折病人中约有20％发生脊髓神经损伤。在临床上,按神经损伤的部位不同分为四肢瘫和截瘫,两者在康复目标、康复治疗措施及功能预后方面有着很大的区别。

1. **四肢瘫** 指脊髓颈段损伤,导致四肢和躯干的运动与感觉功能损害和丧失。

2. **截瘫** 指脊髓胸、腰或骶段(包括马尾和圆锥)的损伤,导致躯干、骨盆脏器、下肢运动和感觉功能损害或丧失。包括胸髓损伤、腰髓损伤、骶段损伤、马尾损伤。

（三）根据脊髓损伤的程度分类

若损伤平面以下感觉和运动功能完全消失者,称为完全性损伤;若损伤神经平面以下(包括最低位的骶段)保留部分感觉和运动功能,称为不完全性损伤。临床上采用肛门指检做出判断。

1. **完全性损伤** 脊髓损伤时最低的保留区域为会阴部的组织边缘,感觉由最低的骶段神经支配。因此,如果最低位的骶段($S_4 \sim S_5$)的感觉与运动功能完全消失,即没有鞍区感觉和(或)肛门括约肌的自主收缩者,均为完全性脊髓损伤。

但要注意脊髓休克的存在。脊髓休克是指脊髓受到外力作用后短时间内脊髓功能完全消失。持续的时间一般为数小时至数周,偶有数月之久。在脊髓休克期,所有神经反射全部消失,但并不意味着完全性损伤。正确的评估必须等待脊髓休克解除后,才可正确评测神经损伤的平面和程度。

肛门指检是指用手指插入肛门,检查肛门的感觉与运动,判断患者的损伤是否为完全性;也可以进行肛门反射或球-肛门反射检查,用于判断脊髓休克。这是脊髓损伤患者的必查项目。球-肛门反射是指刺激男性龟头或女性阴蒂时引起肛门括约肌反射性收缩。直接刺激肛门引起直肠肌肉收缩称为肛门反射。这两种反射的出现,提示脊髓休克已经结束。

2. **不完全性损伤** 是指损伤神经平面以下包括最低位的骶段($S_4 \sim S_5$)保留部分感觉或运动功能,即肛门黏膜皮肤连接处和深部肛门有感觉,或肛门外括约肌有自主收缩。需要特别注意的是,典型的横贯性损伤按损伤水平分为截瘫和四肢瘫。但一些不完全性损伤具有以下特殊的表现。

(1)中央束综合征:常见于颈脊髓血管损伤。血管损伤时脊髓中央先开始发生损害,再向外周扩散。上肢的运动神经偏于脊髓中央,而下肢的运动神经偏于脊髓的外周,造成上肢神经受累重于下肢,因此上肢障碍比下肢明显。患者有可能可以步行,但上肢部分或完全麻痹。

(2)半切综合征:常见于刀伤或枪伤。脊髓只损伤半侧,由于温、痛觉神经在脊髓发生交叉,因而造成损伤同侧肢体本体感觉和运动丧失,对侧温、痛觉丧失。

(3)前束综合征:脊髓前部损伤,造成损伤平面以下运动和温、痛觉丧失,而本体感觉存在。

(4)后束综合征:脊髓后部损伤,造成损伤平面以下本体感觉丧失,而运动和温、痛觉存在。

(5)脊髓圆锥综合征:主要为脊髓骶段圆锥损伤,可引起膀胱、肠道和下肢反射消失,偶尔可以保留骶段反射。

(6)马尾综合征:指椎管内腰骶神经根损伤,可引起膀胱、肠道及下肢反射消失。马尾的性质实际上是外周神经,因此有可能出现神经再生,而导致神经功能逐步恢复。外周神经的生长速度为 1 mm/d,因此马尾损伤后神经功能的恢复可能需要 2 年左右的时间。

(7)脊髓震荡:指暂时性和可逆性脊髓或马尾神经生理功能丧失,可见于单纯性压缩性骨折,甚至影像学检查阴性的患者。脊髓并没有机械性压迫,也没有解剖上的损害。另一种假设认为脊髓功能丧失是由于短时间压力波所致。此型病人可见反射亢进,但没有肌肉痉挛。

了解以上特殊类型的不完全性脊髓损伤,能更好地认识临床上某些复杂的、特殊的表现,进而对其功能预后以及康复治疗措施的有效性做出更加科学的判断。

## 二、临床治疗

脊髓损伤后,脊柱的稳定性受到破坏,且常合并有颅脑损伤、胸腹部损伤及四肢骨折等,各种复合伤可造成生命体征的不稳定。因此,脊髓损伤的早期要对患者进行急救处理、药物治疗及外科治疗等一系列临床处理措施。

### (一)脊髓损伤患者的急救

患者在受伤现场及转运至医院过程中的诊疗处理是至关重要的。在有可能造成脊柱脊髓意外伤害的抢救现场,救助者一定要保持伤者脊柱的稳定,固定好伤者的头部。

1. 首先判断是否存在脊柱损伤　通过询问病人与检查,属于下述前 4 条中的某种情况,若再出现第 5 或第 6 条的表现,即考虑有脊柱骨折的可能性,应按照脊柱骨折要求进行急救。①从高空摔下,臀或四肢先着地者;②重物从高空直接砸压在头或肩部者;③暴力直接冲击在脊柱上者;④正处于弯腰弓背时受到挤压力;⑤背腰部的脊椎有压痛、肿胀,或有隆起、畸形;⑥双下肢有麻木、活动无力或不能。

2. 脊柱损伤时的搬运原则　保持脊柱的平直,防止加重脊柱、脊髓损伤。如伤者仍被瓦砾、土方等压住时,不要硬拉强暴露在外面的肢体,以防加重血管、脊髓、骨折的损伤。立即将压在伤者身上的东西搬掉。任何情况下,抢救人员特别要预防颈椎错位、脊髓损伤,在

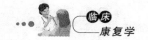
搬动、转移患者之前,应首先放置颈托,或行颈部固定,以防颈椎错位,损伤脊髓而发生瘫痪。一时无颈托,可用硬纸板、硬橡皮、厚的帆布,仿照颈托剪成前后两片,用布条包扎固定。需要注意的是发生车祸时,对昏倒在坐椅上的伤员,安放颈托后,可以将其颈及躯干一并固定在靠背上,然后拆卸坐椅,与伤员一起搬出。搬运伤员时,动作要轻柔,托住腰臀部,搬运者用力要整齐一致,平放在木板或担架上。搬运过程中禁止屈伸、转、捏、揉、压、砸、扳等行为,更不能采取一人抬伤者的腋窝,另一人抬伤者的下肢的"吊车式"错误搬运方式,可能给伤员造成无法逆转的二次损伤。

3. 正确的搬运方法

(1)平托法:搬运时让伤者两下肢靠拢,两上肢贴于腰侧,并保持伤者的体位为直线。3个人都蹲在伤者的同一侧,一人托肩背,一人托腰臀,一人托下肢,协同动作,同时将伤员平直托起,转移到硬质担架(如担架、门板、坚固的木板等)上,注意不要使伤员躯干扭转。

(2)滚动法:2~3人扶伤员躯干,使之成为一整体滚动至木板上。注意伤员的头随身体同时转动。移至硬质担架上之后,可在伤处垫一薄枕,然后在胸上臂水平、前臂腰水平、大腿水平、小腿水平用4条带子把伤者绑在担架上。对于有颈椎损伤者,还必须有专人托扶头部,沿纵轴向上略加牵引,使头颈随躯干一同滚动,或托住头部缓慢搬移。移至担架后,在颈部两侧用沙袋或折好的衣服加以固定。对于受伤的脊柱部位,千万不要随便活动或者施加外力。

(二)住院处理基本原则

患者到达医院后,急诊室工作人员应协助转移人员将患者从车内转移至急诊室,且保持脊柱的稳定性。急诊医务人员应从转诊人员及患者亲属处了解受伤及现场急救情况,取得有关记录资料,开始急诊救治工作。首先应全面检查患者,并及时处理危及生命的复合伤,保持患者生命体征的稳定。同时注意保持脊柱的稳定性,防止二次损伤或继发性损害加重。抢救过程中不仅要尽可能保留残存的脊髓功能,还应注意防止其他的早期并发症,保持其功能,尤其注意防止呼吸系统、泌尿系统并发症及预防压疮。

(三)手术处理

脊髓损伤的早期处理原则之一是尽早地去除对脊髓的压迫,恢复脊柱的稳定性,为以后积极有效的功能锻炼创造条件。由于临床上多见外伤导致脊柱骨折脱位,且伴有脊髓损伤而肢体瘫痪。因此,应掌握手术时机,尽早实现脊柱骨折的解剖学复位,恢复椎管口径;有效的椎管减压去除压迫脊髓的骨片或椎间盘;重建脊柱稳定性,以利于脊髓功能的恢复。常用的方法有椎板切除、脊髓减压术,直接解除来自脊髓前方的压迫。近年来多施行脊髓侧方减压术,直接去除后突的锥体或骨折片。整复脱位后,采取椎弓根系统等固定是有益的。

手术指征:脊柱骨折脱位有关节突交锁者;脊柱骨折固定不满意或仍有脊柱不稳定因素存在者;影像学显示有碎骨片突出至椎管内压迫脊髓者;截瘫平面不断上升,提示椎管内有活动性出血者。

(四)脊髓损伤早期的药物治疗

类固醇通过多种机制阻止脊髓继发性损伤的发生,是目前被认为有肯定疗效的药物。1990年,美国第2次全国急性脊髓损伤研究的结果显示,脊髓损伤后病人必须在8 h内接受超大剂量甲泼尼龙治疗。1997年,美国第3次全国急性脊髓损伤研究的结果进一步明确,急性脊髓损伤病人在受伤后 3 h 内接受甲泼尼龙治疗,且需维持 24 h。若治疗开始过晚(受伤后 3~8 h),没有明显并发症的情况下,需维持 48 h。

Tirilazad(U－74006F),是一种新合成的非糖皮质激素的 21-氨基类固醇,是脂质过氧化反应特效抑制剂。在动物实验和临床试用中证实其对中枢神经系统各种损伤有良好保护作用,可作为糖皮质激素的替代品。Tirilazad 的不良反应和并发症的发生率显著低于糖皮质激素。1997 年,美国第 3 次全国急性脊髓损伤研究的结果报道,Tirilazad 静脉内每 6 h 使用大剂量冲击(2.5 mg/kg)并维持 48 h,其疗效等同于甲泼尼龙,且潜在的不良反应较小。

## 三、并发症的防治

脊髓损伤并发症可延长患者的住院时间、增加医疗经费和影响康复治疗效果,严重时导致患者死亡。正确的康复治疗和康复护理可有效地预防各种并发症,脊髓损伤并发症的防治是脊髓损伤康复的重要内容。

(一)排尿障碍及尿路感染

脊髓损伤患者泌尿系统并发症的防治是脊髓损伤康复的重要环节。排尿障碍及泌尿系统感染是脊髓损伤较常见的并发症。常用的康复治疗措施如下。

1. 清洁导尿技术　清洁导尿又称为间歇性导尿,是指可以由非医务人员(患者、家属或陪护者)进行的不留置导尿管的导尿方法,以减少患者对医务人员的依赖性,提高患者的生活独立性。如果患者完全不能自主排尿,使用频率可以为每天 3~4 次;如果能够部分排尿,使用频率可以为每天 1~2 次。每次导尿导出的尿液一般以 400 ml 左右(生理性膀胱容量)为宜。残余尿少于 80~100 ml 时可以停止清洁导尿。患者必须定时定量喝水、定时排尿,以便合理选择导尿时机。患者每天进水量一般不超过 2 000 ml,保持每天尿量 800~1 000 ml。

2. 膀胱控制训练　膀胱控制训练是针对上运动神经元损伤综合征合并膀胱功能障碍患者的恢复性康复治疗措施。具体操作程序及注意事项如下。

(1)膀胱括约肌控制力训练:常用盆底肌练习法,即主动收缩耻骨尾骨肌(肛门括约肌),每次收缩持续 10 s,重复 10 次,每天 3~5 次。

(2)排尿反射训练:发现或诱发"触发点",通过反射机制促发逼尿肌收缩,以主动排尿。常见的排尿反射"触发点"是轻叩耻骨上区、牵拉阴毛、摩擦大腿内侧、挤压阴茎龟头等,听流水声、热饮、洗温水浴等均为辅助性措施。叩击时宜轻而快,避免重叩。重叩可引起膀胱尿道功能失调。叩击频率每分钟 50~100 次,叩击次数 100~500 次。较高位的脊髓损伤者一般都可以恢复反射性排尿。

(3)代偿性排尿方法训练:通过手法和增加腹压等方式促进排尿。患者取坐位,放松腹部,身体前倾,屏住呼吸 10~12 s,用力将腹压传到膀胱、直肠和骨盆底部,屈曲髋关节和膝关节,使大腿贴近腹部,防止腹部膨出,增加腹部压力。另一方法是将双手拇指置于髂嵴处,其余手指放在膀胱顶部(脐下方),逐渐施力向内下方按压,也可用拳头由脐部深按压向耻骨方向滚动。加压时须缓慢轻柔,避免使用暴力和耻骨上直接加压。膀胱压力过高可导致膀胱损伤和尿液返流到肾脏。

(4)出入水量控制训练:建立定时、定量饮水和定时排尿的制度,这是各种膀胱训练的基础措施。由于膀胱的生理容量为 400 ml,因此每次饮水量以 400~450 ml 为宜,以使其后

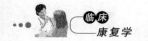

排尿时的膀胱容量达到 400 ml。饮水和排尿的时间间隔一般在 1～2 h。与体位和气温有关,卧位和气温低时,排尿间隔时间缩短,反之延长。每天总尿量 800～1 000 ml 为宜。

(5)清洁导尿(间歇性导尿):清洁导尿是结束保留导尿的最初步骤,从而使上述膀胱训练可以有效地进行。同时在上述方法不能充分使膀胱排空时,可以采用清洁导尿的方式间歇性排空残余尿,减少膀胱感染的机会。具体方法参见"清洁导尿技术"。

(6)开始训练时必须加强膀胱残余尿量的监测,避免发生尿潴留。

(7)膀胱反射出现需要一定的时间积累,因此训练时注意循序渐进。

(8)合并痉挛时,膀胱排空活动与痉挛的发作密切相关,需要注意排尿和解除肌肉痉挛的关系。

3. 泌尿系统感染的治疗 泌尿系统感染是由于细菌进入尿道而引起的,当患者有发热、尿色异常、尿有异味时应及时诊治。如体温在 38℃以上,应考虑肾盂肾炎;膀胱炎往往不伴有体温升高,前列腺炎常伴有排尿困难,此时不宜再做间歇性导尿,应当保留和开放导尿管,通过药物和大量饮水控制感染。

(二)排粪障碍

直肠控制障碍也是困扰患者最大的问题之一。脊髓休克期(3～6 周)内的排粪障碍多表现为大便失禁。脊髓休克期后,腰段以上的完全性脊髓损伤排便障碍多表现为便秘。排粪障碍的主要康复治疗措施如下。

1. 肛门牵张技术 示指或中指戴指套,涂润滑油,缓缓插入肛门,将直肠壁向肛门一侧缓慢持续地牵拉,可以有效地缓解肛门内外括约肌的痉挛,同时扩大直肠腔,诱发肠道反射,促进粪团排出。

2. 坐位排粪 坐位时排粪的能量比卧位时小,因此坐位大便有利于降低排粪阻力,提高患者自尊,减少护理工作量,减轻心脏负担。

3. 定时排粪制度 强调按照患者既往习惯选择排粪时机。

4. 药物 便秘时可使用肠道活动促进剂、缓泻剂、解痉剂和肛门润滑剂(石蜡油类)等;大便失禁时使用肠道活动抑制剂、肠道收敛剂和水分吸附剂;有肠道感染时采用敏感的抗菌药物。

5. 神经阻滞技术 对于肛门括约肌痉挛导致便秘的患者,可采用肉毒毒素肛门周围肌内注射,或采用酚行骶神经注射,以缓解局部肌肉痉挛。

6. 饮食控制 改变饮食结构,尽量采用粗纤维饮食,避免刺激性食物,通过改变粪团性状以改善肠道排空阻力,并保证合理的水平衡。

7. 运动疗法 身体耐力训练可加强肠道蠕动动力,对于长期卧床者尤为重要。腹部按摩可通过皮肤-直肠反射,促进感觉反馈传入和传出,增强肠道活动。

(三)压疮的处理

压疮是指人体局部所受压力和受压时间超过一定限度后造成皮肤、皮下组织坏死和溃疡。多发生于长期坐轮椅或卧床患者,尤其是老年人。好发部位是缺乏肌肉或脂肪缓冲的骨骼突起部位。长期卧床患者,仰卧位时易出现在枕部、肩胛部、肘部、骶尾部和足跟部;侧卧位时易发生在肩部、大转子、膝内外侧和踝内外侧;俯卧位时易发生在前额、下颌、肩部、髂嵴、髌骨部。长期轮椅坐位者,易发生在坐骨结节和足跟部。其他部位包括生殖器官、骨折治疗用的体内支撑物处、肌肉痉挛或挛缩处及失去知觉的身体部位。

1. 基本措施

（1）减压：缓解局部皮肤的压力是治疗压疮的重要措施，包括增加翻身的次数、使用有效的压力承托系统（如气垫床、水床、空气流动床等）。

（2）创面处理：破溃的创面可用生理盐水清洗，并采用湿到半湿的生理盐水敷料局部使用，即将湿生理盐水敷料置于压疮上，在即将干燥时换上新的纱布，利用纱布干燥过程中的"虹吸作用"把分泌物清除。已形成溃疡的创面，可用剪、切的方法彻底清除创面坏死组织，但不要破坏周围健康组织。

（3）抗感染：主要为加强局部换药，同时根据全身症状、细菌培养结果，考虑应用敏感的抗生素。无全身症状的压疮不需要使用口服抗菌药物。

（4）护理：保持创面及其周围皮肤的清洁，尤其是臀骶部的压疮，要加强对大小便的护理，防止粪便的污染。一旦污染，要立即清洁创面，更换敷料。

（5）机体营养的支持：应设法提高患者的食欲，必要时可静脉输入脂肪乳、白蛋白、氨基酸或全血，口服补充维生素及微量元素。

2. 物理因子治疗 紫外线、红外线、超短波、毫米波等，具体内容见本套教材《物理因子治疗学》。

3. 手术治疗

（1）适应证：长期保守治疗创面不愈合；创面肉芽纤维化；边缘有瘢痕组织形成；压疮深达肌肉或更深部位；合并有骨关节感染或深部瘘管形成。

（2）常用手术方法：皮片移植、皮瓣移植、肌肉瓣移植、肌肉皮瓣移植、神经肌肉皮瓣移植、游离皮移植。术后注意各受压部位需要良好衬垫防止新的压疮，加强饮食和大小便护理。

4. 预防 关键在于去除各种压疮的诱发因素，主要包括避免过分的皮肤压力和剪切力，如使用适当的床垫、椅垫和矫形器，按时移动受压部位，保持身体接触面平整，保护骨突部位。保持皮肤清洁、干燥，妥善处理大小便失禁。改善营养，纠正贫血，保持血压稳定。

（四）心血管功能障碍

损伤发生在 $T_6$ 平面以上的患者，由于交感神经完全失去高级神经中枢的控制，人体的应急能力和血管舒缩功能异常，损伤在胸$_6$平面以下的会导致部分交感神经失控。截瘫或四肢瘫患者最容易发生低血压和心动过缓。

1. 心律失常 常见心动过缓、室上性心律失常、原发性心脏骤停。主要防治措施：①维持呼吸功能，保持血氧含量，避免低氧血症；②减轻心脏负荷，给予必要的心理治疗及止痛，减少应急；③减少能量的消耗，注意排便、排尿的用力程度；④保持足够的血容量，维持水、电解质平衡，测定 24 h 出入水量，保证重要脏器的灌注和心脏功能；⑤避免刺激迷走神经；⑥吸痰或处理气管插管时动作轻柔，可先吸氧后吸痰；⑦翻身的动作要轻柔，避免过分刺激；⑧心动过缓时，可酌情用阿托品或麻黄碱；⑨发现心律失常或既往有心脏病史应进行心电监护；⑩针对心律失常选择适当药物治疗。

2. 体位性低血压 常见于损伤后刚开始恢复活动时。防治措施：①逐步抬高床头，延长坐位时间；②腹部采用弹性腹带，减少腹腔血液淤滞；③采用站立倾斜床，训练站立；④坐轮椅时腰要前倾，有助于缓解体位性低血压；⑤必要时使用升压药等；⑥避免焦虑情绪。

3. 自主神经反射亢进　多见于胸₆平面以上损伤的患者,脊髓休克期过后即可发生。主要诱因如膀胱充盈、便秘、感染、痉挛、结石、器械操作等,引起交感神经节过度兴奋,导致高血压、头痛、出汗、面红、恶心、皮肤发红和心动过缓等。防治措施:①及时检查发现去除诱因,将患者转移至床上,取坐位;②轻者可口服钙通道阻滞剂,重者可静脉滴注α受体阻滞剂或硝酸甘油。

（五）深静脉血栓

脊髓损伤患者长期卧床,静脉血流缓慢,或血液黏稠,便秘和泌尿系统感染,都可引起下肢深静脉血栓形成,造成下肢(包括足)肿胀,或有低热。如果出现一侧大腿肿胀,应考虑深静脉血栓形成的可能。应采取以下措施。

（1）停止肿胀下肢活动,将下肢轻度抬高(10°～15°),并及时进行检查(超声多普勒、血管造影)。如果确诊,应行抗凝治疗。

（2）使用有效抗生素控制炎症,局部可采用抗生素电离子导入、紫外线照射和超短波等。

（3）平时注意下肢被动活动,减少平卧时间,睡眠时稍抬高下肢。可适量服用阿司匹林,以降低血黏度。

（4）使用弹力袜和弹性腹带促进血液回流。

（5）物理因子治疗,如感应电疗法、低频电刺激、功能性电刺激(FES)等,具体内容见本套教材《物理因子治疗学》。

（六）体温调节障碍

体温调节中枢位于下丘脑,通过自主神经介导。脊髓损伤后,体温调节中枢失去对体温的控制,因而出现变温血症,即体温受环境温度的影响而变化。损伤后早期的低体温也相当常见,并可导致机体功能的明显下降。因此要注意定时测定体温。此外,在炎热季节,由于汗腺功能障碍,脊髓损伤患者可能出现高热。具体的预防及治疗措施如下。

（1）在气温变化时注意衣着适当。四肢瘫患者当气温在21℃时,如果没有保暖衣物,体温可达35℃左右。患者外出时尤其要注意保暖。

（2）保持皮肤干燥,防止受凉。麻痹肢体由于散热障碍,所以会出现麻痹平面以上出汗,而平面以下受寒的情况。

（3）过度出汗有可能是交感神经过度兴奋的表现,要注意是否发生自主神经反射亢进。最常见的诱因是膀胱或直肠充盈。

（4）天气炎热时要注意散热。高热的药物治疗效果不佳,一般以物理降温为主。

（5）原因不明的发热首先要考虑是否发生感染。患者由于感觉障碍,所以发热常常是感染最早或唯一的表现。此时应针对感染对症治疗。

（七）异位骨化症

异位骨化是指在解剖上不存在骨的部位有新骨形成,可能与失神经有关,也可能与不适当的关节活动有关。此并发症的好发部位是髋、膝、肩、肘。多发生于伤后1～4个月内。在受损水平以下,局部出现红、肿、热,有的患者感疼痛,或伴全身低热。肿胀之后变硬,在皮下形成较硬的团块。急性期可有血细胞沉降率、碱性磷酸酶升高。约2周后,X线检查可发现新骨形成。脊髓损伤后患者防治异位骨化应从以下几方面着手。

（1）家属、护理人员或治疗师在活动患者的关节时,应注意动作轻柔,不要粗暴用力,避免肌肉或关节软组织的牵拉伤。

（2）如果确定发生异位骨化,运动训练时应避免造成疼痛,否则会加重病情。

（3）早期局部冰水冷敷,减轻局部的炎症反应。物理因子治疗亦可减轻局部症状。

（4）早期预防异位骨化的药物可用依替膦酸（didronel）,该药与钙离子有较高的亲和力,主要集中在代谢活跃的骨骼处,防止软骨的骨化。用法:前 2 周每天 20 mg/kg,后改为每天 10 mg/kg,可用 10 周,早餐前 1 h 一次口服。不良反应有胃肠道反应。

（5）如果骨化已经发生,限制了关节的活动,在骨化成熟后可以考虑手术切除。骨化成熟的时间大概需要 18 个月,过早的手术会导致骨化复发和加重。术后可早期开始轻柔的被动关节活动。术后仍可用依替膦酸,每天 10 mg/kg,连用 12 个月。

（八）痉挛

脊髓损伤在受伤后数周即可出现肌肉紧张。痉挛可出现在肢体整体或局部,亦可出现在胸、背、腹部肌肉。严重的肌痉挛对运动功能造成严重障碍,导致患者不能坐上轮椅,不能移动身体,不能完成日常动作,甚至造成痉挛畸。治疗和护理手段有以下几个方面。

（1）解除诱因:在治疗痉挛之前,尽量解除增加痉挛的各种诱因,如尿路感染、压疮、骨折、嵌甲等。解除诱因后,痉挛往往会明显减轻。

（2）冷疗或热疗:可使肌痉挛一过性放松,也可缓解疼痛。

（3）水疗:温水浸浴有利于缓解肌痉挛,温度宜在 27～30℃。

（4）主动运动:做痉挛肌的拮抗肌适度的主动运动,对肌痉挛有交替性抑制作用。

（5）被动运动与按摩:深入而持久的肌肉按摩,或温和地被动牵张痉挛肌,可降低肌张力,有利于系统康复训练。

（6）肌电生物反馈:利用松弛性肌电生物反馈有助于痉挛肌放松。

（7）功能性电刺激:对屈肌痉挛者电刺激其伸肌群,有利于痉挛肌放松,电刺激配合肉毒毒素注射治疗更有效。

（8）药物治疗:目前有效的药物是巴氯芬。口服时,由 5 mg 开始,每天 3 次。以后每隔 3 天增加 5 mg,至有效剂量后维持。成人一般到 80～100 mg 才能出现止痉效果,而且要坚持长期服用。肉毒毒素、5％酚溶液局部注射（必须由医生操作）也是目前常用的方法。

（9）手术:双下肢严重痉挛可选择手术治疗（脊神经后根切断术）。

# 第二节　脊髓损伤的临床康复

## 一、康复评定

### （一）神经损伤平面的确定

神经损伤水平是指运动、感觉功能仍然完好的最低段的脊髓节段水平。例如 $C_6$ 损伤,意味着 $C_6$ 及以上（$C_5$～$C_2$）仍然完好,$C_7$ 以下即有功能障碍。感觉和运动平面可以不一致,

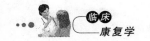
左右两侧也可能不同,可以分别用右侧感觉平面、左侧感觉平面、右侧运动平面、左侧运动平面来表示。若出现两侧神经损伤不在同一平面上,综合判断仍取功能完好的最低段的脊髓节段水平。例如评定左侧平面为 $C_5$,右侧平面为 $C_6$,则综合判断为 $C_5$ 损伤。神经平面的综合判断以运动平面为主要依据,但 $T_2 \sim L_1$ 损伤无法评定运动平面,所以主要依赖感觉平面来确定神经平面。$C_4$ 损伤可以采用膈肌作为运动平面的主要参考依据。神经平面采用关键肌和关键点的方式来评定,采用积分方式使不同平面及损伤分类的患者严重程度可以横向比较(表 5-1,表 5-2)。

表 5-1　运动关键肌

| 平 面 | 关 键 肌 | 平 面 | 关 键 肌 |
|---|---|---|---|
| $C_5$ | 屈肘肌(肱二头肌、旋前圆肌) | $L_2$ | 屈髋肌(髂腰肌) |
| $C_6$ | 伸腕肌(桡侧伸腕长肌和短肌) | $L_3$ | 伸膝肌(股四头肌) |
| $C_7$ | 伸肘肌(肱三头肌) | $L_4$ | 足背屈肌(胫前肌) |
| $C_8$ | 中指屈指肌(指深屈肌) | $L_5$ | 长伸趾肌(趾长伸肌) |
| $T_1$ | 小指外展肌(小指外展肌) | $S_1$ | 足跖屈肌(腓肠肌、比目鱼肌) |

表 5-2　感觉关键点

| 平 面 | 部 位 | 平 面 | 部 位 |
|---|---|---|---|
| $C_2$ | 枕骨粗隆 | $T_8$ | 第 8 肋间($T_7$ 和 $T_9$ 之间) |
| $C_3$ | 锁骨上窝 | $T_9$ | 第 9 肋间($T_8$ 和 $T_{10}$ 之间) |
| $C_4$ | 肩锁关节的顶部 | $T_{10}$ | 第 10 肋间(脐水平) |
| $C_5$ | 肘前窝的桡侧面 | $T_{11}$ | 第 11 肋间($T_{10}$ 和 $T_{12}$ 之间) |
| $C_6$ | 拇指 | $T_{12}$ | 腹股沟韧带中点 |
| $C_7$ | 中指 | $L_1$ | $T_{12}$ 与 $L_2$ 之间上 1/3 处 |
| $C_8$ | 小指 | $L_2$ | 大腿前中部 |
| $T_1$ | 肘前的尺侧面 | $L_3$ | 股骨内上髁 |
| $T_2$ | 腋窝 | $L_4$ | 内踝 |
| $T_3$ | 第 3 肋间 | $L_5$ | 足背第三跖趾关节 |
| $T_4$ | 第 4 肋间(乳房线) | $S_1$ | 足跟外侧 |
| $T_5$ | 第 5 肋间($T_4$ 与 $T_6$ 之间) | $S_2$ | 腘窝中点 |
| $T_6$ | 第 6 肋间(剑突水平) | $S_3$ | 坐骨结节 |
| $T_7$ | 第 7 肋间 | $S_{4\sim5}$ | 会阴部 |

　　1. 运动平面　临床上用肌力达 3 级的关键肌来确定运动平面,但该平面以上关键肌的肌力必须达 4~5 级,3 级肌力的关键肌平面为运动平面。运动积分是采用徒手肌力检查法,将肌力(0~5 级)作为分值,把各关键肌的分值相加。正常者两侧运动平面总积分为 100 分。

　　2. 感觉平面　检查身体两侧 28 对皮区关键点的针刺觉和轻触觉。通过检查,可以确定正常感觉功能的最低脊髓节段即感觉平面,以及脊髓损伤的水平。如定位在 $T_{11}$,即表示 $T_{11}$ 及 $T_{11}$ 以上的脊髓功能完全正常,$T_{12}$ 及 $T_{12}$ 以下功能丧失。每个关键点要按 3 个等级分别评定打分,0=缺失,1=障碍(部分障碍或感觉改变,包括感觉过敏),2=正常,NT=无法检查。正常者两侧针刺觉和轻触觉的总积分各为 112 分。

（二）损伤程度分类残损指数

目前采用美国脊髓损伤学会（ASIA）的神经病损分级法，可分为 A、B、C、D、E 5 级（表 5-3）。ASIA-A 为完全性损伤，不完全性损伤有 ASIA-B、C、D、E。其中，ASIA-B 为感觉不完全性损伤、运动完全性损伤，因此属不完全损伤；ASIA-C 为损伤平面以下半数以上关键肌的肌力＜3 级；ASIA-D 为损伤平面以下半数以上关键肌的肌力≥3 级；ASIA-E 为基本正常。

**表 5-3　ASIA 脊髓功能损害分级**

| 分　级 | | 特　征 |
| --- | --- | --- |
| A | 完全性损伤 | 骶段无感觉或运动功能 |
| B | 不完全性损伤 | 神经平面以下包括骶段（$S_{4\sim5}$）有感觉功能，但无运动功能 |
| C | 不完全性损伤 | 神经平面以下有运动功能，大部分关键肌肌力＜3 级 |
| D | 不完全性损伤 | 神经平面以下有运动功能，大部分关键肌肌力≥3 级 |
| E | 正常 | 感觉和运动功能正常，但肌张力增高 |

（三）独立功能评定

为充分反映脊髓损伤对患者个人生活和社会活动能力的影响及评价各种康复治疗措施的实际效果，制定功能独立评定（FIM）标准是必要的。FIM 主要评价 6 个方面的能力：生活自理能力、括约肌控制能力、转移能力、行动能力（轮椅、行走、上楼梯）、理解交流能力、社会活动能力（社会交往、解决问题及记忆能力）等。该标准将每组能力分级标定：完全独立 7 分，基本独立 6 分，达到 6 分与 7 分级别者不需要别人帮助；轻度依赖需他人指导 5 分，轻度依赖需少量帮助 4 分，中度依赖需中等量帮助 3 分，5、4、3 分级均需别人帮助才能独立；基本上不独立需大量帮助 2 分，完全不独立 1 分，2、1 分级为完全不能自立，必须依靠他人生活。

（四）其他

康复评定的其他内容包括残存肌力评定、日常生活活动能力评定、痉挛评定、关节活动度评定、心理社会功能评估、职业能力评估、家庭环境评估等。

## 二、康复治疗

脊髓损伤抢救期之后就应该尽早开始康复综合治疗措施的介入，并由相应的专业治疗师共同组成康复治疗小组来具体实施。主要康复治疗手段包括物理因子治疗、作业治疗、康复护理、康复工程、文体治疗、传统康复疗法、心理治疗等，运动疗法技术、作业疗法技术、康复护理技术的实施是重点。强调从早期康复开始，患者就是脊髓损伤康复治疗中的核心，是重要的主动参与者，而不仅是被动的接受者。

（一）脊髓损伤康复治疗的分期

脊髓损伤的康复治疗根据病情和时间变化及主要训练地点的变化分为早期和中后期康复。

1. 早期康复　指受伤后 2～8 周内。前 2～4 周时，脊柱和病情处于相对不稳定状态，

需要一定的卧床和必要的制动,但也不可忽略一些必要的早期康复措施。后4~8周脊髓损伤的病理生理改变进入相对稳定状态,脊髓休克多已结束,脊髓损伤水平和程度基本确定。

早期康复训练内容:关节活动度训练、肌肉牵张训练、体位性低血压的防治、肌力增强训练、呼吸功能训练、坐位训练、膀胱训练、站立训练、轮椅使用训练、初步转移训练和初步生活自理训练。

2. 中后期康复 一旦患者生命体征稳定、骨折部位稳定、神经损害或压迫症状稳定即可进入中后期治疗。一般需在伤后2~3个月以后,在早期康复训练的基础上进行。除继续加强残存肌力和全身耐力训练外,患者还要进行熟悉轮椅及生活技巧的训练,对有可能恢复站立或步行的患者进行站立和步行训练。

中后期康复训练内容:肌力和耐力练习、生活自理能力训练、轮椅活动操纵训练、矫形器与自助器具的应用训练、膀胱及直肠功能训练、工作和学习能力训练、心理障碍康复。

**(二)脊髓损伤的运动疗法**

脊髓损伤最显著的功能障碍是瘫痪,运动疗法是恢复运动功能最重要的手段,也是防治脊髓损伤并发症最有效的方法之一。其具体训练方法和应用主要包括以下9个方面。

1. 肌力训练

(1)提高和改善:肌力训练的内容首先是提高和改善损伤平面以下瘫痪肌肉的功能,增强残存的肌力,争取达到3级肌力,以恢复实用肌肉功能。肌力训练一般采用抗阻训练。根据不同的情况和条件,可选用徒手或哑铃、沙袋、弹簧、拉力计及重物滑轮系统等器械。2级肌力可以采用滑板运动或助力运动方法,1级肌力则只能采用功能性电刺激。运动时注意要在不产生疲劳、无痛、不诱发痉挛条件下进行,并注意防止出现代偿运动。

(2)强化:肌力训练的内容其次是强化肩带力量和上肢肌肉力量。因为绝大多数患者在今后的生活中需应用轮椅、拐杖或助行器帮助身体移动。其强化的肌肉主要是背阔肌、肱三头肌、肱二头肌和进行手指抓握力量训练;对于采用低靠背轮椅者,腰背肌和腹肌的力量训练是极其重要的。在训练中要注意循序渐进,在直立床上不同的角度下训练,或利用不同角度的楔形垫,可以在治疗床上做仰卧起坐和背飞。对于可进行步行训练者,腹肌、髂腰肌、腰背肌、股四头肌、内收肌等训练是基础。

2. 关节活动范围训练 脊髓损伤患者不仅有肌肉瘫痪,还会存在肌肉痉挛,再加上长期制动会导致关节挛缩和活动受限,发生关节功能障碍。因此我们必须针对这些关节功能障碍进行训练,改善关节活动范围。同时关节的主动和被动活动可以促进本体感觉的传入反馈,从而促进抑制和冬眠的神经-肌肉功能的恢复。脊髓损伤患者在生命体征稳定之后应立即开始全身各关节的被动运动,通过被动活动,促进血液循环,保持关节最大活动范围,从而防止关节挛缩的发生。对于出现自主运动的患者,在确保脊柱稳定的基础上,尽量进行运动,可行徒手辅助的自主运动和完全自主运动。

(1)顺序:被动活动要从近端关节开始到远端关节,活动全身各关节。上肢关节被动活动与主动运动从肩关节开始,一般顺序为肩关节屈曲、外展、内外旋;肘关节屈伸;前臂旋前旋后;腕关节伸展、屈曲、尺侧偏、桡侧偏、旋转;掌指及指间关节屈伸、伸展。下肢关节被动活动与主动运动,顺序为髋关节、膝关节被动屈曲、伸展,髋关节外展;踝关节背屈、趾屈、内外翻。

(2)被动活动时的注意事项:①髋关节屈曲时要同时外展,外展不得超过45°;②膝关节伸展要缓慢,不得出现过伸展;③髋关节内旋、外旋要在髋关节及膝关节屈曲 90°状态下进行;④当患者下段胸椎或腰椎有骨折时,屈髋、屈膝要格外小心,避免腰椎活动;⑤患者仰卧位被动屈曲膝关节时需同时外旋髋关节;⑥在对颈髓损伤患者的腕关节和手指进行被动活动时,禁止同时屈曲腕和手指关节,以避免造成伸肌肌腱损伤;⑦肩关节外展 90°时,要注意将上肢外旋后再继续上举,直至接近患者同侧耳部;⑧动作要缓慢轻柔,不得出现异常运动模式。

3. 肌肉与关节牵张　牵张训练是康复治疗过程中必须始终进行的项目。腰水平以上的脊髓损伤患者绝大多数存在肌张力增高和肌肉痉挛,两者会导致关节挛缩,使运动功能发生障碍。牵张训练可以帮助降低肌张力,从而对痉挛有一定的治疗作用。通过长期牵张改善关节和周围软组织的延伸性,分离或改善组织粘连,从而改善运动功能。牵张训练的范围包括腘绳肌牵张、内收肌牵张和跟腱牵张等。腘绳肌牵张是为了使患者直腿抬高大于 90°,以实现独立坐。内收肌牵张是为了避免患者因内收肌痉挛而造成会阴部清洁困难。跟腱牵张是为了保障跟腱不发生挛缩,以进行步行训练。其训练形式包括手法被动牵张、利用姿势和体位牵张、利用器械牵张和自我牵张训练。需要强调的是牵张训练应以不引起疼痛为原则;若原有的疼痛通过牵张消失或减弱,是牵张训练有效的标志;若疼痛开始加剧或 24 h 后不能消失,牵拉训练应停止。

(1) 手法被动牵拉

1) 手法被动牵拉足跟跟腱:治疗师一手握住患者足跟,用前臂抵住足底外侧,另一只手固定踝关节上方,治疗师利用自身体重并屈曲前臂,对跟腱实施牵拉。注意不要将患者的下肢直接抬起,屈髋伸膝的情况下直接牵拉跟腱,容易造成膝关节过伸。

2) 手法被动牵拉腘绳肌:患者仰卧,治疗师一手握住踝关节,另一只手压在足底上,保持屈髋、伸膝状态将患者一侧下肢用肩抬起,利用治疗师的体重向患者头部方向施压实现屈髋,完成腘绳肌牵拉。

3) 手法被动牵拉髋关节内收肌:患者仰卧位,治疗师一手放在患侧膝关节下方,另一只手放在踝关节上方,将髋关节外展。注意避免髋关节外旋,当达到关节活动范围末端时用力牵拉并停留数秒。

4) 手法被动牵拉髋关节屈肌:患者俯卧位,治疗师将患者膝关节屈曲,一只手握在膝关节,用前臂支持固定小腿,另一只手压同侧骨盆上固定骨盆,缓慢用力向患者头部方向实施牵拉。

(2) 利用患者自身重力牵拉:对于足下垂,可以利用踝关节矫正板。站立踝关节背屈,利用患者自身的体重进行牵拉。矫正的角度可根据患者的情况决定,开始楔形板可从较小角度开始,逐渐改变。

(3) 自我牵张训练方法

1) 髋关节外展、外旋自我牵拉训练:患者坐位,将一侧髋关节外展、外旋,足底抵在另一侧大腿内侧,一手固定踝关节,另一只手于膝关节处向床面按压肢体,并停留数秒。

2) 踝背屈自我牵拉训练:患者躯干尽量前屈,用手抓握足底,用掌跟部接触足底上部用力向头部牵拉。

3) 腘绳肌自我牵拉训练:仰卧位,患者用手抓握右侧大腿的裤子,用力向上把腿拉起,用左手抓住踝关节部位,将右手掌放在膝关节前方,左手用力将小腿向自己头部方向拉动,

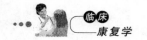
右手保持膝关节的伸展。

4. 耐力训练　耐力训练的目的是改善持续运动能力,改善心肺功能,改善肌肉功能,改善糖代谢。因此,耐力训练实际上包括两部分:一部分是肌肉的运动耐力,使肌肉完成一个动作能够持续多少时间或重复多少次;另一部分是心肺耐力,如果心肺耐力不够,全身耐力下降,将无法完成日常的活动。

有氧耐力训练是以全身大肌群参与、强度较低、以规律的运动形式为主的训练方法,旨在提高机体心肺功能,调节代谢,改善运动时有氧供能能力。耐力训练一般为中等强度,即50%～80%最大耗氧量或60%～90%最大心率,每次运动15～60 min,每周训练3次以上。运动方式可以采用轮椅训练、步行、骑车等。训练后患者无持续的疲劳感和其他不适,不加重原有疾病的症状,是运动量合适的指标。

肌肉耐力训练前要注意运动训练的实施应包括准备活动和放松活动,如牵伸训练。需要恢复较强工作和体育活动的人,康复运动训练除要改善心肺功能外,增强肌力和局部肌肉的耐力也是重要的。每次训练要引起一定程度的肌肉疲劳,以便通过超量恢复达到耐力增强。但要避免大运动量引起的肌肉损伤,以及发生持续疼痛和耐力减退。

5. 平衡训练　神经功能的损伤,平衡功能也出现障碍。人体的平衡包括坐位平衡和站位平衡,是坐、站、行走的基础。人体的平衡分为3个级别:一级平衡是指静态平衡,二级平衡也称为自动平衡状态,三级平衡也称为他动平衡状态。平衡训练的目的是建立新的姿势平衡点,改善坐位能力,改善站立和步态。

(1)坐位平衡训练

1)长坐位平衡训练:胸以上脊髓损伤患者大部分要采用长坐位,主要是在以下几种姿势上保持平衡。①治疗师在患者身后,用身体和双手扶助患者保持平衡;②治疗师在患者身后,用双手扶助患者保持平衡;③患者双手扶腿保持平衡;④患者单手扶腿保持平衡;⑤双上肢外展位保持平衡;⑥双上肢前屈位保持平衡;⑦双上肢上举位保持平衡;⑧外力破坏下保持长坐位平衡的训练,如治疗师在前后左右变换位置并且用不同力度推动患者,让其保持平衡;⑨抛、接球训练。以上训练内容要循序渐进,不断提高训练难度,最终达到长坐位的三级平衡。

2)端坐位平衡训练:肩外展、外旋,前臂旋后,肘伸展位支撑身体。另外,还要练习一侧上肢支撑下的坐位平衡,轮椅坐位投球、抛球训练等。注意训练时应使用姿势矫正镜进行。

(2)站立平衡训练:坐位平衡训练使患者达到三级平衡时,即可开始进行站立平衡训练了。应按照三级平衡训练的原则进行,有些患者需要佩戴矫形器。患者首先站在双杠内,双手扶杠,治疗师站在患者侧面,用手抓住患者的腰围或其他绑带,以扶助患者防跌倒。患者先抬起一只手寻找新的平衡点,再抬起另一只手,治疗师要用口令指导患者向前、后、左、右以维持平衡。当患者的平衡能力提高后,治疗师要提高训练的难度,从不同角度用不同力度去破坏患者的平衡,最终达到站立的三级平衡。

6. 转移训练　身体的移动是实现日常生活自理的基础,并可以有效地避免压疮。通过训练让患者具备翻身、从卧到坐、从坐到站、轮椅转移这些变换体位的能力,甚至行走的能力。转移训练包括独立转移和帮助转移。帮助转移指患者在他人的帮助下转移体位,可有两人帮助和一人帮助。独立转移指患者独立完成转移动作,在转移时可以借助一些辅助器具,如滑板。

(1) 翻身训练

1) 患者独立翻身动作：头转向翻身侧，双上肢伸展向身体两侧用力地摆动；双下肢交叉，翻身侧腿在下方，同时双上肢用力甩向翻身侧，带动躯干旋转而翻身；位于上方的上肢用力前伸，完成翻身动作。$C_6$ 损伤患者由于缺乏伸肘能力、屈腕能力，手功能丧失，躯干和下肢完全麻痹。故上述翻身方法是利用上肢甩动引起的惯性，将头、肩胛带的旋转力通过躯干、骨盆传到下肢完成翻身动作(图 5-1)。

2) 利用布带进行翻身：将布带系于床栏上，腕部勾住带子；用力屈肘带动身体旋转，同时将另一侧上肢摆向翻身侧；松开带子，位于上方的上肢前伸，完成翻身。$C_7$ 以下完全性损伤可采用上述方法翻身，利用其腕关节残存肌力完成。

3) 胸腰段损伤患者的翻身训练：方法一是同 $C_6$ 损伤患者的翻身动作。方法二是直接利用肘部和手的支撑向一侧翻身。

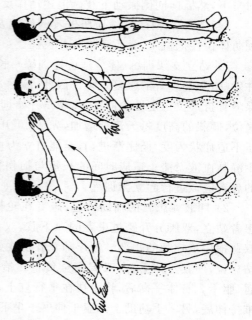

图 5-1　$C_6$ 损伤患者翻身动作

(2) 坐起训练：正确的独立坐是进行转移、轮椅和步行训练的前提。床上坐位可分为长坐位(膝关节伸直)和端坐位(膝关节屈曲)。实现长坐位才能进行床上转移训练和穿裤、袜、鞋的训练，其前提是腘绳肌必须牵张度良好，髋关节活动范围超过 90°。

1) 靠物辅助坐起：四肢瘫患者因长期卧床，在坐或站起时容易出现体位性低血压。早期要使用靠架或摇床坐起，一般 2 周左右可以完全坐起。第一天坐起 30°，上下午各 5 min；每隔一天增加 10°、5 min。为防止腘绳肌疼痛，可在膝下放置毛巾卷。坐起 20 min 后，可进行坐位进食、洗漱等日常生活活动。

2) 四肢瘫患者从侧卧位坐起：适用于 $C_6$ 损伤患者。翻身至侧卧位；移动上身靠近下肢；用上侧上肢勾住膝关节，同时反复将另一侧肘屈曲、伸展，通过此动作将上身靠至双腿；将双手置于体侧，伸肘至坐位。

3) 四肢瘫患者从仰卧位坐起：适用于 $C_7$ 以下脊髓损伤患者。头和上半身用力转向身体两侧，通过反复转动将双肘放到身后支撑上身；继续将头和上半身旋转，将两肘伸直至长坐位。

4) 截瘫患者的坐起：双上肢同时用力向一侧摆动，躯干转向一侧；一只手和对侧肘支撑床面，伸展肘关节；支撑手移动至长坐位。

(3) 坐位移动训练

1) 坐位前方移动：患者双下肢外旋，膝关节放松，双手靠近身体，在髋关节稍前一点的位置支撑；头、躯干向前屈曲，肘关节充分伸展支撑体重，前臂旋后，提起臀部，使臀部向前移动；屈肘坐下，用手放平屈曲的下肢。上述动作反复进行即可实现前方移动。

2) 坐位侧方移动：向左移动时，右手紧靠臀部，左手放在与右手同一水平而离臀约 30 cm 的地方，肘伸展，前臂旋后或中立位，躯干前倾，提起臀部；同时头和肩向左侧移动，屈

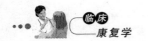
肘坐下,然后向同侧搬动下肢。上述动作反复进行即可实现侧方移动。

（4）坐-站转移:脊髓损伤患者的站起及站立训练是每天必不可少的项目,因为可有效预防体位性低血压、骨质疏松等并发症。

1）站立支架训练（体位适应性训练）:长期卧床会引起体位性低血压、压疮、骨质疏松等并发症,影响患者的康复效果。因此,应尽早进行起立床的站立训练。要在患者病情允许、保障骨折部位稳定性的前提下,越早开始训练,效果越好。让患者逐步从卧位转向半卧位或坐位,倾斜的高度每天逐渐增加,先从 30°开始,每天训练 2 次,每次 15 min,以无头晕等低血压不适症状为度,循序渐进,直至能直立为止。下肢可使用弹性绷带,同时可使用腹带,以减少静脉血液淤滞。适应时间的长短与损伤平面有关,一般需 1 周的适应时间。颈胸髓损伤的患者应该进行起立床训练。

2）四肢瘫患者的辅助站起:患者在轮椅上支撑前移,直到足跟接触地面。治疗师面对患者站立,双脚分开跨过患者的双下肢,双手放在患者的腰带上或臀部。患者头转向一侧,双臂抱住治疗师的颈部。治疗师双膝抵住患者双下肢,并以下肢为支点,将患者向前拉起成站立位,使其身体垂直,双脚完全负重。治疗师再将患者臀部向前拉,以便患者伸展头、双肩、躯干。身体平衡后,将手扶在平行杠上。治疗师转到患者后方,一手抵住臀部使髋关节维持伸展,另一手辅助上部躯干伸展。坐下的动作其步骤相反。

3）截瘫患者佩戴矫形器站起:当患者佩戴好矫形器后,让患者坐在轮椅前部,矫形器在膝关节处锁死。治疗师面对患者站立,患者身体尽量前倾,双手握住平行杠,用力将身体拉起,臀部向前将髋关节处于过伸展位。双手向下支撑,防止身体前倾。双脚负重后,髋关节过伸展,同时头与双肩后伸,双手沿平行杠稍向前移动,保持站立。在此基础上练习单手握杠,进行平衡练习、重心转移训练等。

4）助行器站起训练:与腋拐相比,具有较高的稳定性,但因室外使用不方便,多在步行训练初期或室内行走时使用。使用助行器站起时,先将助行器稳定住,双手紧握扶手,躯干前倾。双上肢用力撑起体重,躯干伸展,双足支撑体重站起。

（5）轮椅转移

1）轮椅与床之间的辅助转移:首先要将轮椅尽量靠近床沿,治疗师面对患者半蹲坐,患者做好准备,将外开式脚踏板打开和靠近床的扶手提起,治疗师的双膝夹紧患者膝关节外方,待患者双臂环抱住治疗师颈部后,治疗师用力站起带动患者身体旋转 90°,缓慢下蹲,将患者置于床上。床到轮椅的动作相反。

2）轮椅与床之间的自主转移

A. 前方移乘:将轮椅面向并靠近床,离床有一段距离,能将腿抬起的地方停下,刹闸、脱鞋,将双下肢提起放在床上,将外开式脚踏板打开,再将轮椅推向前紧靠床,刹闸,头和躯干尽量前屈,利用上肢支撑动作将身体移向床面。床到轮椅的动作相反。

B. 侧方移乘:将轮椅侧方靠近床边,将双腿放在床上,利用支撑动作将臀部移至床上。

C. 斜向移乘:将轮椅斜向 45°左右靠近床,刹闸,把脚踏板抬起,并将双腿平放于地面上,一手放于床上,另一只手放在轮椅上,利用支撑动作将臀部移至床面。

D. 利用滑板轮椅到床的转移:颈髓损伤的患者双手支撑能力弱,利用滑板转移是他们的转移方法。将轮椅斜向 30°左右靠近床,刹闸,将轮椅一侧的把手取掉,取一滑木板,一端置于患者臀部下,另一端搭在床面上,双手同时用力,利用滑板将臀部挪向床面。

**7.行走训练**

(1)行走训练步骤:先要进行步态分析,以确定髂腰肌、臀肌、股四头肌、腘绳肌等的功能状况。完全性脊髓损伤患者步行的基本条件是上肢有足够的支撑力和控制力。如果要具有实用步行能力,则神经平面一般在腰或以下水平。对于不完全性损伤者,则要根据残留肌力的情况确定步态的预后。步行训练的基础是坐位和站位平衡训练,重心转移训练和髋、膝、踝关节控制能力训练。关节活动范围正常、关节控制肌的肌力经过训练仍然不能达到3级以上水平者,一般需要使用适当的矫形器以代偿肌肉的功能。达到站位一级平衡后,患者可以开始平行杠内练习站立、重心转移及行走,包括四点步、两点步、摆至步、摆过步,并逐步过渡到助行器或持杖行走。耐力增强之后可以练习跨越障碍、上下台阶、摔倒及摔倒后站起等。

(2)行走训练的目标

1)社区功能性行走:终日穿戴矫形器并能耐受,能上下楼,能独立进行日常生活活动,能连续行走900 m。

2)家庭功能性行走:能完成上述活动,但行走距离不能达到900 m。

3)治疗性步行:上述要求均不能达到,但可借助矫形器进行短暂步行。

(3)不同损伤水平患者的活动能力

$C_2 \sim C_4$ 损伤:起立床站立。

$C_5 \sim C_7$ 损伤:平行杠内站立。

$C_8 \sim T_2$ 损伤:平行杠内步行。

$T_3 \sim T_{12}$ 损伤:治疗性步行。

$L_1$ 及以下损伤:具有功能性步行能力。

(4)平衡杠内-助行器-持拐步行训练

1)四点步行:$L_2$ 及以上患者佩戴长腿矫形器,顺序为一侧拐→对侧下肢→另一侧拐→另一侧下肢。腰 $L_3$ 及以下或不完全性脊髓损伤使用短腿矫形器训练。患者先在平行杠内进行训练,先伸右手、迈左腿,再伸左手、迈右腿,如此反复。待熟练后过渡到使用助行器练习。训练时将助行器的一侧向前,然后迈出对侧下肢;再将助行器的另一侧向前,然后迈出另一侧下肢。最后使用拐杖进行步行练习。

2)两点步行:在患者掌握四点步行后进行,可加快步行的速度。将一侧拐和对侧下肢一起向前迈步,再将另一侧拐和下肢向前一步。

3)摆至步和摆过步:当患者熟练掌握四点式、两点式步态后,如果患者又有良好的心肺功能和足够的上肢力量,并希望步行得更快,则可以练习摆至步和摆过步。摆至步是将双手同时放置在身体前方,躯干前倾,由双手支撑体重,双脚落在双手连线处。摆过步是将双手同时放置在身体前方,躯干前倾,由双手支撑体重,将双足同时向前摆出一大步,双脚超过双手连线,落于前方。经过一段时间的练习后,则进行助行器训练。将助行器抬起,放在身体前方一步左右的地方,用支撑动作将身体撑起。将双下肢一起向前摆出一小步,双足落地站稳。最后使用双腋拐训练。

(5)上下台阶步行

1)上台阶训练方法:脚尖位于台阶边缘呈平衡站姿,双拐置于台阶上,通过伸肘、压低肩胛骨、依靠拐杖把双脚提在台阶上,通过向后摆头和收缩肩胛骨来推动骨盆向前。

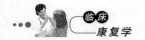
2)下台阶训练方法:双拐置于平台边缘平衡站立,摆过步,通过向后摆头和收缩肩胛骨来推动骨盆向前。

(6)跌倒后重新站起:俯卧位,双拐置于合适地方,双掌撑在地上,身体摆正,充分提起骨盆,抓住第一根拐杖并保持身体平衡,同时抓住第二根拐杖,放好前臂套环,把躯干挺直并站直(图5-2)。

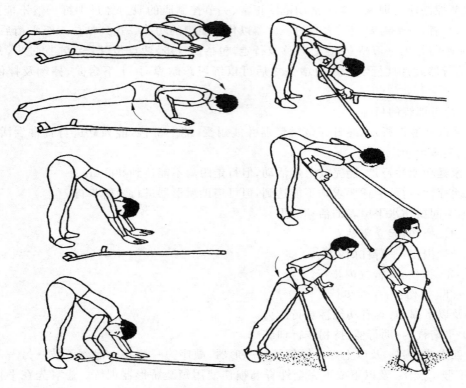

图5-2 跌倒后重新站起

(7)悬挂减重训练:悬挂减重训练是指通过器械悬吊的方式,部分减轻患者体重对下肢的负担,以帮助患者进行步行训练、平衡训练和日常生活活动训练等。脊髓损伤主要用于恢复独立或辅助步行能力。由于患者身体有减重吊带的保护,可以降低患者对跌倒的恐惧心理,从而有利于各种直立训练活动的早期进行。但对于脊柱不稳定、下肢骨折未充分愈合或关节损伤处于不稳定阶段、患者不能主动配合、运动时诱发过分肌肉痉挛、体位性低血压、严重骨质疏松症者慎用。

训练时可以根据患者的需要,采用地面行走或活动平板行走。悬吊带的着力点一般在腰部和会阴部,不宜在腋下或大腿。常用治疗减重程度一般为0~40%体重,每次30~60 min,每次治疗分为3~4节,每节时间不超过15 min,各节之间适当休息。严重患者每节时间可以缩短到3 min,休息5 min。若为门诊治疗每周1~2次,住院治疗每周3~4次,8~12周为一个疗程。

悬挂减重训练时要注意悬吊固定带要适当,不能诱发患者痉挛。也要注意避免局部过分压力而导致压疮。男性患者特别注意吊带不能压迫睾丸。悬吊重量不能落在腋下,以免造成臂丛神经损伤。吊带一般也不宜固定在大腿,以免影响步态。减重程度要适当,一般减重不超过体重的 40%。过分减重将导致身体摆动幅度增大,下肢本体感觉反馈传入减少;而减重不足将导致患者步行困难。悬吊装置必须可靠,避免吊带松动或滑脱而导致患者跌倒。训练过程中必须有医务人员在场进行指导和保护。避免活动平板起始速度过快或加速过快,造成危险。步行时患者可以佩带矫形器。

8. **轮椅训练**　轮椅训练适用于 $L_3$ 以上水平完全性损伤的患者,以及不具有实用步行能力的所有患者,需要借助轮椅进行社会活动。

(1)轮椅的类型:①低靠背轮椅,适用于腰髓神经及轻型脊髓损伤患者;②高靠背轮椅,适用于上部胸髓神经或颈髓神经损伤的部分患者;③电动轮椅,适用于四肢瘫痪的患者。

(2)使用轮椅注意事项:患者可以选择合适的轮椅坐姿,可采用身体重心落在坐骨结节上方或后方(后倾坐姿)或相反的前倾坐姿。前倾坐姿的稳定性和平衡性更好,而后倾姿势较省力和灵活。要注意防止骨盆倾斜和脊柱侧弯。注意每坐 30 min,必须用上肢撑起躯干,或侧倾躯干,使臀部离开椅面减轻压力,以免坐骨结节发生压疮。

(3)颈髓损伤患者驱动轮椅的方法:由于颈髓损伤大部分是四肢瘫患者,手指无抓握能力,所以只能用手掌或虎口部位接触手轮圈来驱动轮椅,$C_6$ 以下损伤患者有肱三头肌功能,能伸肘,将轮椅手轮圈改造后,手带防滑手套,用两手掌跟部紧压在圈轮外侧,同时两臂要向内侧夹紧,胸大肌、背阔肌用力,然后伸肘向前下方用力驱动轮椅。$C_5$ 以上无伸肘能力者需要使用电动轮椅。

(4)脊髓损伤患者的轮椅操作训练内容

1)打开与收起:打开轮椅时,双手掌分别放在坐位两边的横杆上(扶手下方),同时向下用力即可打开。收起时先将脚踏板翻起,然后,双手握住坐垫中央两端,同时向上提拉。

2)操纵轮椅:操纵前先将刹车松开,身体向后坐下,眼看前方,双上肢后伸,稍屈肘,双手紧握轮环的后半部分。推动时,上身前倾,双上肢同时向前推并伸直肘关节。当肘完全伸直后,放开轮环,如此重复进行。

3)前进、后退、转弯等驱动动作:四肢瘫患者在驱动轮椅时,患者应戴上橡胶无指手套,并将轮椅手动轮缠上橡胶带或安上小把手,以便于驱动。

4)乘坐轮椅开关门动作:将轮椅停在门把手的斜前方;一只手开门,另一只手驱动轮椅进门;轮椅出门后,反手将门关上。

5)上下斜坡动作:上坡时,躯干前倾,双手握住手轮后方用力前推;下斜坡时,上身后仰,靠在轮椅靠背上,双手轻握手动轮控制下行速度。

6)抬前轮训练:双手握住手动轮,将手动轮向后轻拉,然后快速用力前推,将前脚轮抬起;治疗师站在轮椅后方用双手或绳索保护患者安全;待患者掌握平衡后,由患者独立上抬前脚轮,并练习前行、后退、转弯等动作。

7)上下宽台阶训练:将前脚轮抬起;躯干前倾向前驱动后轮,将前脚轮放在台阶上;抬起前脚轮,驱动手动轮,将后轮推上台阶(图 5-3、5-4)。

8)轮椅与地面间的移乘动作:患者的臀部移到轮椅坐垫的前部,伸直双下肢;双上肢支撑体重将臀部抬起坐面,重心前移;慢慢地弯曲肘关节,坐到地面上。相反动作可从地面坐回轮椅上。

9. **呼吸训练**　呼吸训练是针对颈髓损伤及膈神经遭到破坏,影响呼吸功能的患者而开

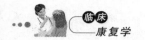 
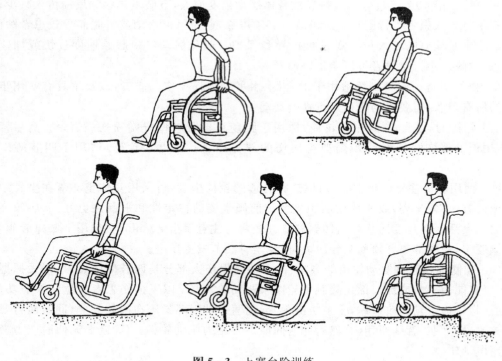

图 5-3 上宽台阶训练

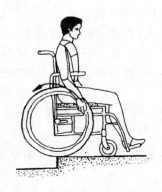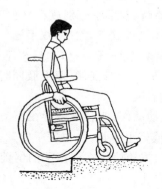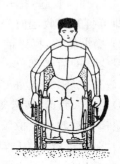

图 5-4 下宽台阶训练

展的,是改善呼吸肌的肌力和耐力的过程。此项技术强调吸气肌的训练。呼吸训练的目的是改善膈肌功能,改善气体交换效率,改善通气,避免肺部并发症。包括腹式呼吸训练、呼吸肌练习、咳嗽训练。训练强度要把握不憋气、无胸闷。运动量每次 5~10 min,每天重复 2~4 次。

(1)腹式呼吸:呼吸是由脑桥和延髓的呼吸中枢控制,但在一定程度上可受大脑皮质的调节,因此可经训练提高功能。正常平静呼吸主要靠膈肌收缩下降,使胸廓内压减少而主动吸气,由胸廓和肺的弹性回缩而被动呼气。正常呼吸时,膈肌运动占呼吸功的 70%。通过增大膈肌的活动范围以提高肺的伸缩性来增加通气,膈肌的活动范围增加 1 cm,可增加肺的通气量250~300 ml。方法:患者处于放松舒适体位,斜躺坐姿位;治疗师将手放置于前肋骨下方的腹直肌上;患者用鼻缓慢地深吸气,其肩部及胸廓保持平静,只有腹部鼓起;然后让患者有控制地呼气,将空气缓慢地排出体外。重复上述动作 3~4 次后休息,不要让患者换气过度。让患者将手放置在腹直肌上,体会腹部的运动,吸气时手上升,呼气时手下降。当患者学会膈肌呼吸后,让患者用鼻吸气,用口呼气,并在各种体位和活动时练习膈肌呼吸。

(2) 呼吸肌练习:患者仰卧位,头稍抬高的姿势。首先让患者掌握膈吸气。在患者上腹部放置 1~2 kg 的沙袋,让患者深吸气,同时保持上胸廓平静,沙袋重量必须以不妨碍膈肌活动及上腹部鼓起为宜,逐渐延长患者阻力呼吸时间。当患者可以保持膈肌呼吸模式,且吸气不会使用辅助肌约 15 min 时,则可增加沙袋重量。

(3) 咳嗽练习:深吸气;关闭声门;腹部收缩,膈上抬,肋间肌收缩;胸腔压力增加;声门突然开放,膈肌、腹肌、肋间肌同时收缩,产生突然的呼吸道气流,形成咳嗽动作。方法:患者处于放松舒适体位,坐位或身体前倾,颈部稍微屈曲。患者采用膈肌呼吸,强调深吸气。治疗师示范咳嗽动作及腹肌收缩。患者双手置于腹部,在呼气时做 3 次哈气以感觉腹肌的收缩。患者练习发"k"的声音以感觉声带绷紧、声门关闭及腹肌收缩。当患者能将这些动作结合在一起时,指导患者做深而放松的吸气,接着做急剧的双重咳嗽。

1) 手法诱发咳嗽训练:脊髓损伤患者由于腹肌无力,可以用手法压迫腹部以协助产生较大的腹内压,进行强有力的咳嗽。治疗师协助时,患者仰卧位,治疗师一只手掌部放置于患者剑突远端的上腹部,另一只手压在前一只手上,手指张开或交叉。患者尽可能深吸气后,治疗师在患者要咳嗽时给予手法帮助:向内、向上压迫腹部,将膈往上推。或者患者坐在椅子上,治疗师站在患者身后,在患者呼气时给予手法压迫。

2) 患者的自我操作:手臂交叉放置于腹部或者手指交叉放置于剑突下方。深吸气后,双手将腹部向内、向上推,且在想要咳嗽时身体前倾。

(4) 胸部叩击与震颤:通过在胸部上产生的振动,使支气管壁的痰液脱落。治疗师的手握成杯状有节奏地敲击患者胸部,叩击持续数分钟,或者直到患者改变体位为止。振动与体位引流和叩击合并使用,在患者深吸气时采用,以便将分泌物移向大气道。振动是将两手置于胸壁,同时在患者呼气时缓和地压迫并急速地震动胸壁。压力的方向和胸腔移动的方向相同,振动的手法要借助治疗师上肢肌肉的等长收缩来完成。

(三) 脊髓损伤的作业疗法

在康复过程中,脊髓损伤的作业疗法是指治疗师从患者的学习、工作、娱乐和日常生活等方面,全方位地对患者进行评价,有针对性地就学习、工作、娱乐、生活等方面的问题展开训练,以医学、工学、社会、教育、职业的综合手段进行康复。脊髓损伤患者作业疗法的长期目标是:促进患者尽快接受伤害现实;达到最高程度的身边处理能力,最大限度地生活自立;恢复与家属、朋友的人际关系,重新独立、充实地开始有意义的生活;重新开始教育和职业的活动和计划。

由于脊髓损伤是不可逆的病变,故对于脊髓损伤患者而言,康复是一个终生的过程,它要求在生活的每一个方面都要进行调整,通过作业疗法可以使患者容易获得最理想的独立性和功能性。就作业疗法而言,脊髓损伤患者的康复治疗项目应包括:①学会生活自理的技巧,完成基本的日常生活自理;②熟练操作轮椅,掌握轮椅实用性技巧动作,真正回归社会;③训练使用外力驱动型矫形器、腕关节驱动式抓握矫形器、自助具等特殊器具;④适当的社会无障碍环境支持和家庭环境改造,使患者更好地独立生活;⑤必要的文体治疗;⑥协

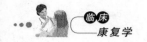 
助解决因身体障碍而产生的心理、社会适应问题,真正从心理上适应残疾状态,参与社会生活;⑦重新就业。

**1. 生活自理能力训练**

(1) 患者独立如厕方法:在宽大的卫生间,患者驱动轮椅进入后将轮椅侧放于坐便器旁,抓住扶手转移到坐便器上,然后抓住另一侧扶手,将臀部拉起脱下一侧裤子,另一侧参照以上动作。狭小的卫生间可以采取直入式,即患者从前方靠近坐便器,利用扶手转移到坐便器上。

(2) 穿脱裤子训练:患者穿裤子前先坐起,用手支配腿的弯曲和伸缩,穿上两侧裤腿,患者平躺取侧卧位将一侧裤子拉起,再将另一侧裤子拉起并调整,将裤子拉到腰部穿好。脱裤子方法与上述动作相反。

(3) 排便训练:养成良好的排便习惯,注意饮食调整,多食用富含膳食纤维的食物。

(4) 个人清洁卫生:重点训练入浴转移。

(5) 减压训练:每 30 min 进行 15 s 的减压训练。对于 $C_5$ 损伤患者可用宽带将自己固定在轮椅靠背上,然后身体前倾减压。对于 $C_6$ 损伤患者可单侧交替臀部减压,即用肘部勾住轮椅扶手,向对侧倾斜进行一侧减压,用同样的动作完成另一侧的减压。

(6) 利用口棒或头棒训练:对于 $C_4$、$C_5$ 损伤的患者头和口仍具有一定的功能,应训练患者使用口棒或头棒来进行电脑键盘操作、调控电视遥控器、阅读、书写、画画、操纵自动化环境控制系统等。口棒是制作一只 15～20 cm 的小木棒,指导患者将其含在口中,对各种物品进行操作。当患者牙齿不好或牙齿咬合功能差时,也可以用头棒。头棒就是将一根小木棒固定在一个头圈上,利用头颈部的运动进行操作,在木棒顶端固定一个橡皮头以防滑。

**2. 轮椅操作技巧训练** 轮椅实用性技巧动作是脊髓损伤患者真正回归社会所必须掌握的技术。轮椅是替代下肢的终身伴侣,以轮椅代步,实现生活空间的转移,完成生活自理和参与社会生活。轮椅训练以上肢的力量和耐力训练为前提。

**3. 矫形器的应用** 脊髓损伤后由于肌肉瘫痪,患者不能有效地保持关节位置,因此我们可以利用一种特殊的装置,如塑料、钢条等,半固定失去肌肉控制的关节,这样患者就可以用特定的姿势或动作来完成必要的肢体活动,这就是矫形器应用技术。

(1) 矫形器的作用:稳定支持,固定保护,预防和矫正畸形,抑制站立步行中肌肉的反射性痉挛;通过控制关节运动,减少肌肉反射性痉挛;改进功能,可以改善步行、饮食等日常生活和工作能力。

(2) 矫形器的选择:脊髓损伤平面及损伤程度决定了患者的功能恢复及矫形器的使用。$C_4$ 水平以上的损伤,使膈肌的活动受影响,患者需要人工呼吸机辅助呼吸。这种患者除头部能自由活动外,生活完全不能自理。在有条件的现代化康复医疗设施中,可为这类患者提供自动化环境控制系统,训练患者利用他们口、舌、唇的残存功能,操纵仪器,以维持他们基本的生活。$C_7$ 水平很关键,$C_7$ 以下损伤的患者能自由控制上肢活动,生活基本能自理;$T_1$～$T_{10}$ 水平损伤的患者上肢肌肉完好,背及躯干、腹肌均有不同程度的功能存在,可以训练起坐,在轮椅上活动,如果配备支架可以站立和进行拖步状态的行走;$T_{10}$～$T_{12}$ 水平损伤的患者,屈髋肌、下腹肌和下部骶棘肌功能丧失,必须利用长腿支架,其上附一骨盆带,以稳定髋部,这些病人尽量戴支架和携拐行走;$T_{12}$～$L_2$ 损伤由于股四头肌功能丧失,需用长腿支架及膝关节固定带以稳定膝关节,支架在膝部能交锁,行走时支架交锁使膝伸直,坐下时解锁能使膝屈曲呈 90°；$L_3$～$L_4$ 损伤由于胫前肌功能缺乏，患者需选用双侧短腿支架或矫形鞋以稳定和背屈踝关节，还需用单拐或双拐；$L_5$ 以下损伤导致腓肠肌、臀大肌损伤，功能丧失，患者可用单拐、双拐辅助行走。

（3）常用矫形器

1）下肢矫形器：脊髓损伤患者使用的下肢矫形器，又称为截瘫矫形器，是用于辅助截瘫患者站立和行走的支具。目前截瘫矫形器中有一种是有助动功能的矫形器，例如有助动功能的往复式步行矫形器应用于临床后，使得 $T_4$ 以下的完全性脊髓损伤应用此矫形器进行步行成为可能。临床上大多是另外一种无助动功能的矫形器。多采用双侧髋膝踝足矫形器（HKAFO）、双侧膝踝足矫形器（KAFO）及踝足矫形器（AFO），主要依靠患者身体前倾达到进行站立及行走功能训练，训练时应使用双拐，注意安全。

A. HKAFO：由一对大腿矫形器、髋关节铰链、腰部控制装置 3 部分组成。矫形器上的机械踝关节可根据需要安装活动铰链，这种活动铰链可根据患者的情况进行跖屈或背屈调节。髋关节铰链可控制髋关节的屈伸。腰部控制装置可提高腰部的稳定。$T_{1～5}$ 用骨盆带长下肢支具及腋拐实施站立训练；$T_{6～10}$ 用骨盆带长下肢支具及腋拐实施治疗性步行。

B. KAFO：由内外侧的大腿支条、膝关节锁、大小腿部的控制部分组成。膝关节锁有多种形式，常用的有落环锁、棘爪锁、弹簧助伸锁等。选择不同的锁，矫形器使用的方便程度是不一样的。$L_2$ 平面以上的完全性损伤患者要使用 KAFO，膝关节伸直后可自动锁住，稳定膝关节，当打开膝关节铰链后可屈曲坐下。

C. AFO：适用于 $L_3$ 以下运动平面损伤的患者。固定踝关节，在摆动相控制足下垂，支撑相提高踝关节和膝关节的稳定性，配合手杖使用，可以获得良好的室外步行能力。包括静态 AFO（通过把踝关节固定在一定的角度来提高患者的运动功能和对膝关节的控制）和动态 AFO。动态 AFO 是由小腿控制部分和足控制部分组成，两者之间由踝关节铰链连接，这样就构成一个踝关节可以活动的踝足矫形器。此矫形器背屈可自由活动，跖屈受到限制。矫形器在装配时同样可以根据患者的情况，通过把踝关节固定在一定的角度上，对膝关节过伸进行控制。适用于脊髓损伤后症状表现为股四头肌肌力较好，踝关节有一定的跖屈功能，背屈功能丧失或背屈肌力不够以及小腿内外侧的肌力不平衡导致踝关节内外翻、足弓塌陷的患者。

2）上肢矫形器：$C_5$、$C_6$ 损伤的患者多采用腕手静态矫形器，固定腕关节于背伸 40°，使伸肌腱松弛，屈肌腱紧张。

3）弹力腰围：适用于躯干畸形、体位性低血压、脊柱生理弯曲变形的脊髓损伤患者。但注意长期使用腰围易产生依赖，要适时开展针对训练，训练腰腹肌力量，要及时更换固定程度较小的腰围或停止使用。

4）颈椎矫形器：用于稳定性颈髓损伤患者，不稳定的颈椎骨折或颈椎骨折术后，患者应使用头环式颈胸矫形器。

**4. 住房无障碍改造** 经过运动疗法和作业疗法的治疗，脊髓损伤患者掌握了一定的日常生活技能，为这些患者回归家庭或社会创造了必要条件。但这些患者要真正回归家庭或社会，还需要有其他重要条件，这就是环境改造。也就是说通过对环境的适当调整，使之能够适应残疾人的生活、学习或工作的需要。环境改造的目的就是通过建立无障碍设施，消除环境对残疾人造成的各种障碍，为参与社会活动创造基本条件。家庭环境改造的基本要

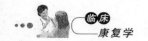
求如下。

(1) 坡道:进出大门口处设置取代台阶的坡道,理想的轮椅坡道的坡度不超过 15°,否则手推轮椅上坡会出现困难。

(2) 入口处的门开启后净宽度不得小于 82 cm;房间之间应平顺,无障碍。

(3) 厕所安装坐式便池,调整床和便池高度,以适合轮椅高度为佳,便于患者从床到轮椅、到坐式便池的转移动作。

(4) 厕所的门宽应能通过轮椅和双手握转轮圈的宽度,且不能有台阶。一般情况,应在便池 30° 交角,便池两侧安装扶把手,支撑身体做转移动作,面向门坐在便池上。

(5) 在床边、厨房、沙发、餐桌旁均可安装扶手,以利转移动作完成。

(6) 厨房的门要加宽,门最好是横拉门,不要有台阶。灶具一定要低,坐在轮椅上可炒菜并可看见锅底部。洗手池、洗菜池、台面均要降低,洗手池下方需有足以容纳坐在轮椅上的双下肢的空间,便于患者的身体更加接近洗手池。水龙头需要根据患者手的功能进行相应的调整和更换,选择便于使用的触摸式或感应式水龙头。

(7) 家中应给患者一个洗澡的位置,一般坐在轮椅上洗淋浴较合适。

(8) 各种电器应有遥控装置,如电视、录像机、空调机、电风扇、电灯。四肢瘫患者可使用专门设计的"环境控制系统"。

**5. 文体治疗** 文体治疗也是脊髓损伤患者康复的一个重要方面,它对进一步改善和巩固脊髓损伤患者的生理功能,充分发挥残余功能,提高其反应速度、力量、耐力、灵敏性和协调性有着重要作用。它不仅有利于提高患者日常生活和工作能力,使残疾人自身的能力和价值观得以体现,也可激发出自强不息、奋发向上的精神,同时通过参加文体活动也提高了生活的兴趣。

选择脊髓损伤患者力所能及的一些文娱体育活动,在活动中进行功能恢复训练,如轮椅篮球、网球、台球、乒乓球、射箭、标枪、击剑、轮椅竞速、游泳等。文体活动的好处在于可以增加患者运动系统的活动,从而提高其功能和改善体质,增加耐力;从心理上增强患者的自信心和自尊心。除此以外,参加文体活动可以分散他们对自身残疾的注意,加上许多文体活动可和健全人一起进行,对他们重返社会,积极参与社会活动都有好处。因此,在脊髓损伤康复中应积极开展文体活动。

**6. 心理和社会调适** 脊髓损伤发生后特别是青年人心理反应是强烈的,可造成严重的心理刺激,发生心理变态,常见的有抑郁型、焦虑型、愤怒攻击型和依赖型。在整个康复治疗计划实施中,不可忽视患者精神因素的影响,更不能忽视患者心理上的安慰和支持,如果病人缺乏改善病情、认识现实、重新生活的愿望,即使再完备的康复治疗计划也要落空。

脊髓损伤患者的心理反应:从受伤起通常经历休克期、否认期、焦虑抑郁期、承认适应期。受伤初期,由于突然而来的横祸,使患者感到茫然不知所措,对疾病或外伤所致的残疾毫无认识,此时反应迟钝,属于心理反应休克期。此期过后,患者对伤残往往不能理解,不相信残疾的来临及其严重性,坚信自己能痊愈,此为否认期。随着时间的推移,患者逐渐认识到残疾将不可避免,此时性情变得粗暴,把自己内心的不满和痛苦向外发泄。冷静下来后,常感到悲观失望,情绪变得焦虑、抑郁,此为焦虑抑郁期。此期过后会逐步承认现实,对残疾状态能够接受,能比较正确地对待身边的人和事,此为承认适应期。训练人员和护理人员应了解各期的基本特点,在训练过程中主动与心理工作者互相配合,采取认知、行为、支持等心理治疗,使患者尽快进入承认适应期。

医护人员要以满腔热情进行心理支持疗法,诚恳、耐心、同情、鼓励患者改善各种情绪的影响,树立战胜疾病的信心和自我锻炼的决心,使其在参与康复训练中发挥主动性、创造性。同时还要关心患者的生活,随时解决存在的困难,创造和谐友好的环境气氛,并以实事求是的方法将患者经康复训练所能达到的功能水平告诉家属及其本人,在不断实现的康复目标中取得患者信任。为使患者在出院后能适应残疾人的生活,要帮助其接受现实,寻求新的生活,新的职业,平衡社会地位变化后的心理。还要在康复训练中训练好家属,使其有助于患者,解决由于患者瘫痪造成的家庭成员的不平衡及烦恼心理,指导他们为患者做具体事情时的种种要求及患者出现各种生活问题的处理方法,帮助患者及配偶探讨有关性生活方面的问题。

7. 职业康复 脊髓损伤患者多为青壮年,劳动就业是他们的基本要求,也是他们的基本权利。经过系统康复治疗的颈髓损伤患者,已经具备一定的生活自理能力,如果有机会接受适合他们身体条件的职业技能培训,他们完全有能力承担力所能及的工作,为社会做贡献。诸如修理钟表、修理家用电器、修鞋等利用上肢操作的工作。在康复医疗机构中要为患者进行职业咨询及就业训练,首先需了解患者的职业兴趣,文化程度,曾受过的职业训练、专长、工作经历,对未来职业工作的愿望。然后为患者做就业前的职业工作能力检查,以及对工作性质的分析,以了解其就业的潜力和可能性。经评价后,如有就业可能,建议患者进行有关的职业技能训练。根据测定结果,有的患者不用经过特殊培训即可回到原来职业岗位,有的经过培训可从事新的职业或到福利工厂就业。国家实行按比例安排残疾人就业的制度是脊髓损伤患者重新就业的法律保障。

由于脊髓损伤者须依赖轮椅代步,因此在就业时,整体无障碍环境的配合十分重要。通过各式运输工具如电动轮椅、电动车、改装机车、改装汽车、复康巴士等协助,脊髓损伤者的行动能力并不亚于一般人。而室内外的无障碍通道设计,如取代阶梯的斜坡道、便于轮椅进出的电梯、走道及卫浴设施等,是使用轮椅十分需要的设施。轮椅如人的双脚,有了无障碍环境设施的辅助,脊髓损伤患者便可以克服行动不便的困扰。

## 三、预后和结局

脊髓损伤的功能预后和结局主要针对完全性脊髓损伤患者而言,其预后较差。如果是不完全性损伤,预后会好得多。不同损伤水平的功能其预后是不同的。

1. $C_4$ 及以上损伤的患者 患者完全不能自理生活,几乎全靠他人的帮助。可用口棒或气控开关控制环境控制系统,用颏控或气控开关控制电动轮椅。

2. $C_5$ 损伤患者 患者基本不能生活自理。由于膈肌有功能,肺活量在 $1\,000$ ml 以上,故不需要使用呼吸机。由于三角肌有功能,故可完成相当部分的转移活动,但很困难。一般都离不开滑板,有时还需要头上方的吊环以进行辅助。由于二头肌和三头肌有功能,故可以完成垫上和床上的各种活动,如翻身、起坐、垫上移动和腿的控制,但这些均需要利用床、吊环等的帮助。如利用前臂平衡矫形器、手托板、自助具也有可能完成进食、个人卫生动作,也可能完成上衣穿脱动作。对二头肌和三头肌肌力很好的患者,有时能使用普通手轮圈的轮椅,但多数仍需要手轮圈上有突出手柄的轮椅,不过无论是用带手柄或不带手柄的轮椅,$C_5$ 损伤患者驱动轮椅都只限于平地上。$C_5$ 损伤四肢瘫的患者,大部分能独立地完成臀部减压

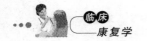

动作。

3. $C_6$ 损伤患者 患者能部分生活自理。由于 $C_6$ 水平的神经支配使得患者具备较强的肌力和稳定的肩胛带,这就使患者的床上及垫上活动变得很容易。通过训练,很多患者可学会翻身、坐起,不用任何辅助器具完成床上或垫上移动。大多能完成基本的日常生活和自我护理动作,包括穿脱衣服、洗澡、处理个人卫生、吃饭、自我导尿或运用外用集尿器。但除吃饭和喝水外仍需要一些适当的辅助设备。$C_6$ 损伤患者能在平地上驱动带标准手轮圈的轮椅,很多人能通过较小的障碍物、轻度不平的地面、5 cm 高的马路镶边石,部分很强壮的患者能独立上下 10 cm 高的马路镶边石。但总的来说,他们缺乏有力伸肘能力和屈腕能力,躯干和下肢完全麻痹,不能行走,呼吸肌受累,呼吸储备下降,耐力降低。

4. $C_7$、$C_8$ 损伤患者 患者基本能生活自理。肱三头肌有部分神经支配,有可能完成伸肘功能,使得患者能完成不同平面上很大距离的转移,如地板到轮椅的转移;可以独立完成所有垫上和床上活动,包括翻身、坐起、垫上和床上移动,所有生活自理活动几乎都可以独立完成。大多数患者可学习在轻度不平的平面上使用手动轮椅,也可通过较陡的斜坡,部分患者可练习上下 10 cm 高的台阶。但 $C_7$ 损伤患者由于手内在肌的神经支配不完整,抓握释放和灵巧度受限,不能捏,下肢完全瘫痪,呼吸储备仍较低。

5. $T_1 \sim T_2$ 损伤患者 患者能生活自理,在轮椅上能独立,但不能走路,只能做治疗性站立。上肢功能完全完好,但躯干控制无力,下肢完全瘫痪,呼吸储备也不足。患者在床上活动、轮椅转移、生活自理方面均能完全独立,能驱动标准轮椅上下马路镶边石,能用轮椅在后轮上平衡,能独立照料大小便和察看容易发生压疮部位的皮肤,能独立使用通讯工具、写字、穿衣,能进行轻的家务劳动,可从事在家中进行的工作或轮椅可以靠近的坐位工作,少数人能用背支架及 KAFO 在步行双杠内站立。

6. $T_3 \sim T_{12}$ 损伤患者 患者能自理生活,在轮椅上能独立,并能进行治疗性步行。上肢完全正常,肋间肌正常,呼吸困难改善,耐力增加;躯干部分麻痹,下肢仍完全瘫痪。患者生活能自理,能独立进行轻的家务劳动,能进行轮椅上的体育活动,可以从事坐位的职业,并可在坐位上举起较重的物体。在步行方面,能用 KAFO 和拐杖做治疗性步行。

7. $L_1 \sim T_2$ 损伤患者 患者能自理生活,在轮椅上能独立,并能进行家庭性功能性步行。上肢完全正常,躯干稳定,呼吸肌完全正常,身体耐力好。下肢大部分肌肉瘫痪,能进行 $T_{3\sim12}$ 患者的一切活动,能用长下肢支具或短下肢支具(能固定踝关节)和肘拐或手杖在家中进行功能性步行,即能在家中用长或短下肢支具行走(距离短,速度慢),能上下楼梯,日常生活完全自理。在户外长时间活动或为了节省体力和方便仍使用轮椅。

8. $L_3$ 及以下损伤患者 患者能自理生活,并能进行社区功能性步行。这类患者上肢和躯干完全正常,双下肢有部分肌肉瘫痪,用手杖和穿高帮鞋即可达到实用步行的能力,$L_5$ 以下损伤不用任何辅助用品亦可达到实用步行的目的。

思考题

1. 脊髓损伤的常用康复评定方法有哪些?

2. 对于脊髓损伤患者如何预防体位性低血压?

3. 脊髓损伤发生时,正确的搬运方法是什么?

4. 简述脊髓损伤恢复期步态训练的内容。

5. 脊髓损伤早期的康复训练有哪些?

6. 不同脊髓损伤平面的功能障碍有哪些表现?

7. 脊髓损伤常见并发症有哪些?

8. 脊髓损伤的运动疗法主要包括哪些内容?

（孟晓旭）

# 第六章
# 脑性瘫痪的康复

**学习目标**

1. 熟悉脑瘫的病因和分类。
2. 掌握各型脑瘫的临床表现。
3. 了解脑瘫的合并症。
4. 熟悉脑瘫的康复评定。
5. 掌握脑瘫的康复治疗。

## 第一节　脑性瘫痪的临床诊治

### 一、临床诊断

#### （一）定义

脑性瘫痪(cerebral palsy，CP)简称脑瘫，又称 Little 病，是指出生前到生后 1 个月内各种原因所引起的脑损伤或发育缺陷所致的运动障碍及姿势异常。即随意运动受到损害，同时常伴有不同程度的智力障碍、癫痫、心理行为异常、感知觉障碍及其他异常。还须除外进行性疾病所致的中枢性运动障碍及正常小儿暂时性的运动发育迟缓。脑瘫发病率在发达国家平均为 0.2% 左右，我国发病率为 0.15%～0.5%。

脑瘫概念的核心内容为 3 要素，即发育时期的脑损伤，非进行性运动障碍，永久性的姿势异常与异常运动模式。还有两个条件，即运动发育迟缓和异常姿势反射、异常运动模式。

#### （二）病因病理

1. **脑瘫的直接原因**　直接原因是脑损伤和脑发育缺陷。很多原因都可以构成高危因素，简单的可将其分为出生前、围生期和出生后。

（1）出生前因素

1）母体因素：母亲智力低下是脑瘫最重要的危险因素。母亲患癫痫、孕前患甲状腺功能亢进或有 2 次以上死胎者与脑瘫明显相关。在妊娠过程中，如果出现导致胎儿缺血、缺氧的因素，均可导致胎儿大脑受损，如宫内感染、用药不当、外伤、理化因素，孕妇患严重的高血压、低血压、糖尿病、重度贫血、胎盘异常、吸烟等，孕妇营养障碍，孕妇与胎儿 Rh 血型不相容。

2）遗传因素：近年来的研究认为，遗传因素对脑瘫的影响越来越重要。近亲有癫痫、脑瘫及智能低下中的2种因素者发生脑瘫的比例更高。也有人认为，虽然遗传因素不是脑瘫的主要原因，但却是易感因素。

（2）围生期因素：胎龄<32周、出生体重<2 000 g及胎儿畸形是脑瘫最重要的危险因素；难产、分娩时窒息、过强阵痛、迁延分娩、胎盘异常、臀先露、羊膜炎、胎位异常、脐带过短和分娩外伤而致胎儿颅内出血等。

（3）出生后因素：新生儿期呼吸障碍、惊厥、高胆红素血症（核黄疸）、低血糖症、中枢神经系统感染、缺氧缺血性脑病及婴幼儿期的低血糖症、头部外伤等。

上述因素均可导致婴儿的脑损伤，从而造成以肢体运动功能障碍为主要表现的临床综合征。总体上讲，脑瘫的出生前原因约占20％，围生期与分娩原因占70％～80％，出生后的原因占15％～20％。一般认为，窒息、未成熟儿、重症黄疸为脑瘫的3大主要致病因素。近年来，重症黄疸和未成熟儿引起的脑瘫减少，但出生前因素导致脑瘫的比例有增多趋势。

2. 脑瘫的基本病理变化　　出生前的脑损伤以脑发育不全为主；出生后以脑软化、瘢痕、硬化或脑萎缩、脑穿通等为主。未成熟儿可出现脑组织缺氧性坏死或白质软化，除脑萎缩或坏死外，还有脑水肿、脑出血等。核黄疸引起的后遗症，胆红素浸润最明显的是基底核，呈鲜亮黄色或深黄色，表现为黄疸症，导致大脑功能失常。显微镜下显示大脑皮质各类神经细胞数量减少、层次紊乱、变性，胶质细胞增生。

脑瘫患儿脑病变主要累及脑干、基底核、小脑、大脑皮质运动神经元聚集的部位，也累及白质纤维。脑缺氧是本病的主要发病机制，其次是出血、血管栓塞、外伤、中毒或感染。由于损伤的部位不同，其临床表现也不一样：皮质运动区白质及脑室周围白质受累可造成锥体束损伤，临床表现为痉挛型。胆红素增高时，可引起基底核受损，表现为不随意运动型。早产儿受损部位往往较深，足月儿多波及浅层皮质。

（三）分类

1. 根据运动障碍的性质分类　　根据运动障碍的性质分类可分为痉挛型、不随意运动型、共济失调型、肌张力低下型、混合型。

（1）痉挛型：本型发病率为60％～70％。一般多见于窒息与低体重儿，其病损部位主要在大脑皮质运动区的锥体系统。其特点是伸张反射亢进，被动运动时有"折刀"样肌张力增高，腱反射亢进，踝阵挛阳性，巴氏征阳性，肢体活动受限。上肢表现为肘关节屈曲内收，腕关节屈曲，握拳拇指内收，紧握于掌心中。两上肢运动笨拙、僵硬、不协调。两下肢僵直，内收呈交叉状，髋关节内旋，踝关节跖屈。扶站时，两足下垂、内翻，足尖着地，足底不能踩平。走路时呈剪刀样步态，其步幅小，用足尖行走，不能奔跑。痉挛症状常在用力和激动时加重，安静入睡时减轻。由于关节痉挛，自主运动十分困难。偏瘫者为环形步态，因其患侧伸直而难于屈曲，行走时需将骨盆抬高，下肢向外做半圆形旋转动作。

（2）不随意运动型：即手足徐动，病变部位在大脑深部基底核锥体外系统。核黄疸为隐匿病因。主要临床表现如下。

1）手足徐动：静止时常出现缓慢的、蠕动样、无规律的动作，难以用意志控制的不自主、不协调活动，通常累及全身。兴奋时加重，安静时减轻，入睡后消失。在患儿活动时，常发现某些动作夹杂着许多多余的动作，四肢及头部不停地晃动，而自己没有一定的控制能力。在

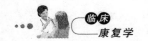

任何一个有目的活动中都伴随明显的、不能控制的上下左右、不定方向的晃动,面部怪异表情,如反复皱眉、眨眼、伸舌与缩舌。由于颜面肌肉、舌肌与发音器官也多受累,故常伴有语言障碍,吐词不清,而智力多无明显异常。由于上肢和语言障碍,故独立生活能力困难。

2)舞蹈动作:一般肌张力较低,不自主动作较多,波动的肌张力不易产生肢体动作的稳定性。

3)震颤:以身体的某一部分在一个平面内呈不随意的、节律性的摇动为特征,临床主要表现为静止性震颤,粗大而有节律,有意识动作时暂时被抑制,多见于上肢。有时为动作震颤,动作时加重,有眼球震颤。单纯的震颤罕见,多与其他型混合存在。

4)肌张力增高:肌张力增强,被动运动时有抵抗,呈均匀的铅管状或齿轮状状态,腱反射不亢进,常伴有智力低下、情绪和语言障碍、癫痫、斜视、流涎等。

(3)共济失调型:共济失调型主要病变在小脑及其通路上,多见于脑积水、颅脑外伤、脑炎或小脑肿瘤等疾病后遗症。单纯性共济失调很少见,以共济失调为主的脑瘫占总数的5%左右。由于运动感觉及平衡感觉的障碍造成不协调性运动,表现为肌肉收缩能力低下,肌肉收缩速度较慢,定向和定距能力低下,从而不能正确地动作。行走步基宽,脚的着力点往往放在脚跟上,腰椎也常过度前弯,躯干与四肢不协调,左右摇摆不定或向一侧倾斜,不能沿直线前进,蹒跚而行,仿佛酒后的醉酒步态,此步态睁、闭眼时差异不大。手的定向力较差,指鼻试验、跟胫膝试验都难以完成。说话声音震颤伴面部表情淡漠,面部肌肉较僵硬。随着患儿长大,最终可能由于学会限制自己的运动,变得稍能自控一些,但这时动作会显得呆板、机械。

(4)肌张力低下型:即弛缓型,临床表现为缺乏抗重力伸展能力,患儿呈低紧张状态,自主运动功能低下,抬头、坐位都很困难。由于肌张力低下,患儿常仰卧位,四肢外展、外旋,形成蛙姿位。此型脑瘫较少见,多为某些类型脑瘫的早期表现,以后肌张力逐渐增强,可变为痉挛型或不随意运动型脑瘫。

(5)混合型:脑瘫各型的典型症状混合存在者,称为混合型。实际上是以痉挛型和不随意运动型症状混合,或三者不同特征症状混合导致的脑瘫。由于分型时以某型表现为主的病例都分到相应类型中去,只有难以定出哪型症状为主的患儿定为混合型,所以该型病例只占总数的1%左右。

2. **根据瘫痪的性质分类**　根据瘫痪的性质可分4类,即上运动神经元性、下运动神经元性、神经肌肉传递障碍性和肌源性;按其程度可分完全性或不完全性;按瘫痪时的部位(痉挛型)可分为单瘫、双瘫、偏瘫、三肢瘫、四肢瘫。

(1)单瘫:指单一肢体瘫痪,多见于运动区皮质的病变,偶可见于皮质下或仅影响支配单一肢体的运动神经病变。此型少见,有些单肢瘫若经仔细观察检查,能发现同侧的另一肢体也同时受累。

(2)双瘫:运动障碍不对称地累及两侧肢体可导致双侧瘫,但下肢的情况重于上肢情况。截瘫:指双下肢的瘫痪,多为双瘫的轻症,见于高位颈髓和脑干病变,也可见于双侧内囊及周围神经病变。

(3)偏瘫:同侧上、下肢瘫。多为上运动神经元病变所致,从皮质运动区以下至颈以上一侧锥体束损害均可出现偏瘫。在延髓交叉以上一侧的病变,对侧肢体出现偏瘫;高位颈髓病变,偏瘫位于同侧。通常上肢的情况重于下肢,几乎所有病例均属于痉挛型。新生儿运动并非由大脑皮质运动区控制,所以新生儿的运动皮质及锥体束受损足以产生偏瘫时,出生后数月内肢体运动仍可相当完好,以后才出现中枢性偏瘫的表现。

(4)三肢瘫:3个肢体的瘫痪或四肢瘫的不完全型。

(5)四肢瘫:运动障碍往往不对称地累及两侧肢体形成四肢瘫。一般来说,两侧上肢的情况重于下肢。几乎所有的不随意运动型患儿均为四肢瘫,部分痉挛型也属于四肢瘫。

1)重复偏瘫:为四肢瘫的一种特殊类型,指一侧上、下肢运动障碍重于另一侧上、下肢。

2)双重瘫:是四肢瘫的一种特殊类型,指双侧上肢障碍重于双下肢的瘫痪。常见于不随意运动型脑瘫。

3. **根据障碍程度分类**　轻度,几乎没有行动受限;中度,有中等程度的行动限制;重度,有严重的行动限制。

**(四)早期表现**

脑瘫临床表现多种多样,由于类型、受损部位的不同而表现各异,即使同一患儿,在不同年龄阶段表现也不尽相同。早期(0~6个月以内)多见的临床表现如下。

(1)运动发育落后,出生后100天不能抬头,4个月后拇指内收,手张不开,5个月后不会伸手抓物。

(2)患儿易激惹,持续哭闹,哭声低微或过分安静。

(3)主动活动减少(是肌张力低下的症状),在出生后1个月时即可见到。

(4)身体发硬(是肌张力亢进的症状),在出生后1个月时即可见到。如果持续4个月以上,可诊断为脑瘫。

(5)反应迟钝,即叫名无反应,4~6个月不会笑,不会认人,面貌异常。

(6)头围异常,体重增加不良,哺乳无力,吞咽困难。

**(五)诊断与鉴别诊断**

脑组织在婴儿早期处于生长发育最旺盛时期,可塑性大,代偿能力强。有人认为出生后6~9个月做出诊断为早期诊断。这一时期及时治疗可得到最佳治疗效果。不是所有的脑瘫患儿在早期都表现出明显的异常症状,轻症患儿6个月甚至9个月前很难确切诊断,一般认为最迟应在1岁左右做出诊断。诊断原则:有引起脑瘫的原因,有脑损伤的发育神经学异常,有不同类型脑瘫的临床表现。

1. **诊断条件**　2004年昆明全国小儿脑瘫研讨会上制订的诊断条件如下。

(1)引起脑瘫的脑损伤为非进行性。

(2)引起运动障碍的病变部位在脑部。

(3)症状在婴儿期出现。

(4)有时合并智力障碍、癫痫、感知觉障碍及其他异常。

(5)排除进行性疾病所致的中枢性运动障碍及正常小儿暂时性的运动发育迟缓。

2. **诊断要素**

(1)高危因素:询问病史,寻找引起脑损伤的原因;根据高危因素的种类,分析脑瘫类型的可能性和预后。脑瘫患儿可由一种高危因素引起,也可由多种高危因素引起,而有的患儿则找不到病因。一般认为,发达国家脑瘫的病因多以产前因素为多,发展中国家则以产时及产后因素多见。

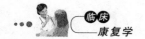

（2）运动发育落后：表现在粗大运动和精细运动两方面。出生后 100 天不能抬头,4 个月后拇指内收,手张不开,5 个月后不会伸手抓物,4～6 个月不会笑,6 个月以后还不能翻身,6～7 个月不能用下肢短暂地支持体重,7～10 个月不用单手抓玩,8 个月不会坐,10 个月不会爬、不能抓站,15 个月不会迈步走。

（3）姿势异常：有的患儿静卧时即表现明显的异常姿势,有的患儿则在运动时表现出明显的姿势异常。静止时姿势异常包括：仰卧位时非对称性紧张性颈反射姿势（图 6－1）、角弓反张姿势（图 6－2）、偏瘫姿势等。运动时姿势异常包括：仰卧位牵拉坐起时,表现躯干拉起,头后垂（图 6－3）或下肢伸直伴足跖屈（图 6－4）,舞蹈样手足徐动及扭转痉挛,痉挛性截瘫步态,小脑共济失调步态。直立悬空时,双下肢内旋、伸直,尖足、两腿交叉呈剪刀状（图 6－5）等。

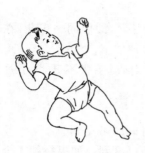
图 6－1　非对称性紧张性颈反射

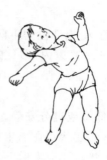
图 6－2　角弓反张

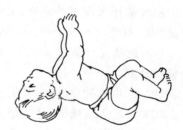
图 6－3　头后垂

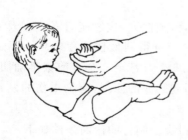
图 6－4　足跖屈

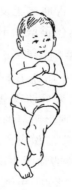
图 6－5　两腿交叉呈剪刀状

（4）肌张力异常：肌张力是指静止状态时的肌肉紧张度。肌张力异常主要表现为肌张力增高、降低或动摇性。肌张力增高时肌肉较硬,被动运动时阻力增大,关节运动的范围缩小。肌张力降低表现为肌肉迟缓柔软,被动运动时阻力减退,关节运动的范围扩大。肌张力的动摇性是指患儿安静时肌张力完全正常,但在随意运动肌肉活动时,肌张力明显增强,从低紧张到高紧张来回变化。

锥体束损害时所致的肌张力增高为痉挛性肌张力增高,即上肢的屈肌与下肢的伸肌张力增高更为明显,被动运动开始时阻力大,终了时阻力小,称为折刀样肌张力增高。锥体外系损害时所致的肌张力增高为强直性肌张力增高,即伸肌、屈肌张力等均增高,被动运动时所遇阻力是均匀的,故称为铅管样肌张力增高。

无论脑瘫患儿的肌张力是增高还是降低,都可以引出肌腱反射,这一点可与肌源性疾病相鉴别。

（5）反射异常

1）原始反射不消失:如觅食反射、吸吮反射、手握持反射、紧张性颈反射、紧张性迷路反射。

2）该出现的生理反射不出现:如保护性伸展反射、背屈反射。

3）病理反射引出:如 Babinski 征、Chaddock 征、Oppenheim 征及 Gordon 征,2 岁以后的小儿若还能引出这些反射则为病理状态。

（6）辅助检查

1）头部影像学检查:CT 及 MRI 能了解颅脑结构有无异常,对探讨脑瘫的病因及判断预后可能有所帮助,但不能据此肯定或否定诊断。

2）神经电生理学检查:脑电图可以了解是否合并癫痫,对治疗有参考价值;肌电图可以区分肌源性与神经源性疾病;诱发电位对诊断有所帮助。

3．鉴别诊断

（1）中枢神经系统感染性疾病:起病急,可有发热及各种神经系统症状,症状呈进行性,进展速度较快,正确诊断、及时治疗后一般无运动障碍。若治疗不及时,遗留神经系统受损症状时,可依靠询问病史进行鉴别。

（2）颅内肿瘤:其症状呈进行性,并有颅内高压的表现,可做头颅 CT 及 MRI 检查明确诊断。

（3）代谢性疾病:苯丙酸酮尿症、中枢神经海绵样变性、异染性脑白质营养不良患者除了有运动功能障碍外,都有特征性的临床表现和实验室检查结果。

（4）神经系统变性疾病

1）进行性脊髓性肌萎缩:一般智力正常,腱反射消失,肌电图和肌肉活检异常,可与脑瘫相鉴别。

2）少年型家族性进行性脊肌萎缩症:属常染色体隐性或显性遗传,肌电图检查可见肌纤颤电位,肌肉活检可见横纹肌纤维萎缩。

（5）神经肌肉接头及肌肉疾病

1）重症肌无力:肌电图检查和新斯的明试验可与脑瘫鉴别。

2）进行性肌营养不良:是一种遗传性神经肌肉性疾病,多发于儿童和青少年。检查有腱反射消失、肌萎缩、假性肌肥大,智力正常。血清磷酸肌酶增高,肌肉活检可见肌纤维肥大呈玻璃样变,可与脑瘫鉴别。

（6）其他疾病

1）风湿性舞蹈病:发病年龄较晚,伴风湿活动,病程呈自限性,无智力及其他运动障碍。

2）良性先天性肌张力低下症:无家族史,无中枢神经系统及末梢神经病变,反射正常,无异常姿势,肌肉活检和肌电图正常,智力正常,预后良好。

（六）合并症

1．智力低下　据报道,约有 2/3 以上患儿智力低下,其中约 50% 的患儿有轻度至中度智力低下,约 25% 为重度智力低下,痉挛型四肢瘫及强直型脑瘫者智力常更差,不随意运动型患儿智力严重低下者极少。脑瘫患儿的智力低下除因大脑受损所致外,还常与合并视、听

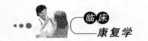
觉,认知功能和语言等障碍有关。

2. 视力障碍　约半数以上患儿伴视力障碍,最常见者为眼球内斜视和屈光不正,如近视、弱视等。少数有眼球震颤,偶为全盲。偏瘫患儿可有同侧偏盲。视觉缺陷可影响眼手协调功能。

3. 听力障碍　部分患儿听力减退。甚至全聋,以新生儿患高胆红素血症引起的不随意运动型患儿最为常见。多数对高音频的听力丧失,需做脑干听觉诱发电位测定才能被察觉。

4. 语言障碍　脑瘫患儿的语言缺陷与出生前后脑受损和受损后继发脑发育迟缓密切相关,也可因听力缺陷等因素引起。表现为语言发育迟缓,发音困难,构音不清,不能成句说话,不能正确表达,有的患儿完全失语。不随意运动型、共济失调型、痉挛型四肢瘫、双侧瘫患儿常伴语言障碍。

5. 癫痫发作　脑瘫合并癫痫的发生率文献报道差异甚大,至少有 $1/4\sim1/3$ 的患儿在不同年龄阶段出现癫痫发作,以痉挛型四肢瘫、偏瘫、单肢瘫和伴有智力低下者更为多见,不随意运动型、共济失调型患儿则很少见。

6. 心理行为障碍　大多数脑瘫患儿有情绪或行为异常,此与脑功能受损有关。大量实验和临床资料表明,脑的边缘系统特别是海马回受损时,可引起患儿情绪异常。患儿常表现为好哭、任性、固执、孤僻、脾气古怪、情感脆弱、易于激动,有的有明朗感、快活感、情绪不稳定等。这些症状以不随意运动型患儿较为常见。此外,多数脑瘫患儿表现有活动过多、注意力分散、行为散乱等。也可见患儿用手猛击头部、下颌等自身伤害的"强迫行为"。

7. 其他　有些脑瘫患儿吸吮无力,吞咽、咀嚼困难,口唇闭合不佳,经常流涎,有些患龋齿或牙齿发育不全,这些症状以不随意运动型患儿最为多见。多数患儿有体格发育落后、营养不良。因免疫功能低下,易患呼吸道感染性疾患等。其他感觉如触觉、位置觉、实体觉、两点辨别觉缺失。认知功能由大脑皮质控制,它包括视觉、触觉等知觉,还需具有注意力、记忆力、理解力、判断力和智能等方面素质,而脑瘫患儿常存在以上诸多方面的缺陷,造成认知障碍。

## 二、临床治疗

### (一) 药物治疗

1. 促进脑损伤修复和发育的药物　如维生素、微量元素、必需脂肪酸、氨基酸、肽类、蛋白质。

2. 脑细胞活化剂　如脑活素、脑神经生长素、吡拉西坦(脑复康)等。

3. 改善运动障碍的药物

(1) 降低肌张力药:苯二氮䓬类、巴氯芬、硝苯夫海因。

(2) 控制不自主运动和震颤等锥体外系症状的药:苯海索(安坦)、美多巴,还可用金刚烷胺、溴隐亭、司来吉兰、东莨菪碱。

4. 行为异常的治疗药物　对注意力缺陷,可使用哌甲酯(利他林)、右旋苯丙氨;抑郁型行为可使用抗抑郁药;躁狂型行为可用氯丙嗪、氟哌啶醇。

### (二) 手术治疗

1. 手术治疗的目的　矫正畸形,改善肌张力,减少肌肉痉挛和挛缩,恢复或改善肌力平衡。

**2. 常用手术方法**　①肌腱切断、肌腱延长、肌腱松解、肌腱移位等手术；②神经手术，如神经的肌支部分切断术、选择性脊神经后根切断手术；③骨性手术，如切骨术、关节融合术等；④神经阻滞术，苯酚、肉毒杆菌毒素 A；⑤颈动脉交感神经网剥离术，改善大脑供血；⑥CRW 立体定向手术系统。

# 第二节　脑性瘫痪的临床康复

## 一、康复评定

### （一）评定的目的和原则

康复评定的目的是结合患儿的家庭情况和社会环境，掌握患儿整体发育水平、障碍的程度与特点、异常姿势与反射的状态、异常肌紧张的范围与分布，有否变形与挛缩等，为设计合理的康复治疗方案、最大限度地改善患儿的功能提供依据，因此康复评定不是寻找疾病原因和进行诊断，而是通过徒手或使用仪器测量客观准确地评定功能障碍的性质、部位、范围、严重程度、发展趋势、预后、转归等，为制订科学的康复治疗计划打下牢固的基础。强调整体评定的重要性，重视脑瘫患儿异常发育特点即脑的未成熟性和异常性，注意原发损伤和继发障碍。以正常儿童整体发育对照，进行身心全面的评定。评定至少应在治疗前、中、后各进行 1次，根据评定的结果制订和修改康复治疗计划，并对康复治疗效果做出客观评价。

### （二）评定内容

**1. 体格发育评定**　通过对患儿体格发育（头围、身长、体重等）测量的评定可以看出患儿比同年龄小儿发育差别的程度和发育滞后的时间，明确是否有畸形、挛缩等情况。小儿头围、身长、体重等的测量标准值可采用我国 1985 年 0～6 岁小儿生长发育评估表。

**2. 肌力评定**　对不同年龄阶段的患儿，肌力评定的要求不尽相同。发育前期，患儿主动运动较少，对其进行肌力评定，治疗意义不大；但当患儿会坐爬，甚至会站、走路，对其进行肌力评定具有重要的实用价值。能配合的患儿采用徒手肌力检查法（MMT 法）。

**3. 肌张力评定**　人体肌肉和肌群一直存在着持续的肌张力活动。正常情况下，肌张力的变化是有限度的，否则人体就会丧失运动的可能性。脑瘫者由于肌张力机制受到损伤，造成反应过激或过迟而表现出肌张力过高或过低的状态。这便决定了对患儿肌张力评估的重要性。

（1）年龄小的患儿常做以下肌张力检查

1）硬度：肌张力增高时肌肉硬度增加，被动活动时有发紧、发硬的感觉。肌张力低下时触之肌肉松软，被动活动时无抵抗感觉。

2）摆动度：固定肢体近位端，使远端关节及肢体摆动，观察摆动幅度。肌张力增高时摆动度小，肌张力低下时无抵抗，摆动度大。

3）关节伸展度：被动伸屈关节时观察伸展、屈曲角度。肌张力升高时关节伸屈受限，肌张力低下时关节伸屈过度。

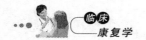
内收肌角（外展角）：小儿仰卧位，检查者握住小儿膝部，使两下肢伸直，并向外展开，观察两大腿角度。

腘窝角：小儿仰卧位，使一侧下肢屈曲，大腿贴近腹部，伸直膝关节，观察小腿与大腿之间的角度。

足背屈角：检查者用手按压小儿足部，使其尽量向小腿方向背屈，观察足背与小腿之间的角度。

足跟耳试验：小儿仰卧位，检查者拉扯小儿侧足，使其尽量向同侧耳部靠拢，观察足跟、臀部连线与检查台面形成的角度。

小于 1 岁正常婴幼儿各关节活动范围如表 6-1 所示。若大于表中内收肌角、腘窝角及足跟耳试验角度，提示肌张力偏低；若小于表中所列角度，则提示肌张力偏高。足背屈角相反，大于 60°～70° 为肌张力增高，小于 60°～70° 为肌张力减低。

表 6-1　小于 1 岁正常婴幼儿的关节伸展度

| 项　　目 | 1～3 个月 | 4～6 个月 | 7～9 个月 | 10～12 个月 |
|---|---|---|---|---|
| 内收肌角（外展角） | 40°～80° | 70°～110° | 100°～140° | 130°～150° |
| 腘窝角 | 80°～100° | 90°～120° | 110°～160° | 150°～170° |
| 足背屈角 | 60°～70° | 60°～70° | 60°～70° | 60°～70° |
| 足跟耳试验 | 80°～100° | 120°～150° | 120°～150° | 140°～170° |

（2）年龄稍大的患儿可采用修改的 Ashworth 痉挛评定法

0 级：无肌张力的增加。

Ⅰ级：肌张力轻度增加，受累部分被动屈曲时，在关节活动度（ROM）之末呈现最小的阻力或出现突然卡住和释放。

Ⅰ⁺级：肌张力轻度增加，在 ROM 50％ 范围内出现突然卡住，然后在后 50％ ROM 范围内均呈现最小的阻力。

Ⅱ级：肌张力较明显增加，通过 ROM 的大部分肌张力均较明显增加，但受累部分仍能较易被移动。

Ⅲ级：肌张力严重增高，被动运动困难。

Ⅳ级：僵直，受累部分被动屈曲时呈现僵直状态而不能移动。

（3）静止性肌张力：观察肌肉形态、肌肉硬度、肢体活动度和关节伸展度。

（4）姿势性肌张力：利用姿势转换，观察四肢肌张力的变化。

（5）运动性肌张力：锥体系损伤时，被动运动各关节，开始抵抗增强然后突然减弱，称为折刀现象。锥体外系损伤时，被动运动时的抵抗始终增强且均一，称为铅管样现象。

（6）异常肌张力：肌张力低下时易出现蛙位姿势、W 形姿势、对折姿势、倒 U 形姿势、外翻或内翻扁平足；站立时腰椎前弯，骨盆稳定性差而导致走路左右摇摆似鸭步；翼状肩，膝反张等。肌张力增高时的异常姿势为头背屈、角弓反张、下肢交叉、尖足、特殊的坐位姿势、非对称性姿势等。

4. 关节活动度评定　关节活动度（范围）是指关节向各个方向所能活动的幅度。如果是患儿自己活动所达到的范围称为主动关节活动范围；如果是由检查者活动患儿的关节所达到的范围则称为被动关节活动范围。关节活动度的测量用量角器进行。脑瘫患儿肌肉易发生挛缩和关节变形,变形后造成肢体的形态变化,因此要注意测量肢体的长度及肢体的周径。

5. 反射发育评定

(1) 原始反射

1) 觅食反射和吸吮反射:未成熟儿反应不完全、无力,新生儿期反射弱或消失,应怀疑脑损伤,6个月后仍存在则为异常。脑瘫患儿若以上两种反射存在1年以上,提示摄食障碍。

2) 握持反射

A. 手握持反射:刺激小儿尺侧手掌,引起小儿手屈曲握物。正常儿持续存在时间为出生后4个月。过强反射或持续存在可见于痉挛性瘫或核黄疸,不对称可见于偏瘫、脑外伤。

B. 足握持反射:仰卧位触碰婴儿足趾球部见足趾屈曲。正常儿持续存在时间为出生后10个月,临床意义同手握持反射。

3) 拥抱反射:用手将小儿两肩拉起,使头背屈,但不离床,突然松手,出现拥抱相,两上肢外展,拇指和示指末节屈曲,各指扇形展开,肩和上肢内收、屈曲,呈现连续的拥抱样动作;下肢亦伸展,足趾展开,小儿多有惊吓状。伸展相:两上肢突然向外伸展,迅速落在床上。正常儿出生后3~4个月减弱,6个月消失。肌张力过高或过低或早产儿呈阴性,骨折、神经损伤、偏瘫反应呈不对称性。

4) 放置反射:一手扶住新生儿一下肢,另一下肢自然垂下,使该垂下足的足背接触检查桌边缘,该足有迈上桌面的动作。然后交替测查另一足的放置反应。正常儿出生后6个月减弱、消失。反射减弱、延迟消失或左右不对称均具有临床意义。

5) 踏步反射:婴儿躯干在起立位时,使其足底接触检查桌面数次,即可引出自动迈步动作。如果检查者扶着小儿身体顺迈步方向向前,新生儿似能扶着走路。正常儿出生后2个月消失。肌张力低下、屈肌占优势时难以引出。

6) 躯干侧弯反射:小儿呈直立位或俯卧位,用手划小儿侧腰部,可引起躯干向刺激侧弯曲。正常儿出生后3个月消失。持续存在说明有脑损伤,偏瘫时左右不对称,不随意运动型此反射活跃。

(2) 姿势反射

1) 非对称性紧张性颈反射:仰卧位使小儿头部转向一侧,可见颜面侧上下肢伸直,后头侧上下肢屈曲。出生后4个月仍存在为异常。过早消失可能有肌张力不全;强反应或持续存在提示存在锥体束或锥体外系病变,可阻碍小儿翻身动作。

2) 对称性紧张性颈反射:俯卧,头颈尽量前屈和背伸。被动前屈时上肢屈曲,下肢伸展;被动后屈时上肢伸展,下肢屈曲。出生后3个月仍存在会影响四点支撑、爬位、站立位时的交互动作。

3) 紧张性迷路反射:头取正中位,上下肢伸展,仰卧位时头后仰,全身伸肌张力增高,呈"伸展模式";俯卧位时头前曲,四肢屈曲,全身屈肌张力增高呈"屈曲模式"。正常出生后3~4个月消失。持续存在可阻碍小儿正常的运动发育。

4) 调正反应:小儿头和身体位置在空间发生变化时,小儿头颈、躯干和肢体可立即恢复到正常姿势和体位,包括颈旋转调正反应、迷路、立直反应及躯干调正反应等。脑瘫患儿调正反应缺如或延迟建立。

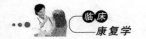

5）平衡反应：当身体重心或支持面发生变化时，为了维持平衡所作出的应对反应。平衡反应是站立和行走的重要条件之一。正常出生后6个月平衡反应开始出现，脑瘫患儿则出现延迟或异常。

6）保护性伸展反射：又称降落伞反射，终生存在。支撑小儿躯体两侧，使头向下由高处接近床面，小儿出现两上肢对床呈支撑反应。6个月仍未出现常提示为四肢瘫或痴呆，脑瘫患儿此反射的反应模式可表现异常。

7）背屈反应：患儿呈站立位，检查者两手握患儿腋下，使向后倾斜，头、胸调正，踝关节和足趾背屈。正常儿出生后15～18个月出现，并维持终生。18个月后仍为阴性反应，可能是反射发育迟缓的征象。

（3）病理反射：锥体系受到损害时可以诱发病理反射、牵张反射亢进、踝阵挛和联合反应。

（4）Vojta反射：只对3岁以内患儿检测，包括拉起反射、立位悬垂反射、俯卧位悬垂反射、斜位悬垂反射、Collis水平反射、倒立位悬垂反射、Collis垂直反射。

6. 姿势与运动发育评定

（1）运动年龄评价：发育落后是脑瘫运动障碍的主要表现之一，正常小儿的运动和姿势发育有一定时间和顺序，脑瘫患儿一般达不到正常小儿发育程度或表现为主动活动减少。运动年龄评价以0～72个月的正常儿童动作能力为标准，脑瘫患儿的动作能力与之进行比较，用运动指数（MQ）来表示。也可以用经典的Gesell婴幼儿发育评定方法，测试发育商数（DQ），用DQ粗大运动的商数与精细运动的商数反映其发育水平。日本学者发表了上肢运动发育指数（UMQ）和下肢运动发育指数（LMQ）的评定方法，可较客观地量化评定脑瘫患儿四肢运动功能的状况。常用的有儿童上肢功能评定量表和儿童下肢功能评定量表（表6-2、6-3）。

表6－2　儿童上肢功能评定量表

| 年　龄 | 检　查　项　目 |
| --- | --- |
| 4个月 | 握哗啦棒 |
| 7个月 | 握2.5 cm³木块，用拇指移动2.5 cm³木块，用其他手指移动2.5 cm³木块 |
| 10个月 | 用拇指与另一手指准确捏起直径0.6 cm的串珠 |
| 12个月 | 捏起串珠放入5 cm口径瓶内，垒积3.7 cm³木块（2个） |
| 18个月 | 垒积3.7 cm³木块（3个） |
| 21个月 | 垒积3.7 cm³木块（5个） |
| 2岁 | 垒积3.7 cm³木块（6个），翻书页（6页中的4页），穿直径1.2 cm的串珠 |
| 2岁半 | 垒积3.7 cm³木块（8个），手握蜡笔画画 |
| 3岁 | 垒积3.7 cm³木块（9个），将珠子放入5 cm口径的瓶中（10个，30 s） |
| 4岁 | 将串珠放入瓶中（10个，25 s），用铅笔画圈<br>依次按3个排成品字形的电钮（利手10 s内，共9次）<br>依次按3个排成品字形的电钮（非利手10 s内，共8次）<br>用镊子插45根木钉子（180 s；木钉长4 cm，直径2 mm） |
| 5岁 | 用铅笔画四角形，将串珠放入瓶中（10个，20 s） |
| 5岁半 | 缠线（20 s） |

| 年 龄 | 检 查 项 目 |
|---|---|
| | 用镊子插 45 根木钉子(140 s),用镊子插 5 根木钉子(60 s) |
| | 依次按 3 个排成品字形的电钮(利手 10 s 内,共 10 次) |
| | 依次按 3 个排成品字形的电钮(非利手 10 s 内,共 9 次) |
| | 依次按一字形排列的 2 个电钮(10 s 内,共 6 次) |
| | 依次按垂直排列的 2 个电钮(10 s 内,共 6 次) |
| | 拧大螺丝(利手 55 s),拧大螺丝(非利手 60 s) |
| 6 岁 | 用铅笔画五角星,缠线(15 s;轴 2.5 cm,线长180 cm) |
| | 用镊子插 5 根木钉子(35 s),用镊子插 45 根木钉子(130 s) |
| | 依次按 3 个排成品字形的电钮(利手 10 s 内,共 11 次) |
| | 依次按 3 个排成品字形的电钮(非利手 10 s 内,共 10 次) |
| | 依次按一字形排列的 2 个电钮(10 s 内,共 8 次) |
| | 依次按垂直排列的 2 个电钮(10 s 内,共 7 次) |
| | 拧大螺丝(利手 50 s),拧大螺丝(非利手 55 s) |

表 6-3  儿童下肢功能评定量表

| 月龄 | 检 查 项 目 | 月龄累加值 |
|---|---|---|
| 4 | 坐(依靠着) | 2 |
| | 头不动 | 2 |
| 7 | 坐(不依靠 1 min) | 3 |
| 10 | 翻身(向两侧) | 1 |
| | 扶东西站立(30 s) | 1 |
| | 爬行(也可蹭行,1 min,1.8 m 以上) | 1 |
| 12 | 匍匐爬行,上下肢左右交替(15 s,1.8 m 以上) | 1 |
| | 扶东西站起,按原样扶东西站立的姿势 | 1 |
| 15 | 迈步(走 6 步),站着停止 | 3 |
| 18 | 跑步(15 m) | 1 |
| | 上下楼梯(用什么方法都可以) | 1 |
| | 坐在有扶手的椅子上 | 1 |
| 21 | 走着下楼梯(支撑平衡) | 1.5 |
| | 走着上楼梯(双手或单手扶着扶手) | 1.5 |
| 24 | 快跑(15 m,不跌倒) | 1.5 |
| | 走着下楼梯(双手或单手扶着扶手) | 1.5 |
| 30 | 两脚同时原地跳跃 | 6 |
| 36 | 两脚交替上下楼梯(不用辅助,6 级台阶) | 3 |
| | 从 15 cm 台阶跳下,两脚一致保持平衡 | 3 |
| 42 | 单脚站立(2 s,只做一侧就可以) | 3 |
| 48 | 跑步跳远(30 cm) | 3 |
| | 原地跳远(15 cm) | 3 |
| 54 | 单脚跳(向前方 4 次,只做一侧就可以) | 6 |
| 60 | 交替单脚跳(跳着走,3 m) | 2 |

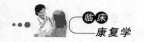

| 月龄 | 检　查　项　目 | 月龄累加值 |
| --- | --- | --- |
| 72 | 单脚站立(8 s,只做一侧就可以) | 2 |
| | 在宽 2.5 cm 的画线上行走(3 m) | 2 |
| | 从 30 cm 台阶上跳下 | 6 |
| | 闭目单脚站立,原地与另一脚交替 | 6 |

（2）姿势评定

1）仰卧位:膝、髋关节屈曲,双上肢交叉,双手置于对侧肩;膝、髋关节屈曲,头上抬,然后依次左腿伸展、右腿伸展。

2）俯卧位:双上肢伸展置于头两侧,头中立位上抬;双下肢伸展,双上肢手心向下置身体两侧,然后依次右膝屈曲,髋伸展,左膝屈曲,髋伸展;肘支撑,躯干伸直头上抬;手支撑,肘关节、髋关节伸展。

3）坐位:髋关节屈曲 45°外旋,双足底相对而坐;双膝伸展、双髋关节屈曲 90°～100°;坐于台上,双下肢自然下垂,双膝交替伸展。

4）跪立位:背部、颈部伸展呈膝手位,双手双膝负重;单膝跪立位重心左右移动。

5）蹲位:双足平放,头颈躯干保持一条直线。

6）立位步行:取立位姿势,一侧腿迈出,骨盆躯干前倾,重心前移,双下肢伸展,左腿向前迈出,右腿向前迈出;一侧脚平放,同侧膝伸展负重,另一侧下肢上抬;一侧下肢前方迈出足跟着地,另一侧下肢伸展外旋。

7）姿势控制评定标准

0 级:在被动运动的情况下也不能完成规定的体位。

1 级:被动运动可做到规定体位,但不能保持。

2 级:被动运动稍可维持规定体位。

3 级:无外力帮助勉强可完成规定体位。

4 级:用近似正常运动模式完成并维持规定体位。

5 级:正常。

（3）粗大运动功能评定:粗大运动功能测试量表（gross motor function measure,GMFM）是由 Russell 等编制出版,主要用于测量脑瘫患儿的粗大功能运动状况随时间或由于干预而出现的运动功能改变,是目前脑瘫患儿粗大运动评估中使用最广泛的量表。GMFM 量表目前通用的有 88 项和 66 项 2 个版本。发表于 1988 年的 GMFM 量表共计 88 个评估项目,每项采用 4 级评分法,分为 5 个功能区:A 区躺和翻身（17 项）,B 区坐（20 项）,C 区爬和跪（14 项）,D 区站（13 项）,E 区走、跑和跳（24 项）。评估结果包括各个功能区的原始分百分比以及总百分比。GMFM 88 项属于顺序量表,5 个功能区可以独自或组合进行评估。2000 年 Russell 等对 GMFM 量表进行了信度和效度分析,删除了 GMFM 88 项中的 22 个项目,最后确立了 GMFM 66 项。由于 GMFM 66 项版本不能对 5 个功能区进行分区或组合评估,所以目前 GMFM 88 版本依然得到广泛使用(表 6－4)。

表 6-4  粗大运动功能评估表（GMFM）

| 项目 | | 得分 | | |
|---|---|---|---|---|
| **仰卧** | | | | |
| 1. 头在中线位,双手对称于身体两侧,转动头部 | 0 | 1 | 2 | 3 |
| 2. 把手放在中线位,双手合拢 | 0 | 1 | 2 | 3 |
| 3. 抬头至 45° | 0 | 1 | 2 | 3 |
| 4. 屈曲右侧髋、膝关节 | 0 | 1 | 2 | 3 |
| 5. 屈曲左侧髋、膝关节 | 0 | 1 | 2 | 3 |
| 6. 伸出右手,越过中线 | 0 | 1 | 2 | 3 |
| 7. 伸出左手,越过中线 | 0 | 1 | 2 | 3 |
| 8. 从右侧翻身到俯卧位 | 0 | 1 | 2 | 3 |
| 9. 从左侧翻身到俯卧位 | 0 | 1 | 2 | 3 |
| 总分 | | | | |
| **俯卧** | | | | |
| 10. 抬头向上 | 0 | 1 | 2 | 3 |
| 11. 直臂支撑,抬头,抬起胸部 | 0 | 1 | 2 | 3 |
| 12. 右前臂支撑,左臂伸直向前 | 0 | 1 | 2 | 3 |
| 13. 左前臂支撑,右臂伸直向前 | 0 | 1 | 2 | 3 |
| 14. 从右侧翻身到仰卧位 | 0 | 1 | 2 | 3 |
| 15. 从左侧翻身到仰卧位 | 0 | 1 | 2 | 3 |
| 16. 用上肢向右水平转动 90° | 0 | 1 | 2 | 3 |
| 17. 用上肢向左水平转动 90° | 0 | 1 | 2 | 3 |
| 总分 | | | | |
| **坐位** | | | | |
| 18. 抓住双手,从仰卧位到坐位,头与身体呈直线 | 0 | 1 | 2 | 3 |
| 19. 向右侧翻身到坐位 | 0 | 1 | 2 | 3 |
| 20. 向左侧翻身到坐位 | 0 | 1 | 2 | 3 |
| 21. 检查者支撑背部,保持头直立 3 s | 0 | 1 | 2 | 3 |
| 22. 检查者支撑背部,保持头直立在中线位 10 s | 0 | 1 | 2 | 3 |
| 23. 双臂撑地坐,保持 5 s | 0 | 1 | 2 | 3 |
| 24. 双臂游离坐,保持 3 s | 0 | 1 | 2 | 3 |
| 25. 前倾,抬起玩具后恢复坐位,不用手支撑 | 0 | 1 | 2 | 3 |
| 26. 触到放在右后方 45° 的玩具后恢复坐位 | 0 | 1 | 2 | 3 |
| 27. 触到放在左后方 45° 的玩具后恢复坐位 | 0 | 1 | 2 | 3 |
| 28. 右侧坐,双臂游离,保持 5 s | 0 | 1 | 2 | 3 |
| 29. 左侧坐,双臂游离,保持 5 s | 0 | 1 | 2 | 3 |
| 30. 从坐位慢慢回到俯卧位 | 0 | 1 | 2 | 3 |
| 31. 从坐位向右侧转动到四点跪立位 | 0 | 1 | 2 | 3 |
| 32. 从坐位向左侧转动到四点跪立位 | 0 | 1 | 2 | 3 |
| 33. 不用双臂协助,向左(右)水平转动 90° | 0 | 1 | 2 | 3 |
| 34. 坐在小凳上,不需任何帮助,保持 10 s | 0 | 1 | 2 | 3 |
| 35. 从站位到坐在小凳上 | 0 | 1 | 2 | 3 |
| 36. 从地上坐到小凳上 | 0 | 1 | 2 | 3 |
| 37. 从地上坐到高凳上 | 0 | 1 | 2 | 3 |
| 总分 | | | | |

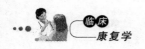

| 项　　目 | 得　　分 | | | |
|---|---|---|---|---|

**爬和跪**

| 38. 俯卧位,向前爬行 2 m | 0 | 1 | 2 | 3 |
|---|---|---|---|---|
| 39. 手膝负重,保持四点跪立位 10 s | 0 | 1 | 2 | 3 |
| 40. 从四点跪立位到坐位,不用手协助 | 0 | 1 | 2 | 3 |
| 41. 从俯卧位到四点跪立位,手膝负重 | 0 | 1 | 2 | 3 |
| 42. 四点跪立位,右臂前伸,手比肩高 | 0 | 1 | 2 | 3 |
| 43. 四点跪立位,左臂前伸,手比肩高 | 0 | 1 | 2 | 3 |
| 44. 爬行或拖行 2 m | 0 | 1 | 2 | 3 |
| 45. 交替爬行 2 m | 0 | 1 | 2 | 3 |
| 46. 用手和膝(脚)爬上 4 级台阶 | 0 | 1 | 2 | 3 |
| 47. 用手和膝(脚)后退爬下 4 级台阶 | 0 | 1 | 2 | 3 |
| 48. 用手臂协助从坐位到直跪立位,双手放开,保持 10 s | 0 | 1 | 2 | 3 |
| 49. 用手协助从直跪立位到右膝半跪立位,双手放开,保持 10 s | 0 | 1 | 2 | 3 |
| 50. 双手协助从直跪立位到左膝半跪立位,双手放开,保持 10 s | 0 | 1 | 2 | 3 |
| 51. 双膝行走 10 步,双手游离 | 0 | 1 | 2 | 3 |
| 总分 | | | | |

**站立**

| 52. 从地上扶着高凳站起 | 0 | 1 | 2 | 3 |
|---|---|---|---|---|
| 53. 站立,双手游离 3 s | 0 | 1 | 2 | 3 |
| 54. 一手扶着高凳,抬起右脚 3 s | 0 | 1 | 2 | 3 |
| 55. 一手扶着高凳,抬起左脚 3 s | 0 | 1 | 2 | 3 |
| 56. 站立,双手游离 20 s | 0 | 1 | 2 | 3 |
| 57. 站立,双手游离,抬起右脚 10 s | 0 | 1 | 2 | 3 |
| 58. 站立,双手游离,抬起左脚 10 s | 0 | 1 | 2 | 3 |
| 59. 从坐在小凳上到站立,不用手协助 | 0 | 1 | 2 | 3 |
| 60. 从直跪立位通过右膝半跪立位到站立,不用手协助 | 0 | 1 | 2 | 3 |
| 61. 从直跪立位通过左膝半跪立位到站立,不用手协助 | 0 | 1 | 2 | 3 |
| 62. 从站立慢慢坐回到地上,不用手协助 | 0 | 1 | 2 | 3 |
| 63. 从站立位蹲下,不用手协助 | 0 | 1 | 2 | 3 |
| 64. 从地上拾起物品后恢复站立 | 0 | 1 | 2 | 3 |
| 总分 | | | | |

**走、跑、跳**

| 65. 双手扶着高凳,向右侧行 5 步 | 0 | 1 | 2 | 3 |
|---|---|---|---|---|
| 66. 双手扶着高凳,向左侧行 5 步 | 0 | 1 | 2 | 3 |
| 67. 双手扶持,前行 10 步 | 0 | 1 | 2 | 3 |
| 68. 单手扶持,前行 10 步 | 0 | 1 | 2 | 3 |
| 69. 不用扶持,前行 10 步 | 0 | 1 | 2 | 3 |
| 70. 前行 10 步,停下,转身 180°,走回 | 0 | 1 | 2 | 3 |
| 71. 退行 10 步 | 0 | 1 | 2 | 3 |
| 72. 双手携带物品,前行 10 步 | 0 | 1 | 2 | 3 |

续 表

| 项　目 | 得　分 | | | |
|---|---|---|---|---|
| 73. 在 20 cm 宽的平行线中连续行走 10 步 | 0 | 1 | 2 | 3 |
| 74. 在 2 cm 宽的直线连续行走 10 步 | 0 | 1 | 2 | 3 |
| 75. 右脚先行,跨过平膝高的障碍 | 0 | 1 | 2 | 3 |
| 76. 左脚先行,跨过平膝高的障碍 | 0 | 1 | 2 | 3 |
| 77. 向前跑 5 m,停下,跑回 | 0 | 1 | 2 | 3 |
| 78. 右脚踢球 | 0 | 1 | 2 | 3 |
| 79. 左脚踢球 | 0 | 1 | 2 | 3 |
| 80. 双脚同时原地跳 5 cm 高 | 0 | 1 | 2 | 3 |
| 81. 双脚同时向前跳 30 cm 高 | 0 | 1 | 2 | 3 |
| 82. 在直径 60 cm 圆圈内,右脚跳 10 次 | 0 | 1 | 2 | 3 |
| 83. 在直径 60 cm 圆圈内,左脚跳 10 次 | 0 | 1 | 2 | 3 |
| 84. 单手扶持,上 4 级台阶,一步一级 | 0 | 1 | 2 | 3 |
| 85. 单手扶持,下 4 级台阶,一步一级 | 0 | 1 | 2 | 3 |
| 86. 不用扶持,上 4 级台阶,一步一级 | 0 | 1 | 2 | 3 |
| 87. 不用扶持,下 4 级台阶,一步一级 | 0 | 1 | 2 | 3 |
| 88. 双脚同时,从 15 cm 高的台阶跳下 | 0 | 1 | 2 | 3 |
| 总分 | | | | |

（4）协调功能与精细动作的评定:通过对患儿协调功能及精细动作的评定,可了解四肢的共济活动、协调能力及手指基本功能状况。客观检查有以下几种方法。

1）鼻-指-鼻试验:患儿与检查者对坐,用示指触自己鼻,然后触检查者之指,再触自己鼻。

2）指-鼻试验:患儿在任何体位将臂伸直再用示指触鼻尖。有共济失调时难以准确完成。

3）对指试验:任何体位患者用拇指与其余指依次对指。有共济失调时难以准确完成。

4）轮臂动作:患儿快速、反复做前臂的旋前、旋后动作。有共济失调时难以准确完成。

5）跟膝胫试验:患儿平卧,抬高一腿,将足跟准确地落在另一膝盖上,然后沿胫骨向下移动。

6）闭目难立征:患儿双臂前伸,指分开,先睁眼后闭眼。有震颤、舞蹈、手足徐动时,以上检查均完成不好。

7. 日常生活活动能力评定　日常生活活动能力是指人为了独立生活而必须掌握的、共同的、每天反复进行的一系列身体动作。目前常用的量表包括 9 个部分:个人卫生动作、进食动作、更衣动作、排便动作、器具使用、认识交流动作、床上动作、移动动作、步行动作,共50 项。根据患儿障碍和困难程度,在各项中确定相应训练项目,对其进行初、中、末期评估记分。训练效果＝（末期得分－初期得分）×100%。显效:训练效果大于 15%。有效:训练效果 1%～14%。无效:训练效果无提高。此表较全面地反映脑瘫患儿治疗前后粗大动作、精细动作、手眼协调动作、肌力及肌张力的情况（表 6-5）。

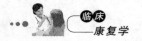

表6-5 脑瘫患儿日常生活活动能力评定表

| 动作 | 得分 | | | 动作 | 得分 | | |
|---|---|---|---|---|---|---|---|
| | 年 | 月 | 日 | | 年 | 月 | 日 |
| 1. 个人卫生动作 | | | | （1）书写 | | | |
| （1）洗脸、洗手 | | | | （2）与人交谈 | | | |
| （2）刷牙 | | | | （3）翻书页 | | | |
| （3）梳头 | | | | （4）注意力集中 | | | |
| （4）使用手绢 | | | | （7岁前） | | | |
| （5）洗脚 | | | | （1）大小便会示意 | | | |
| 2. 进食动作 | | | | （2）会招手打招呼 | | | |
| （1）奶瓶吸吮 | | | | （3）能简单回答问题 | | | |
| （2）用手进行 | | | | （4）能表达意愿 | | | |
| （3）用吸管吸引 | | | | 7. 床上动作 | | | |
| （4）用勺叉进食 | | | | （1）翻身 | | | |
| （5）端碗 | | | | （2）仰卧位 ←→ 坐位 | | | |
| （6）用茶杯饮水 | | | | （3）坐位 ←→ 膝跪立位 | | | |
| （7）水果削皮 | | | | （4）独立坐位 | | | |
| 3. 更衣动作 | | | | （5）爬 | | | |
| （1）脱上衣 | | | | （6）物品料理 | | | |
| （2）脱裤子 | | | | 8. 移动动作 | | | |
| （3）穿上衣 | | | | （1）床 ←→ 轮椅或步行器 | | | |
| （4）穿裤子 | | | | （2）轮椅 ←→ 椅子或便器 | | | |
| （5）穿脱袜子 | | | | （3）操作手闸 | | | |
| （6）穿脱鞋 | | | | （4）乘轮椅开关门 | | | |
| （7）系鞋带、扣子、拉链 | | | | （5）移动前进轮椅 | | | |
| 4. 排便动作 | | | | （6）移动后退轮椅 | | | |
| （1）能控制大小便 | | | | 9. 步行动作（包括辅助器） | | | |
| （2）小便自我处理 | | | | （1）扶站 | | | |
| （3）大便自我处理 | | | | （2）扶物或步行器行走 | | | |
| 5. 器具使用 | | | | （3）独站 | | | |
| 电器插销使用 | | | | （4）单脚站 | | | |
| 电器开关使用 | | | | （5）独自行5 m | | | |
| 开关水龙头 | | | | （6）蹲起 | | | |
| 剪刀的使用 | | | | （7）能上下台阶 | | | |
| 6. 认识交流动作 | | | | （8）独行5 m以上 | | | |
| （7岁后） | | | | | | | |

| 总分 | | 2项中完成1项或即便辅助也很困难 | 每项1分 |
|---|---|---|---|
| 检查者签名 | | 不能完成 | 每项0分 |
| 评分标准：50项 | 满分100分 | 轻度障碍 | 75~100分 |
| 能独立完成 | 每项2分 | 中度障碍 | 50~74分 |
| 能独立完成，但时间较长 | 每项1.5分 | 重度障碍 | 0~49分 |
| 能完成，但需辅助 | 每项1分 | | |

8. **功能独立性评定** 功能独立检查（functional independent measure，FIM）儿童用量表（Wee FIM）包括18个项目，并组成6个维度：自理、括约肌控制、移动、行走、交流和社会认知。其中自理、括约肌控制、移动和行走组成运动分组；交流和社会认知组成认知分组。

功能独立检查量表着重患儿在基本生活时所要求支持的量,并以此反映个体功能独立水平。研究表明,功能独立检查能反映脑瘫患儿的残疾水平,同时,对日常生活活动受影响的方面和需要照顾的量做出分析。该量表不仅针对日常生活活动能力,而且作为医疗康复残疾状况评估的基本测量工具,对今后医疗康复过程中的功能测量和评估具有重要意义。

9. 感知认知评定  脑瘫虽以运动障碍为主,但运动障碍与感知认知障碍密切相关。根据儿童发育不同阶段的关键年龄所应具备的感知、认知标准,参考应用各种量表。

10. 言语功能评定  脑瘫患儿的言语功能障碍主要为语言发育迟缓和运动性构音障碍。痉挛型双瘫患儿语言的听理解与口语表达一致,痉挛型四肢瘫和不随意运动型脑瘫患儿听理解与口语表达发育分离,理解明显好于表达。不随意运动型、共济失调型和痉挛型四肢瘫患儿构音障碍突出。偏瘫患儿较少发生语言问题。

11. 特殊感觉障碍评定  视觉障碍的评定可以粗略检查是否有斜视、弱视、散光、视神经萎缩等;听觉障碍的评定可利用视听反射了解患儿听觉、听力等是否有问题;触觉障碍的评定可触摸患儿身体某些部位如口唇、手掌等以了解患儿反应是否过敏或迟钝。

## 二、康复治疗

### (一)治疗原则

通过全面综合康复治疗,最大限度地改善患儿的运动功能,提高生活自理、言语认知能力,为将来生活自理和接受正常教育或特殊教育,参与社会活动奠定基础。

(1)早期发现和早期治疗  婴儿运动系统正处发育阶段,早期治疗容易取得较好疗效。

(2)促进正常运动发育,抑制异常运动和姿势。

(3)采取综合治疗手段全面康复。除针对运动障碍外,应同时控制其癫痫发作,以阻止脑损伤的加重。对同时存在的其他障碍也须同时治疗。

(4)医师指导和家庭训练相结合,以保证患儿得到持之以恒的正确治疗。

### (二)主要治疗措施

1. 物理因子治疗  是针对各种运动障碍和异常姿势进行物理学手段治疗,包括运动疗法和物理疗法。

(1)运动疗法:以徒手或借助器械对脑瘫患儿进行各种运动训练,使患儿局部或整体功能改善,达到预防、治疗疾病的目的。目前较常用的方法有:Bobath 法、Vojta 法、上田正法。

1)Bobath 疗法:是神经发育学疗法之一,由英国学者 Berta Bobath 及其丈夫 Karel Bobath 共同创建的治疗脑性瘫痪的理论与方法,是当代小儿脑瘫康复治疗的主要手段之一,在世界范围内广泛应用。Bobath 认为脑瘫患儿的运动障碍主要是脑受损后原始反射持续存在和肌张力改变,造成异常姿势和原始运动模式主导其整体运动,妨碍了正常的随意运动。采用恰当的刺激,可抑制异常姿势反射和运动模式,利用正常的自发性姿势反射、平衡反射等调节肌张力,使患儿体验正常的姿势与运动感觉,从而改善异常运动的控制力,诱发正确的动作。

A. 基本治疗原则:抑制异常姿势和运动模式,特别是对异常紧张性姿势反射的抑制;促通正常姿势和运动模式,特别是立直反射和平衡反射的促通。对痉挛型脑瘫主要是缓解肌肉紧张和僵硬,使患儿躯干充分伸展,避免痉挛姿势的运动,尽早诱导出正常的运动模式;不随意运动型脑瘫主要是抑制上部躯干肌紧张,对短缩肌进行牵伸性训练,促进抗重力姿势的

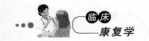

稳定性和动态平衡,对徐动的上肢可行调节训练。

B. 基本治疗技术

关键点调节:所谓关键点调节是指训练师在患儿身上特定部位进行的调节,纠正或减轻患儿的异常姿势,促进正常姿势和运动模式的手法。Bobath 把这个特定的部位称为关键点。效果最好的关键点在身体的近位端,主要关键点有头部、肩部、肘关节、腕关节、躯干、骨盆、髋关节、膝关节、足踝关节。

姿势反射的促进手法:促进姿势反射对实现人的基本运动、再现正常的姿势反射具有重要作用,临床上最常用从头部操作的颈立直反射的促进手法。

叩击法:是对浅表感受器及固有感受器的刺激手法。目的是提高患儿某一部位肌肉的肌张力。

C. Bobath 疗法的临床应用

头部控制训练:头部的控制运动是运动发育中最早完成的运动,不能控制头部是难以完成其他运动的。因此应抑制头背屈,促进脊柱伸展,促进肘支撑,促进抬头、头部活动及抵抗重力。

翻身训练:抑制紧张性颈反射及紧张性迷路反射姿势,手口足协调的促通,被动翻身与躯干回旋运动的促通,侧卧单肘支撑的促通。

坐位训练:单臂支撑能力的促通,促进坐位平衡反应及脊柱伸展的发育。

爬位训练:两手支撑训练,四爬位及脊柱、骨盆分离运动训练,姿势变化调节能力的训练,下肢交互运动的促通。

站立位训练:抑制膝过度屈曲或反张,抑制尖足交叉等异常姿势,跪立位平衡反应促通,身体扭转促进躯干回旋,立位平衡反应促通。

步行训练:单腿站立下行双腿交替运动训练。

D. 常见类型脑瘫患儿的运动训练

痉挛型脑瘫运动疗法:抑制上肢的内收内旋、拇指内收、握拳、屈肘、肩关节后撤,保持良好的体位和姿势;抑制下肢的内收交叉、屈膝屈髋、尖足、足内外翻;关节活动度的改善训练和稳定性、协调性训练;增强体轴性旋转能力和体干的活动能力训练;坐位及坐位平衡训练;爬行及步行训练。

不随意运动型脑瘫运动疗法:对比较固定的异常姿势进行破坏;矫正患儿骨盆及下肢的不对称姿势,矫正患儿躯干的过伸展和上肢的异常姿势;抬头训练及头颈部稳定性训练;提高两上肢分离性、选择性的运动能力和两手的正常感觉,改善手功能;提高骨盆带及两下肢的稳定性,增强腰背肌力,建立平衡功能。对于下肢内收交叉、尖足的患儿,必须先纠正内收交叉和尖足,才能练习独站和行走。

肌张力低下型脑瘫运动疗法:促进自发活动的出现,主要采用促通手法,以提高肌力,增强肌容积,抑制背伸肌紧张,控制角弓反张,稳定肌张力。

E. 婴幼儿强调以下 7 种模式训练的重要性:整个机体的伸展模式(图 6-6),竖头以抵抗重力模式(图 6-7),对称性姿势模式(图 6-8),保护性伸展模式(图 6-9),伸腿坐模式(图 6-10),以躯干为轴心的旋转模式(图 6-11),各种平衡反应模式(图 6-12)。

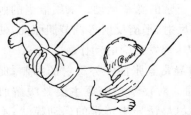

**图 6-6　伸展模式**

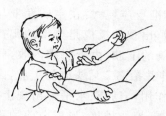

图 6 - 7　竖头以抵抗重力模式

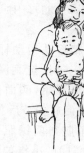

图 6 - 8　对称性姿势模式

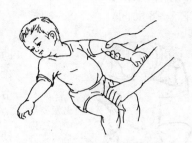

图 6 - 9　保护性伸展模式

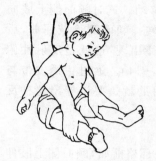

图 6 - 10　伸腿坐模式

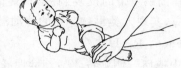

图 6 - 11　以躯干为轴心的旋转模式

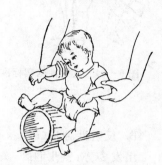

图 6 - 12　平衡反应模式

2) Vojta 疗法:是神经发育学疗法之一,由德国学者神经病学博士 Vojta 创建。此方法通过对身体一定部位(诱发带)的压迫刺激,诱导产生全身性、协调化的反射性移动运动,促进和改善患儿的运动功能,最终达到反射运动变为主动运动,因此又称为诱导疗法。

Vojta 疗法包括反射性俯爬与反射性翻身两种移动运动。这两种移动运动是人类最原始、最基本的全身移动形式。在治疗时为了激活这种功能,Vojta 利用一定的出发姿势,一定的诱发方法,在患儿身体上一定部位的诱发带上给予刺激,诱导出移动运动。以下分别介绍这两种移动运动。

A. 反射性俯爬(reflex kriechen,R - K):俯卧位姿势,促进头部回旋、上抬、肘支撑、手支撑、膝支撑等功能,以及促进爬行移动的刺激手法。

出发姿势:小儿取俯卧位,头颈与躯干在一条直线上,颜面向一侧旋转 30°,头略前屈,前额抵床,颈部伸展,肩胛部、髋部与床面平行。颜面侧上肢的肩关节外旋上举 110°～135°,肘关节屈曲 40°,手在肩的延长线上,手指半张开。后头侧上肢的肩关节内收内旋,位于躯干一侧,肘关节伸展,前臂内旋,手指呈自然半伸展状态。颜面侧下肢与后头侧下肢的髋关节外展、外旋 30°,膝关节屈曲 40°,踝关节取中间位,足跟在坐骨结节的延长线上(图 6 - 13)。

主诱发带:分布在四肢远位端。有颜面侧上肢肱骨内上髁、颜面侧下肢股骨内侧髁、后头侧上肢前臂桡骨茎突上 1 cm 处、后头侧下肢跟骨。

辅助诱发带:分布在躯干伸肌群部位,共有 5 处。使用辅助诱发带的目的是促进肌肉收缩活动增加,对移动运动给予抵抗,调节运动方向,加

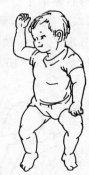

图 6 - 13　反射性俯爬出发姿势

强肌肉持续性收缩。在利用主诱发带刺激后出现反应时,才可以使用辅助诱发带。辅助诱发带有肩胛骨内缘下 1/3 处、颜面侧髂前上棘、后头侧臀中肌、后头侧肩峰、后头侧肩胛骨下角下 7～8 肋间。

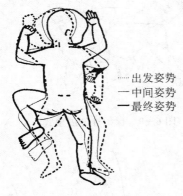

..... 出发姿势
—— 中间姿势
—— 最终姿势

图 6-14 反射性俯爬标准反应模式图

反射性俯爬移动运动标准反应模式:在主诱发带与辅助诱发带上的压迫抵抗刺激,出现的反应是典型的爬行动作。由出发姿势开始,颜面侧的上肢,由于肩胛内收,肩关节向后移位,因而肩关节后伸并抬高。后头侧的上肢,因斜方肌上部、三角肌与前锯肌作用,肩胛在水平位出现上举,使后头侧上肢向前、小指伸展、拇指外展,形成向前的移动运动。后头侧上肢伸展,使头向另一侧旋转,颜面侧下肢屈髋、屈膝 90°、骨盆抬高,下肢向前移动。这时颜面侧上肢向后,后头侧上肢向前,头向对侧旋转。颜面侧下肢屈曲,后头侧下肢伸展的移动运动反复规律出现,这就是反射性俯爬移动运动标准的反应模式(图 6-14)。通过主诱发带与辅助诱发带的反复刺激,最终的目的就是要诱导出这种反应,实现人类早就存在的移动潜能。

B. 反射性翻身(reflex umdrehen,R-U)

出发姿势:患儿仰卧,头部正中或向一侧旋转 30°,颈部伸展,头部略前屈,颜面侧上肢伸展、后头侧上肢屈曲,或者两侧上肢呈自由伸展姿势。两侧下肢轻度外展、外旋、髋关节与膝关节呈轻度屈曲状态,头部、颈部、躯干成一条直线。

主诱发带:在颜面侧胸部乳线(锁骨中线)上,膈肌附着处附近,也就是从乳线划一直线,与第 7、8 肋间(相当于剑突水平)划一横线的交点,相当于乳头下两横指与乳头外侧一横指交点处。可以上下左右移动 1 cm。

辅助诱发带:后头侧肩峰、下颌骨,向颜面方向给予压迫刺激。

反射性翻身移动标准反应模式:概括一句话,就是典型的翻身动作。从出发姿势开始,治疗师一手将患儿头部向右侧旋转 30°(以右侧为例),一手在右侧胸部主诱发带上向脊柱方向给予压迫刺激,使脊柱向左侧突出,由此使右肋弓部与左髂前上棘间的距离缩短,左肋弓部与右髂前上棘间的距离加大,使腹肌(左侧腹外斜肌,右侧腹内斜肌)收缩,骨盆向左侧旋转,双下肢屈曲,颜面侧骨盆抬高并向左侧旋转,左下肢伸展,右下肢屈曲。右上肢伸展,肩关节水平内收,越过胸部翻向左侧,头部与躯干一起向左侧旋转成左侧卧位,完成翻身的移动运动(图 6-15)。

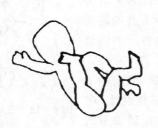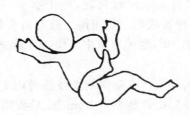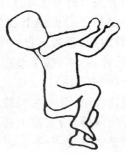

图 6-15 反射性翻身标准反应模式图

3）上田正法：是由日本的小儿外科医生上田正于 1988 年创立的一种治疗小儿脑瘫的手法，后引入我国。该法是在长期临床实践中产生的疗法，对重度脑瘫缓解痉挛效果特别明显。其机制有待进一步研究。上田正对"中枢是末梢的奴隶"的观点赞同，认为可能是末梢（手足）的过分紧张造成了异常姿势，认为解除四肢、躯干的过度紧张，异常姿势便会消失。此法由 5 种基本手法和 4 种辅助手法组成。

5 种基本手技：颈部法、肩-骨盆法、肩胛带法、上肢法、下肢法。4 种辅助手法：颈部第一法、骨盆带法、下肢第二法、上下对角线法。此法尤其适用于痉挛型较重患儿，可上下肢同时治疗，减少治疗时间，减轻患儿因治疗时间过长而产生的恐惧感和不合作。

（2）物理疗法

1）水疗：是利用水的物理特性进行康复训练的方法。水的浮力、水波的冲击、水温的刺激，可以使患儿肌肉松弛，缓解痉挛，改善关节活动，从而使患儿能够在水中比较容易地自我控制并调整姿势，以完成各种正常姿势和运动。水的压力还可以促进血液循环，促进胸腹的运动使呼吸加快，改善呼吸功能。呼吸与循环功能的改善可以增强患儿的抵抗力，促进神经系统的发育。

2）电疗法、超声波疗法：经络导平仪、神经肌肉电刺激、肌电生物反馈等。

3）传导热疗：常用石蜡、水、泥、蒸汽以及化学热袋等，达到改善血液循环、缓解肌肉紧张等作用。

4）高压氧：通过提高血氧分压、提高组织氧储备、对血液黏度和内分泌系统的影响而起辅助作用。

2. 作业疗法　是有目的、有计划、有针对性地从患儿日常生活、学习、劳动、认知等活动中选择一些作业，对患儿进行训练，以缓解症状和改善功能的一种方法。脑瘫患儿的日常生活活动自理是作业疗法的最终目的。促进运动发育，上肢功能、感觉、知觉和认知功能改善的训练，必须和日常生活活动训练结合进行，以提高日常生活活动能力和社会适应能力。

（1）促进上肢功能：先训练上肢负重和手支撑，然后练习手臂伸向不同方向。

1）患儿俯卧位，双上肢支撑身体上部躯干，肩、肘关节充分伸展，训练抬头。

2）治疗师仰卧位，患儿俯卧其身上，让患儿一只手向前伸去触摸治疗师的脸部，另一只手支撑身体上部重量。

3）患儿取坐位，治疗师双腿固定其下肢伸直分开外旋，将其上肢上抬，双手放于耳部，手指张开摸自己的五官，并交替进行训练。

4）患儿取坐位或站位，在身体前后、左右、上下等处放置颜色鲜艳的玩具，引导患儿运动手臂去抓住物体。

（2）促进手功能：手功能的发育由握到伸，从笨拙到灵巧，因此训练必须按其规律进行。

1）东西的抓握与放下，诱导患儿手张开，帮助其抓握感觉较强的小玩具。

2）患儿的手抓住东西后，有时会越抓越紧，很难放开，治疗师将患儿的手抬高至头上，使肘关节伸展，腕关节掌曲。

3）治疗师用言语提示患儿手张开，让患儿把东西交到治疗师手上。

4）双手动作的协调性训练，如让患儿学习拍手的动作。

5）投掷与打击动作的训练，如让患儿投掷沙包、用小木槌敲击木琴、蹦跳玩具等。

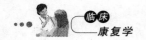
6）眼手协调性训练,搭积木、插插板、套圈圈等游戏可训练眼手协调性,较大的患儿可以学习串珠、拧螺丝等活动。

（3）促进感觉知觉运动功能:以运动障碍为主要症状的患儿,因为缺乏感觉与运动的协调活动,多数不能自由地在空间活动。针对感觉知觉障碍患儿的特点,以感觉统合理论为理念,通过一系列器具游戏来弥补患儿所缺乏的感觉体验、运动协调、结构和空间知觉、身体平衡、听觉、触觉等方面的不足,对于扩大患儿感觉知觉运动的领域,改善包括视觉、听觉、运动觉在内的身体部位和形象的认识,促进表面感觉和深部感觉的发育,正确判断方向、距离、位置关系等都十分重要。

（4）日常生活活动能力训练

1）进食训练:先要了解患儿的实际能力,找出其进食困难的原因,然后给予适当的帮助。

辅助进食:吞咽差的患儿,首先要控制下颌,可以用大拇指、示指、中指在其下颌前、下部施加压力,尤以中指置于下颌下最为重要,可改善吸吮-吞咽反射,使吞咽趋于正常。嘴巴张开流口水的患儿,可将手指放在其鼻唇之间施以压力,日久会自己闭口和吞咽。每次进食前,用示指和中指沿着患儿的口唇周围及面颊进行连续的环状敲击和按摩约 10 min,也有助于患儿的饮食和吞咽。

奶瓶喂食:把身体过度伸展的患儿抱在怀里,使其头前屈、肩内收、躯干前倾。两手放在中位线,最好抱住奶瓶,奶嘴孔加大,流质宜稍稠厚以免咳呛。

汤匙喂食:会坐的患儿可让其跨坐在治疗师大腿上或坐在婴儿椅上,髋关节屈曲并控制其肩部,汤匙从正前下方喂入。

独立进食:让患儿坐合适的桌椅。对于没有抓握能力的患儿可用万能胶带将勺子固定在手上,治疗师帮助患儿运动手臂将食物送入口中。抓握能力较差的患儿可采用较长、较粗把柄的勺子;前臂运动障碍的患儿可选用弯把柄勺子,自己将食物送入口中。

喝水:将塑料杯外缘作一切口,可控制杯体倾斜度,并避免患儿喝水时头太后仰。治疗师一手帮助患儿拿杯,将杯缘放在其上下唇之间,使水碰到患儿的上唇;另一只手控制患儿的下颌,使其上下唇闭拢并进行吞咽。每次吞下一口水时不要立即将杯子拿开,仍留在双唇间,以免刺激过大引起紧张。用有盖的杯子插上吸管,教患儿用吸管吸以加强嘴唇的功能,治疗师主要帮助患儿控制下颌。

2）更衣训练:患儿由于脑瘫类型、脑瘫程度、年龄不同,训练方法亦不同。如痉挛型常见大腿交叉难于外展,手臂僵硬不易伸直和弯曲,头和肩部后仰;不随意运动型常见头和躯干控制能力差,不自主动作多。应让患儿参与合作,采用侧卧位、坐位训练。

3）如厕训练:脑瘫患儿大小便的最大困难往往是不能坐和不能放松自己,因此合适的便器和孩子的位置及姿势很重要。

4）沐浴训练:不自主动作较多、平衡功能差的患儿,可将一条宽带子穿过其腋下两头固定,维持其坐位平衡。给孩子一些玩具,让他边洗边玩,使紧张的姿势得到缓解。

5）梳洗训练:让脑瘫患儿发挥主观能动性,养成良好的生活习惯。挑选适合患儿使用的梳洗工具,依次学习洗手、洗脸、拧毛巾、使用肥皂、梳头刷牙、开关水龙头等。

3. 言语治疗

（1）语言障碍的发生机制及特点:脑瘫患儿约80%都具有不同程度的语言障碍。其语言障碍的特点是：语言发育迟缓、发音器官功能障碍、呼吸发音异常、构音运动异常、听觉障碍、交流意欲障碍、对外界刺激的反应异常等。脑瘫患儿的语言障碍主要是由于大脑损伤所致，大部分言语输入系统与言语输出系统均有不同程度的障碍。一般在讨论脑瘫语音障碍时，仅仅以输出系统障碍为重点进行讨论，是不够全面的。从脑瘫语言发生机制来看，除了运动性构音障碍之外，还有听觉、视觉等感觉系统异常，智能异常，发育性语言迟缓，行为异常等。

（2）语言障碍训练原则：对脑瘫患儿进行语言训练，必须在全面评价之后进行。根据评价结果，制订训练计划。应该对患儿进行综合性系统训练，使语言的各个侧面都能得到改善与提高。语言训练包括听力、发音、语言和咀嚼吞咽功能的协同矫正。

（3）语言障碍训练内容：日常生活交流能力的训练、进食训练、言语训练、抑制异常姿势反射训练、构音器官运动训练、构音训练、语言发音迟缓训练、特殊教育等。

4. 辅助器具及矫形器　为了更好地促进脑瘫患儿的康复，可应用矫形器，通过力的作用预防和矫正畸形，治疗骨关节及神经肌肉疾病，补偿其功能。目前在临床应用的有支具、支架、夹板及矫形鞋等。

（1）矫形器的基本作用：稳定和支持、固定和保护、预防和矫正畸形、减轻承重、抑制痉挛、改进功能、减轻患儿的心理障碍、增强自信心等。

（2）矫形器的分类及应用：临床上最常应用的是上肢矫形器、下肢矫形器和脊柱矫形器。

1）髋内收外展矫形器：适用于痉挛性脑瘫。

2）扭转式髋膝踝矫形器：适用于脑瘫患儿在步行、站立时造成下肢内旋的矫正。

3）矫形器＋助行器：该系统由下肢矫形器＋四轮助行器组成，适用于脑瘫患儿室内活动，锻炼肌力。

4）矫形器＋轮椅：该系统由脊柱矫形器＋轮椅组成，适用于双下肢瘫痪、无法坐立的患儿。

5）固定式踝塑料矫形器：该矫形器主要是减轻脑瘫患儿在站立、步行中前足承重时引起的小腿三头肌的痉挛。

6）矫正性矫形器：根据患儿的畸形症状选择合适的矫形器，以预防和矫正畸形。

（3）辅助器具的用途：包括坐位、立位、步行、移动、日常生活等不同用途的器具。因此，辅助器具和矫形器的配备要根据不同脑瘫类型、年龄、瘫痪部位、目的等进行配备。

（4）应用矫形器及辅助器具的注意事项：一般穿在身上的矫形器，重量要尽量轻，以塑料原料制作为好；穿戴时间不宜过长，并坚持每天清洗矫形器和患肢，避免矫形器发臭和患肢患皮肤病。

5. 传统医学康复疗法　中医认为脑瘫属于五迟、五软、五硬范畴，治疗方法有针刺疗法的头针、体针、耳针，按摩疗法的各种手法，中药疗法，穴位注射等。临床上多采用头针和按摩疗法。

（1）针刺疗法

1）基本手法：提插法、捻转法、其他手法（为了针后得气或增强针感使用的辅助手法）。

2）分类

A. 头针法：①顶颞前斜线，在头顶部、头侧部，从头部经外穴前神聪至颞部胆经悬厘引

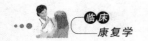

一斜线,即运动区;②顶旁 1 线,在头顶部,督脉旁 4.5 cm,从膀胱经通天穴向后引一直线,长 4.5 cm,即足运感区;③额中线(自神庭穴向下刺 3 cm);④顶中线,在头顶部,即从督脉百会穴至前顶穴之段;⑤枕上正中线,在后头部,即督脉强间穴至脑户穴之段;⑥枕下旁线,在后头部,枕外粗隆即督脉脑户穴外侧 3.5 cm 向下引一垂直线,长 4 cm,即平衡区;⑦运用区,从顶骨结节起分别引一垂直线和与该线夹角为 40°的前后两线,长度均为 3 cm。

B. 体针法:用毫针刺激躯干及四肢的穴位,通过针感的传导达到疏通经络、调整肢体功能的目的。常用穴位有:大椎、身柱、神道、至阳、筋缩、中枢、命门、腰阳关、夹脊穴、肾俞、关元俞、三间、后溪、劳宫、合谷、神门、内关、外关、手三里、曲池、肩髃、肩贞、肩髎、涌泉、太冲、足临泣、丘墟、解溪、太溪、申脉、昆仑、三阴交、悬钟、足三里、阴陵泉、血海、阳陵泉、承山、委中、承扶、犊鼻、梁丘、风市、髀关、环跳。

C. 耳针法:用耳针刺激或皮内针埋于相应的耳穴,以调整经络和脏腑的功能。临床常用中药王不留行子或小磁珠贴压相应耳穴表面,持续刺激达到治疗疾病的目的。

(2)按摩疗法

1)上肢按摩法

A. 双臂相交:患儿呈仰卧位,治疗师两手握住患儿双手,大拇指轻压患儿劳宫穴,示指压合谷穴,中指压大陵穴,使患儿双臂外展,手心向上,在胸前双臂缓慢交叉,使双肘关节相交再缓慢恢复原状。如此反复 40~60 次。该法适用于上肢痉挛、肘关节屈曲、前臂内旋、外展、双拳紧握的患儿。

B. 松肩法:治疗师使患儿双手置于身体两侧,治疗师大拇指压患儿劳宫穴,示指压合谷穴。固定左侧上肢,使右上肢尽量缓慢伸展、上举过头顶后,再缓慢恢复原位固定。左侧上肢也可同样缓慢伸展,上举过头顶后再恢复原状。如此反复 40~60 次。

C. 双手叩肩法:使患儿双臂平行于双肩,双手掌心向上,治疗师双手指压穴位(劳宫、合谷、大陵),使患儿双臂重叠,双手触及双肩,再缓慢恢复原位。如此反复 40 次。适用于肘关节活动障碍。

D. 抬肩曲肘法:治疗师手握患儿前臂,使其双手向下、向上推与躯干相平,肘关节屈曲呈 90°,再缓慢拉直恢复原位。如此反复 40 次。适用于肘、肩关节障碍。

E. 松腕法:使患儿双臂外展、外旋后,治疗师双手大拇指推拿患儿手掌部,由手心向大鱼际肌、小鱼际肌方向推进,以缓解手掌内大小鱼际肌痉挛。再沿拇指、示指、中指、无名指的掌面,由指根部向指端推拿,以矫正手指屈曲痉挛。最后使腕关节做屈伸被动活动 40 次,以防治腕关节屈曲畸形。

2)下肢按摩法

A. 分髋法:患儿取仰卧位,使髋膝关节呈屈曲状,治疗师以双手扶患儿双膝内侧,推拿痉挛的股内收肌群,以缓解内收肌痉挛。治疗师以双手扶按患儿双侧大腿内侧,缓慢将双膝分开,使髋关节分到较大程度。如此反复做 40~60 次。此法适用于髋关节内收痉挛。

B. 髋(股骨头)内外旋转法:患儿取仰卧位,膝关节呈屈曲位,治疗师使患儿右腿向内屈曲,踝关节置于左腿的膝部固定,手向下压。如此反复 40 次。左腿用同样方法做 40 次。

治疗师左手握患儿右脚踝关节,右手握其膝关节,同时拇指按压阳陵泉穴位,使右腿屈曲外展,向内下方压其膝部,再缓慢恢复原状,如此反复 40 次。左下肢做法同右 40 次。此法主要适用于双下肢内收、内旋,髋关节屈曲挛缩。

C. 髂胫束松解法:患儿取侧卧位,屈曲患儿一侧髋、膝关节,使另一腿伸直。治疗师一手扶髂嵴固定,另一手沿痉挛的髂胫束,由上向下按摩 20～30 次。此法主要矫治膝关节屈曲痉挛。

D. 按臀法:患儿取俯卧位,治疗师左手握住患儿双小腿踝关节,右手压其腰部的肾俞穴,向下按压 20 次。治疗师左手左右轻轻摆动患儿双腿 40 次。该法适用于髋关节挛缩。

E. 直腿抬高三指按摩法:治疗师一手握患儿一侧下肢,使其伸展向上抬高,与身体呈 90°;另一手示指、中指、无名指并拢沿小腿后面的腓肠肌起端向下按摩达跟腱止端。反复按摩 40 次。适用于双下肢屈曲痉挛者,可缓解腓肠肌痉挛,矫正足下垂畸形。

F. 压膝整足法:治疗师使患儿一侧下肢屈曲,右手使踝关节呈 90°固定,拇指紧压解溪穴,左手按住膝部向前下方按压,再恢复原状,如此反复做 40 次。该法主要矫治踝关节运动障碍以及足尖着地站立者。

G. 搬足法:患儿仰卧位,治疗师左手拇指按压解溪穴,并固定踝关节,右手握前足,拇指紧压涌泉穴,向前、向外推揉 30 次,以矫正足内翻畸形。如足外翻畸形,则向下、向内推揉。

H. 捏脊疗法:患儿取俯卧位,治疗师双手示指紧贴皮肤向上推,拇指向下按压。沿督脉由下(长强穴)至上(大椎穴)缓慢推拿共 7 次。同时捏拿下肢牵拉趾关节疏通血脉,贯通经气。该法主要用于颈软不能竖头、腰背软弱不能独坐的患儿。

6. 引导式教育  引导式教育疗法又称 Peto 法,是国际公认的治疗小儿脑瘫最有效的方法之一。其显著特点是最大限度地引导、调动患儿自主运动的潜力,以娱乐性和节律性意向激发患儿的兴趣及参与意识。通过引导员不断地给予科学的诱导技巧、意识供给或口令,让患儿主动地进行训练,与科学的被动训练相结合,大大提高了康复效果;同时将运动、语言、理解、智力开发、社会交往和行为矫正等有机地结合在一起进行康复训练,使患儿在德、智、体、个性气质培养和行为塑造等方面得到全面的康复和发展。引导式教育是一个综合教育与康复的整合系统,按引导式教育的理念,中枢神经系统受创者不应被视为弱能的残障者。相反,他们仍是完整的个体,需要一些引导方法来帮助他们学习如何掌握自己的身体功能,从而能像常人一般的生活。

(1)引导式教育的特点:引导式教育的理论认为,心理和神经有着非常密切的联系,良好的心智和性格发展可以帮助脑瘫患儿克服自己的行动障碍。以引导式教育原理为基础,辅之以现代的各种康复技术,是十分适合瘫痪程度不同、脑瘫情况各异的患儿的。

(2)引导式教育的实施方法:引导式教育将脑瘫患儿按疾病分型分为不同的班,如分为痉挛型、不随意运动型、运动失调型等班;或者按病情轻重分为重症班、轻症班等。每班 5～8 人,每班配有 2 名以上引导者。根据各班的不同特点,制订一定的课题,将这些课题有机地串联起来,形成一连串的日课。这些课题包括床上、卧位、坐位、步行、语言训练等;日常生活动作的课题,如洗漱、就寝、就餐、穿脱衣服、排泄、洗浴等;手的精细动作及学习准备的课题,如辨色、分左右手、拼图、书写绘画等。总之,一切有利于功能障碍患儿的康复、教育,使他们重返社会活动都可成为引导式教育的课题。

7. 脑瘫心理康复  儿童的心理发育包括认知、注意力、记忆、思维、想象、意志、情绪情感、个性的发育,脑瘫患儿不仅有肢体运动障碍,还可能伴有情绪、性格的问题和障碍。随着肢体康复渐渐好转,逐渐建立起正常的心理和心态,激发他们学习知识、接触周围人和事的欲望,参加集体活动,感受社会大家庭的温暖。

对注意力不集中、多动的患儿,心理分析和智商辅导效果皆不佳,必须采用行为治疗。该方法包括以下3个阶段。

(1)控制:通常指环境的控制,即将患儿限制在某一种环境中,如固定于坐位上。

(2)处理:比前项缓和,治疗师可对患儿要求安静,如不按要求做,就剥夺其一部分享乐的权利,如糖果等。

(3)治疗:在患儿多动、注意力不集中时,治疗师以手势表示要求安静,以这种信号训练患儿自我控制能力。此项是真正的治疗目标。

8. 脑瘫的社区家庭康复 社区康复为脑瘫患儿提供了利用简单、通俗易懂的康复技术,低资金投入,充分发挥患儿自己的积极性,家庭成员的参与等多项优越条件,使患儿得到连续不断、持久的康复训练,达到理想的康复效果。

家庭是脑瘫患儿生存的最主要环境,但毕竟家庭相对于专门的康复机构来说,缺乏一定的环境支持与器械帮助。家庭训练主要通过功能训练,在不同程度上改善患儿的功能。对脑瘫患儿进行功能训练的目的是:①改善坐、立平衡能力,改善对身体姿势的控制;②改善步行能力,鼓励多活动;③通过日常生活活动的训练,提高生活自理能力;④训练说话交流能力,改善与家人的相互沟通;⑤通过心理辅导和行为训练,增强信心,克服畏难情绪。

9. 脑瘫的康复护理 康复护理的最终目的是使脑瘫患儿的各项生存功能得到最大限度的恢复或代偿,重建部分肢体功能,降低其残障程度,改善生存质量,以解除或减少家人及社会的负担。

(1)脑瘫患儿正确的抱姿、卧姿、坐姿

1)抱起方法:目的是容易抱起并预防异常体位。将患儿翻向一侧并扶着他的头,弯腿,抱起靠近家长的身体,并用同样的方式放下(图6-16)。

2)抱法:用可以纠正异常体位的方式抱着患儿。将患儿双上肢放前,尽量抱得直一些,头竖直以便眼看四周(图6-17)。

3)痉挛型患儿的抱法:让患儿双臂伸直,髋部和膝盖弯曲,将他翻向一侧并扶着他的头,使患儿的双臂围着家长的颈部或伸向背部,双腿分开放在家长的腰部两侧(图6-18)。

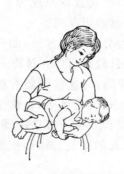 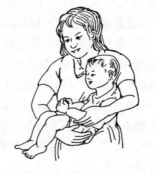 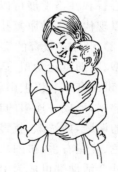

图6-16 脑瘫患儿正确的抱起方法　图6-17 患儿的正确抱法　图6-18 痉挛型患儿的正确抱法

长期处于僵直状态的患儿,先把身体蜷曲起来,也就是把双腿先分开,再弯起来,双手分开,头略微下垂,利于与患儿进行交流。

4)不随意运动型患儿的抱法:让患儿双手合在一起,双腿靠拢,关节屈曲,并尽量贴近家长胸部,再将患儿抱在胸前,也可以抱在身体的一侧(图6-19)。

5) 迟缓型患儿的抱法:患儿头颈部无自控能力,抱时除了帮助他把双腿蜷起、头微下垂外,最重要的是给他一个很好的依靠。家长把一手从患儿腋下穿过,另一手掌托住他的臀部。这种抱法使患儿双手活动范围增大,利于自主活动的目的,同时躯干的控制能力也会得到提高(图6-20)。

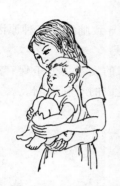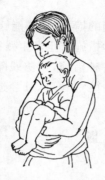

图6-19　不随意运动型患儿的正确抱法　　　　图6-20　迟缓型患儿的正确抱法

6) 卧姿:适宜的卧姿为侧卧位,能抑制全身伸肌痉挛,改善全身痉挛状态。

7) 坐姿:脑瘫患儿正确的坐姿是端坐位,即坐在椅子上时头保持正直,胸背挺直,髋、膝、踝部均屈曲成90°,脚掌平放在地面上。但有少数患儿因异常姿势反射的影响,坐在椅子上时,头部向后仰或左右摇晃,肩胛带痉挛收缩,肩关节外旋,肘关节屈曲,双臂上抬,双手握拳,髋关节不能屈曲90°,双下肢内收内旋,足跖屈。还有一些肌张力低下的患儿,在坐位时头部屈曲,不能伸直腰背部。因此,很有必要对他们进行正确的坐姿训练。

(2) 日常生活活动能力护理:选择适当的方式、方法帮助和培养患儿饮水、进食、更衣、如厕、沐浴等能力。

## 三、预后和结局

正确认识小儿脑瘫的康复结局,采取有效措施进行小儿脑瘫的预防,将医疗康复与教育康复、社会康复相结合,才能对小儿脑瘫进行全面康复,达到最佳康复治疗效果。

1. 康复预测

(1) 偏瘫患儿大多在18～21个月会走。

(2) 24个月前出现降落伞反应者87%可行走,行走能力在7岁达到一个平台。

(3) 4岁仍不能独坐,或6岁仍不能独立跪立位行走,是将来不能独立行走的可靠指征。

(4) 有以下7项,年龄在12个月或更大时进行检查,以估计步行预后:①非对称性紧张性颈反射;②颈调正反应;③拥抱反射;④对称性紧张性颈反射;⑤伸肌伸张反射;⑥紧张性迷路反射;⑦足放置反射。上述7项中,每项有反应者计1分。2分或2分以上则步行预后不良;1分预后要慎重考虑;0分预后良好。

(5) 3岁前如果还没有形成优势手或上肢仍不能超过躯干中线活动时,上肢功能预后不良。智力与上肢功能指数相平行。

(6) 年龄越小,预后越好。一般不要大于9岁。

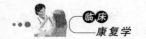

（7）智商（IQ）大于 70 为好，IQ 大于 80 则预后更佳。

（8）智力低下，视觉障碍也将影响步行能力。

小儿脑瘫的早期发现、早期干预、早期康复治疗，是抑制异常运动发育、促进正常运动发育、防止挛缩和畸形的关键。

2. 脑瘫的三级预防 做好脑瘫的三级预防和继发损伤的预防，对于脑瘫的预后十分重要。

（1）主要防止脑瘫的产生，研究和采取正确的措施，预防能够导致脑瘫的各种原因。

（2）对已经造成损害的脑瘫患儿，采取各种措施防止发生残疾。

（3）对已经发生残疾的脑瘫患儿，应通过各种措施，预防残障的发生。力争保存现存功能，并提供教育及职业康复机会，以减少残障给个人、家庭、社会造成的不利影响。

## 思考题

1. 简答脑瘫的病因病理。
2. 简答脑瘫的分类及其临床表现。
3. 简答脑瘫患儿的姿势反射评定。
4. 简答常见类型脑瘫患儿的运动训练。
5. 简答脑瘫患儿日常生活活动能力训练。

（刘 静）

第七章
# 周围神经损伤的康复

## 学习目标

1. 熟悉周围神经损伤的临床诊治及常见的康复问题。
2. 了解周围神经损伤的康复理念。
3. 熟悉各型周围神经损伤的康复评定。
4. 掌握周围神经损伤的常用康复治疗方法。
5. 熟悉周围神经损伤的常见并发症及康复治疗。

## 第一节　周围神经损伤的临床诊治

周围神经包括脑神经、脊神经与自主神经。周围神经损伤（peripheral nerve injury, PNI）主要是指肢体神经干及其分支受到暴力作用而发生的损伤。周围神经损伤是临床常见的损伤之一，损伤后可致该神经支配的靶器官（皮肤、肌肉、骨关节等）出现严重的运动、感觉和自主神经功能障碍。

### 一、临床诊断

#### （一）分类

周围神经可因切割、牵拉、挤压等因素而受损，使其功能丧失。按损伤程度，可分为以下3类。

1. **神经传导功能障碍**　神经暂时失去传导功能，神经纤维不发生退行性变。临床表现运动障碍明显而无肌肉萎缩，痛觉迟钝而不消失。数日或数周内功能可自行恢复，不留后遗症。如术中止血带麻痹。

2. **神经轴索中断**　神经受钝性损伤或持续性压迫，轴索和髓鞘完全破坏和断裂，但神经膜细胞、神经内膜、神经束膜和神经外膜保持完整。伤后神经发生沃勒（Waller）变性，表现为神经支配区域运动、感觉和自主神经功能完全丧失。常见于骨折、中度牵拉伤和挤压伤、枪弹伤、冻伤等。新生轴索能顺利通过受伤部位向远端再生。一般不需要手术治疗，可望在数月内自行修复。

3. **神经断裂**　除轴索和髓鞘完全破坏和断裂外，神经内膜、神经束膜和神经外膜也发

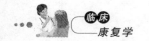

生断裂,使神经结构完全破坏,神经干完全离断。常见于开放伤、严重牵拉伤或长时间缺血。神经结构无法自行修复,必须进行手术修复。

（二）损伤神经的变性和再生

周围神经损伤后的病理改变取决于损伤的程度。轻微的损伤可不出现形态学上的改变,或只出现损伤远端脱髓鞘反应。较严重的损伤均出现神经纤维的变性。神经断裂后,其近、远端纤维将发生沃勒变性。远端轴索和髓鞘伤后数小时即发生结构改变,2～3 天后渐分解成小段或碎片,5～6 天后吞噬细胞增生,吞噬碎裂溶解的轴索和髓鞘。与此同时,神经膜细胞增生,约在伤后 3 天达到高峰,持续 2～3 周,使神经膜鞘形成中空的管道,近端再生的神经纤维可长入其中。近端发生类似的变化,仅限于 1～2 个郎飞节。神经断伤,其细胞亦发生改变,称为轴索反应,即胞体肿大,胞质尼氏体溶解或消失。损伤部位距胞体越近,其反应越明显,甚至可致细胞死亡。

伤后 1 周,近端轴索长出许多再生的支芽,如神经两断端连接,再生的支芽中如有一根长入远端的神经膜鞘的空管内,并继续以 2～4 mm/d 的速度向远端生长,直至末梢器官,恢复其功能,其余的支芽则萎缩消失。而且神经膜细胞逐渐围绕轴索形成再生的髓鞘。如神经两断端不连接,近端再生的神经元纤维组织出现迂曲呈球形膨大,称为假性神经瘤。远端神经膜细胞和成纤维细胞增生,形成神经胶质瘤。

周围神经内含有感觉神经纤维和运动神经纤维,两者在神经内相互交叉,修复神经时需准确对合,各自长入相应的远端才能发挥功能。神经修复术后,要经过变性、再生、穿越吻合瘢痕及末梢器官生长成熟等过程,其再生速度平均每天约 1～2 mm。

（三）临床表现和诊断

1. 运动功能障碍　神经损伤,其所支配的肌肉呈弛缓性瘫痪,主动运动、肌张力和反射均消失。关节活动被其他肌肉替代时,应逐一检查每块肌肉的肌力,加以判断。在日常生活、工作中会导致某些功能性活动障碍,如臂丛神经损伤,由于上肢运动功能障碍,会不同程度地影响进食、个人卫生、家务活动及写字等动作;坐骨神经损伤也会出现异常步态或行走困难。

2. 感觉功能障碍

（1）皮肤感觉:包括触觉、痛觉、温度觉。检查触觉用棉花,检查痛觉用针刺,检查温度觉用冷热刺激。神经断伤,其所支配的皮肤感觉均消失。由于感觉神经相互交叉、重叠支配,实际感觉完全消失的范围很小,称之为该神经的绝对支配区。如桡神经的绝对支配区为桡侧 3 个半手指背侧皮肤。如神经为部分损伤,则感觉障碍表现为减退、过敏或感觉异常。

（2）两点辨别觉:即闭目状态下,区别两点同时受刺激的能力,可用分规的双脚同时刺激或特制的两点试验器来检查。其判断标准是两点间的距离,距离越小越敏感。一般来说,手指近节为 4～7 mm,末节为 3～5 mm。

（3）实体觉:即闭目时可分辨物体的质地和形状,如金属、玻璃、棉布、丝绸、纸张等,可以代替视觉。一般神经损伤修复后,实体觉难以修复。

3. 自主神经功能障碍　即神经营养改变所带来的表现,神经损伤后立即出现血管扩张、汗腺停止分泌,表现为皮肤潮红、皮温增高、干燥无汗等。晚期因血管收缩而表现为苍白、皮温降低、自觉寒冷、皮纹变浅。另外,还有指甲增厚,出现纵嵴,生长缓慢、易弯曲等。

汗腺功能检查对神经损伤的诊断和神经功能恢复的判断均有重要意义。可以用手触摸局部皮肤的干、湿程度和显微镜放大观察出汗情况。

4. 神经干叩击试验　神经损伤后或损伤神经修复术后,沿该神经干远端向近心端叩击,当在相应平面出现支配区的放射痛或过电现象,即称 Tinel 征阳性。这一体征对神经损伤的诊断和神经再生的进程有较大的判断意义。出现 Tinel 征阳性的平面往往提示为神经受损或神经再生的平面。定期重复检查可大概了解神经再生的进度。

5. 神经电生理检查

（1）肌电图检查:用同心圆针电极刺入被检肌肉,记录其静止及不同程度自主收缩所产生的动作电位,电位的观察指标有波形、波幅、潜伏期和传导速度等,其中传导速度较稳定,是最常用也是最可靠的观察指标。正常成人肘以下正中神经运动传导速度（MCV）为 55～65 m/s,感觉传导速度（SCV）为 50～60 m/s。上肢神经传导速度快于下肢,近端快于远端。一般能测出传导速度者,大多为不完全性损伤;一旦传导速度测不出,则为完全性损伤。

（2）诱发电位检查:即利用一定形态的脉冲电流刺激神经干,在神经的相应中枢部位、支配区或神经干上记录所诱发的动作电位。临床常用的检查项目有:感觉神经动作电位（sensory nerve active potential，SNAP）、肌肉动作电位（muscle active potential，MAP）及体感诱发电位（somatosensory evoked potential，SEP）等。运动诱发电位（motor evoked potential，MEP）是近年开展的一项新技术,对诊断脑与脊髓传出通道（即运动神经通道）的损伤和疾病有一定意义。在周围神经损伤中,临床上最常用的诱发电位检查有 SNAP 及SEP。通过对神经干测定 SNAP,可以了解神经干病变的性质与程度。通过 SEP 的测定,可以了解从刺痛部位到中枢之间神经通路的状态。SNAP 与 SEP 联合测定,可以判定臂丛损伤的部位。

## 二、临床治疗

### （一）非手术治疗

主要适用于神经传导功能障碍及神经轴索中断患者。大部分闭合性神经损伤属此两种类型,因此原则上可非手术治疗观察 3 个月。3 个月后仍无神经再生表现,或即使有一定程度的恢复,但停留在某一水平不再恢复,且主要功能无恢复,应采取手术治疗。非手术治疗主要包括针灸、理疗、体疗、电刺激及神经营养药物治疗等。

### （二）手术治疗

1. 神经缝合术　适用于神经断裂伤。手术中切除两断端的瘢痕后,在无张力的情况下缝合。神经缝合术有外膜缝合法和束膜缝合法两种。神经外膜缝合是修整两断端或切除两断端瘢痕,此时既保证两断端达到正常神经束可见,又要尽可能少地切除正常的神经。根据神经的外形、神经外膜血管的行走方向和神经束的形态和分布,尽可能将两断端准确对合。神经束膜缝合是将神经干的若干束或几个束组进行缝合,不能缝及其内的神经组织。

2. 神经移植术　神经缺损过大,采用神经缝合时克服张力的各种方法仍不能直接缝合时,应进行神经移植。常切取自体腓肠神经做游离移植。

3. 神经松解术　神经受牵拉、压迫、慢性磨损,使神经与周围组织粘连或神经内瘢痕形成,需进行神经松解术。手术可使神经从瘢痕组织中解放出来,恢复其传导功能。

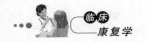
**4. 神经移位术**　神经毁损性伤且无法修补者，将另一根不重要的神经切断，其近端移位到毁损之神经的远端，以恢复较重要的神经功能。如可采用膈神经、副神经、肋间神经移位术治疗臂丛神经根性撕脱伤。

# 第二节　周围神经损伤的临床康复

## 一、康复评定

### （一）康复问题

周围神经损伤时常伴有组织损伤，如骨折、血管损伤、肌肉断裂、软组织肿胀、内脏器官损伤、脑外伤等。其肢体功能障碍主要表现为肌肉瘫痪、萎缩、感觉异常或消退、关节活动异常等，部分神经损伤患者会出现顽固性疼痛。

**1. 并发症**

（1）肿胀：周围神经损伤后引起肿胀的原因有：伤及血管周围的交感神经，血管张力丧失；肌肉瘫痪，肌肉对内部及附近血管的交替挤压与放松停止，"肌肉泵"的作用消失；静脉与淋巴回流受阻等因素。

（2）挛缩：周围神经损伤后由于肿胀、疼痛、不良肢位、受累肌与拮抗肌之间失去平衡等因素的影响，容易出现软组织挛缩。其结果是助长畸形，影响运动。

（3）继发性损伤：周围神经损伤后，受损神经支配区域的肢体常存在感觉、运动功能障碍，无疼痛保护机制，无力躲避伤害性刺激，其结果是造成新的创伤。

**2. 运动障碍**　表现为受损神经支配的肌肉主动运动消失，呈弛缓性瘫痪，肌张力减弱或消失、肌肉萎缩、关节挛缩等。

**3. 感觉障碍**　周围神经损伤后，由于传入纤维受损，表现为感觉迟钝，痛觉、温度觉、触觉、认知觉、本体觉的减退或消失，还可能存在感觉异常。

**4. 反射性交感性神经营养不良**　即自主神经功能障碍，表现为发汗功能异常，皮肤温度的改变，指甲粗糙、脆裂等。

**5. 心理问题**　主要表现为急躁、焦虑、忧虑、躁狂等。担心伤情不能正常恢复，承受不了巨额医疗费用，以及对治疗抱有不切实际的希望等，常影响与他人的正常交往。

**6. 日常生活问题**　日常生活能力、职业能力和社会生活能力下降。

### （二）运动功能评定

**1. 观察**　观察受损肢体畸形、肌肉萎缩、肿胀程度及范围，可选用尺、容积测量仪测量，必要时参照健侧肢体给予对比。如正中神经损伤后可见大鱼际肌萎缩并扁平，拇指内收呈猿手畸形；尺神经损伤可出现手爪状畸形（大多限于环小指）；桡神经损伤由于伸腕、伸拇及伸指肌瘫痪，呈垂腕畸形。

**2. 肌力评定**　可用徒手肌力检查方法（manual muscle testing，MMT，表 7 - 1）和器械检查（包括捏力计、握力计、张力计、背腿胸测力计等）测定肌力。

表 7 - 1   MMT 分级标准

| 测　试　结　果 | 分级 |
|---|---|
| 能抗重力及正常阻力运动至标准姿位或维持此姿位 | 5 |
| 仅能抗小阻力运动至标准姿位或维持此姿位 | 4 |
| 仅能抗肢体重力运动至接近标准姿位,消除重力时运动至标准姿位 | 3 |
| 仅能在消除重力姿位做小幅度运动 | 2 |
| 无关节运动,仅可扪及肌肉收缩 | 1 |
| 无可测知的肌肉收缩 | 0 |

3. 运动功能恢复情况评定　对运动功能的恢复情况,英国医学研究院神经外科学会将神经损伤后的运动功能恢复情况分为 6 级,见表 7 - 2。

表 7 - 2   周围神经损伤后的运动功能恢复等级

| 评 定 标 准 | 等级 | 评 定 标 准 | 等级 |
|---|---|---|---|
| 完全正常 | 5 | 近、远端肌肉均可见收缩 | 2 |
| 能进行所有运动,包括独立的或协调的 | 4 | 近端肌肉可见收缩 | 1 |
| 所有重要肌肉能抗阻力收缩 | 3 | 无肌肉收缩 | 0 |

### (三)感觉功能评定

(1)浅感觉:包括触觉、浅痛觉、温度觉等。

(2)深感觉:包括运动觉、位置觉、振动觉、压觉、深痛觉等。

(3)复合感觉:在浅感觉无明显异常时测定,常采用 Moberg 提出的两点辨别觉试验来测定。具体方法是:患者置于安静的病房中,用钝性圆规头触觉压力不引起皮肤苍白为度,反复测试中的一点必须固定。测试过程中患者不能移动手指,如能正确辨别出 5 次中的 4 次或在 $3\sim4$ s 内报出 1 点或 2 点,则表示正常。2 点辨别的距离从 10 mm 开始逐步减少至不能区别。正常的最小辨别距离为:指腹 $2\sim8$ mm,手背 $2\sim3$ mm,上臂 $6\sim7$ mm。

对感觉功能的恢复情况,英国医学研究院神经外科学会将神经损伤后的感觉功能恢复情况分为 6 级,见表 7 - 3。

表 7 - 3   周围神经损伤后的感觉功能恢复等级

| 评 定 标 准 | 等级 |
|---|---|
| 正常 | 5 |
| 感觉达到 $S_3$ 水平外,两点辨别觉部分恢复($S_4$) | 4 |
| 皮肤痛觉和触觉恢复,且感觉过敏消失($S_3$) | 3 |
| 支配区浅感觉和触觉部分恢复($S_2$) | 2 |
| 支配区深感觉恢复($S_1$) | 1 |
| 感觉无恢复($S_0$) | 0 |

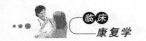

（四）电生理学评定

1. 直流感应电检查　通常在神经受损后 15～20 天即可获得阳性结果。观察指标有：兴奋阈值、收缩形态和极性反应等（表 7-4）。

表 7-4　直流感应电检查法诊断标准

| 反 应 | | 感 应 电 | 直 流 电 |
|---|---|---|---|
| 正常反应 | 神经 | 强直性收缩 | 单个闪电样收缩,阴通＞阳通 |
| | 肌肉 | 强直性收缩 | 单个闪电样收缩,阴通＞阳通 |
| 部分变性反应 | 神经 | 反应减弱 | 反应减弱 |
| | 肌肉 | 反应减弱 | 收缩缓慢,阴通≤阳通 |
| 完全变性反应 | 神经 | 反应消失 | 反应消失 |
| | 肌肉 | 反应消失 | 蠕动收缩,阴通＜阳通 |
| 绝对变性反应 | 神经 | 反应消失 | 反应消失 |
| | 肌肉 | 反应消失 | 反应消失 |

2. 强度-时间曲线检查法　通常在神经受损 3 天后即可获得阳性结果。观察指标有：扭结、曲线的位置、时值和适应比值等（表 7-5）。

表 7-5　强度-时间曲线检查法诊断标准

| 曲线类型 | 斜率 | 最短反应时间(ms) | 扭结 | 时值(ms) | 适应比值 |
|---|---|---|---|---|---|
| 正常神经支配 | 小 | ≤0.03 | 无 | ＜1 | 3～6 |
| 部分失神经支配 | 较大 | ＞0.05 | 有 | 1～10 | 1～3 |
| 完全失神经支配 | 大 | ＞0.3 | 无 | ＞5 | ＜1 |

3. 肌电图检查法　肌电图是将肌肉、神经兴奋时生物电流的变化描记成图,来判断神经肌肉所处的功能状态。一般可比肉眼或手法检查早 1～2 个月发现肌肉重新获得神经支配。

（1）正常情况下,肌肉松弛状态没有兴奋,不产生电位,描记图形呈一条直线,称电静息。轻收缩时呈现单个及多个运动电位。肌肉最大收缩时,多个运动电位密集、杂乱、互相干扰,称干扰相。

（2）周围神经完全损伤早期,其所支配肌肉可完全无电位活动。2～4 周后,可出现失神经的纤颤电位和正向电位。试图做肌肉收缩时,亦无运动电位出现。

（3）神经再生后,失神经的纤颤电位和正向电位逐渐消失,恢复新生电位,少数单个运动电位,最后恢复运动相及干扰相。若神经长期未获再生,随着肌纤维被纤维组织所代替,失神经的纤颤电位和正向电位亦消失。

（4）如果运动电位数量渐增,说明神经再生过程在继续;如果数量不增,则提示预后不佳,应考虑手术干预。

4. 神经传导速度的测定　利用肌电图测定神经在单位时间内传导神经冲动的距离,以此可以判断神经损伤的部位,神经再生及恢复的情况。应用价值比肌电图大。正常情况下,四肢周围神经的传导速度一般为 40～70 m/s。神经部分受损时,传导速度减慢。神经完全断裂时,神经传导速度为 0。

5. 体感诱发电位(SEP)测定 体感诱发电位即刺激周围神经引起的冲动,传播到大脑皮质的感觉区,从头部记录诱发电位,用以观察感觉通路是否处于正常生理状态。特别是吻合神经的初期和靠近中枢部位的损伤,如臂丛神经损伤,肌电图测定感觉神经传导比较困难,从头部记录诱发电位,对观察神经吻合恢复情况和提高诊断的准确性是一种有效的方法。

（五）实用功能评定

实用功能评定主要是日常生活活动能力评定、参与适当工作的能力评定,以及肌力评定和关节活动度评定等,在此不作赘述。

## 二、康复治疗

（一）康复目标

1. 短期目标 在周围神经损伤早期,康复目标主要是及早消除炎症、水肿,促进神经再生,防止肢体发生挛缩畸形。损伤的恢复期,康复目标是促进神经再生,恢复神经的再生功能,矫正畸形。

2. 长期目标 使患者最大限度地恢复原有功能,恢复正常的日常生活和社会活动,重返工作岗位或从事力所能及的工作,提高患者的生活质量。

（二）早期康复

损伤早期的康复主要是针对致病因素除去病因,消除炎症、水肿,减少对神经的损伤,预防挛缩畸形的发生,为神经再生准备一个良好的环境。治疗时应根据不同病情进行有针对性的处理。

1. 病因治疗 尽早除去病因,防止神经损伤进一步加重。

2. 运动疗法 运动疗法在周围神经损伤的康复中占有非常重要的地位,应注意在神经损伤的急性期,康复治疗的动作要轻柔,运动量不能过大。

（1）保持功能位:周围神经损伤后,为预防关节挛缩,保留受累部位最实用的功能,应将损伤部位及神经所支配的关节保持良好的姿位。一般情况下,保持在功能位。

（2）被动运动和推拿:借助治疗师、器械或患者健侧肢体的力量进行的运动称为被动运动。被动运动的主要作用是保持、增加关节活动度,防止肌肉挛缩变形。亦可改善局部血液循环,防止组织粘连和保持肌张力等。

在周围神经损伤后应立即进行被动运动。当肌力达到 2～3 级以上时,就应进行助力运动。被动运动时应注意:①只在无痛范围内进行;②在关节活动正常范围内进行,不能过度牵拉麻痹肌肉;③运动速度要慢,手法要轻柔。强力按摩对软瘫的肌肉多有不利,长时间的按摩也有加重肌肉萎缩的危险。

（3）主动运动:当神经损伤较轻微、肌力达到 2～3 级以上时,早期也可进行适量的主动运动练习,但运动量不要过大。

3. 物理因子疗法 包括光、电、声、磁、热等,常用的有红外线、紫外线、超短波、微波、蜡疗、水疗、白炽灯、音频治疗、直流离子导入、低频脉冲电疗、干扰电治疗、中频脉冲电疗等。

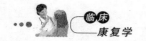

4. 矫形器治疗　周围神经损伤后,由于神经修复所需的时间很长,容易发生关节挛缩,因此早期就应该将关节固定在功能位。在周围神经病损的早期,矫形器(支具)的使用目的主要是防止挛缩畸形;在恢复期,矫形器的使用还有矫正畸形和助动功能。表7-6是常见周围神经损伤及其主要症状所适用的矫形器。矫形器应合身,要特别注意骨性突起部位压力均匀,防止压疮的发生。

表7-6　常见周围神经损伤及矫形器的应用

| 症状或功能障碍部位 | 神经损伤 | 矫形器 |
| --- | --- | --- |
| 肩关节 | 臂丛神经 | 肩关节外展夹板 |
| 全上肢麻痹 | 臂丛神经 | 肩外展夹板、上肢组合夹板 |
| 指间关节、腕关节 | 桡神经 | 上翘夹板、Oppenheimer夹板 |
| 指关节伸直挛缩 | 正中神经、尺神经 | 正向屈指器 |
| 指关节屈曲挛缩 | 桡神经 | 反向屈指器 |
| 拇对掌受限 | 正中神经 | 对掌夹板 |
| 猿手畸形 | 正中神经 | 对指夹板、长拮抗夹板 |
| 爪型手 | 尺神经 | 短拮抗夹板、反向屈指器 |
| 下垂足、马蹄内翻足 | 腓总神经 | 足吊带、AFO、踝支具 |
| 膝关节 | 股神经 | KAFO、KO、膝框支具 |
| 屈膝挛缩 | 股神经 | KO、KAFO膝铰链伸直位制动 |
| 外翻足、踝背伸挛缩 | 胫神经 | AFO、矫正鞋 |

### (三)恢复期康复

1. 促进神经再生

(1)药物:维生素 $B_1$、维生素 $B_{12}$、烟酸、辅酶 A、ATP 等药物具有神经营养作用,早期可以促进神经再生。另外,神经生长因子(NGF)制剂对刺激神经细胞的再生也有较好的作用。

(2)物理因子疗法:对保守治疗与神经修补术术后患者早期应用超短波、微波、紫外线、超声波、磁疗等可促进水肿消退、炎症吸收,改善组织营养状态,有利于神经组织的再生。

2. 减轻肌肉萎缩

(1)周围神经病损,在受累肌肉完全瘫痪、肌电图检查尚无动作电位或只有少数动作电位时,可采用电刺激、按摩、被动运动等方法,以防止、延缓、减轻失神经肌肉萎缩。

(2)当肌肉有极弱的收缩时,可采用肌电生物反馈疗法以帮助恢复肌力。

3. 增强肌力,促进运动功能恢复　当神经再生进入肌肉内,肌电图检查出现较多的动作电位时,就应开始进行增强肌力的训练,以促进运动功能的恢复。

(1)运动疗法:根据受损肢体具体的受累程度,安排训练方法,可按照助力运动→主动运动→抗阻运动顺序进行。训练时动作应缓慢,活动范围应尽量大。

1)当肌力为0~1级时,采用电刺激、按摩、被动运动、中枢冲动传递训练、肌电反馈训练、肌电反馈电刺激、助力运动等方法,以防止或减缓失神经肌肉的萎缩。

2)当肌力为1~2级时,采用肌电反馈训练、肌电反馈电刺激、助力运动、主动运动、水中运动(借助于水的浮力)和器械运动等。

3)当肌力为3~4级时,可进行抗阻运动,同时进行速度、耐力、协调性和平衡性的训练。可借助于哑铃、沙袋等器械进行练习。

(2)电疗法:可选用肌电反馈训练、肌电反馈电刺激,帮助指导患者在神经受损早期如何使用肌肉。

(3)作业治疗:结合患者自身的情况和兴趣爱好,选择一些有针对性的作业活动,如编织、剪纸、木工等,可有效促进患者运动功能的恢复。

4. 增强感觉功能恢复

(1)脱敏疗法:感觉过敏者可采用脱敏疗法。首先指导患者如何保护过敏的伤处,进而对皮肤或瘢痕处给予适量的刺激,逐渐使患者能够适应和接受该刺激。常用的方法包括震动、按摩、渐进压力、叩击、浸入疗法或使用冰水,由软而硬,选用不同质地、不同材料的物品如棉球、棉布、毛巾、毛刷、豆子、米粒、沙子等刺激敏感区,刺激量逐渐加大,使之产生适应性和耐受力。也可以使用经皮神经电刺激疗法或超声波疗法等。

(2)感觉再训练

1)当还未能分辨 30 Hz 振动之前,可以进行以下训练。

A. 触觉定位练习:使用软胶棒(如铅笔的橡皮头)压于掌上,或来回移动,嘱患者注意压点,以视觉协助判断压点位置,然后闭眼感受压点的触感。如此反复练习。

B. 触觉灵敏性训练:感觉减退或消失、实体感缺失者,往往很难完全恢复原来的感觉,需要采用感觉重建训练法进行训练,即训练大脑对新刺激重新认识。可让肢体触摸或抓捏各种不同大小、形状和质地的物品来进行反复训练,刺激强度逐渐从强到弱,以增加分辨能力。

该项训练可分为 3 个阶段:第一阶段,让患者睁眼看着治疗师用物品分别刺激其健侧和患侧肢体的皮肤,要求患者努力去体验和对照。第二阶段,让患者先睁眼看着治疗师用物品刺激其患侧肢体的皮肤,然后闭眼,治疗师继续在同一部位以同样物品去刺激,要求患者努力去比较和体会;或让患者先闭眼,治疗师用物品刺激其患侧肢体的皮肤,然后再睁眼看着治疗师继续重复刚才同样的刺激,要求患者努力去回忆和比较。第三阶段,让患者闭上眼睛,治疗师用物品同时刺激其健侧和患侧肢体的皮肤,要求患者去比较和体会。上述 3 个阶段的训练可依次进行,也可在一天中一起重复训练。

2)当触觉已能分辨 30 Hz 振动时,可以进行以下训练:①形状辨别训练,循序渐进地训练患者分辨不同大小和不同形状的物品,达到较细密的感觉恢复。②日常物品辨别训练。

5. 心理康复　周围神经损伤后出现功能障碍时,患者不仅工作、学习的能力受到一定影响,而且日常生活自理能力也可能出现困难,加之对康复前景的忧虑,使者承受巨大的心理负担。因此,心理康复的工作十分重要。

6. 矫形器治疗　周围神经损伤后出现肢体功能障碍时,有时需要使用包括上下肢固定性、矫形性、承重性或功能性矫形器。

(四)常见并发症的康复治疗

1. 肿胀

(1)抬高患肢:将肢体抬高至心脏水平以上,可促进静脉和淋巴液回流。

(2)弹力绷带:弹力绷带是治疗水肿的好方法,但是压迫不要太紧。

(3)向心性按摩和被动运动:可以促进静脉和淋巴液回流,减轻水肿。

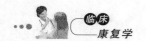
（4）顺序充气式四肢血液循环治疗仪：几个气囊按顺序依次从远端向近端充气挤压肢体，促进血液回流，对肢体肿胀有较好的疗效。

（5）热疗：温水浴、蜡疗、红外线等，均可增加血液循环，促进静脉回流。但要注意温度不能太高，避免伤及丧失感觉的肢体。

（6）高频透热疗和低中频电疗：短波、超短波、微波、干扰电疗等，能改善局部血液循环，促进水肿的吸收。

2. 关节挛缩　由于水肿、疼痛、关节制动、受累肌与拮抗肌之间失去平衡等因素，容易出现肌肉肌腱挛缩、关节粘连，导致关节活动受限，严重影响患者的日常生活和工作。一旦产生关节挛缩，治疗比较困难，因此重在预防。关节挛缩发生后，可采取以下治疗措施。

（1）牵伸手法治疗、器械锻炼和牵引治疗：牵伸手法治疗是通过治疗师手法牵拉短缩的肌肉、肌腱、韧带、关节囊等软组织，可拉伸其长度，剥离粘连，增加活动性，对增加关节活动范围效果很好。器械锻炼和牵引治疗是利用重锤、沙袋、弹簧、机器的力量持续地或间歇地牵拉挛缩组织，增加其活动性。也可以在早期选用持续被动活动牵引（CPM）。

（2）主动运动：增加或保持关节活动性的主动运动，是预防关节挛缩行之有效的手段。只要肌力在 3 级以上，就应鼓励患者做现有全范围内的关节运动。注意运动量不要过大，尤其是在创伤、神经和肌腱缝合术后。

（3）关节松动术：关节松动术的作用是恢复关节内结构的正常位置或无痛性位置，从而恢复无痛全范围内的关节活动。

（4）矫形器治疗：可以用来矫正和预防畸形。可对挛缩的组织产生持续的、缓慢的、温柔的牵引，增加其活动性。

（5）物理因子治疗：温热疗法可增加组织的弹性。在被动运动、牵伸疗法之前进行温热疗法，可减轻疼痛、缓解肌紧张、增强疗效。

3. 继发性外伤　周围神经损伤患者常有感觉丧失或异常，因此失去了疼痛保护机制。另外运动功能障碍，无力抵抗外力，所以无感觉区容易被伤害。一旦发生了损伤，因伤口有营养障碍，难以愈合。所以应采取积极的针对受伤肢体局部和患者全身情况的治疗。

（1）局部治疗

1）清创换药，防止伤口感染。

2）紫外线、激光、低频电疗等方法具有消炎、促进伤口愈合的作用。

3）温水浴，有日本学者认为是最好的方法，可以改善局部血液循环，使创面净化，促进创面新陈代谢，加速愈合。可采取 40℃ 以下，每周 2～3 次，每次 20 min。

（2）全身治疗：包括改善营养状况、促进神经再生、治疗水肿、控制糖尿病等。

（五）出院计划及家庭康复措施

1. 随访　有条件的患者可以每天或隔天来院治疗，以后可以半个月来院就诊一次，接受医生或治疗师的指导。一旦出现病情加重、矫形器不适、皮肤损伤或其他异常情况，应立即就医。

2. 患者的再教育　首先必须让患者认识到单靠康复医师和治疗师是不可以使受伤肢体完全恢复的，患者应积极主动地参与治疗。

早期就应在病情允许的情况下，在肢体制动范围内尽早活动，以防止水肿、挛缩等并发症。患者必须意识到和学会在日常生活中、工作中保护无感觉区，必须经常想到无感觉区；每天检查几次看是否伤害，注意皮肤有无发红、水疱、烫伤等。教育患者不用无感觉的部位去接触危险的物体，如运转中的机器、搬运重物。烧饭时易被烫伤，吸烟时烟头也会无意识地烧伤无感觉区。至于感觉丧失的手、手指，应经常保持清洁、戴手套保护等。

3. 家庭康复  患者积极参与一些力所能及的家务活动，如打扫卫生、烧饭，也可以做一些简单的作业活动，如插花、缝纫、工艺、娱乐等。在家庭康复措施中，家庭成员的参与和配合非常重要。有时甚至要学会一些被动活动方法、简单器械的牵引方法等，使患者能够继续接受积极的康复治疗。

4. 社区康复  已经建立社区康复网络的地区，患者应充分利用社区资源进行康复治疗。这样既节约资金，同时也是行之有效的康复措施。

5. 职业康复  对神经损伤严重的患者，如臂丛神经受损的患者，职业康复是必须考虑的问题。应充分利用和考虑患者的才能和兴趣，给予患者相应的训练，为他们创造学习和就业的条件。

## 思考题

1. 简答周围神经损伤的分类和预后。
2. 周围神经损伤常见的康复问题有哪些？
3. 周围神经损伤的并发症有哪些？应如何处理？
4. 周围神经损伤的常用康复治疗方法有哪些？

（陈正平）

第八章
# 多发性神经根炎的康复

## 学习目标

1. 熟悉多发性神经根炎的临床诊治要点及常见康复问题。
2. 掌握多发性神经根炎的常用康复治疗方法。
3. 了解多发性神经根炎康复期的注意事项。

## 第一节　多发性神经根炎的临床诊治

### 一、临床诊断

#### （一）定义

多发性神经根炎也称格林-巴利综合征（Guillain - Barré syndrome，GBS），是一种主要侵犯脊神经根、脊神经及脑神经的炎性神经疾病。其后遗症以四肢对称性、进行性、弛缓性瘫痪，腱反射降低或消失，或伴有周围性感觉障碍为临床特征，表现为四肢肌肉萎缩、无力，肢体疼痛和麻木等症状。

#### （二）病因病理及分类

1. 病因病理　病因和发病机制尚未完全阐明，目前多数认为是病前非特异性感染因子（如巨细胞病毒、空肠弯曲菌等）或疫苗接种后诱发迟发性过敏反应的自身免疫病，类似于T细胞介导的实验性变态反应性神经疾病。其免疫因子可能为存在于血液中的抗周围神经髓鞘抗体或对髓鞘有毒性的细胞因子等。

2. 分类　根据不同病理特点，可将多发性神经根炎分为以下3种类型：急性炎症性脱髓鞘性多发神经病（acute inflammatory demyelinating polyneuropathy，AIDP）、急性运动性轴索神经病（acute motor axonal neuropathy，AMAN）和急性运动感觉性轴索神经病（acute motor and sensory axonal neuropathy，AMSAN）。

#### （三）临床表现和诊断

发病率为1/10万～1.5/10万，男女均可发病，可发生于任何年龄，但以儿童和青壮年多见，此病发生无明显季节性。半数以上患者起病前1～4周内有上呼吸道或消化道症状，少数有疫苗接种史。

1. AIDP 的国际诊断标准(Asbury,1990)

(1) 必需条件

1) 一个以上肢体进行性无力。

2) 腱反射消失。

(2) 支持条件

1) 临床:①进行性发展,4周达高峰;②相对对称;③轻度感觉障碍的症状或体征;④进展停止后2~4周开始恢复;⑤脑神经损害;⑥自主神经功能损害;⑦病初无发热。

2) 脑脊液:①蛋白增高;②细胞数正常。

3) 电生理:神经传导速度减慢(<60%),潜伏期延长,F波异常。

(3) 怀疑诊断的情况:①明显而持久的不对称性瘫痪;②持久的膀胱或肠道功能障碍;③病初便有膀胱或肠道功能障碍;④脑脊液单核细胞 > $50 \times 10^6$/L;⑤脑脊液有多核细胞;⑥明确的感觉障碍平面。

(4) 排除诊断的情况:①毒物接触;②急性卟啉病;③近期白喉感染;④纯感觉综合征;⑤有肯定的其他原因引起的神经疾病(如脊髓灰质炎、肉毒中毒及中毒性神经病等)。

2. 临床表现　急性或亚急性起病,首发症状为四肢对称性无力,可自远端向近端发展或相反,或远近端同时受累,并可波及躯干,严重者可因累及肋间肌或膈肌而致呼吸麻痹。瘫痪呈下运动神经元性,腱反射减低或消失,病理征阴性。初期肌肉萎缩不明显,严重者(继发轴索变性)可出现肌肉萎缩,一般以肢体远端较明显。感觉障碍远比运动障碍轻,表现为肢体远端感觉异常或手套、袜子型感觉减退。部分患者疼痛明显,也有部分病例可无感觉障碍。脑神经损害以双侧面瘫常见,其次为延髓麻痹,眼球运动、三叉神经及舌下神经损害少见,偶可见视盘水肿。自主神经功能损害也很常见,表现为多汗、皮肤潮红、手足肿胀及营养障碍,约半数患者有心动过速,少数有直立性低血压或血压增高、Horner综合征等。括约肌功能一般不受影响。但因卧床体位和腹肌无力,偶可发生暂时性排尿困难,甚至尿潴留。

一般起病后病情迅速进展,约半数患者在1周内达高峰,绝大多数在4周内停止进展,症状稳定后2~4周开始恢复。预后良好,约85%病例完全或接近完全康复。致残率为2%~3%,病死率约为3%,主要死因为呼吸肌麻痹、肺部感染及心力衰竭。

## 二、临床治疗

治疗主要包括对症、支持疗法和针对病因两个方面。必须有良好及仔细的护理,防止并发症的发生,限制高热量及高维生素饮食等。

(一) 对症、支持疗法

1. 保持呼吸道通畅　由于GBS患者的呼吸麻痹是导致死亡的重要原因,而其呼吸麻痹是可恢复的,因此保持呼吸道通畅是治疗的重要环节。除加强翻身、拍背、排痰外,一旦患者出现呼吸无力或缺氧表现,应及时进行气管插管或气管切开,给予辅助呼吸。

2. 营养支持　有吞咽障碍或辅助呼吸者应及早给予鼻饲流质饮食。有严重胃肠道运动障碍者可给予肠外营养。

3. 对症治疗

(1) 纠正电解质紊乱:由于不恰当的抗利尿激素分泌,GBS患者可发生低钠血症,轻者

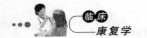

一般不需处理,重者短时间需限制每天的液体量。

(2)缓解疼痛:疼痛是 GBS 患者的常见问题。不恰当的体位是疼痛最主要的加重因素。改变肢体位置、按摩及热敷对疼痛均有减轻作用。治疗药物可给予对乙酰氨基酚、布洛芬,重者可给予卡马西平加派替啶或麻醉剂如可卡因。

(3)防治水肿:由于瘫痪肢体缺乏正常肌张力,容易发生水肿。肢体水肿后应间歇性抬高肢体(高于心脏水平)、按摩及穿弹力袜等。

(二)病因治疗

1. 血浆交换　　适应证是急性重症者、自行缓解不满意或激素治疗效果不佳者。在起病后 2 周接受该治疗可缩短病程,并减少并发症的发生。缺点是费用较高,且只能在有经验的医疗中心进行,否则有一定的危险。

2. 免疫球蛋白静脉滴注　　成人每天 0.4 g/kg,连用 5 天,尽早应用,不良反应有发热、面红。

3. 皮质类固醇　　无条件使用血浆交换和免疫球蛋白静脉滴注治疗者可试用甲泼尼龙500 mg/d,静脉滴注,连用 5～7 天,或地塞米松 10 mg/d,静脉滴注,7～10 天为一疗程。

# 第二节　多发性神经根炎的临床康复

## 一、康复评定

### (一)康复问题

1. 运动障碍　　肌力、肌张力低下,一般从下肢开始,逐渐波及躯干肌、双上肢。通常在1～2 周内病情发展至高峰。如呼吸、吞咽和发音受累时,可引起自主呼吸肌麻痹、吞咽和发音困难而危及生命。

2. 感觉障碍　　一般较轻,多从四肢末端的麻木、针刺感开始。也可有袜套样感觉减退、消失或过敏,以及自发性疼痛,压痛以腓肠肌明显。偶尔可见节段性或传导束性感觉障碍。

3. 反射障碍　　四肢腱反射多是对称性减弱或消失,腹壁、提睾反射多正常。少数患者可因锥体束受累而出现病理反射征。

4. 自主神经功能障碍　　初期或恢复期常有多汗,汗臭味较浓,可能是交感神经受刺激的结果。少数患者初期可有短期尿潴留,可由于支配膀胱的自主神经功能暂时失调或支配外括约肌的脊神经受损所致。大便常秘结。部分患者可出现血压不稳、心动过速和心电图异常等。

### (二)评定分级

1. 轻型　　四肢肌力 3 级以上,可独立行走。

2. 中型　　四肢肌力 3 级以下,不能行走。

3. 重型　　Ⅸ、Ⅹ脑神经和其他脑神经麻痹,不能吞咽,同时四肢无力到瘫痪,活动时有轻度呼吸困难,但不需要气管切开和人工呼吸。

4. 极重型　　在数小时至 2 天,发展到四肢瘫、吞咽不能、呼吸肌麻痹,必须立即进行气管切开和人工呼吸,伴有严重心血管功能障碍。暴发型亦列入此型。

5. 再发型　数月(4～6 个月)至 10 多年可有多次再发,轻重如上述症状。应加倍注意,再发往往比首发重,可由轻型直接发展到极重型。

6. 慢性型或慢性炎症脱髓鞘多发神经病　2 个月至数月乃至数年缓慢起病,经久不愈,脑神经受损少,四肢肌肉萎缩明显,脑脊液蛋白质含量持续增高。

7. 变异型　包括纯运动型 GBS、感觉 GBS、多脑神经型 GBS、纯全自主神经功能不全 GBS、Fisher 综合征,少数 GBS 伴一过性锥体束征和小脑共济失调等。

## 二、康复治疗

### (一)运动功能障碍的康复治疗

(1)将患肢置于功能位。急性期可用矫形器(夹板)、支架、沙袋等固定肢体各大小关节,使其处于功能位。防止足下垂、爪型手等后遗症。避免在患者肩下放置枕头,因可促进脊柱后凸的发生。定时俯卧位,可防止臀肌的屈曲挛缩。

(2)发病后即应开始进行瘫痪肢体活动,防止肌肉挛缩。指导患者积极锻炼患肢,对于所取得的成绩给予鼓励。鼓励病人进行生活自理活动,以适应回归家庭和社会的需要。

(3)及时协助和督促病人进行功能锻炼。根据病情,可按照在床上被动活动→床上主动活动→床边活动→下床活动的次序进行,做到强度适中,循序渐进,持之以恒。被动活动的幅度由小到大,由大关节到小关节;按摩应以轻柔缓慢的手法进行。

(4)活动时需有人陪护,防止受伤。教会患者家属及其他陪护人员进行锻炼的方法。

(5)配合针灸、物理因子治疗等,促进肢体功能恢复。

(6)肢体应用矫形支架,并使其处于最大可能的正常功能位置,以防肢体的挛缩畸形。

### (二)感觉功能障碍的康复治疗

(1)保持床单位整洁、干燥、无渣屑,防止感觉障碍的身体部分受损。

(2)每天用温水擦洗感觉障碍的身体部位,以促进血液循环和感觉恢复。

(3)给予肢体按摩和被动运动。

(4)经常给患者做知觉训练,如用纸、毛线等训练浅触觉,温水训练温度觉,用针刺训练痛觉等。

### (三)心理治疗

(1)患者必须树立坚定的信心和顽强的毅力,认真配合所有的治疗,与疾病作斗争,才能获得最终的康复。

(2)本病发展比较急促,患者一般很难接受,必须认真给患者做好心理治疗,正确认识本病。

(3)鼓励患者加强功能锻炼,促进早日康复。

### (四)多发性神经根炎康复治疗的注意事项

(1)每天用温水擦洗感觉障碍的身体部位,以促进血液循环和感觉恢复。

(2)保持床单位整洁、干燥、无渣屑,防止感觉障碍的身体部分受损。

(3)注意给患者肢体保暖。使用热水袋时,水温不宜超过 50℃,以防烫伤。

(4)给予肢体按摩和被动运动,减缓肌萎缩的速度。

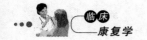
（5）协助翻身，每2h1次，并做到勤按摩、勤更换、勤整理、勤擦洗，防止发生压疮。

（6）注意防治肺感染及泌尿系统感染、压疮、应急性溃疡，静脉血栓所致的肺栓塞是GBS死亡的一个主要原因。每2h变换1次患者的姿势，或是采用水床垫、气床垫，可减少或避免压疮的发生。眼及口腔护理可减少感染的发生。肢体完全瘫痪患者可给予预防性抗凝治疗，以防发生深静脉血栓，可应用小剂量肝素（5 000 U，皮下注射）或华法林。因婴儿和小孩好动，故不必抗凝。

### 思 考 题

1. 什么是多发性神经根炎？
2. 多发性神经根炎常见的康复问题有哪些？
3. 多发性神经根炎的常用康复治疗方法有哪些？

（陈正平）

# 第九章

# 老年痴呆的康复

**学习目标**

1. 掌握老年痴呆的定义及诊断标准。
2. 掌握老年痴呆的临床康复。

# 第一节　老年痴呆的临床诊治

## 一、临床诊断

### （一）定义

痴呆（dementia）是一种大脑多方面高级心理功能减退的综合征，是老年人常患的神经疾患。临床表现为一种获得性、持续性的智能障碍。即在患者无意识障碍的情况下，其多项功能中（认知、记忆、语言、视空间功能、情感和人格等）有认知和记忆功能障碍以及在语言、视空间功能、情感和人格等方面至少一项功能缺损，而且影响了患者的社会、生活或职业功能。早期发现依靠痴呆的筛查和进一步的智力、认知功能检查。痴呆可以由阿尔茨海默病（AD）及脑血管疾病（VD）引起，前者称为变性性痴呆，后者称为脑血管病性痴呆。老年痴呆也可继发于代谢性或其他疾患，如帕金森病、感染、中毒、乙醇依赖等。

由于老年痴呆是一种弥漫性、慢性、进展性的全脑功能障碍，患病以后表现最为突出的是记忆力障碍，疾病早期近记忆减退明显，远记忆保持尚好，病情严重时远记忆也出现障碍。由于目前老年痴呆患病率增加，预防、治疗的医疗效果不显著，此病很有可能成为21 世纪威胁老年人健康的最严重的疾病。因此，早期发现和开展积极的康复治疗具有重要意义。

### （二）诊断标准

1. **阿尔茨海默病性痴呆**　①发病年龄为 60 岁以后；②起病隐缓，某些认知功能障碍进行性加重，如出现失语（言语障碍）、失用（运动功能障碍）；③有痴呆的临床表现，日常生活能力减退并伴有行为异常表现；④有家族遗传病史；⑤实验室检查，包括脑脊液检查、CT 检查等。神经系统病变以脑萎缩为主，脑 CT 检查可发现脑室扩大、弥漫性脑沟增宽。

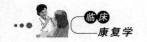
2. 脑血管病性痴呆　是由于各种脑血管疾病导致脑循环障碍所引起的脑功能降低综合征。对于脑血管病性痴呆,除依据典型临床表现(认知和记忆功能障碍、生活自理能力下降、精神行为异常表现等)外,应该进行头颅 CT 或 MRI 检查,有条件的还可以进行单光子发射断层扫描(SPECT)和正电子发射断层扫描(PET),排除各种症状性痴呆。

## 二、临床治疗

临床治疗因病因的不同而有所差异。如脑血管病性痴呆,尤其是缺血引起的,治疗脑血管疾病是预防的关键。可以给予脑血管循环改善剂、脑血管扩张剂、抗凝剂等。一些内科疾病也会加重痴呆,如心、肺、肾功能差,水电解质紊乱,贫血等,必须及时纠正。在对症治疗方面,目前疗效没有肯定的结论。脑功能促进剂包括吡拉西坦、茴拉西坦、尼麦角林、二氢麦角碱、都可喜、脑活素等;胆碱能药物包括氨基丫啶、石杉碱甲等;脑循环改善剂包括尼莫地平、银杏叶提取剂等;对伴发精神症状者可使用 5 - 羟色胺再摄取抑制剂、镇静类及抗精神病药物。

# 第二节　老年痴呆的临床康复

## 一、康复评定

老年期痴呆主要表现为认知功能障碍,认知功能属于大脑皮质的高级活动范畴,包括感觉、知觉、注意、记忆、理解和智能等。老年人认知障碍问题常被漏诊,有的患者乍看表现清醒、轻快而合作,若不仔细注意其认知状态,常被误认为正常,特别是轻型的痴呆更易被忽视。虽然如此,常规收集病史、进行体格检查,加上认知功能评定等,一般不难做出正确判断。本节主要介绍几种常用的认知功能评定方法。

(一)痴呆筛选量表

1. 简易精神状态检查　简易精神状态检查(mini - mental state examination,MMSE)于 1975 年编制,总共 19 项检查,其中包括时间定向、地点定向、语言即刻记忆、注意力和计算能力、短程记忆、物体命名、语言复述、阅读理解、语言理解、言语表达和图形描画等内容。考虑到我国仍有一部分文盲,将评分按文化程度标准化(评定标准及内容见老年疾病相关教材)。

2. 长谷川痴呆量表　长谷川痴呆量表(Hastgawa dementia scale,HDS)也是一种简易实用的量表(见神经康复学相关教材)。由于我国仍有部分文盲,我国学者同样将其评分按文化程度标准化,更切合我国国情。

(二)记忆功能评定

记忆是人对过去经历过的事物的一种反应,可分为长时记忆、短时记忆和瞬时记忆 3种。记忆功能是人脑的基本认知功能之一。在临床上,老年痴呆患者认知障碍首发表现为记忆功能障碍,这就要求对患者的记忆状况进行客观的评定。韦氏记忆量表(Wechsler memory scale,WMS)是应用较广的成套记忆测验,也是神经心理测验之一。

### （三）注意力评定

注意是对事物的一种选择性反应。根据参与器官的不同，可以分为听觉注意、视觉注意等。本套教材《康复功能评定学》详细介绍了听觉和视觉注意测试方法，可根据临床需要选用。

### （四）知觉障碍评定

知觉障碍是感觉传入系统未受损，但对感觉信息的识别及分析受损。皮质水平的损害可引起知觉障碍，常常是非主侧半球顶叶。有关知觉障碍的检查内容较多，常用的有失认证评定和失用症评定，具体内容见本套教材《康复功能评定学》。

## 二、康复治疗

### （一）预防性康复

痴呆的康复治疗首先是康复性一级、二级预防，如脑血管病性痴呆患者，通过宣传教育，预防各种危险因素如高血压、动脉硬化、高血脂、糖尿病、心脏病等以及吸烟、不良生活方式等；积极治疗暂时性脑缺血发作和腔隙性脑梗死，防止脑卒中反复发作。长期服用小剂量的阿司匹林被认为是有效的预防方法之一。在适当应用胆碱能药物、改善脑代谢赋活剂、神经肽、兴奋性氨基酸、受体拮抗剂的同时，利用中枢神经系统的可塑性理论，采用尽可能多的刺激方式（视觉、听觉、皮肤浅-深感觉，甚至嗅觉、味觉⋯⋯），调动患者的主观积极性（兴趣、爱好、集体活动等），利用一切可以利用的形式（音乐、舞蹈、书写绘画、体育活动、庆祝活动、户外活动、旅游等），使患者的身体和大脑都活动起来，从而达到预防和减少高级心理功能减退的目的。在国外的许多"痴呆病房"中，经常把患者组织起来进行集体活动，避免"孤独"。

### （二）康复训练

对于有记忆、情感、心理和行为障碍的老人，应由物理因子治疗师（PT）、作业治疗师（OT）、文体治疗师（RT）等治疗人员专门从事老年痴呆患者的康复训练。对于有严重记忆障碍的老年患者，可运用环境影响其行为。如保持恒定的常规环境，多次的重复性刺激，采用背诵、帮助分析、联系概念、联系自身、听说读写并用、编故事、记日记、看图片、看电视等方法训练记忆力。对于严重的老年痴呆患者，则需要长期的、持续的生活护理照顾。

### （三）康复护理

将患有老年痴呆患者安置在良好的生活环境和保护环境中是非常重要的，不论是在养老机构或社区家庭中，康复护理都起着重要的作用，当然最好也常有康复治疗师的介入，使康复服务保持连续的过程。康复护理是患者改善功能状态、维持良好的日常生活活动必不可少的。例如在洗澡时，监视重症患者的安全是很重要的。又如，饮食和营养的合理安排，对所有老年痴呆患者来说都是需要仔细考虑的。患者常有便秘，应当养成良好的排便习惯，进行力所能及的身体活动，适当安排富含纤维素的食品和蔬菜水果，恰当地使用缓泻药物等。有大小便失禁的患者，频繁排便时，每 2 h 一次的护理不仅会减少对衣物和被褥的污染，还可增加患者的舒适程度，减少皮肤感染、压疮等并发症的发生。

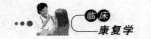

思 考 题

1. 简述老年痴呆的发病原因和诊断标准。
2. 记忆功能训练主要包括哪些方法？

（郭超贤）

第十章

# 帕金森病的康复

### 学习目标

1. 了解帕金森病的临床表现。
2. 掌握帕金森病的诊断标准。
3. 熟悉帕金森病的功能障碍。
4. 熟悉帕金森病的康复评定。
5. 了解帕金森病的康复治疗目标。
6. 掌握帕金森病的运动疗法及日常生活活动能力训练。

# 第一节　帕金森病的临床诊治

## 一、临床诊断

### (一) 定义

帕金森病(Parkinson disease，PD)又称震颤麻痹(paralysissagitans)。1817 年由英国医生 James Parkinson 首先描述,是一种中老年人常见的运动障碍疾病,以黑质多巴胺能神经元变性、缺失和路易小体形成的锥体外系疾病,临床表现为静止性震颤、运动迟缓、肌强直和姿势步态异常等。65 岁以上的老年人群患病率为 2%,并随年龄增长而增高,男性略多于女性。帕金森病的致残率较高,现已受到医学界的重视,且成为康复领域中的重要内容之一。

### (二) 病因病理

帕金森病的发病原因十分复杂,至今仍未彻底明了,可能与年龄老化、环境因素及遗传因素有关。帕金森病发病机制是由于脑内黑质多巴胺能神经元变性、缺失,使通过黑质纹状体并作用于纹状体的神经递质多巴胺减少。多巴胺是纹状体抑制性神经递质,在正常状态下,与乙酰胆碱(Ach)处于拮抗平衡。当多巴胺含量显著降低(超过 80%),造成乙酰胆碱系统功能相对亢进,导致肌张力增高、运动减少等。

### (三) 临床表现

帕金森病起病缓慢,逐渐进展。主要临床表现如下。

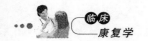

1. 震颤　静止性震颤常为本病的首发症状。多自一侧上肢远端开始,表现为规律性手指屈曲和拇指对掌运动,如"搓丸"样动作,频率 4～6 Hz,幅度不定,以粗大震颤为多。病程初期可控制,随病情发展呈持续性。可逐渐扩展至四肢,但上肢较下肢震颤明显,也可累及下颌、唇、舌及头部。震颤在静止时明显,精神紧张时加重,随意动作时减轻,睡眠时消失。疾病晚期,震颤变为经常性,做随意运动时亦不减轻或停止。

部分高龄老人(70 岁以上)可不出现震颤,即当患者坐位静止时不易检出震颤,只有当行走、兴奋和焦虑时出现。震颤对天气变化比较敏感。此外,老年帕金森病患者出现感染时,静止性震颤可减轻甚至消失,随全身情况好转再度出现。

2. 肌强直　肌强直可同时发生于肢体肌群和躯干肌群,伸肌和屈肌的张力同时增高。当被动活动腕、肘关节时,感到均匀的阻力感,即"铅管样肌强直";如患者合并震颤,则在屈伸肢体时感到均匀阻力出现断续的停顿,如同齿轮转动一样,称为"齿轮样肌强直"。另外,有一种具有早期诊断价值的体征称为"路标现象",即嘱患者将双肘关节立于桌面上,使前臂与桌面垂直,双臂及腕部肌肉放松,正常人腕关节下垂与前臂成 90°。而帕金森病患者由于腕部肌肉强直,腕关节呈伸直位置,像铁路上竖立的路标。

3. 运动迟缓　主动运动减少,各种动作缓慢,加上肌张力增加,常产生帕金森病特有的征象,如手指、腕、臂强直,使上肢不能做精细动作,表现为书写困难,所写的字落笔不直,字行不整,越写越小,呈现"写字过小征";面部表情肌少动,表现为面部无表情、不眨眼、双眼凝视,称之为"面具脸";起步困难,足底似乎被冻结在地面,不能迅速跨步向前,尤其在坐位突然站起或开门入室,出现黏着不动现象,称之为"冻结足";手指精细动作,如解系纽扣或鞋带,穿衣、洗脸和刷牙等日常活动均发生困难。

4. 姿势反应异常　由于四肢、躯干和颈部肌肉强直,帕金森病患者常呈现一种特有姿势,即头前倾,躯干俯屈,肘关节屈曲,腕关节伸直,前臂内收,髋和膝关节略弯曲,称为"屈曲体姿"。手部亦呈特殊姿势,表现为指间关节伸直,手指内收,拇指呈对掌位置。行走时启动慢,步幅小,呈小碎步向前,越走越快,难以立即停止或拐弯,称之为"慌张步态"。行走时自动摆臂动作减少或消失,拐弯时连续小步原地踏步,头、躯干与下肢呈同一纵轴线一起旋转。

5. 其他症状　部分患者有便秘、流涎、皮脂溢出、多汗、怕热、直立性低血压等自主神经系统紊乱症状和表现。精神症状发生率亦较高,最常见为抑郁倾向、消极悲观、对事物缺乏兴趣、思维迟钝和视幻觉等。疾病晚期可出现智力衰退,表现为全面认知功能低下。

（四）诊断标准

1. 临床诊断标准

（1）中老年发病,病程缓慢进行性。

（2）静止性震颤、肌强直、运动迟缓、姿势步态异常 4 项主征中至少具备 2 项以上,症状不对称。

（3）左旋多巴药物治疗有效。

（4）患者无眼外肌麻痹、小脑体征、直立性低血压、锥体系损害和肌萎缩等。

2. 实验室诊断　血、脑脊液常规化验均无异常,CT、MRI 检查无特征性改变,近年来开展的分子生物学(生化检测、基因诊断)及功能影像学诊断(采用 PET 或 SFECT 进行特定的放射性核素检测)有一定的早期诊断意义。

## 二、临床治疗

### （一）药物治疗

1. **抗胆碱能药物**　对震颤和肌强直有一定效果，但对运动迟缓疗效较差，适用于震颤突出且年龄较轻的患者。主要药物有苯海索、丙环定、苯甲托品、环戊丙醇、比哌立登等。

2. **金刚烷胺**　对少动、强直、震颤均有轻度改善作用，早期患者可单独或与苯海索合用。

3. **多巴胺替代疗法（左旋多巴及复方左旋多巴）**　是治疗帕金森病的最基本、最有效的药物，对震颤、强直、运动迟缓等均有较好疗效。

4. **多巴胺受体激动剂**　常用的有溴隐亭、培高利特，其他尚有麦角乙脲、吡贝地尔、阿扑吗啡等。

5. **单胺氧化酶抑制剂**　可单独应用或与左旋多巴联合用于治疗早期或中晚期帕金森病患者，常用司来吉林（丙炔苯丙胺）。

6. **儿茶酚甲基转移酶抑制剂**　该药单独使用无效，与左旋多巴合用可增强后者疗效。目前常用的有托卡朋和恩托卡朋。

### （二）外科治疗

手术治疗适用于药物治疗无效，不能耐受或出现异动症的患者，并非对所有帕金森病患者都有效。手术治疗可改善症状，但术后仍需继续服药，故不作为首选治疗方法。目前开展的手术有苍白球毁损术、丘脑毁损术和深部脑刺激术。

### （三）细胞移植治疗及基因治疗

目前尚处于动物实验阶段，尚未应用于临床。

# 第二节　帕金森病的临床康复

## 一、康复评定

### （一）康复问题

帕金森病的功能障碍分为原发性功能障碍和继发性功能障碍。

1. **原发性功能障碍**　主要包括运动功能障碍、高级功能障碍和自主神经障碍。

（1）运动功能障碍：主要表现为肌强直、少动、震颤、姿势反应障碍。肌强直脸部表现为表情缺乏，呈特有的"面具脸"。约5％帕金森病患者出现吞咽功能障碍。强直和少动可导致继发性关节挛缩及变形，影响躯干则表现为特有前倾、前屈姿势，行走时呈帕金森病特有的小碎步步态。强直和少动影响移动能力，表现为床上翻身、坐起困难，行走始动困难，严重时则呈"冻结足"。强直和少动影响语言可致构音障碍，表现为音量低、单调、含糊不清，严重时表现为低声细语或缄默。震颤在早期时可相当轻，在晚期震颤严重时可影响日常生活。姿势反应障碍主要是平衡反应障碍，影响患者直立、行走、转身的稳定性，严重时很容易

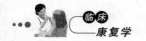

跌倒。

帕金森病的运动障碍特点是易产生疲劳,表现为难以持久性活动,经常休息或睡眠可以得到恢复。此点为康复治疗的不利因素。

(2)高级功能障碍:主要表现为认知障碍,集中力及注意力缺乏,短期记忆障碍,精神上多表现为抑郁,后期则表现为痴呆、孤独等。高级功能障碍是影响康复治疗效果的重要因素。

(3)自主神经障碍:主要表现为直立性低血压、心动过速及便秘、大小便失禁等。

2.继发性功能障碍  主要是由于少动及肌强直继发引起的功能障碍,包括肌肉萎缩无力、缺乏柔软性及挛缩、姿势畸形、骨质疏松、心肺功能改变、周围循环障碍、营养不良、压疮及直立性低血压等,均影响帕金森病患者的日常生活能力及康复治疗。

(二)临床评定分级

Horhn 分级法(1992):

1级:身体一侧震颤、强直、运动减慢或只表现为姿势异常。

2级:身体双侧震颤、强直、运动减慢或姿势异常,伴有或无中轴体征,如模具样面容、说话及吞咽异常。身体中轴部位尤其是颈部肌肉强直,躯干呈蜷曲状,偶尔出现慌张步态及全身僵硬。

3级:类似于2级提到的所有症状和体征,只是程度加重。此外,患者开始出现平衡功能减退,且不同程度地开始影响日常活动能力,但仍完全独立。常用的平衡检查方法:患者在静态站立位下突然被他人向后拉,正常人仍能在原地保持平衡或最多向后退1~2步。而此期患者不能保持原位,并向后退2步以上。

4级:患者的日常活动即使在其努力下也需要部分,甚至全部的他人帮助。

5级:患者需借助轮椅或只能在床上。

(三)单项评定

1.身体功能评定

(1)肌力评定:采用徒手肌力检查法来判断肌肉力量。

(2)肌张力评定:采用 Ashworth 量表或改良 Ashworth 量表。

(3)关节活动范围评定:可用关节量角尺进行测量。

(4)平衡能力评定:目前临床主要采用观察法及功能性评定法。

1)观察法:采用 Romberg 检查法,以及观察患者在活动状态下能否保持平衡。

2)功能性评定:即量表评定法。国内主要采用 Berg 平衡量表。

(5)步行能力评定:临床常采用步态分析仪,相对精细和半定量评定。常用 Hotter 步行能力分级、Holden 步行功能分类。

2.日常生活活动能力评定  常用评定量表为 Barthel 指数(BL)和功能独立性评定(FIM)。

3.认知功能评定  详见本套教材《康复功能评定学》。

4.心理功能评定

(1)常用的智力测验量表:韦氏智力量表(WIS)和简易精神状态检查法(MMSE)。

(2)情绪评定

1) 常用的抑郁评定量表有 Berk 抑郁问卷(BDI)、自评抑郁量表(SDS)、抑郁状态问卷(DSI)及汉密顿抑郁量表(HRSD)。

2) 常用的焦虑评定量表有焦虑自评量表(SAS)、汉密顿焦虑量表(HAMA)。

5. 吞咽功能评定　临床有反复唾液吞咽测试及洼田饮水试验。

(四)综合评定

1. Yahr 分期评定法　是目前国际上较通用的帕金森病病情程度分级评定方法,它依据功能障碍和能力障碍水平来综合评定(表 10 - 1),分为 3 期和Ⅰ～Ⅴ级。

表 10 - 1　Yahr 分期评定法

| 分期 | 日常生活能力 | 分级 | 临床表现 |
|---|---|---|---|
| 一期 | 正常生活不需帮助 | Ⅰ级 | 仅一侧障碍,障碍不明显,相当于韦氏综合评定量表总评 0 分 |
| | | Ⅱ级 | 两侧肢体或躯干障碍,但无平衡障碍,相当于韦氏综合评定量表总评 1～9 分 |
| 二期 | 日常生活需部分帮助 | Ⅲ级 | 出现姿势反射障碍的早期症状,身体功能稍受限,仍能从事某种程度工作,日常生活有轻重度障碍,相当于韦氏综合评定量表总评 10～18 分 |
| | | Ⅳ级 | 病情全面发展,功能障碍严重,虽能勉强行走、站立,但日常生活有严重障碍,相当于韦氏综合评定量表总评 19～28 分 |
| 三期 | 需全面帮助 | Ⅴ级 | 功能障碍严重,不能穿衣、进食、站立、行走,无人帮助则卧床或在轮椅上生活,相当于韦氏综合评定量表总评 29～30 分 |

2. 韦氏帕金森评定法　见表 10 - 2。

表 10 - 2　韦氏综合评定量表

| 项目 | 临床表现 | 记分 |
|---|---|---|
| Ⅰ. 手动作 | 不受影响 | 0 |
| | 精细动作缓慢,取物、扣纽扣、书写不灵活 | 1 |
| | 动作中度减慢,单侧或双侧各动作中度障碍,书写明显受限制,有小字征 | 2 |
| | 动作严重减慢,不能书写,系扣、取物显著困难 | 3 |
| Ⅱ. 强直 | 未出现 | 0 |
| | 颈、肩部有强直,激发征阳性,单或双侧腿有静止性强直 | 1 |
| | 颈、肩部中度强直,不服药时有静止性强直 | 2 |
| | 颈、肩部严重强直,服药仍有静止性强直 | 3 |
| Ⅲ. 姿势 | 正常,头部前屈<10 cm | 0 |
| | 脊柱开始出现强直,头屈达 12 cm | 1 |
| | 臀部开始屈曲,头前屈达 15 cm,双侧手上抬,但低于腰部 | 2 |
| | 头前屈>15 cm,单、双侧手上抬高于腰部,手显著屈曲,指关节伸指,膝开始屈曲 | 3 |
| Ⅳ. 上肢协调 | 双侧摆动自如 | 0 |
| | 一侧摆动幅度减小 | 1 |
| | 一侧不能摆动 | 2 |
| | 双侧不能摆动 | 3 |

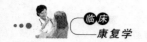

| 项　目 | 临　床　表　现 | 记分 |
|---|---|---|
| Ⅴ．步态 | 跨步正常 | 0 |
| | 步幅44～75 cm,转弯慢,分几步才能完成,一侧足跟开始重踏 | 1 |
| | 步幅15～30 cm,两侧足跟开始重踏 | 2 |
| | 步幅<7.5 cm,出现顿挫步,靠足尖走路,转弯很慢 | 3 |
| Ⅵ．震颤 | 未见 | 0 |
| | 震颤幅度<2.5 cm,静止时的头部、肢体、行走或指鼻时有震颤 | 1 |
| | 震颤幅度<10 cm,明显不固定,手仍能保持一定控制能力 | 2 |
| | 震颤幅度>10 cm,经常存在,醒时即有,不能自己进食和书写 | 3 |
| Ⅶ．面容 | 表情丰富,无瞪眼 | 0 |
| | 表情有些刻板,口常闭,开始有焦虑、抑郁 | 1 |
| | 表情中度刻板,情绪动作时现,激动阈值显著增高,流涎,口唇有时张开>0.6 cm | 2 |
| | 面具脸,口唇张开>0.6 cm,有严重流涎 | 3 |
| Ⅷ．言语 | 清晰,易懂,响亮 | 0 |
| | 轻度嘶哑,音调平,音量可,能听懂 | 1 |
| | 中度嘶哑,单调,音量小,乏力呐吃,口吃不易听懂 | 2 |
| | 重度嘶哑,音量小,呐吃,口吃严重,很难听懂 | 3 |
| Ⅸ．自理能力 | 能完全自理 | 0 |
| | 能独立自理,但穿衣速度明显减慢 | 1 |
| | 能部分自理,需部分帮助 | 2 |
| | 完全依赖照顾,不能自己穿衣、进食、洗刷、起立行走,只能卧床或坐轮椅 | 3 |

注:0为正常,1为轻度,2为中度,3为重度。总分评估为每项累加分,1～9分为早期残损,10～18分为中度残损,19～27分为严重进展阶段。

## 二、康复治疗

帕金森病是一种慢性进行性病变,康复治疗不能改变本身疾病的进程结局或直接损伤,但可延缓病情发展,提高独立生活能力。

### (一)帕金森病的康复目标

**1. 康复治疗的长期目标**

(1)延缓病情发展,预防和减少继发性损伤的发生。

(2)减轻功能障碍的程度,维持或提高日常生活活动能力。

(3)改善运动的启动过程,增加持续运动的幅度和速度。

(4)改善患者的心理状况。

(5)设法延长寿命,提高生活质量。

(6)晚期卧床患者应加强护理,减少并发症发生。

**2. 康复治疗的短期目标**

(1)改善关节活动度,以满足功能性活动的需要;通过肌肉牵伸与放松、感觉刺激、治疗性活动预防畸形。

(2)改善患者躯干肌肉的运动、姿势控制、平衡、粗大的运动协调能力和手操控物件的能力与灵活性。

（3）提高患者的运动及运动计划能力，促进运动的启动过程，增加持续运动的幅度、速度和灵活性。

（4）在功能受限的情况下，发展患者完成自理性活动的惯常程序，教育和指导患者掌握独立、安全的生活技巧，增强安全意识，防止跌倒引起的继发性损伤。

（5）改善患者的心理状况，使其达到完成功能性活动所需的体能和耐力水平。

（6）提高能够产生运动刺激的一系列适应性技术和具体实施办法，使患者在疾病的现阶段能最大限度地实现日常生活活动的独立。

（7）提供既能与患者的功能受限相适应，又能最大限度提供感觉刺激的适应性环境，改善或维持患者的独立生活能力和生活质量。

（8）使患者熟知能量节省和工作简化技术。

（二）帕金森病的运动疗法

帕金森病的康复治疗以运动疗法为主，针对帕金森病4大运动障碍即强直、少动、震颤和姿势反应异常，以及由此产生的继发性功能障碍如肌萎缩、心肺功能降低、驼背、周围循环障碍、压疮、直立性低血压等采取相应预防措施。

1. 治疗原则

（1）抑制异常运动模式，学会正常的运动模式。

（2）充分利用视、听反馈来帮助训练。

（3）鼓励患者积极主动地参与治疗。

（4）训练中避免疲劳及抗阻运动。因疲劳及抗阻运动引起的肌紧张一旦出现，不但消失很慢，而且会使帕金森病的所有症状重现并引起不愉快的感觉。

2. 治疗方法

（1）松弛训练：缓慢的前庭刺激，如柔顺的来回摇动和有节奏的技术可使全身肌肉松弛。采用本体感觉神经肌肉促进法（proprioceptive neuromuscular facilitation，PNF）技术以改善患者的运动模式，尤其是躯干的旋转能力。

1）坐位下的松弛运动：①以一定节奏向左、右同向晃动双下肢，同时用一只手向对侧身体侧方的容器内递送物件；②以一定节奏向左、右同向晃动双下肢，同时缓慢地、反方向地同时转动双肩。

2）仰卧位下的松弛运动

A. 仰卧屈膝位，双手十指交叉放于胸前，双髋、双膝呈屈曲位。头缓慢向左侧转动，双下肢向右侧转动。然后再做相反动作，如此反复转动。

B. 仰卧屈膝位，两侧肩外展45°，肘屈曲90°，左上肢做外旋运动和左肩向外转动，右上肢做内旋运动和右肩向内转动。然后再做相反动作，如此反复转动。

C. 仰卧屈膝位，两侧肩外展90°，肘屈曲45°（或90°），左上肢做外旋运动和左肩向外转动，头缓慢地向左侧转动，右上肢做内旋运动和右肩向内转动，双膝向右侧转动。然后再做相反动作。

3）侧卧位下的松弛运动

A. 胸部转动与骨盆组合模式：右侧卧位，肘关节伸直，髋、膝关节伸直。胸部缓慢向前转动，右侧上、下肢在胸部向前转动，同时做伸直运动。然后再做相反动作，如此反复转动。开始阶段，治疗师可将手放在患者的髂嵴上，防止骨盆运动，令患者体会到胸部运动与骨盆

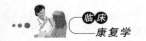

是分离的。

B. 骨盆转动与胸部组合模式:右侧卧位,肘关节伸直,髋、膝关节伸直。骨盆缓慢向前转动,右侧上、下肢在骨盆向前转动的同时做前伸运动。然后再做相反动作。如此反复转动。开始阶段,治疗师可将手放在患者肩部,防止肩部运动,令患者体会到骨盆运动与胸部是分离的。

4)注意事项:①开始时动作要缓慢,转动时要有节奏。②从被动帮助运动到主动运动。③从小范围运动逐渐进行到全运动范围。④在有限范围内运动,患者没有牵拉感觉,而只有松弛的感觉,随肌张力的降低,增加椎体参与转动运动。

(2)关节活动度训练:关节主动或被动训练是每天必不可少的项目。训练重点是牵拉缩短的紧绷的屈肌,防止挛缩的发生,维持正常的关节活动度。

1)俯卧位下:①俯卧于垫上,在肘支撑情况下,用另一只手做向前上方伸手取物的活动。②俯卧位下,由肘支撑过渡到手撑,挺起上身,而骨盆以下紧贴于床面。

2)坐位下:①嘱其外展肩部,屈肘用手掌触摸后脑勺,再伸肘弯腰尽力触摸对侧足的足尖,左右交替进行。②双上肢后伸,双手横握一根木棒,治疗师将木棒缓慢向后拉至有紧张感时保持 10~20 s,重复 20 次左右。训练过程中要求患者保持躯干挺直并抬头。③双上肢交叉并尽力牵伸放置于大巴氏球上,然后将双上肢顺球面向球两侧移动,并用双手抱球过头。

3)立位下:面靠墙,身体紧贴墙壁,双上肢沿墙壁尽量摸高并用刻度标记,逐渐增加高度,或双手平举做前后方迈步动作,向上推墙壁或墙角。

4)注意事项:①避免过度牵拉出现疼痛。②注意骨质疏松的可能,防止骨折。③关节活动度训练应与躯干、肩、骨盆的训练结合起来,强调整体运动功能模式。

(3)平衡能力训练:帕金森病患者由于重心转移困难而难于坐直、跪直和站直,平衡能力较差。治疗师应有意识地做以上 3 种体位下的前后、左右重心转移训练;或在以上 4 个方向施加轻推或拉的力,使之脱离平衡,让患者自己调整恢复平衡。以后逐渐增加活动的复杂性,增加重心转移的范围或附加上肢的作业,如从地上拾东西。另外,还可增加臀部前后移动训练、坐-站转移训练,以及缓慢摇晃骨盆、跨步或进行交替摆臂等。

(4)步行能力训练:帕金森病患者步行时启动慢、前冲及小碎步步态、姿势调整差和肌姿势反射差等。训练应针对以上缺点,加快启动和步行速度,加大步幅及步伐基底宽度,确保躯干活动和上肢摆动相互交替的协调性,提高跟-足趾步态模式及重心转移能力,指定和调节行走的程序及练习高跨步等。训练方法有:按音乐节奏或节拍加快启动速度和步行速度;步行前可做前足离地训练;行走时的步幅及宽度控制可通过在地板上加设标记,如行走线路标记、转移线路标记或足印标记等;在地面上画线,通过视觉提示帮助患者克服步行中突然冻结,增加步幅;前方设置 5~7.5 cm 高障碍物,让患者行走时跨步,避免小碎步;上肢摆动和躯干旋转训练,上、下肢协同运动训练,转弯训练等。

(5)改善躯干、肢体运动的协调控制能力:通过治疗性活动,如拾木钉、翻纸牌、抛接网球、练习写字等提高手的灵活性,控制和减少颤抖,改善躯干的转动、肢体的摆动;通过上、下肢反向运动训练、双膝关节往复快速屈伸练习、手足交互运动等方法改善双上肢之间、双下肢之间及上下肢之间的交互运动困难等。

3. 维持治疗　帕金森病是进展性疾病,药物治疗及康复治疗均只能减轻症状及障碍,提高生活质量,延缓病情发展,延长病程,而不能改变最终结局。为了尽可能达到上述目的,必须给予长期维持治疗,包括药物及康复治疗。针对帕金森病的体操介绍如下。

(1)面肌体操:①闭眼运动。②竖眉运动。③交替瞬眼运动。④交替鼓腮、凹腮运动。⑤皱鼻。⑥张口呈"O"形。⑦口角交替向左右移动。⑧反复吹口哨、吹气。⑨舌尖向右、向左顶腮。⑩伸舌运动。

(2)头颈部体操:①头向左、右转动各 4 次。②头向左、右倾斜各 4 次。③头、下颌、颈同时向后收缩 4 次,并保持不动 3~4 s。

(3)肩部体操:①单肩向上耸,至能碰及耳垂,两肩交替进行,各 4 次。②双肩同时向上耸,至能碰及两耳垂。③双肩向后,使双肩胛骨尽可能相互靠近,来回各 4 次。

(4)躯干体操

1)背部伸展体操:直立位,两上肢伸直向后,两手平放在桌上,同时挺胸和挺腹,来回各做 4 次;俯卧位,做俯卧撑来回各做 4 次;站立位,两手前举水平位扶在墙上,上身向前,两肘屈曲,然后两肘伸直,上身复原位。此体操两足不能移动。

2)背部旋转操:俯卧位,两上肢伸直,右上肢上举带动右半身向左旋转,复原位;左上肢上举带动左半身向右旋转。平卧位,右上肢、右半身向左旋转,复原位;左上肢,左半身向右旋转,来回各做 8 次。注意腰部以下保持不动。

3)腰椎屈曲体操:直立位,两上肢下垂,弯腰前屈,两上肢、手触及膝以下,复原位。来回各做 8 次。

4)腰椎旋转体操:两手叉腰,躯干向左旋转,复原位;向右旋转,复原位。来回各做 8 次。

5)躯干侧屈体操:两上肢下垂,或叉腰,躯干向左右侧屈。来回各做 8 次。

(5)上肢体操

1)上举运动:两手指交叉,掌心向外,两上肢垂直举过头,掌心向上。来回各做 4 次。

2)两上肢外展运动:两上肢外展上举达头顶,两手掌相对,拍掌。来回各做 4 次。

3)两上肢左右交替屈伸,手掌向内,上肢肘前冲,另一侧屈肘。交替各做 8 次。

4)左右两手交替拍打对侧肩部。各做 8 次。

5)双手交叉握拳,手腕左右屈伸。

(6)手指体操

1)交替握拳、松拳:双上肢平举,一手握拳,一手松拳,交替进行。各做 10 次。

2)对指体操:双手拇指先后与示指、中指、无名指、小指对指,然后相反进行。来回各做 10 次。

3)手指分开体操及屈曲体操:双手、上肢上举,五指分开,按先后拇指、示指、中指、无名指、小指分别屈曲,再五指伸展分开。来回各做 10 次。

(7)下肢体操

1)伸髋运动:仰卧位,双膝屈曲,抬起臀部,复原位。来回做 10 次。

2)下肢外展运动:直立位,右下肢向右侧横跨 1 步,收回;左下肢向左横跨 1 步,收回。来回交替各做 8 次。

3)下蹲运动:双下肢膝屈,下蹲,双手扶在双膝按压站起。各做 8 次。

4)踢腿运动:直立位,双下肢交替进行向前踢腿。

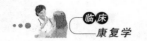

5）腿向前下蹲运动，左右交替：右下肢向前跨 1 大步，屈膝，左下肢后伸，足跟离地，双手按压右下肢膝部，伸膝，立起，右下肢复原位，左下肢前跨重复右下肢动作。左右各做 4 次。

（8）步伐体操

1）原地踏步操：直立位，左右双腿膝抬高交替，尽可能膝抬高至腹部，同时摆动双臂左右交替。各做 10 次。

2）原地跨步体操：在地上放置 10～15 cm 高的障碍物，左右交替跨越障碍。各做 10 次。

3）行进体操：根据口令向前、向左、向右，走出"古"字形。

（9）床上体操

1）翻身体操：仰卧位，头转向左侧，右小腿放在左小腿上，双臂上举，摆动双臂左右几次后，顺势向左侧用力摆动，带动躯干转动，再复至仰卧位。按上述方法做反方向运动，每侧各做 5 次。

2）仰卧起坐：仰卧，双臂放在体侧，头、上身抬起，可借助双手推床帮助坐起。做 4 次。

3）爬行体操：双膝跪立位，双肘屈曲，双手撑地，向前爬行，再向后爬，复至原位。来回做 10 次。

（10）呼吸体操

1）通气调节体操：仰卧位，上身轻微抬高，下肢伸展，一手置于胸上，一手置于腹上，鼓腹做平静深吸气，并以手调节腹部运动，收腹时将吸入的气全部呼出，再做胸扩展深吸气，以手调节胸部运动。收胸时做呼气运动。最后同时进行扩胸和鼓腹深吸气运动，继之收胸和收腹将气全部呼出。反复做 10 次。

2）呼气体操：坐位，两腿分开，挺胸。挺胸时深吸气，两臂向两侧分开，扩胸。呼气时，两手按压胸廓两侧，弓背把气全部呼出。

3）增强呼气量体操：深呼吸气后，用吸管向有水的杯中缓缓吹气，直至全部呼出。反复做 10 次。

（三）日常生活活动能力训练

1. 早期训练　疾病的早期治疗，主要为尽可能通过维持粗大和精细协调活动、肌力、身体姿势和心理状态实现日常活动自理，保留原有的习惯、兴趣和爱好，与家人、社会正常交往。重点选择穿脱衣服，坐-站转换，进出厕所、浴室或出入浴池，携物行走，上下车等活动作为训练内容。但在训练过程中，最好采取下列途径与方法。

（1）穿脱衣服：要鼓励患者自己完成穿衣、系鞋带、扣纽扣、拉拉链等日常活动。患者应选择易穿脱、重量轻、保暖舒适的衣服；衣服的层数以不影响关节活动范围、协调活动、坐-站转换和精细活动为度；鞋子选择穿脱方便（如松紧鞋）、舒适、支持好、鞋底有弹性、摩擦力大的鞋，以增加步行的稳定性。治疗中，要指导患者选择安全、省力、舒适的体位（一般为坐位）和技巧完成穿脱衣服。

（2）个人卫生：尽可能保留患者的卫生、修饰习惯。患者抓握牙刷、梳子困难时可增加把柄直径，或使用电动牙刷；在浴室铺防滑垫，墙壁安装扶手，选择安全、舒适的沐浴方式等。

（3）如厕：包括移入厕所、脱裤、坐下、站起、局部清洁、整理衣裤、冲洗等过程。患者用药后易便秘，所以每天饮水量不应少于 3 L。坐站困难者应在坐便器四周安装扶手，卫生纸、冲厕开关尽量置于患者易于获取之处。

(4)进食:帕金森病患者进食速度一般会减慢,但只要能完成应鼓励其自己进食。进食困难者,应选择易咀嚼、吞咽的温热食物,少量多次。应教会患者减少震颤影响的适应性技术,如在上肢不靠身体的情况下使用双手端茶杯;以肘部为活动轴,完成将勺子从盘子放入口中的动作。餐具要适当调整,配合必要的辅助器具。

(5)移动和转移:这里主要涉及转移技术。

1)坐椅转移:坐椅选择适合患者身体放松、进食、伏案工作的高度,底座要坚实,靠背要牢靠,扶手要高低适中。坐椅转移困难者可以适当升高坐椅后腿高度,即坐椅稍前倾,便于患者站起。

坐下到站起练习:①坐下,患者背对椅子,大腿后部触及座椅前缘,双手支撑座椅扶手支撑身体向后坐下。②站起,将臀部移至坐椅前缘,头向前移(使鼻尖超过足尖),两足稍分开,其中一足后移,膝屈曲向前,双手支撑推压扶手站起。

2)床上转移:患者床的高度、硬度要适中,睡衣宽松不影响身体转动。①床上翻身,以向右侧翻身为例。头先转向右侧,然后屈腿,用足支撑床面,同时左侧手跨过躯干用力抓住右侧床缘,随之骨盆转动,完成翻身。②从卧位转移到坐位,以向右侧坐起为例。右手抓住床缘,双下肢移向右侧床边,双小腿自然垂于床边,右侧肘用力撑起身体,左手用力拉住床边保持身体稳定坐起。③坐位转卧位,要完成的动作与②相反即可。还可抬高床头,在床尾系一根绳子供患者牵拉,以提高患者的起床能力。

2. **后期训练**　随着病情的发展,患者的活动能力逐渐受限,应积极采取能量保存技术,减少患者的疲劳和功能损害,最大限度地维持其原有的功能和活动能力,加强日常活动的监督和安全性防护,提供简单、容易操作、省力的方法完成各种活动。例如借助辅助装置和设施帮助患者完成日常活动;对环境和家具进行适当改进;使用系扣器、穿袜器、取物器、腿支撑架等。同时对患者家属进行宣教指导,使其与患者之间的配合更密切,尽量做到在给予最小帮助的情况下让患者自理。

3. **家务照料和安全**　尽量按照患者原有的生活习惯合理安排和计划家务活动,保证室内温暖、舒适,去除任何可能绊倒患者的障碍物(如地毯、脚垫等)。

(四)心理治疗

详见本书有关章节。

(五)认知训练

详见本套教材《言语治疗学》。

(六)物理因子治疗

详见本套教材《物理因子治疗学》。

(七)辅助装置的应用和环境改造

为防止畸形,给患者穿戴必要的矫形器;为防止患者跌倒,给患者配备适合的助行稳定用具;注意调整助行器的高度,避免患者驼背;嘱患者睡硬板床;调整写字台高度,使患者在直腰和保持头颈部稍屈曲(10°)的体位下工作;房间地板无障碍,墙壁安装把手等。

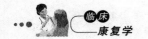

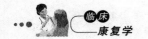

## 思考题

1. 帕金森病的临床表现有哪些？
2. 简答帕金森病的诊断标准。
3. 帕金森病有哪些功能障碍？
4. 帕金森病的康复目标是什么？
5. 简答帕金森病的运动疗法。

（李　波）

第十一章
# 截肢后的康复

**学习目标**

1. 掌握截肢、截肢后康复的定义，安装假肢前康复治疗内容及方法。

2. 熟悉残肢评定的内容及方法，安装假肢前康复治疗的目的，穿戴假肢后的注意事项。

3. 了解截肢的适应证，截肢术后并发症及处理，假肢评定的内容，穿戴临时假肢和永久假肢的使用训练。

截肢是指肢体全部或部分切除，其中通过关节平面的截肢称为关节离断。截肢的目的是将已失去生存能力、危及生命安全或没有生理功能的肢体截除，以挽救患者的生命，并通过残肢训练和安装假肢，以代替和重建已失去肢体的部分功能。截肢后的康复是指从截肢手术、术后处理、康复功能训练到假肢的安装和使用训练、回归社会的全过程。目的是通过假肢辅助，尽最大可能代偿因截肢而丧失的功能，防止和减轻截肢对患者身心造成的不良影响，使其早日回归社会。

# 第一节　截肢的临床诊治

## 一、截肢的适应证

1. **损伤**　肢体广泛、严重的创伤无法保留肢体者；严重烧伤、电击伤、冻伤所致肢体坏死者；严重血管损伤造成肢体坏死者等。

2. **感染**　气性坏疽治疗无效，且危及生命者；慢性化脓性骨髓炎、经久不愈的溃疡和窦道等致肢体功能严重障碍或丧失功能者；长久慢性炎症所引起的局部组织恶变者。

3. **肿瘤**　某些就诊较晚，肿瘤侵犯范围较广的肢体的骨及软组织恶性肿瘤。

4. **周围血管疾病**　动脉硬化闭塞症、血栓闭塞性脉管炎、动脉硬化伴糖尿病等所引起的肢体坏疽。

5. **畸形**　肢体严重的先天性畸形，如截肢后安装假肢可以显著改善功能者。

## 二、截肢平面的选择

以前，为了安装合适的假肢，须在特定的平面进行截肢。目前，随着假肢全面接触、全面

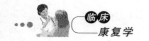

承重式假肢接受腔的应用和组件式假肢关节、零部件的开发和利用,使得截肢平面的选择已不太重要。任何愈合良好、无压痛、形态好的残肢都可安装满意的假肢。故选择截肢平面一定要从病因与功能方面来考虑。病因方面是要将全部病变、异常和无生机的组织切除,在软组织条件良好、皮肤能达到满意愈合的部位,即在尽可能远的部位进行截肢。功能水平是首先考虑对患者截肢后的康复能力做出比较符合实际的评定,从年龄、认知能力及全身状况等方面来考虑,即截肢后能否安装假肢,能否进行安装假肢后的康复训练,能否恢复到独立活动和生活自理。因此,截肢最基本的原则是在达到截肢目的的前提下,尽可能地保留残肢长度,使其功能得到最大限度的发挥。

（一）上肢截肢平面的选择

上肢截肢部位的选择原则是尽可能保留残肢长度。

1. 肩部截肢　应尽可能保留肱骨头,而不进行肩关节离断。肱骨头的保留,可以保持肩部的正常外形,有利于假肢接受腔的适配、悬吊、稳定和佩戴,也有助于假手的肘关节与手钩的活动控制。

2. 上臂截肢　要尽量保留残肢的长度(最好保留 18 cm 左右),因上臂假肢的功能取决于残肢的杠杆力臂长度、肌力和肩关节活动范围。长残肢有利于假肢的悬吊和控制。

3. 肘部截肢　如果可以保留肱骨远端,则有利于假肢的悬吊及控制,故肘关节离断是理想的截肢部位。

4. 前臂截肢　要尽量保留长度,如果肘下保留 15 cm 左右长度,安装假手就比较容易,且功能较满意。但即使是很短的残端也要保留,从功能的观点来讲保留患者自己的肘关节非常重要。

5. 腕部截肢　腕关节离断是理想的截肢部位,优于经前臂截肢,因为它保留了前臂远端的下尺桡关节,从而保留了前臂全部的旋转功能。

6. 手掌与手指截肢　以尽量保留长度为原则,尤其是拇指更应尽量保留长度。当手指需要截指时要尽量保留手的捏和握功能。

（二）下肢截肢平面的选择

下肢截肢部位的选择原则是尽可能保留残肢长度,但小腿截肢除外。

1. 半骨盆切除　应根据患者情况尽可能保留髂嵴和坐骨结节。因髂嵴对接受腔的适配及悬吊非常重要,而坐骨结节有利于负重。

2. 髋部截肢　应尽量保留股骨头和颈,在小转子下方截肢,而不做髋关节离断。这样有助于接受腔的适配和悬吊,增加假肢的侧方稳定性,增加负重面积。

3. 大腿截肢　要尽量保留残肢长度,理想的残肢是保留股骨 2/3 长度,使其有足够的残肢来安装坚固灵活的假肢。但即使是短残肢也应保留。

4. 膝关节离断　是理想的截肢部位,由残肢末端股骨髁负重,同时股骨髁的膨隆也有助于假肢悬吊。

5. 小腿截肢　只要能保证髌韧带的附着,在胫骨结节以下截肢即可安装小腿假肢。小腿截肢以中下 1/3 交界处为佳,一般保留 15 cm 长的残肢就能安装理想的假肢。小腿远端软组织少,血运不良,故不适合截肢。

6. 赛姆截肢　为理想的截肢部位,因其残端被完整、良好的足跟皮肤所覆盖,具有稳定、耐磨、不易破损的特点。且残肢端有良好的承重能力,行走能力良好,其功能明显优于小腿假肢。

7. 足部截肢 要尽量保留足的长度,也就是尽量保留足前部杠杆力臂的长度,对在步态周期的支撑末期使前足具有足够的后推力非常重要。

## 三、截肢术后并发症及处理

### (一)出血和血肿

常见的原因是术中未仔细认真地止血,或是血管结扎不牢等。局部血肿可造成感染和皮肤坏死,出血量大可出现休克。截肢术后应常规在患者床头备好止血带。小量出血可局部加压包扎止血;出血量大应立即用止血带,送手术室进行手术探查和止血。一般的血肿可以局部穿刺抽血后加压包扎。

### (二)感染

引起感染的原因有严重污染的开放伤术中清创不彻底;已坏死或已感染肢体的截肢手术;截肢术后血肿感染及截肢残端血运不良,切口裂开不愈合等。感染可引起骨髓炎、伤口不愈合、窦道、瘢痕愈合而影响假肢穿戴。局部感染应及时处理,除彻底引流伤口外,应全身使用敏感的抗生素。

### (三)皮肤坏死

引起皮肤坏死的原因有截肢处皮肤血运不良,局部皮肤严重挫伤、剥脱,术中皮肤剥离范围过大,残端皮肤张力过大,血肿等。小面积皮肤坏死可以换药愈合;较大面积的皮肤坏死,应行植皮处理,甚至需施行更高平面的再截肢手术。

### (四)溃疡和窦道

常见的原因有感染、皮肤坏死、异物等。根据病因采用换药、搔刮、清创,如皮肤缺损可用皮瓣移植。

### (五)关节挛缩

主要原因是术后患肢长期放置在不正确的体位。关节挛缩多表现为大腿残肢的髋关节屈曲、外展挛缩,小腿残肢的膝关节屈曲挛缩,上臂残肢的肩关节内收挛缩,前臂残肢的肘关节屈曲挛缩。当挛缩严重时则不能穿戴假肢。因此,截肢术后早期肢体应放在正确的体位,并早期进行功能锻炼。已出现关节挛缩,应及时进行主动和被动关节活动训练,也可用沙袋加压挛缩的关节或用牵引法等,严重者需手术治疗。

### (六)残肢痛

常见的原因有残端神经瘤、残端骨刺、残端血液循环障碍等。残肢痛可应用镇痛药、物理因子治疗、针灸等治疗。如不能缓解,则要根据病因进行手术治疗,如神经瘤切除、骨刺切除等。

### (七)幻肢痛

截肢患者在术后仍存在已截除肢体的幻觉称为幻肢;发生在该幻肢的疼痛称为幻肢痛。幻肢痛可有痒、针刺状、冰冷感、火灼感、蚂蚁蠕行感等不同表现,严重者可伴有同侧感觉过敏、出汗异常、自主神经系统功能不稳定等。常用的治疗方法有:①物理因子治疗,如经皮

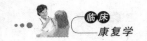

神经电刺激疗法、超声、干扰电、低频脉冲电疗、水疗等。②中枢性镇痛药,如阿米替林、丙米嗪、奋乃静,较严重的疼痛可选用卡马西平、丙戊酸钠或苯妥英钠。③针灸治疗。④心理治疗。⑤穿戴假肢,截肢术后尽早安装假肢,有助于促进幻肢痛的消失,而穿用越早,幻肢痛消失也越快。

# 第二节　截肢后的临床康复

截肢后的康复评定是对截肢者的全身情况、残肢状况及假肢功能做出系统、全面的正确评价。

## 一、康复评定

### (一) 全身状况评定

全身状况评定包括患者年龄,性别,截肢的原因、部位、日期,截肢水平,有否合并伤,有无其他系统疾病,其他肢体的功能状况,心理状况,经济状况等。目的是判断患者能否安装假肢,能否承受安装假肢后的功能训练,有无使用假肢的能力。

### (二) 残肢评定

残肢是指残缺肢体或不全肢体。残肢须安装良好的假肢才能发挥最佳的代偿功能,而良好的假肢安装要求残肢对假肢有良好的悬吊、承重和控制能力,并且提供假肢正确的对线条件。

1. 理想残肢的标准　①有一定的长度。②无畸形。③关节活动正常。④皮肤及软组织条件良好。⑤皮肤感觉正常。⑥肌力正常。⑦血运良好。⑧无幻肢痛和残肢痛。

2. 非理想残肢　不能安装假肢或穿戴假肢存在一定困难和问题的残肢。其中一部分非理想残肢穿戴假肢后其代偿功能发挥不理想;一部分非理想残肢影响假肢穿戴,甚至不能穿戴假肢。非理想残肢分为不良残肢(如短残肢、关节挛缩畸形、软组织过多和松弛、圆锥形残肢等)和残肢并发症(如残肢骨刺、皮肤溃疡、窦道、神经瘤、残肢骨折合并畸形愈合、残肢痛、幻肢痛等)两类。这些非理想残肢需要采用各种康复处理手段,使之变为相对理想的残肢,有利于假肢的安装和穿戴。

3. 残肢的评定内容

(1) 残肢外形:残肢要符合现代假肢全面接触、全面承重接受腔的要求,因此残肢外形以圆柱形最佳。

(2) 皮肤情况:检查残端皮肤有无瘢痕、溃疡、窦道、松弛、臃肿等。若皮肤及软组织条件不好,应积极治疗,否则不宜安装假肢。如果皮肤感觉减退或丧失,因接受腔对皮肤的压迫易出现溃疡,且长期不愈合会影响假肢穿戴。

(3) 残肢畸形:正常残肢无畸形。如果残肢关节畸形明显,则不宜安装假肢。即使安装了假肢也会影响假肢穿戴和功能。

(4) 残肢长度:残肢长度是指残肢起点与残肢末端之间的距离。假肢功能的发挥需要依赖于残肢。因此,残肢的长度对假肢种类的选择,对假肢的悬吊能力、控制能力、稳定性、步态及代偿功能等都有直接影响。截肢者上肢或下肢残端长度测量时,其测量采用的标志点与非截肢者的测量点不同。①上臂残肢长度,测量腋窝前缘至残肢末端的距离。②前臂残肢长度,测量尺骨鹰嘴沿尺骨至残肢末端的距离。③大腿残肢长度,测量坐骨结节沿大腿后面到残肢末端的距离。④小腿残肢长度,测量髌韧带中点至残肢末端的距离。

(5)残肢周径:残肢周径测量是为了观察残肢有无肿胀、肌肉萎缩程度,以及判定假肢接受腔的适合程度。应尽量做到每周测量1次,并做好记录。①上臂残肢,从腋窝每隔2.5 cm测量1次,直至断端。②前臂残肢,从尺骨鹰嘴向下每隔2.5 cm测量1次,直至断端。③大腿残肢,从坐骨结节开始每隔5 cm测量1次,直至断端。④小腿残肢,从胫骨外侧髁起每隔5 cm测量1次,直至断端。

(6)关节活动度:残肢关节活动是指残肢关节从起点到终点的运动弧。关节活动度受限直接影响假肢的代偿功能。根据截肢平面,检查肩、肘、髋、膝等关节的活动范围。

(7)肌力:残肢肌力是指残肢肌肉的最大主动收缩力。肌力的强弱对假肢的佩戴和功能发挥十分重要。主要肌群的肌力至少有3级以上方可满足佩戴假肢的需要,肌力不良对假肢的控制能力弱,出现步态异常,且代偿功能不良。残肢评定时应对各关节主要肌群肌力进行检查。

(8)疼痛:疼痛可有幻肢痛、残肢痛,这些都会影响假肢的佩戴,应根据原因,设法妥善解决。

(三)假肢评定

1. 穿戴临时假肢后的评定　临时假肢是用临时接受腔和假肢的基本部件装配而成的简易假肢。一般用于截肢的早期康复训练,促进残肢定型,为装配正式假肢做准备。

(1)截肢术后即装临时假肢:即装临时假肢的安装在手术台上完成。由于接受腔的压迫,可限制残肢肿胀,加速残肢定型,减少幻肢痛,术后可尽早离床,对患者心理也起到鼓舞作用。

(2)普通临时假肢:一般截肢手术后切口拆线,愈合良好时,大约术后3周即可安装临时假肢(或称试验用假肢)。评定的内容如下。

1)临时假肢接受腔适合情况:临时假肢接受腔应该与残肢全面接触,全面承重。即残肢表面整体与接受腔内壁、残肢末端与接受腔底部都要紧密接触,无孔隙,又不产生局部压迫和疼痛。当临时假肢穿戴训练一段时间后,因残肢萎缩接受腔变松动时,则需要修整接受腔。

2)假肢悬吊能力:观察行走时假肢是否有上下窜动,即出现唧筒现象。下肢假肢可通过站立位残肢负重与不负重时拍摄X线片,测量骨残端与接受腔底部之间的距离变化来判断。如负重与不负重位的距离变化超过2 cm时为悬吊能力不良,应对假肢进行修正。

3)假肢对线:评定生理力线是否正常,站立时有无身体向前或向后倾倒的感觉等。

4)穿戴假肢后残肢情况:观察假肢接受腔的适合程度,残肢有无局部受压,皮肤有无红肿、硬结、破溃、皮炎及疼痛等。

5)步态:观察行走时的各种异常步态,分析其产生的原因,予以纠正。

6)上肢假肢背带与控制索系统:检查背带与控制索的安装是否符合要求,开闭假手时所需要的拉力是否合适,假手捏和握的力量是否满意等。

7)假手功能:要评定假手的开闭功能、协调性、灵活性,尤其是日常生活活动能力的

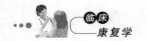

情况。

2. 穿戴永久假肢后的评定　当残肢基本稳定和定型良好，且经过穿戴临时假肢的功能训练良好，即可安装永久假肢。永久假肢是为长期使用需要制作的完整假肢，也称正式假肢。除对临时假肢的评定内容外，应强调以下评定内容（具体方法参见本套教材《假肢与矫形器技术》）。

（1）上肢假肢的评定：①假肢长度。②接受腔适合情况。③肘关节伸展活动范围。④前臂旋转活动范围。⑤肘关节完全屈曲所需要的肩关节屈曲度。⑥肘关节屈曲所需要的力。⑦手指开闭时牵引索的传递效率。⑧肘关节屈曲 90°假手动作。⑨假手在身体各部位的动作。⑩上肢假肢日常生活活动能力评定（包括更衣、进食、家务劳动等）。

（2）下肢假肢的评定：①站立位时，检查残肢是否完全纳入接受腔内，残端是否与接受腔底部相接触，残肢长度（小腿假肢双侧下肢应等长，大腿假肢其假肢侧可较健侧短 1 cm 左右），假肢足底内外侧是否完全与地面接触等。②坐位时，检查接受腔是否脱出，膝关节屈曲 90°时两侧膝关节高度是否一致，假足方向是否与健侧相对称等。③步态，须在下肢假肢步行时进行观察。④行走能力，一般以行走距离、上下台阶、跨越障碍物等指标进行评估。

## 二、康复治疗

### （一）安装假肢前的康复治疗

安装假肢前康复治疗的目的是维持和改善残肢关节活动度、增强残肢肌力、增强残端皮肤强度、消除残端肿胀、提高平衡能力、增强全身体能和加强心理调整与心理支持。使截肢者具有健康的体能和心理状态，良好的穿戴假肢条件，以发挥最佳的代偿功能。

1. 保持功能位　截肢患者由于残端肌肉力量不平衡，加之残端肢位不正确，很容易导致关节挛缩。出现关节挛缩将对假肢的安装和使用带来严重影响，甚至不能佩戴假肢。因此，早期保持患者的功能位非常重要。如小腿截肢的功能位应是髋、膝关节伸展；大腿截肢的功能位应是髋关节伸展、内收，同时术后早期不应该长时间乘坐轮椅，避免发生髋关节屈曲外展畸形。

2. 保持残端良好形态　为了改善远端的静脉回流，减轻肿胀，使松弛的组织收缩，为安装假肢准备良好的残端，拆除缝线后即用弹性绷带包扎。上臂和小腿截肢用宽 10 cm、大腿截肢用宽 15 cm，长 4 cm 左右的绷带，先顺沿残肢长轴方向包绕 2～3 次，然后再尽可能地向斜上方缠绕成螺旋状。对大腿残肢应缠绕至骨盆部；对小腿残肢应缠绕至大腿部；上臂残肢应缠绕至腋部，为防止脱落要环绕对侧腋下方；前臂残肢缠绕至上臂，为方便肘关节的活动应暴露肘后方。绷带应 24 h 包扎，但应保持每 4 h 重新包扎一次。弹性绷带采用远端紧、近端松的方法缠绕，松紧度以不影响残端血液循环为宜。同时应注意残端卫生，每晚用温水和肥皂清洗、擦干。

3. 残端训练　残端训练的目的是消除残端感觉过敏，使其能适应外界的触摸和压力，为装配假肢的接受腔做准备。具体方法如下。

（1）增强残端皮肤强度的训练：开始可用治疗泥于截肢的残端进行挤压，每天 10～20 次。也可将残端放在泥上或柔软塑料上做按压及支撑等动作，逐渐过渡到将残端置于细砂、米粒内挤压、旋转，每次 5 s，反复多次练习，以提高残端皮肤的耐磨性。

(2) 残端负重训练:双下肢截肢者可借助支撑架练习残端负重。单腿截肢者可在平行杠内将木凳调至相应的高度,利用身体重心向残肢转移而使残端适应负重。

4. 维持与改善关节活动度训练　关节活动受限,直接影响假肢的代偿功能。为了维持和改善关节活动度,避免关节发生挛缩畸形,应在手术后尽早进行关节活动度训练。

(1) 肩胛胸廓关节活动度训练:患者取坐位,治疗师一手固定截肢侧肩胛下角,另一手固定上臂残端(肩关节离断患者可固定肩胛骨上缘),让患者主动完成肩胛骨向上移动(耸肩);向外移动(外展);向下移动(下降);向脊柱方向移动(内收)。如有活动受限,治疗师给予协助,使其达到正常活动范围。

(2) 肩关节活动度训练:患者取坐位,双上肢垂于体侧。双侧上肢外展、上举,尽量靠近头部,再返回原位置;双侧上肢前屈、上举,上臂触头部,返回原位置;双侧上肢后伸,返回原位置;双上肢自然下垂,做向内、向外的旋转运动。以上训练每次 5 min,每天 2 次。

(3) 髋关节活动度训练:患者取俯卧位,治疗师一手放置于患者臀部,另一手固定大腿残端,利用双手相反运动用力,扩大髋关节的活动范围。但要防止粗暴手法,加力速度应缓慢。对髋关节屈曲挛缩者,可采取俯卧位臀部压沙袋进行牵拉,也可仰卧位下残肢挂沙袋进行牵拉。注意沙袋重量以患者能耐受为宜。

(4) 膝关节活动度训练:①患者取仰卧位,治疗师双手拇指抵于膝关节近端,利用其余 4 指合力使膝关节被动伸展。②患者取俯卧位,在膝关节下方垫一软枕,治疗师一手固定臀部,另一手置于残肢远端向前下方施加外力,使膝关节伸展。③患者取坐位,用宽尼龙带固定患者大腿于治疗台上,治疗师双手固定残端,令患者用力屈曲膝关节与治疗师相对抗完成等长运动。当患者感到疲劳时令其放松,治疗师迅速做膝关节被动伸展。训练中的手法、力量应根据患者情况调整,切勿粗暴。

5. 增强肌力训练　只有良好肌力的残肢才能很好地带动和控制假肢。因此,为了维持残肢的肌力,预防关节挛缩,肌力强化训练非常重要。

(1) 上臂截肢的肌力训练:上臂截肢后,主要训练肩关节周围肌力。

1) 提高残肢肌力:可由治疗师有计划地对上肢残端各运动方向施加外力,嘱患者用力对抗治疗师的外力,在不产生肢体运动的状态下(即等长运动),让患者分别完成屈曲(向前)、伸展(向后)、外展(向外)、内收(向内)等全力肌肉收缩,每天 3 次,每次各方向运动持续 3～10 s,每次间隔休息 2～3 min。训练中施加外力的方向要与残肢成直角,施加外力的部位应适当调整。

2) 提高残肢肌耐力:用滑车、重锤练习残肢抗阻力的运动(即等张运动)。重锤重量为患者连续运动 10 次所能对抗的最大阻力,牵引力方向应与残肢垂直。运动速度不宜过快,肌肉收缩到极限后维持 2～3 s,每天 3 次,每次间隔休息 2～3 min。每周测量肌力增长情况,以调节重锤的重量后进行下一阶段的训练。

(2) 前臂截肢的肌力训练:前臂截肢主要训练肘关节屈伸肌肌力。方法与上臂截肢相同。还可用弹簧或橡皮带练习,即患者站立于平行杠前,弹簧一端固定一只脚,另一端固定在前臂断端,通过用力屈曲肘关节牵拉弹簧的方法增加肌力。

(3) 大腿截肢的肌力训练:大腿截肢的肌力训练主要是加强伸肌和内收、内旋肌的肌力训练。

1) 臀大肌肌力训练:患者取仰卧位,在训练床上放一矮凳,凳上放软垫,残肢置于软垫

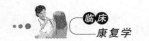
上,反复练习将臀部抬起的动作。

2）骨盆上提及臀部离床动作练习:患者取坐位,残肢下方垫一软枕,患者双上肢上举,反复练习骨盆上提及臀部离床的动作。

3）内收肌群肌力训练:患者取侧卧位,健肢在上方,残肢内侧置于矮凳上,用残肢支撑,反复练习骨盆上抬及离开床面的动作。

（4）小腿截肢的肌力训练:小腿截肢的肌力训练主要是加强股四头肌肌力训练。

1）将患者膝关节置于训练床的一端,固定膝关节上方,治疗师双手紧握患者小腿残端,嘱患者完成膝伸展运动,治疗师给予抵抗,反复进行,以提高膝伸肌肌力。

2）患者取坐位,利用重锤、滑轮进行训练。

6. 平衡训练　大腿截肢者常伴有平衡功能下降,应进行提高平衡能力的训练。

（1）坐位平衡训练:患者坐在平衡板上,双手交叉向前方平举,治疗师位于患者身后,一手放于患者肩部,另一手放于患者骨盆部,双手交叉用力,使平衡板左右摇摆,诱发患者头部躯干和双上肢的调整反应,以训练和提高患者的坐位平衡能力。

（2）膝手卧位平衡训练:患者保持膝手卧位,嘱身体重心向患肢移动,同时施加外力破坏其身体平衡,以诱发患者的调整反应能力。在平衡能力有所提高后,可练习健侧下肢和另一侧上肢抬起的两点支撑训练。

（3）跪立位平衡训练:患者跪立位,治疗师双手扶持患者骨盆,协助患者完成重心左右移动、患肢负重、身体调整反应等训练。

7. 站立与步行训练　下肢截肢者,利用残肢端在垫上进行站立负重训练及单腿站立训练,既增强肌力,又训练平衡。可让患者在平行杠内面对镜子站立,骨盆保持水平,由双手扶杠、单手扶杠、双手离杠站立,逐渐延长单腿站立时间,最后让患者练习单腿跳。利用双拐进行步行训练,既训练双拐的使用,又训练健侧下肢的肌肉力量。

8. 优势手交换训练　利手侧截肢后,鼓励患者用健手(即非利手)进行日常生活活动。为训练精细动作和协调动作,可练习打字、雕刻、捡起小物品等,通过训练完全可达到利手的要求。

9. 增强体能训练　下肢截肢者佩戴假肢行走时比正常人消耗更多的能量,截肢水平越高,耗能越大。以同样的速度在平地行走,一般小腿截肢者要比正常人多消耗能量 $10\%\sim40\%$,大腿截肢者要多消耗 $65\%\sim100\%$,双侧大腿截肢者平均比正常人多消耗 $110\%$。这样大的能量消耗,就要求下肢截肢者有强壮的体质,因此,要早期开始加强体能训练,以提高截肢者心肺功能,维持肌肉和关节正常功能。可以采用各种适合患者的运动训练,如轮椅篮球、坐地排球、引体向上、上肢拉力训练、水中运动等。增强背肌和腹肌的训练可在俯卧位或仰卧位进行;健侧下肢可进行单腿站立训练,并逐渐延长站立时间,最后练习单腿跳。

10. 心理支持　截肢者面对永久失去肢体功能和残疾的心理创伤,大多数会对自我形象、社会角色、未来的生活发生情绪变化,表现出恐惧、焦虑或悲观绝望。因此,对截肢者要给予鼓励安慰、稳定情绪,帮助患者重新认识自我价值,重新树立自尊、自信、自强、自立,以乐观的态度接受现实,积极投入到功能训练中去。此外,还要使患者及家属建立使用假肢的思想,了解截肢后伤残程度和假肢的选择,了解康复训练程序、方法、目的、所需时间和费用等。

（二）术后即装假肢后的训练

术后即装假肢是指截肢手术后在手术台上直接为患者制作石膏接受腔并安装临时假

肢,这对残肢定型、早期离床功能训练、减少幻肢痛等有积极作用。

训练设备包括助行器、步行双杠、姿势矫正镜、落地式磅秤等。训练方法为:①术后第 1 天,在治疗师指导下于助行器内练习残肢站立负重,时间 1~5 min,磅秤所示承重不应大于 3.6 kg,然后返回床上,脱下假肢。②术后第 2 天,每次站立 5 min 以下,负重 3.6 kg,每日 2 次。以后可逐渐增加练习次数和时间,同时可进行增强上肢肌力的训练。当每天能站立几个 5 min 并能耐受时,可在步行双杠内训练站立平衡和试走,但残肢负重在伤口未愈合时负重不应大于 7 kg。③术后 2 周,可正式在步行双杠内练习行走,但残肢侧最大承重 7~10 kg。④术后第 3 周,患者常已能扶拐行走,但负重仍不宜超过 10 kg。术后最初几天的训练患者往往有疼痛感,可给予止痛药对症处理。

**(三)穿戴临时假肢后的训练**

一般手术后经过 3 周左右的适应性训练,即可安装临时假肢。穿戴临时假肢后的康复治疗目的是训练截肢者掌握穿戴假肢的正确方法,站立平衡(假肢单腿站立时间 3~5 s 以上),不使用辅助器具可行走、上下台阶及跨越障碍物,提高步行能力,为安装永久假肢创造条件。

1. **穿戴临时假肢方法的训练** 临时假肢装配后,要教会患者如何穿戴临时假肢。如穿用小腿假肢,一般先在残肢上套用残肢棉线袜,然后将残肢袜的远端由接受腔的底部穿出,再将残肢拉入接受腔。随着残肢消肿变瘦应增加袜套层数。穿用大腿假肢时先用光滑的绸布包裹残肢,残肢插入接受腔后,通过接受腔的气孔将绸布慢慢拉出,牵拉残肢使之与接受腔完全贴附。为了减少拉穿时的摩擦阻力,一般都在接受腔内壁涂抹一些滑石粉。

2. **站立平衡训练** 开始在步行双杠内进行站立平衡训练,首先双手扶杠,双足分开与肩同宽,反复练习侧方重心转移,体会假肢承重的感觉和利用假肢支撑体重的控制方法;再进行单侧肢体站立平衡训练(由健肢单腿站立过渡到假肢单腿站立),交替屈曲膝关节。在患者能较好地掌握平衡时,可进行与患者做接传球的训练,也可以向前、后、左、右轻推患者,使之达到良好的站立平衡。只有当假肢单腿站立平衡良好并能保持一定的时间(一般可站立5~10 s)时才能进行迈步训练。

3. **迈步训练** 开始在步行双杠内,双足间隔保持 10 cm 左右,双手扶杠进行迈步训练,逐步过渡到单手扶持杠、杠外扶拐训练,最后不用拐也不用手支持进行迈步训练。步幅由小逐渐增加。

(1)下肢迈出训练:健肢支撑体重,有节奏地将假肢向前、向后、向外迈出;假肢支撑体重,有节奏地将健肢向前、向后、向外迈出。

(2)假肢迈步训练:将假肢退后半步,使假肢负重,在假肢足尖触及地面时,将重心移向健肢,迈出假肢,使其足跟落在健肢足尖前面。要求患者注意体会用力屈曲残肢小腿摆出和伸展膝关节时的感觉。

(3)健肢迈步训练:将健肢后退半步,健肢完全承重,将重心移到假肢,迈出健肢,提起假肢跟部,使足尖部负重,弯曲假肢膝关节。此训练重点是要求大腿大幅度迈出健肢来伸展假肢侧髋关节,掌握假肢后蹬时的感觉。

4. **步行训练** 在完成迈步训练以后,在步行双杠内进行交替迈步训练,即步行训练。由步行双杠内到双杠外,由单手扶杠到完全独立步行训练。也可以开始用双拐步行,过渡到

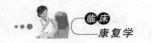

单拐,再过渡到手杖,最后不用手杖独立步行。在训练中,注意健肢步幅不要短,腰部要挺直,假肢要向正前方摆出。

5. 站起与坐下训练　站起时将健肢向后放至能充分负重的位置,躯干前倾,伸展健肢髋、膝关节站起。坐下时假肢稍外旋,仍由健肢支撑体重,躯干前倾,健肢髋、膝关节屈曲坐下。

6. 上下台阶训练　上台阶时健腿先上一台阶,再假肢轻度外展迈到同一级台阶。早期可扶扶手,逐渐过渡到独立上台阶。下台阶时假肢先下,躯干稍向前弯曲,重心前移,接着健足下台阶。

7. 上下斜坡训练　上下斜坡分侧方上下和正面直行上下,基本方法相似。上坡时健腿迈出一步(步幅稍大些),假肢向前方迈出一步(步幅比健肢要小),为防止膝关节屈曲,身体应稍向前倾。下坡时假肢先迈出一步(步幅要小),为防止膝关节突然屈曲,残肢应后伸。当健肢迈出着地时重心必须前移。

8. 跨越障碍物训练　侧方跨越(横跨)时先健腿靠近障碍物,假肢负重,健肢越过障碍物;健肢负重,假肢抬高并跨越障碍。正面跨越(前跨)时面对障碍物站立,假肢负重,健肢跨越障碍物;健肢负重,重心移至健肢,假肢髋部后伸,然后向前摆动跨越障碍物。

9. 拾物动作训练　健肢向前迈一步,假肢膝关节伸展位(或屈曲位),躯干前倾,健肢膝关节屈曲,腰部低下拾起物品。

10. 摔倒后站起训练　患者坐在地面上,假肢放在健肢下方,双手触地变成侧坐,屈曲健肢,双手支撑上半身旋转躯干,用力支起双上肢和健侧下肢,假肢移向前方并站起。

### (四)穿戴永久假肢后的训练

应用临时假肢经过系统的康复训练2~3个月,残肢已定型良好,适应性能、行走步态、身体平衡和灵活性均较满意,即可安装永久假肢。穿戴永久假肢后,仍需进一步的康复训练。其目的是减少异常步态,跌倒后站立,对突然袭击的意外有作出反应的能力,提高步行能力;假手能达到日常生活活动自理的能力。从而使假肢、假手能发挥最佳代偿功能,回归社会,从事力所能及的工作。

1. 上肢永久假肢的训练

(1)肩关节离断假肢穿脱训练:穿时用健手将假肢接受腔放到残端,利用桌子或墙壁将其固定,健手在背后抓住胸廓固定带,拉到胸前加以固定,再将健手向背后插入肩固定带,即完成假肢的穿戴。脱假肢的顺序与穿戴时相反。

(2)前臂假肢穿脱训练:穿时将前臂假肢放于桌上,固定带下垂于桌边,患肢残端插入接受腔,将患肢上举,固定带在身后下垂,健侧上肢后伸插入固定带环内,使固定带套于健侧腋下,即完成假肢的穿戴。脱假肢时,用假手将健侧肩部固定带脱下,然后将残肢从接受腔内抽出。

(3)上肢假肢使用训练

1)锁定技术:肘关节90°屈曲时肘关节控制锁打开;前臂不动,肩部前突,断端向后用力时肘关节控制锁关闭。

2)钩状手开闭技术:在肘关节锁住状态下,肩关节前屈,钩状手打开;肩关节后伸,钩状手关闭。

3）钩状手定位技术：先将手移动到最方便抓持的位置，判断钩状手的固定片和移动片，再使固定片靠近物品，活动片与固定片平行。

4）假手使用训练：上肢假肢使用训练包括基本功的训练和实际使用的训练。基本功的训练包括接近、抓住和放松物体。基本功训练是实际使用训练的基础。一般要从大物品开始练习，如用宽 4 cm 的方木块完成抓、放的动作。逐渐过渡到利用跳棋、象棋等游戏进行训练。随着动作的熟练，加大动作的难度，如采用柔软物品、一次性纸杯等进行抓放训练，最后训练握持表面光滑、形状复杂的物品如玻璃杯、钢笔、皮夹、电话等。进行实际使用的训练时，应从日常生活中所必须做的事做起。日常生活项目的训练不仅会使截肢者掌握一些实际使用假肢的方法，而且也是截肢者扩大假肢用途的一种过渡。通过训练使截肢者基本上达到日常生活的自理后，再逐步过渡到某些力所能及的职业性技能的训练。

肌电假手因去除了控制索，由残肢肌肉活动产生的生物电流作为信号以控制假手的动作。其训练分为 3 个阶段：①基础肌电信号训练；②视觉反馈训练；③肌电手功能训练。

2. 下肢永久假肢的训练

（1）髋关节离断假肢穿脱训练：穿假肢时患者靠墙或靠近家具等物品站立，一手扶物品保持单腿站立，另一手抓住假肢，骨盆伸到接受腔内，当骨盆与接受腔紧紧接触后，将肩吊带与假肢扣带固定好。脱假肢时患者靠墙站立或扶持物品站立，将假肢吊带与肩吊带松解开，一手扶假肢接受腔，将身体向健侧倾斜，脱下假肢。

（2）大腿假肢穿脱训练：穿假肢时患者坐位，在残端包裹绸布，打开接受腔阀门，将残肢插入接受腔，将绸布从阀门孔拉出，残肢完全接触接受腔底部后，关闭阀门。脱假肢是在坐位下将接受腔阀门打开并取下假肢。

（3）小腿假肢穿脱训练：穿假肢时患者坐位，残肢穿上袜套，残肢膝关节屈曲，再套内袜套，将假肢接受腔套在残肢上，系好固定带。脱假肢是在坐位下双手握住假肢，将假肢向下拽，拉出残肢。

（4）下肢假肢的训练：穿戴永久假肢的训练基本与穿戴临时假肢方法相同，其主要目的是训练患者对永久假肢的适应，巩固和加强以前的训练效果，达到熟练使用假肢，提高独立生活活动能力。为使患者能更好地适应社会生活，还应在不平路面上进行步行训练，以及灵活性训练、搬运物体训练、对突然意外作出快速反应能力的训练。训练时让穿戴假肢者面对镜子观看自己用假肢行走的步态，并予以纠正。

在训练过程中，应认真检查和分析产生异常步态的原因。是假肢方面的原因则修正假肢，是截肢者方面的原因，应进行矫正和训练，使步态得到较好的改善。下面介绍几种常见异常步态的原因及矫正训练。

1）侧倾步态：在假肢支撑体重时，身体向假肢侧倾斜。①假肢方面的原因有假肢过短、对线不良、接受腔内侧壁与外侧壁不适合等。②截肢者方面的原因有髋关节外展肌肌力减弱、平衡训练不充分。应训练增加髋外展肌肌力，进行平行杠内、外的横向移动训练。

2）外展步态：表现为步行是假肢侧显著外展。①假肢方面的原因有假肢过长，接受腔内壁过高或外侧壁侧向压力不足等。②截肢者方面的原因有残肢髋关节外展挛缩、训练平衡不充分。应进行直线步行训练、减小步幅步行训练。

3）画弧步态：假肢摆动期出现向外侧画圆弧动作。①假肢方面的原因有假肢过长、假肢膝关节屈曲不良等。②截肢者方面的原因有残肢髋关节外展挛缩，怕打软而不敢屈曲膝

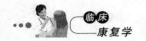

关节。应进行膝关节屈伸训练、节拍器下双下肢摆出训练。

4）步幅不均：假肢侧与健肢侧步幅不均等。①假肢方面的原因有接受腔初始屈曲角度不够大、坐骨支撑情况不良等。②截肢者方面的原因有残肢髋关节屈曲挛缩、恐惧感。应进行关节活动训练、平衡训练。

5）腰椎前凸：假肢支撑期，生理性腰椎前凸过分增加。①假肢方面的原因有接受腔前侧壁支撑不良、坐骨承重不充分、接受腔前后径过大等。②截肢者方面原因为臀大肌、腹肌肌力低下、髋关节屈曲挛缩。应进行关节活动度训练、腹肌及臀大肌肌力增强训练、重心前后转移训练。

### （五）穿戴假肢后的注意事项

1. 保持适当体重　一般体重增减超过 3 kg 就会引起接受腔的过紧过松，使接受腔变得不适合。下肢穿戴假肢行走能量消耗比正常人大，体重越大能耗越大。肥胖者残肢变粗，与其长度比值减少，不利于假肢的代偿功能。所以保持适当的体重非常重要。

2. 防止残肢肌肉萎缩　残肢肌肉不继续训练就会萎缩，对假肢接受腔的适配及功能不利。如小腿截肢者应做幻足的背屈和跖屈，训练小腿肌肉以防萎缩；大腿截肢者应做幻膝关节的伸展和屈曲，训练股四头肌和腘绳肌以防萎缩。

3. 防止残肢肿胀及脂肪沉积　截肢者佩戴假肢后，为防止残肢肿胀及脂肪沉积，要求在不穿戴假肢时一定要缠绕弹性绷带，尤其是夜间或因某些原因而一段时间不能穿戴假肢时。

4. 保持残肢皮肤及假肢接受腔清洁　残肢每天要清洗、擦干，保持干燥，残肢袜套、绸布要经常清洗，接受腔也要经常清洗、擦干，以防皮肤出现红肿、肥厚、毛囊炎、溃疡、过敏等。

### 思考题

1. 简述截肢、截肢后康复的定义。
2. 截肢术后有哪些并发症及处理方法？
3. 截肢评定包括哪些内容？
4. 简述假肢安装前的训练内容及方法。
5. 简述穿戴临时假肢、永久假肢的训练要点。

（李贻能）

## 学习目标

1. 掌握骨折、骨折后康复的定义,骨折后常见的康复问题,骨折恢复期的康复治疗方法。

2. 熟悉骨折的原因和分类、骨折临床愈合标准、康复评定的内容、康复治疗的作用、骨折固定期的康复治疗方法、常见骨折的康复治疗。

3. 了解骨折愈合的分期和影响因素、骨折的临床表现、骨折的并发症、临床治疗原则、康复治疗原则、上肢和下肢康复治疗目标。

骨折后,为了保证骨折的良好迅速愈合,保持和恢复肢体运动功能,必须进行断端复位和固定,而固定制动可因肌肉萎缩、关节挛缩等,导致肢体功能障碍。骨折后的康复就是在骨折复位和固定的基础上,针对肢体功能障碍的各种因素,采取相应的康复措施,通过有计划、有目的的训练,消除创伤及固定的不利影响,促进骨折愈合和恢复骨关节损伤部位的功能,以适应日常生活、工作和学习。

# 第一节　骨折的临床诊治

## 一、临床诊断及愈合过程

### (一)定义

骨的完整性或连续性中断称为骨折。

### (二)原因

(1) 直接暴力:骨折发生在暴力直接作用的部位。

(2) 间接暴力:暴力通过传导、杠杆或旋转作用,使远处发生骨折。

(3) 肌肉拉力:肌肉突然猛烈收缩,引起肌肉附着部位骨质撕裂。

(4) 积累性劳损:长期、反复直接或间接地受到积累性劳损,可致骨骼的某一点发生骨折。

(5) 骨骼疾病:如骨肿瘤、骨髓炎等,在正常活动或遭遇轻微外力即骨折。

（三）分类

1. 按骨折程度分类

（1）不完全性骨折：指骨的完整性或连续性部分中断。按其形态又可分为裂缝骨折、青枝骨折。

（2）完全性骨折：指骨的完整性或连续性完全中断。按骨折线的方向及形态又可分为横骨折、斜骨折、螺旋骨折、粉碎性骨折、嵌插骨折、压缩性骨折和骨骺分离。

2. 按骨折处是否与外界相通分类

（1）闭合性骨折：骨折处皮肤或黏膜完整，不与外界相通。

（2）开放性骨折：骨折处皮肤或黏膜破损，骨折处与外界相通。

3. 按骨折的原因分类

（1）创伤性骨折：由直接暴力或间接暴力所致。

（2）疲劳性骨折：长期、反复直接或间接地受到积累性劳损所致。

（3）病理性骨折：骨骼本身疾病如骨肿瘤、骨髓炎等，在正常活动或遭遇轻微外力所致。

4. 按骨折端的稳定程度分类

（1）稳定性骨折：指骨折端不易移位或复位后经适当外固定不易发生再移位，如青枝骨折、横骨折等。

（2）不稳定性骨折：指骨折复位后容易发生再移位，如斜骨折、粉碎性骨折等。

5. 按骨折时间分类

（1）新鲜骨折：指新发生的骨折。

（2）陈旧骨折：指伤后 3 周以上的骨折。

（四）骨折的诊断

（1）骨折的特有体征：畸形、反常活动、移位、骨擦音或骨擦感。

（2）骨折的其他表现：疼痛与压痛、局部肿胀与瘀斑、功能障碍。

（3）X 线检查：可确诊有无骨折、骨折的类型、骨折的移位等，对骨折的治疗有重要指导意义。

（五）骨折的愈合过程

1. 骨折的愈合过程　骨折的愈合大体分为 4 期，但各期之间相互交织演进。骨折愈合需要良好的固定（骨折端紧密接触）、充足的血液供应和有利的力学环境。

（1）血肿机化期：骨折断端形成血肿，局部组织坏死引起无菌性炎性反应，来自骨外膜、骨髓腔和周围软组织的新生血管伸入血肿，大量间质细胞增生分化，血肿被吸收并机化而演变为肉芽组织，进而转化为纤维组织，将骨折端连在一起形成纤维愈合。这个过程在骨折后 2～3 周内完成。

（2）原始骨痂期：由骨内、外膜的成骨细胞在断端形成骨样组织并逐渐钙化而成新生骨，即膜内骨化。由血肿机化的纤维组织逐渐转化为软骨组织，经增生变性而成骨，即软骨内骨化。这一过程在伤后 6～10 周内完成。

（3）成熟骨板期：骨痂内的新生骨小梁逐渐增加，排列渐趋规则。经死骨吸收，新骨爬行替代，原始骨小梁被改造为成熟的板状骨。此时骨折端之间已形成骨连接，习惯称为临床愈合期。这一过程在伤后 8～12 周内完成。

（4）塑形期：随着肢体的活动和负重，位于应力轴线上的骨痂得到加强，应力轴线以外的骨痂逐渐被清除，骨小梁适应力学要求排列，骨髓腔重新沟通，恢复骨的正常结构。这一过程需 2～4 年才能完成。

2. 影响骨折愈合的因素

（1）全身因素：包括年龄、营养状况、并发疾病情况、钙磷代谢紊乱等。

（2）局部因素：包括骨折类型、骨折部血供、软组织损伤程度、有无软组织嵌入、有无感染、复位与固定是否良好等。

3. 骨折临床愈合标准

（1）局部无压痛及纵向叩击痛。

（2）局部无异常活动。

（3）X 线片显示骨折处有连续性骨痂，骨折线已模糊。

（4）拆除外固定后，在上肢能向前平举 1 kg 重物并持续达 1 min；在下肢不扶拐杖能在平地连续行走 3 min，并且不少于 30 步，连续观察 2 周骨折处不变形。

临床愈合时间为最后一次复位之日至观察达到临床愈合之日所需的时间。检查肢体异常活动和负重情况时应予慎重，不宜于解除固定后立即进行。

## 二、治疗原则及并发症

### （一）治疗原则

骨折后的治疗目的是使骨折获得良好愈合，尽可能地恢复损伤部位的解剖和功能。复位、固定和功能锻炼是治疗骨折的三大原则。

1. 复位  复位是将移位的骨折段恢复正常或使之接近正常的解剖关系，重建骨骼的支架作用。

（1）复位方法：①手法复位，指应用手法使骨折复位；②手术复位，指应用手术暴露骨折段，在直视下将骨折复位。

（2）复位标准

1）解剖复位：指复位后矫正了各种移位，恢复了正常的解剖关系，对位（指两骨折端的接触面）和对线（指两骨折端在纵轴上的关系）完全良好。

2）功能复位：指复位后，两骨折段虽未恢复到正常的解剖关系，但骨折愈合后对肢体功能无明显影响。不同部位功能复位的要求不一样。

功能复位的标准：①骨折端的旋转移位、分离移位必须完全矫正。②缩短移位在成人下肢骨折不超过 1 cm，儿童不超过 2 cm。③下肢骨折侧方移位必须完全复位，前臂双骨折要求复位、对线都良好。④长骨干横骨折的骨折端对位应至少达到 1/3 左右，干骺端骨折至少应对位 3/4 左右。

2. 固定  固定是用一定的方法，将骨折维持于复位后的位置，待其坚固愈合。

（1）固定的方法

1）外固定：常用的外固定物有小夹板、石膏绷带、持续牵引、外固定支架等。

2）内固定：切开复位后，可用对人体组织无不良反应的金属内固定物，将骨折段固定，从而达到解剖复位和相对固定的要求。常用的内固定物有接骨板、螺丝钉、髓内针等。

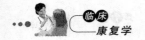

（2）固定的要求：能防止骨折端移位，有利于骨折愈合，便于及早活动，促进功能恢复。

3. **功能锻炼** 功能锻炼是骨折后康复治疗的重要手段，可促进骨折愈合，预防和减少骨折后的并发症、后遗症。故应鼓励患者早期进行功能锻炼。但功能锻炼必须按一定方法循序渐进，否则也可引起不良后果。

**（二）并发症**

1. **早期并发症** 休克、感染、重要内脏器官损伤、重要动脉损伤、脊髓损伤、周围神经损伤、脂肪栓塞症等。

2. **后期并发症** 坠积性肺炎、压疮、关节僵硬、骨化性肌炎、创伤性关节炎、缺血性骨坏死、缺血性肌挛缩、下肢深静脉血栓形成等。

# 第二节 骨折后的临床康复

## 一、康复评定

### （一）康复问题

1. **损伤性炎症和肢体肿胀** 骨折后局部组织损伤引起无菌性炎性反应，体液渗出，同时并发出血，导致局部肿胀。骨折愈合后的肢体肿胀多由于血管壁弹性减弱，运动减少致肌肉的"唧筒作用"减弱，血液回流障碍所致。

2. **肌肉萎缩和肌力下降** 骨折后卧床及局部固定制动都会导致失用性肌萎缩。其后果是肌力下降、运动无力及关节动力性不稳定。

3. **关节活动障碍** 骨折固定后因关节制动，关节囊、韧带、肌腱和疏松结缔组织缺乏必要的牵拉而逐渐挛缩；制动时关节内滑膜纤维、脂肪组织增生，软骨表面有血管翳增生，可侵蚀软骨，导致关节内粘连、关节内骨折等，引起创伤性关节炎；关节周围软组织损伤后局部血肿和渗出物吸收不完全，造成纤维化和瘢痕粘连等，均可使关节活动障碍。非外伤部位的关节也可因长期不活动导致关节僵硬。

4. **骨质疏松** 制动使骨失去了应力负荷的刺激，同时使骨组织血液循环受影响，致骨代谢障碍，骨无机盐流失，引起骨质疏松。

5. **关节稳定性减弱** 多因制动使关节韧带强度降低，同时由于肌肉萎缩、肌力下降所致。

6. **整体功能下降** 骨折后因长期卧床，会引起全身体能衰减，导致人体活动能力减退，并可能出现某些并发症。

7. **日常生活活动能力下降** 局部制动、长时间卧床、关节活动受限、肌力下降及整体功能下降，可使骨折患者日常生活和工作受到明显影响。

8. **心理障碍** 因为骨折及骨折后而引起的上述康复问题，特别是经治疗后仍有明显功能障碍，患者可能出现各种心理问题。

### （二）康复评定

（1）骨折愈合情况：评定内容包括骨折对位对线情况、骨痂形成情况、延迟愈合或未愈合、有无假关节形成及畸形愈合、关节挛缩、骨化性肌炎、骨缺血性坏死,以及有无重要血管、神经损伤等。

（2）关节活动度检查:了解关节有无活动受限及受限程度。

（3）肌力检查:了解伤肢关节的肌力与健侧肌力。

（4）肢体长度测量:判断骨折后肢体长度有无改变及其程度。

（5）肢体周径测量:判断伤肢水肿、肌萎缩的程度。

（6）步态分析:用于下肢骨折有步行障碍者。

（7）感觉检查:判断有无神经损伤及损伤程度。

（8）日常生活活动能力评定:对骨折后留有肢体功能障碍并影响日常生活能力者,应进行日常生活活动能力评定。

## 二、康复治疗

（一）康复治疗作用

1. 促进肿胀消退　在保持骨折复位和固定的基础上,早期进行适度的肌肉等长收缩训练,促进血液循环,有助于血肿和渗出物的吸收、消除肿胀。

2. 预防肌肉萎缩　肢体功能活动可改善血液循环和肌肉营养,强化肌肉力量,可预防或减轻失用性萎缩。

3. 防止关节粘连僵硬　关节活动能牵伸关节囊及韧带,能促进血肿及炎症渗出物的吸收,改善关节的血液循环,促进关节液分泌,从而防止关节内外组织的粘连,防止关节挛缩、僵硬,保持和恢复正常的关节活动度。

4. 促进骨折愈合　功能锻炼可促进局部血液循环,使新生血管得到较快的生长,借助固定肌肉的收缩可保持骨折端的良好接触,并产生轴向应力刺激,有利于骨折端的纤维性连结和骨痂形成,加速骨折愈合。

（二）康复治疗原则

1. 早期康复　早期功能训练可以防止或减少并发症、后遗症,加速骨折愈合,缩短疗程,促进功能恢复。关节内骨折,通过早期保护性的关节运动训练,有助于关节面塑形,减少创伤性关节炎的发生。因此,康复治疗在骨折复位、固定后就应开始,即肢体的固定与训练同步进行。但在训练中,骨折复位后,内、外固定要坚固可靠,以保障训练正常进行。

2. 整体康复　骨折后的康复不仅注重局部骨折的愈合和功能恢复,更重要的是促进患者整体功能的恢复。由于长时间固定制动,非固定关节不做功能训练,在骨折部位完全治愈后,可能遗留功能障碍。因此,在康复治疗中要局部与整体兼顾。

3. 循序渐进　根据骨折愈合的不同阶段,在训练中及时调整训练计划,采取重点不同的康复治疗手段,使康复训练更加安全、有效。训练中活动幅度和次数,必须根据骨折愈合的临床过程和骨折的稳定程度,循序渐进。活动次数由少到多,活动范围由小到大,负荷由轻到重,逐渐增加,直至功能恢复。

（三）康复治疗目标

骨折患者经过正确的临床治疗和积极的康复治疗,大多数可以恢复正常功能。但是,由于种种原因,也有少数患者不可能恢复到正常的功能。对于后者,应尽最大可能恢复患肢的

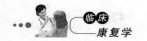

主要功能。

1. **上肢康复治疗的主要目标**　上肢的主要功能是手的使用。而腕、肘、肩各关节的多样化的连接方式,各肌群的力量,灵敏与高度协调,以及整个上肢的长度都是为了使终端的手得以充分发挥其功能,完成各种复杂的劳动和生活活动。因此,上肢骨折康复治疗的主要目标是恢复上肢关节的活动范围,增加肌力和使手功能得到正常发挥,从而重新获得日常生活和工作能力。肢体处于某个位置上能够很快地做出不同动作的体位,这个体位称为功能位。当关节功能不能完全恢复时,则必须保证其最有效的、起码的活动范围,即以各关节功能位为中心而扩大的活动范围。

(1) 肩关节的功能位:外展 50°、前屈 20°、内旋 25°。

(2) 肘关节的功能位:屈曲 90°,其最有用的活动范围为 60°～120°。

(3) 前臂的功能位:旋前、旋后的中立位,最有用的活动范围是旋前、旋后各 45°。

(4) 腕关节的功能位:背伸 20°,但有时需要根据患者的需求而定。

(5) 手:为了适应每天活动需要,手应有抓握和对指功能,其次是手的伸直。如手指屈曲活动受限,可以增加掌指关节屈曲来补偿。一般情况下,手各部位功能的重要程度应该是:桡尺关节旋前＞旋后;腕关节伸腕＞屈腕,尺偏＞桡偏;手指依次是掌指关节屈曲、指间关节伸展、掌指关节伸展及指间关节屈曲;拇指是腕掌关节外展、内旋、掌指关节屈伸和指间关节屈伸。

2. **下肢康复治疗的主要目标**　下肢的主要功能是负重、平衡和行走,要求各关节充分稳定,能够负重,而且要有一定的活动度。从下肢功能考虑,下肢重要性伸直＞屈曲,稳定＞灵活。行走时各主要关节的活动范围如下。

(1) 踝关节:足跟着地时背屈 20°,足趾着地时跖屈 20°。

(2) 膝关节:步行时膝关节的有效活动范围为 5°～60°,某些活动如骑自行车则屈膝要求大于 105°。

(3) 髋关节:行走时要求髋关节伸直达 0°,屈曲达 60°。

在下肢肌肉中,为了保证正常的行走,功能训练的重点是臀大肌(伸髋)、股四头肌(伸膝)、小腿三头肌(足跖屈)。

**(四) 康复治疗方法**

1. **骨折固定期**　骨折经复位、固定等处理后到临床愈合,一般需要 1 个月至几个月的时间。康复治疗的目的是改善血液循环,促进血肿和炎性渗出物吸收,消除肿胀;预防关节周围软组织挛缩,防止并发症的发生;强化肌肉力量,防止失用性肌萎缩;促进骨折愈合,防止骨质疏松等。在骨折复位并进行固定或牵引 2～3 天后,生命体征平稳,内外固定稳定即可开始康复治疗。

(1) 患肢肌肉等长收缩训练:等长收缩训练可预防失用性肌萎缩及增强肌力,又能促进两骨折端的紧密接触,有利于骨折愈合;同时肌肉主动收缩能使肌腹和肌腱滑移,防止或减轻粘连。一般在骨折复位固定后,即可开始有节奏、缓慢地进行,尽最大力量收缩,然后放松,反复训练,每天 2～3 次,每次 5～10 min 或更长。运动时骨折部位的上、下关节应固定不动。如前臂骨折可做握拳、伸直和提肩动作,而腕和肘关节不动,更不能做前臂旋转运动;股骨骨折可进行股四头肌的等长收缩训练和踝关节跖屈、背屈活动,而髋、膝关节不动。

(2) 患肢未固定关节的运动:主动运动可改善血液循环,消除肿胀,防止关节挛缩。关节活动应在各个活动平面上进行,应逐渐增加活动范围和运动量,每天 2～3 次,每次各个活动轴位 10～20 次。但应注意避免影响骨折断端的稳定性。训练重点上肢为肩关节外展、外旋,掌指关节屈曲,拇指外展;下肢为踝关节背屈等活动。

(3) 健肢与躯干的正常活动训练:训练可改善全身状况,防止长期制动和卧床引起的不良反应,即废用综合征。训练包括健侧肢体和躯干的正常活动,鼓励患者早期起床活动。必须卧床者,应每天做床上保健体操,如深呼吸和咳嗽训练、腹背肌练习、健肢的正常活动等。

(4) 关节面骨折:为促进关节软骨的修复,减少关节内粘连,减轻功能障碍的程度,在固定 2～3 周后,如有可能应每天短时取下外固定,在保护下进行关节不负重的主动运动,并逐渐增加活动范围,运动后继续维持外固定。

(5) 物理因子治疗:有改善肢体血液循环,促进肿胀消退,减轻疼痛,减少瘢痕粘连,促进骨痂生长,加速骨折愈合等作用。常用的方法有温热疗法、超声波疗法、低频磁疗、直流电钙磷离子导入疗法、超声波疗法等。合并周围神经损伤者可进行电刺激疗法。

(6) 患肢抬高:患肢抬高有助于减轻或消除肿胀。注意肢体远端必须高于近端,近端要高于心脏平面。

(7) 持续被动关节活动练习:对关节内骨折手术后、骨折内固定手术后等无需外固定者,可早期应用持续被动关节活动器进行持续被动关节活动练习(CPM)。CPM 可以缓解疼痛,改善关节活动范围,防止粘连和关节僵硬,消除手术和固定制动带来的并发症。

2. **骨折恢复期**  骨折临床愈合,去除外固定后,肢体存在有不同程度的关节活动受限和肌肉萎缩。康复治疗的目的是消除残存肿胀,软化和牵伸挛缩的纤维组织,最大限度地恢复关节活动范围,增强肌肉的收缩力量,提高患者的日常生活活动能力和工作能力。

(1) 恢复关节活动范围训练:恢复训练以主动运动为主,根据患者的病情可辅以助力运动、被动运动、关节松动术、关节功能牵引等。

1) 主动运动:要求患者每天对受累关节做各方向的运动,运动幅度由小到大,以不引起明显疼痛为度,每动作可重复多遍,每天数次。

2) 助力运动:去除石膏的肢体难以主动运动,可先采用助力运动,并逐渐减少辅助力量。

3) 被动运动:对有组织挛缩或严重粘连者可采用被动运动。训练动作应平稳、柔和、有节奏,以不引起明显疼痛为度,运动方向与范围应符合解剖和生理功能。

4) 关节松动术:对骨折愈合良好、僵硬的关节,可配合热疗进行手法松动,以改善关节活动范围。

5) 关节功能牵引:对比较僵硬的关节,可将受累关节的近端固定,远端按正常的关节活动方向施加适当力量进行牵引,每天 2～3 次,每次 15 min 左右。牵引重量以患者感到可耐受的酸痛,又不产生肌肉痉挛为宜。

6) 间歇性固定:对比较严重的关节挛缩,可以在各种关节活动范围训练的间歇,用夹板、石膏托、矫形器等固定患肢,以减少纤维组织的回缩,加强治疗效果。随着关节活动度的增加,固定的位置和角度要相应调整。

(2) 增强肌力训练:增强肌力训练应逐步增加肌肉的训练强度,引起肌肉的适度疲劳。训练前要进行肌力评定,根据肌力水平选择肌力训练方法。肌力训练应和关节活动度同时

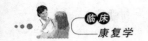

进行。

1）肌力 0～1 级：可采用神经肌肉电刺激、被动运动、助力运动等。

2）肌力 2～3 级：训练以主动运动为主，辅以助力运动和水中运动。

3）肌力 4 级：进行渐进抗阻力运动训练，争取肌力的最大恢复。

肌力训练方式可选用等长训练、等张训练或等速训练。对有关节损伤者，肌力训练应以等长收缩训练为主，以免加重关节损伤。

（3）物理因子治疗：如局部紫外线照射可促进钙质沉积与镇痛；温热疗法在功能训练前应用，可促进血液循环，软化纤维瘢痕组织，有助于训练，提高疗效；超声波、音频电疗可软化瘢痕、松解粘连等。

（4）恢复日常生活活动能力训练：上肢骨折者应用作业治疗，增进上肢的功能，改善动作技能技巧；下肢进行行走和步态训练，恢复正常运动功能。目的是提高日常生活活动能力及工作能力，使患者早日回归家庭和社会生活。

### 三、常见骨折的康复治疗

（一）锁骨骨折后的康复

锁骨骨折多发生于锁骨中段。幼儿青枝骨折或成人无移位骨折采用三角巾或颈腕带悬吊。有移位的骨折常采用手法闭合复位，"8"字绷带固定。固定后可即日开始功能锻炼。

1. 骨折固定期

（1）睡眠时宜在木板床上仰卧，两肩之间垫软枕，保持肩外展后伸位。

（2）健侧上肢、躯干与下肢保持正常活动。

（3）患侧上肢在固定后即可开始腕、手部各关节的功能活动（如握拳、伸指、分指、腕屈伸、腕环绕），肘屈伸，前臂内外旋等主动运动，逐步增加运动幅度和力量。

（4）第 2 周可进行被动或助力的肩外展、旋转运动，腕抗阻屈伸运动等。

（5）第 3 周，仰卧位，可进行头与双肘支撑做挺胸练习，肘屈伸与前臂内外旋抗阻运动。

2. 骨折恢复期

（1）去除外固定后，患肢用颈腕悬吊带挂在胸前，站立位做肩关节前后摆动、左右摆动训练；4 天后开始做肩关节各轴位的主动运动。

（2）第 2 周增加肩外展和后伸的主动牵伸，增大肩外展与后伸的运动幅度。

（3）第 3 周增加肩前屈主动牵伸、内外旋的主动牵伸，逐渐恢复肩关节的正常功能。

（4）恢复肩带肌力训练，可配合器械，进行逐渐增加抗阻肌力训练。

（二）肱骨干骨折后的康复

肱骨干骨折指肱骨外踝颈以下 1～2 cm 至肱骨髁上 2 cm 之间的骨折。一般采用手法复位，用小夹板或石膏绷带固定。

1. 骨折固定期

（1）骨折复位固定后，即可开始做握拳、屈伸手指、屈伸腕关节及耸肩活动，每天数次，每个活动重复多次。

（2）2～3 周后，患肢在三角巾胸前悬吊带支持下，做肩前后、左右摆动训练；肘屈伸的等长肌肉收缩训练；前臂内外旋活动；抗阻指屈伸、握拳、腕屈伸肌力训练。

2. 骨折恢复期

（1）恢复关节活动度训练：去除外固定后，逐步增加主动活动幅度，增加肩肘关节各轴位的活动。如站立位患肢做前后、左右摆动，绕环运动训练；用体操棒做肩前屈、后伸、内收、外展、内旋、外旋的助力运动；肩肘活动器训练；借助于做推拉、肩外展、外旋、后伸、内旋的主动牵伸训练等。

（2）恢复肩带肌力训练：用墙拉力器、橡皮带、滑轮重锤、等速练习器等做抗阻肩屈伸、内收、外展、肘屈伸肌力训练。逐步增加抗阻重量，以充分恢复肩带肌力。

**（三）肱骨髁上骨折后的康复**

肱骨髁上骨折多因跌倒时，肘关节半屈或伸展位，手掌着地，暴力经前臂上传引起肱骨髁上伸直型骨折，屈曲型骨折少见。临床常采用手法复位，石膏固定。

1. 骨折固定期

（1）骨折经复位固定后，即日可开始做握拳、伸指、对指、对掌等运动；第 2 天增加腕关节屈伸运动，患肢三角巾胸前悬吊做肩前后、左右摆动运动。伸直型骨折增加肱二头肌及旋前圆肌的等长收缩练习，屈曲性骨折则增加肱三头肌等长收缩练习。

（2）第 2 周起增加肩关节屈、伸、内收、外展、耸肩的主动活动，并逐渐增大运动幅度；腕和手部肌肉进行抗阻肌力训练。

2. 骨折恢复期

（1）外固定去除后，即做肘关节屈伸和前臂内外旋活动范围的主动训练。伸直型骨折着重恢复肘关节屈曲活动度训练，屈曲型骨折着重恢复肘关节伸展活动训练。

（2）增强肌力训练时，开始主要进行肱二头肌和肱三头肌的抗阻肌力训练，1 周后增加肘部各有关肌群的抗阻肌力训练。

**（四）尺桡骨骨折后的康复**

尺桡骨骨折又称前臂双骨折。无明显移位者采用手法复位，石膏固定或小夹板固定。除可造成肘、腕活动障碍外，还可引起前臂旋转功能受限，因此要求准确复位，牢固固定，并早期进行功能训练。

1. 骨折固定期

（1）骨折复位固定后，即可做患肢各手指的运动和用力握拳、伸拳运动；站立位前臂用三角巾悬吊胸前，做肩前后、左右摆动运动；患肢前臂肌肉等长收缩训练。

（2）第 2 周增加用健肢帮助患肢做肩前屈上举、外展上举及后伸动作，并逐步过渡到主动运动，做患肩屈、伸、外展、内收运动，手指抗阻肌力训练。

（3）第 3 周后增加肱二头肌等长收缩训练；抗阻肩屈、伸、内收、外展运动；肱三头肌等长收缩训练。

（4）第 4 周增加肘关节主动运动训练。

2. 骨折恢复期

（1）外固定去除后即做肩、肘、腕、指的各种主动运动；手指抗阻肌力练习；捏握力器；肱二头肌抗阻肌力练习。

（2）第 2 周后增加前臂内外旋的主动练习或助力练习，前臂旋转要轻柔、缓慢、逐渐增加幅度和速度；肱三头肌和腕屈伸肌群抗阻肌力练习；前臂内外旋的肌力增强训练；前臂旋

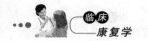

转器练习。

**（五）股骨干骨折后的康复**

股骨干骨折是股骨小转子至股骨髁以上之间的骨折。一般由强烈的外伤暴力所致。可采用手法复位，夹板固定加牵引，以维持复位。对成人股骨干骨折近年多采用切开复位内固定，既可有效控制移位，也便于早期功能锻炼。

**1. 外固定牵引治疗后的康复**

（1）牵引治疗者，牵引后即可做踝和足部的主动运动；保持健侧下肢及上肢各种正常活动；深呼吸训练；上肢支撑练习；股四头肌等长收缩训练。

（2）3～4周后，可做髌骨被动运动；在牵引架上做助力或主动膝关节屈伸活动，逐渐增大运动幅度。

（3）8～10周后拍X线片证实有骨愈合，可在维持牵引条件下做髋与膝关节的主动屈伸训练及股四头肌等长收缩训练。

（4）停止牵引，去除支架后，即可坐于床沿，做躯干运动及髋、膝、踝关节的主动运动；1周后增加坐位下的踏步动作训练；体力恢复后，可扶双腋拐站立、扶双腋拐患肢不负重行走、扶单腋拐行走，逐步过渡到正常行走。

**2. 内固定术后的康复**

（1）麻醉清醒后即可开始进行患肢的踝关节及足部的主动活动，髌骨的被动活动。术后第2天可做患肢股四头肌等长收缩训练。1周左右可做小范围的膝关节屈伸训练，逐渐增大活动范围。无外固定者可膝下垫枕，逐渐加高，以增加膝关节主动屈伸活动范围。

（2）对使用持续被动关节活动器者，可进行持续膝关节被动活动。开始在无痛范围内进行，以后根据患者耐受程度逐渐增加活动范围，4周后大于120°。每天训练2～3次，每次连续1 h，也可24 h不间断地进行。

（3）温热疗法（传导热疗、辐射热疗），可以改善患肢血液循环，促进吸收，加速骨折愈合。无石膏外固定者可在局部直接治疗，有石膏外固定者可在石膏上开窗或在外固定两端进行治疗。直流电钙磷离子导入疗法有助于骨痂形成，尤其骨痂形成不良者适用。超声波疗法可在手术伤口拆线后，在骨折局部应用，以促进骨痂生成。

（4）骨折临床愈合，外固定也已去除，此期重点是最大限度地恢复下肢各关节的活动和增强肌力的训练，提高患者日常生活活动能力和工作能力。关节活动度训练包括患侧髋、膝、踝关节进行各轴位的主动运动，有关节功能障碍者可进行被动或主动牵伸、关节松动术、关节功能牵引治疗等。增强肌力训练应先测评肌力，根据不同肌力采取助力运动、主动运动、抗阻运动，逐渐增加肌肉工作量，以促进肌力最大限度的恢复。

**（六）胫腓骨干骨折后的康复**

小腿骨折的发生率相当高，且多为胫腓骨双骨折。对稳定性骨折可采用手法复位后石膏固定，而不稳定性骨折或多段骨折等则需手术复位内固定。

**1.** 手法复位石膏固定后即可进行踝关节屈伸运动和股四头肌等长收缩训练。1周后增加踝关节屈伸等长收缩训练和趾抗阻肌力训练。2周后开始屈膝、屈髋活动。6周后扶拐不负重行走。

**2.** 外固定去除后，增加膝关节主动运动；2周后开始扶杠做坐位起立与坐下训练，健肢

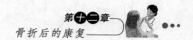

站立,患肢做髋、膝、踝关节各轴位运动训练;下蹲起立训练,可先扶椅子或床头,逐渐增大角度及训练时间;行走训练可由扶双拐行走、扶单拐行走,逐渐增加患肢负重,至完全负重行走。

## 思考题

1. 简答骨折的定义、骨折后康复的定义。
2. 什么是骨折的愈合过程及临床愈合标准?
3. 骨折后有哪些常见的康复问题及评定内容?
4. 简答骨折后康复治疗的作用。
5. 骨折后的康复治疗一般分为几期?各期的主要内容是什么?
6. 简答常见骨折的康复治疗。

(李贻能)

# 第十三章
# 运动损伤的康复

### 学习目标

1. 熟悉运动损伤的定义及病因。
2. 了解运动损伤的预防措施。
3. 熟悉运动损伤的康复评定。
4. 熟悉运动损伤的康复治疗。
5. 掌握常见运动损伤的康复治疗方案。

## 第一节　运动损伤的临床诊治

### 一、临床诊断

#### （一）定义

运动创伤是指在体育运动时发生的创伤。多数运动创伤与专项运动活动有直接关系，因而具有特殊的机制和病理改变，故有运动技术病之称。运动创伤中急性严重创伤很少，据统计骨折占 2.5％左右，关节脱臼占 0.5％左右，而大量的是慢性微小创伤。

#### （二）病因

（1）专项运动技术的特殊要求，使运动器官局部结构在运动中承受异常大的应力，引起急性或慢性损伤。

（2）运动器官存在解剖结构上的薄弱点，成为运动创伤的好发部位。例如结构上不适于负重的肩、肘、腕等关节在体操运动中被用于支撑，肘关节提携角和股四头肌角（膝关节 Q 角）过大，运动应力分布不均匀等，因此这些关节损伤的机会大大增加。

（3）运动训练计划安排及掌握不当，训练及比赛组织不当，使以上潜在的致伤因素发挥作用，导致运动创伤的发生。

（4）运动员选材不正确。

（5）力量、速度、耐力、柔软性、灵敏性、协调性等基本素质训练不够充足。

（6）未能正确掌握专项运动技术，未能掌握好自我保护技巧，训练强度、节奏安排不妥，没有遵循循序渐进的原则。

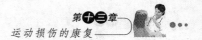

（7）练习场地设备不符合要求、天气剧变时缺乏相应的措施等。

（三）特点

（1）不同运动项目有其专项多发性伤害，与运动技术密切相关。

（2）运动创伤的种类以慢性小创伤（或称微细创伤）较多，多系局部过劳所致（多发生于软组织、骨、软骨、神经及血管）。

（3）在治疗措施中，改进与安排训练非常重要，这一措施对非运动员意义不大。

（4）研究运动创伤必须非常注意受伤动作与受伤机制，否则很难做到预防。

## 二、防治措施

（1）正确选材。

（2）按照科学的原则进行训练。这些原则主要包括循序渐进，个别对待，重视全面的基本运动素质的训练，掌握正确运动技术包括自我保护技术，重视准备运动和整理运动。

（3）正确使用各种防护工具。

（4）提供良好的运动环境，场地设备，运动鞋、服装等。

# 第二节　运动损伤的临床康复

## 一、康复评定

### （一）疼痛

疼痛严重影响肢体功能的全面发挥。在运动中感觉疼痛是创伤组织及其周围炎症区域承受应力刺激的信号，提示创伤局部未得到应有休息，其后果是直接影响创伤愈合，使创伤加重或演变成慢性创伤。评定时除了询问静息状态及一般生活活动中疼痛情况以外，还要检查在一定负荷下包括肌肉收缩时及肌腱韧带紧张时诱发疼痛的情况。事实上，各种关节稳定性试验如髌骨关节软骨损伤时的半蹲、单腿半蹲试验等都属于这类试验。疼痛的评定请参阅本书第二章第一节。在各阶段运动训练中应避免引起疼痛的动作，应当在各种负荷试验下无疼痛时，才可恢复正规体育训练及比赛。

### （二）关节活动度及肢体柔韧性

用量角器测量创伤区域关节的各方向关节活动范围来评定关节活动度。用伸膝站立前弯腰测量手指尖与足趾的距离来衡量躯干的柔韧性；用两手分别从肩上及腰背部相互接近，测量手指间的最小距离来测量上肢的柔韧性；用跟臀试验测量下肢的柔韧性等。测量过程中，要进行伤侧与健侧的对比，同时注意是否引起疼痛。关节活动度及肢体柔韧性恢复不充分都可引起重复创伤，两者的完善恢复也是恢复正规训练及比赛的必要条件。

### （三）肌肉功能测试

除运用手法测试外，由于创伤运动员伤肢肌力多在 4 级以上，需要更精密定量的测试方式。常用的肌肉功能测试有以下几种。

1. 肌肉耐力测试　测试及表示方法很多，如耐力比，以 $240°/s$ 速度运动 25 次，计算最

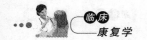

末 5 次与最初 5 次运动的总做功量比值；50％衰减测验，以 180°～240°/s 速度运动，至少有 2～5 次不能达到最初力矩的 50％时停止测验，计数重复运动次数。主动肌与拮抗肌分别计算。50％衰减以健侧峰力矩为准，如患侧峰力矩一开始就低于健侧的 50％，则被视为耐力 100％丧失。或以主动肌与拮抗肌的总做功量下降 50％为准，计算重复运动次数，可能更为合理。

2. **离心收缩测试**　利用有动力的等速测力仪可测离心收缩肌力。其力矩值一般大于等长收缩及等速向心收缩，实际应用价值研究尚少。

3. **力量控制精度测验**　做重复的亚极量收缩运动，观察力矩曲线的匀称性。可作为运动协调性指标。

4. **峰功率测试**　以不同的运动速度，每隔 30°/s 的变矩测一次功率，可知最大峰功率出现时的运动速度。有人认为与肌纤维类型分布有关，慢肌在速度增加时功率较早下降，快肌则能继续上升至更高水平。

5. **测试时的最大关节活动度与关节活动度的匀称性**　可提示关节活动受限或运动的协调性。

6. **力矩曲线形态分析**　各组主动肌或拮抗肌收缩时产生的角度-力矩曲线通常有一定形态，此曲线形态的改变常提示存在一定的病理状态。例如，曲线低平表示肌肉萎缩无力；肌肉损伤、粘连、关节活动度受限可使曲线一端异常下降；关节不稳定或活动呈一定角度时有疼痛，可见曲线于此处出现切迹等。其他尚有峰力矩、拮抗肌力矩比、工作量、力矩加速能耗、峰力矩角度等。

### （四）有氧能力测定

运动训练引起心血管系统和肌肉代谢的功能适应，表现为最大摄氧量和动静脉氧差的增大，骨骼肌线粒体氧化酶含量的提高等。这种适应对提高运动能力特别是耐力项目的运动能力极为重要。运动创伤后，停止运动或大大减少运动量时，这种适应会迅速下降，导致运动能力明显减退，其程度及运动量降低的幅度与持续时间有关。因而有氧能力测定应为评估运动员特别是耐力性项目运动员创伤后功能损害及其恢复程度的一个重要指标。常用的测试指标有最大摄氧量及无氧阈。前者反映极限运动时个体摄取及利用氧的最大能力，代表极限运动能力；后者反映运动强度增加时，机体自有氧代谢向无氧代谢转变的转折点，主要反映对亚极量运动的适应能力。前者用极量负荷运动试验直接测定或利用一些公式间接推算；后者在分级运动试验时测定气体代谢或血乳酸变化来确定。

### （五）其他检查

如运动的灵敏度、协调性检查等，通常由教练员根据专项运动的特殊要求设计测试及评定方法，在运动场地上进行。

### （六）恢复正规运动训练及参加比赛能力的评定

通过综合的康复评估来确定受伤运动员康复后是否已具备了参加正规运动训练及比赛的能力是防止创伤再发的重要环节，忽视这一环节，过早恢复紧张的训练和比赛，常使创伤拖延不愈、反复发作或不断恶化，最后使运动员过早地终止运动生涯。评定恢复正规训练及比赛能力时，应考虑以下因素。

1. **伤肢基本功能恢复情况**　一般认为关节活动度和肢体柔韧性需充分恢复，在大幅度运动时无僵硬、局部紧张或疼痛感觉。肌力需达健侧的 95％ 以上,肌肉耐力恢复至 75％ 以上,且在负荷下活动时无痛感,能经受某些较高难度的测试,例如膝部韧带创伤后能用单足做曲线跳跃而无疼痛等。

2. 创伤病理变化　如肌肉或韧带的完全性断裂恢复训练要明显地迟于部分断裂,较难愈合的关节软骨创伤,想要恢复原来专项训练难度较大,因此更应慎重考虑。

3. 创伤和专项运动特殊要求的关系　专项运动中负荷特大的部位受伤时要求有更完善的愈合,恢复训练应较迟。例如跳高练习时髌腱区域负荷很大,易发髌腱周围炎,此时跳高专项训练的恢复宜较迟。中长跑运动员患胫骨骨膜炎或疲劳性骨折时也是这样。

4. 运动员创伤愈合及功能恢复的个体差异　运动员心理状态特别是对重返赛场的兴趣与信心等,都应详细分析。

## 二、康复治疗

### (一)基本原则

1. 不同损伤阶段的治疗原则

(1)急性期:主要目标是消炎止痛。常用的措施是"RICE"常规,即局部休息、冰敷、加压包扎及抬高患肢。

(2)急性期后:必要时在 48 h 后可做物理因子治疗、按摩、服用非类固醇类消炎止痛药物,用可的松类激素加局部麻醉剂做局部注射等治疗,局部制动或用粘膏绷带加以保护。

(3)恢复期:当肿胀、疼痛消失,关节活动范围有较显著的恢复后,循序渐进地进行肌力、耐力、关节活动范围、柔韧性和协调能力的基本训练,并逐步恢复专业性训练。保守治疗无效时方可考虑手术治疗。

2. 根据运动创伤特点确定的原则　运动创伤康复的要求应根据创伤的性质、程度来设定,同时考虑运动员是否需要重新参加比赛。对于较高水平的专业运动员来说,不但要求恢复日常生活能力和工作能力,而且要能继续参加体育竞赛并创造优异成绩。为此运动创伤发生后要求遵循以下原则。

(1)尽快治愈,以便尽快恢复正规训练:停止训练会使运动器官功能及形态发生失用性改变,使运动技术及体力迅速减退。要经较长时间的训练才能恢复。

(2)要求功能完善恢复:如关节活动度、肢体柔韧性、肌力等指标恢复不全,不仅损害运动能力,而且是创伤拖延不愈或诱发新创伤的重要因素。因此,除早期积极的治疗外,要尽早开始康复治疗,按运动疗法的原则进行局部功能训练,并适当地安排伤后的运动训练。既要达到保持及恢复运动功能的目的,又要避免对伤区过早地施加过大的应力负荷,以免局部发生重复创伤,加重病情,使其转变成难治的慢性创伤。

3. SAID(specific adaptation to imposed demands)原则　即按照专项运动对某些运动素质、某些肌肉功能及某些部位柔韧性的特殊要求,进行专门的特殊训练;逐步进行专项运动所需要的平衡、协调等素质训练;巩固及恢复专门的运动技术模式,为过渡到专项正规训练做好充分的准备。

从以上要求可知,运动创伤的处理应是临床治疗和康复治疗的密切结合,医务人员、运动员及教练员密切配合,才能取得理想效果。

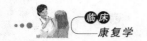
（二）治疗的主要任务及方法

1. 维持整体训练水平　运动员伤后全身运动量显著减少,可使心血管和代谢的运动适应性大幅度减退。例如在适当训练后,运动员的最大摄氧量增加5％～25％;停止运动2周,最大摄氧量开始下降;停止训练4～12周,可下降50％;停止训练10周至8个月,可下降到训练前水平。以后要经几个月的训练才能恢复。突然停止训练后还可出现"停训综合征",出现胸闷不适、气短、心律不齐、食欲减退、胃部不适、出汗过多、情绪不稳、头痛、失眠等症状。检查可见血脂升高,心电图可见心律失常、S-T段改变等,可历时数周至数月。

为了维持心血管及代谢功能与运动相适应,防止发生停训综合征,要保持一定的调节运动,通常是做适当的耐力运动。美国运动医学会建议做60％～90％最大贮备心率或50％～85％最大摄氧量的耐力运动,每次15～60 min,每周3～5次。通常利用健康肢体进行运动,如上肢损伤者可进行跑步、功率自行车训练、登楼等运动;下肢损伤者可做拉力器、扩胸器、哑铃、手摇功率计运动及适当的腹背肌体操等。可能时尽量选择与专项运动有关的运动方式。

2. 恢复关节活动度及肢体柔韧性　详见本套教材《物理因子治疗学》。

3. 防止肌肉萎缩　除肌肉受直接损伤外,创伤后制动或停止运动均可引起肌肉失用性萎缩。关节区域损伤引起的疼痛和炎症,可反射性地抑制前角细胞,加速肌肉萎缩,又称关节性肌萎缩。肌肉功能恢复不全、拮抗肌力矩比失调等不仅损害运动功能,而且损害关节的动态稳定,是引起关节损伤的重要因素。因此,防止及矫治肌肉萎缩是运动创伤康复的一项重要任务。肌肉萎缩的预防要求在可能时不停止肌肉活动,在受伤肢体制动期间进行肌肉等长收缩练习或进行肌肉电刺激。

4. 恢复肌肉功能　恢复肌肉功能主要依靠肌力练习。肌力练习的方法首先视肌肉现有的功能情况而定。在肌力为0～1级时,用电刺激引起肌肉收缩,可明显减轻肌肉萎缩;肌力为2～3级时,则可进行主动和被动结合的主动辅助运动,多由健肢徒手或通过棍棒、滑轮等器械对患肢施加助力;运动创伤后肌肉功能损害时,多数仍保持4级肌力,此时肌力的恢复主要依靠抗阻练习,常用的有等张练习、等长练习和等速练习。

以上各种肌力练习方法可以根据创伤性质、愈合阶段及肌肉功能情况酌情选用并逐步进展。例如按以下顺序:多角度等长次大强度练习→多角度等长最大强度练习→短弧等速次大强度练习→短弧等速最大强度练习→全关节活动范围等速次大强度练习→全关节活动范围等速最大强度练习。

肌力练习不应引起明显疼痛,或者说应积极治疗,消除运动时疼痛症状。疼痛常为损伤的信号,疼痛还反射性抑制前角细胞,使肌肉不能有效收缩,肌力练习不能收效。肌力练习前后应有适当的准备运动和放松运动,一般先做增强肌力的练习,有一定基础后再做耐力练习及速度练习。在肌力练习中要注意全面增强肌力。

5. 恢复运动协调性与专项运动的技术定型　创伤后如运动训练停止一定时间,专项运动技术定型逐渐消退,熟练的动作变得生疏。肌肉、关节功能损害和疼痛感觉都可使运动协调性破坏,运动定型改变,产生不正确的运动定型,使技术操作"走样",结果使运动成绩下降,还容易引起运动创伤。在恢复正规训练前需做恢复运动协调性与正确运动技术定型的训练。这种训练实际上是一个运动技术再学习的过程,有时需数月才能完成。

运动协调和运动技术定型训练的基本方法是集中注意力,先用慢速度、用较小的力量完成一个技术动作,发现动作偏离正确定型时要及时纠正,反复练习至能较熟练地保持动作精确性时,才可以增加速度及用力的程度。同时仍需密切监视,如又出现不正确定型时,重新降低速度及用力程度进行纠正。这一类训练多由教练员在训练场地上进行。在恢复训练的早期仍需对逐个动作进行分析,发现异常时逐个进行训练纠正。疲劳可破坏动作的协调性,故必须掌握运动量,使协调和技术定型的训练在疲劳阈以下进行。

6. **防护支持措施的使用**  肌腱韧带等创伤后使用防护支持措施,其目的在于限制关节活动度及肌肉肌腱活动幅度,使其在安全的范围内活动,防止将不适宜的应力施加于愈合中的肌腱韧带,妨碍其良好愈合,使其愈合不坚固或过于松弛,同时保持关节稳定,方便早期负重。正确使用防护支持措施可提早进行各阶段的创伤后康复性及技术性训练,促进运动能力的恢复,减少创伤再发机会。常用的防护支持措施有各种保护支持带和运动支架等。

(1) 防护支持带:其作用评价虽不尽一致,但使用广泛。常用的有贴胶、弹性绷带、黏膏绷带、黏膏弹性绷带等。可用于手指、腕、膝、踝等关节,限制其一个或数个方向的运动幅度。各种宽度及硬度的腰围可用于限制腰部活动度。

(2) 运动支架:支架多用于膝部。有单轴、双轴或多中心铰链,允许屈膝、伸膝运动,控制超幅度运动及侧向、旋转运动。在铰链上安装限幅装置可限制膝关节屈伸范围。两端用石膏模制的限幅运动支架能较一般支架更可靠地控制膝前、后方不稳及旋转不稳。踝及距下关节不稳时可用塑胶支架保护。

7. **肾上腺皮质激素的局部应用**  肾上腺皮质激素局部注射在轻度和慢性运动创伤中应用广泛。主要是利用其抗炎作用及对抗创伤和炎症产生的透明质酸酶的作用,抑制机体对创伤的过度反应,缩短愈合期,同时消除与炎症有关的疼痛,便于功能训练及早期运动。

8. **物理因子治疗**  各种物理因子治疗在运动创伤时广泛应用,常用的有以下几种疗法。

(1) 寒冷疗法:利用局部寒冷可使血管收缩,毛细血管通透性降低,降低局部代谢及麻醉止痛等作用。常用于较轻的软组织创伤的临时治疗,以制止组织内部出血、水肿及炎症,必要时借以继续完成比赛。近年来认为局部寒冷的即时反应过去后局部组织温度明显上升,血流量增加,也有消炎作用。另外,寒冷使肌梭反应性降低,痛阈提高,有解痉镇痛作用,也可用于后继治疗。常用的寒冷疗法有以下两种。

1) 制冷剂疗法:如氯乙烷或氟利昂喷雾剂,常用于临场即时治疗。使用时需防止冻伤,因此应距离皮肤 30 cm 左右喷射,至皮肤稍变白为止。可间断喷数次。

2) 冰按摩疗法:用布袋盛冰块,在伤区表面移动按摩,每次 12~15 min。多用于解痉镇痛。可在运动训练前进行,称为寒冷运动疗法。

(2) 温热疗法:温热作用于局部,使组织温度升高,毛细血管扩张,血液循环加快,促进炎性分泌物的分解、吸收及炎症消除,加快组织愈合的速度,并提高感觉神经兴奋阈,解痉止痛。广泛用于各种运动创伤。急性创伤则需在 24~48 h 之后开始使用。常用的温热疗法有红外线、可见光照射、蜡疗等。纤维组织挛缩粘连引起关节活动范围受限时,在牵伸的同时进行热疗,可增加纤维组织可塑性,提高牵伸效果。

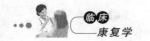

（3）低频及中频脉冲电疗：低频脉冲电疗中的调制三角波神经肌肉电刺激，中频电疗中的干扰电疗法等均能引起骨骼肌兴奋，常用于防治失用性及周围神经损伤时的肌萎缩。肌肉随意收缩能力越差，电刺激治疗的价值越大。

经皮神经电刺激疗法是用低频脉冲电流兴奋周围神经中的粗纤维，阻断疼痛感觉传入的一种治疗方法，对缓解各种疼痛有较好的治疗效果。

（4）高频电疗：短波、超短波和微波电疗法的热效应及非热疗法常用于治疗运动创伤引起的急慢性炎症，以消除疼痛、促进愈合。急性运动创伤 24～48 h 之后开始应用，以免增加出血量。

（5）超声疗法：超声可使瘢痕组织软化，加强其吸收，故广泛应用于纤维组织粘连挛缩所致关节活动受限。

9. 其他　按摩、针灸、中药外敷等疗法在运动创伤中也经常应用。

10. 康复治疗的一般程序　与其他创伤的康复基本相同。

（1）在创伤急性期或术后早期：在控制炎症和疼痛、局部休息或制动的同时，尽量保持全身运动和肢体伤区近端、远端的关节运动，并做与制动关节有关肌肉的等长收缩练习。

（2）创伤基本愈合：依次进行恢复关节活动度及肢体柔韧性，增强肌力，增强肌肉耐力的练习。这些练习经常重叠进行，在不同阶段有不同的重点。继续进行恢复心血管和代谢功能的运动适应性的耐力性练习。

（3）根据专项运动需要进行运动协调训练：重新学习及熟悉专项运动的技术动作模式，提高运动强度及技术要求，逐步过渡到正规训练。恢复正规训练及比赛前要进行康复评定。根据具体情况，可以设计具体的康复程序。如膝内侧副韧带损伤后的康复程序包括以下几个方面。

1）充分保护期：目的是进行限幅运动，防止股四头肌萎缩，消肿止痛。

第 1 天：冰敷，加压包扎，抬高患肢；运动支架内做无痛运动，无运动支架则将膝部固定；用双拐做无痛的负重练习；股四头肌电刺激；股四头肌等长收缩 60 次，每天 3 次；直腿抬高练习。

第 2 天：增加牵伸腘绳肌，健侧下肢运动，漩涡浴内关节活动度练习。

第 3～7 天：增加用双拐负重行走，股四头肌离心收缩练习；固定自行车上做关节活动度练习；多角度等长收缩练习，同时肌肉电刺激；髋外展及伸髋练习；夜间使用支架，白天视需要而定。

2）中等保护期：目的是恢复无痛关节活动度及肌力，不用拐行走。晋级指标是关节不稳及肿胀不加重，轻度压痛，关节活动度 10°～100°。

第 1 周：渐进抗阻练习；继续肌肉电刺激，关节活动度练习，多角度等长练习；停用拐杖；水中向前、向后跑步；股四头肌、腘绳肌、髂胫膜柔韧性练习；本体感觉训练。

第 11～14 天：渐进抗阻练习，着重股四头肌、内侧腘绳肌、髋外展肌；快速等速练习，由次大强度渐增到最大强度。无痛关节活动度充分恢复时开始练跑步，慢跑 1 600 m，无痛及跛行时进行；然后，跑 6×70 m，依次用 1/2 速度、3/4 速度及最大速度；跑 6×70 m，用 1/2 速度、最大速度跑及突停。如有疼痛、跛行或过分疲劳即停止进展，次日将训练方案从头开始，直至能完成全部练习。

3）轻微保护期：目的是增强肌力及做功能力。晋级指标是无关节不稳、肿胀及压痛，无痛关节活动度充分恢复。

第3周:肌力练习,着重快速等速练习、股四头肌离心练习、等张髋外展和内侧腘绳肌;做等速肌力测试;本体感觉训练;耐力练习(固定自行车 30～40 min、游泳等)。

4) 巩固期(4～8 周)

A. 恢复比赛指标:①关节活动度完全,无压痛,无关节不稳及积液。②肌力达健侧的 85％以上,股四头肌肌力达体重的 60％。③本体感觉良好。④必要时仍可用支持带、支架。

B. 巩固方案:继续等张肌力练习、柔韧性练习、本体感觉训练。

11. 巩固疗效的考虑 运动员在康复后仍要恢复紧张训练及重返赛场,创伤再发的可能性很大,反复的创伤最终使运动员过早地离开运动及竞赛。运动创伤发生后防止再次受伤是一个复杂而困难的课题,需要医务人员、运动员和教练员的共同努力。应考虑的主要问题有以下几个方面。

(1) 妥善安排伤后训练:使训练的方式方法及运动强度适合于创伤愈合及功能恢复的实际情况,并认真遵守循序渐进的原则。

(2) 适当采用防护措施。

(3) 分析创伤发生的原因,采取相应防范措施:很多运动创伤特别是"运动技术病"与运动技术不良或训练安排不当有关,故应吸取经验教训,改进运动技术及训练安排至关重要。

(4) 重视恢复正规训练前的康复评定:即"参与前评定"可以发现潜在的再次受伤的危险因素,提出相应的补救措施。

### 三、常见运动损伤的康复治疗

#### (一) 韧带损伤

据北京运动医学研究所的资料,韧带损伤占全部运动创伤的 17.54％。其发生部位以膝部及踝部多见。韧带损伤处理不当,常遗留关节不稳,导致反复损伤,最后发生骨关节炎改变,可使运动员丧失运动能力。

韧带损伤的严重程度可分 3 度:①轻度(Ⅰ级),有局部疼痛、压痛及轻度肿胀,关节稳定性未受损害,有少数纤维断裂。经过局部加压包扎、冰敷等,可以愈合良好。②中度(Ⅱ级),有局部肿胀、压痛,做相应的张力试验时有疼痛,可有轻度关节不稳,韧带部分纤维断裂。早期采用 RICE 常规治疗,继以热疗、短波、超声等物理因子治疗,抗炎药物治疗等,一般可愈合良好。关节不稳较明显者,提示韧带断裂较重,需严格固定 3～4 周,以改善愈合的质量。③重度(Ⅲ级),关节明显失稳,明显血肿和关节积血,提示韧带完全断裂。

1. 膝部韧带损伤的康复

(1) 前十字韧带修复或重建后的康复治疗按照术后康复原则进行。早期不宜做完全伸膝的练习,因其有使胫骨前移倾向,增加新愈合韧带的张力。由于腘绳肌与前十字韧带在稳定膝关节中具有协同作用,故除进行股四头肌练习外,要特别重视增强腘绳肌的练习,并注意使腘绳肌力量的恢复领先于股四头肌。也有人主张待腘绳肌肌力及做功能力恢复至健侧水平后,再开始股四头肌练习。

(2) 后十字韧带断裂常伴发于内侧副韧带、前十字韧带及膝半月板损伤,其康复治疗原则与前十字韧带相同,但在肌肉训练中应优先发展股四头肌。

2. 踝部韧带损伤的康复 踝外侧副韧带由跟腓韧带、距腓前韧带及距腓后韧带 3 部

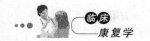
分构成。踝内侧副韧带又称三角韧带。踝内、外副韧带可防止踝关节及距下关节过分内外翻,制止距骨的前后移动及旋转,同时限制踝的过度屈伸。踝关节韧带损伤在全身韧带损伤中发病率最高,而踝韧带损伤中又有约70%为距腓前韧带损伤。

(1) Ⅰ级损伤:多为距腓前韧带单独损伤。肿胀压痛局限,无关节不稳现象。不需做关节固定,在贴膏及弹性绷带包扎保护下可以继续从事不引起疼痛的运动。局部症状消除缓慢时可用可的松类激素局部注射、热疗、超声或超短波治疗,早期进行必要的关节活动度练习及肌力练习,要特别重视腓骨肌练习。

(2) Ⅱ级损伤:早期须按 RICE 常规进行治疗。关节轻度不稳时可在贴膏保护下早期运动,关节有较明显不稳及侧副韧带Ⅲ级损伤时,或伴有其他关节结构损伤时,宜用管型石膏固定踝关节 2~3 周。石膏上加跟,以便带石膏步行,做肌肉等长练习。去除石膏后 3 周内再在贴膏保护下运动,继续进行踝周围肌肉练习。外侧副韧带损伤时着重腓骨肌练习,内侧副韧带损伤时着重胫前肌及胫后肌练习。停用贴膏保护带后做关节活动度练习。

(二)腱肌单位损伤

腱肌单位包括肌腹、肌腱、腱止结构及其附属结构,如肌筋膜、腱鞘和腱围,这些结构在剧烈运动中产生并承受应力,受伤机会较多。北京运动医学研究所的资料表明,肌肉与筋膜损伤在 2 725 例各种运动创伤中占 22.01%,肌腱腱鞘损伤占 12.03%,另外肩袖损伤占 5.1%,3 项合计达 39.14%。

1. 肌腱损伤　肌腱主要由排列整齐的胶原纤维构成,其最大强度达 $50 \sim 100 \ N/mm^2$。肌腱的胶原纤维有波状皱曲,当肌腱被牵伸约 4% 时波形消失;被牵伸 4%~8% 时,胶原分子间横腱联合断裂,纤维互相滑动;被牵伸至 8%~10% 时则开始断裂。

(1)肌腱拉伤

1)分级:与韧带、肌肉拉伤一样,分为部分断裂(Ⅰ、Ⅱ级)与完全断裂(Ⅲ级)。

2)好发部位:好发于跟腱、冈上肌腱、肱二头肌腱、股四头肌腱及髌腱等。特别在肌腱血供不佳的部位,如跟腱止点上方 2.5 cm 处,冈上肌止点以上 1~2 cm 处。

3)康复治疗

A. 肌腱部分断裂时的即时处理按 RICE 原则,继以冷疗、热疗、按摩、肾上腺皮质激素腱周围注射等消炎及活跃局部血液循环,促进修复的治疗。

B. 撕裂较重时也可固定数周,并逐步进行关节活动度及肌力练习。

C. 避免受伤肌腱过早承受应力。例如在跟腱部分损伤时,宜先扶拐行走,并将鞋跟垫高 1~2 cm。5~6 周后逐渐放平,接着进行牵伸跟腱的练习,例如逐步垫高前足掌的站立练习,以及增强腓肠肌及下肢各组肌力的练习。

D. 运动员完全性肌腱断裂一般都需行修复手术。术后固定 4~6 周,按以上步骤进行康复训练。如跟腱断裂修复术后先用长腿石膏托固定于膝略屈、踝略跖屈位,3 周后改用短腿石膏托,4 周后去石膏托,每天做不负重的踝主动屈伸运动,6 周后穿高跟鞋扶拐下地行走,以后逐渐放低鞋跟,进行踝关节活动度练习、牵伸跟腱练习以及肌力练习。术后 3 个月开始练跑步,6 个月开始练习跳跃、翻腾等动作。

(2)创伤性腱周炎和腱鞘炎:腱周及腱鞘为肌腱的润滑结构,在反复紧张运动后可发生炎症及粘连。局部有疼痛肿胀及摩擦音,可伴有肌腱变性硬化,甚至继发肌腱断裂。其损伤机制可能与过度使用有关,主要是血管损伤后通透性改变与营养障碍所致。常见的有跟腱、髌腱腱周炎,肱二头肌及腕部、踝部各肌腱的腱鞘炎。

1) 发病早期经适当休息及物理因子治疗,症状多可消除,肾上腺皮质激素局部注射常有良效。

2) 已转为慢性炎症时,症状常拖延难愈。治疗以消炎及改善局部循环和营养为主。常用方法有激光、超短波、微波、超声、音频电疗、直流电碘离子导入等。

3) 症状缓解后进行无负荷或小负荷的主动运动及无痛的肌力练习,逐步增加负荷。如在跟腱腱周炎时可练习慢速全足着地的放松跑,逐渐增加距离。

4) 运动时可用贴胶带保护,多数病例症状可逐步消失。对慢性病例一般治疗无效者,应行手术切除粘连变性增厚的腱鞘或腱周组织,再进行康复治疗。

5) 肌腱变粗、变硬的病例应注意避免做局部负荷过大的动作,以防肌腱断裂。如跟腱受累时,避免在踝背屈姿势下做突然起跳等动作。

(3) 肩袖损伤

1) 临床表现:肩袖损伤占肩区运动损伤的 $75\%$。症状多表现为亚急性或慢性,其特征为肩主动或被动外展至 $60°\sim120°$ 时或外旋时疼痛,超过 $120°$ 时疼痛减轻或消失。

2) 治疗方法:疼痛明显时应局部休息,用肾上腺皮质激素进行痛点及肩峰下滑囊内注射常有良效,同时可进行热疗或超短波、超声、碘离子导入等治疗;症状缓解后开始在无痛情况下进行关节活动度练习,在无痛角度进行肩部肌肉特别是三角肌的等张或等长肌力练习;慢性病例可从事一般运动,但避免致痛动作。约 $90\%$ 病例可以治愈。

(4) 腰背部肌肉筋膜炎:运动员腰痛约有 $60\%$ 因腰背部肌肉筋膜炎所致。其病因不甚清楚,顽固的疼痛可能与筋膜裂隙处脂肪疝、瘢痕压迫神经或与神经粘连、肌纤维脂肪变性、痉挛影响神经末梢或神经周围组织慢性炎症等因素有关,也可能与筋膜在髂嵴或横突上附着处的末端病变有关。

治疗方法有各种物理因子治疗、按摩、局部肾上腺皮质激素注射、口服抗炎药物、短期的腰围保护等。同时进行腰椎活动度练习及腹背肌的练习,以松解粘连,防止肌肉萎缩。顽固难治者可行手术,酌情松解粘连、修补筋膜裂隙或切除受累的神经分支。组织愈合后做腰部活动度练习及腰腹肌力练习。

2. 关节软骨损伤　其急性损伤较少,慢性过度使用性损伤较多。常见的软骨损伤有以下两种。

(1) 髌骨软骨病

1) 病因:过度使用引起的髌骨软骨退行性改变。有时累及对应的股骨髁表面软骨,称为髌骨关节退行性改变。

2) 临床表现:髌骨后方疼痛,特别是半蹲时疼痛,伴蹲起无力,股四头肌萎缩,髌骨周围压痛,推动髌骨时有摩擦音伴疼痛,可有关节积液。临床上根据症状轻重分为 3 型:轻型,运动中常感膝软,但不痛,髌骨边缘可有压痛;中型,上下楼、半蹲或做某些动作时有疼痛,准备运动后疼痛减轻或消失,训练后又加重,有明显压痛,可有轻度关节积液;重型,各种症状及体征加重,步行时疼痛。

3) X 线检查:可见软骨下骨增生或髌骨上下极骨赘形成。

4) 康复治疗:轻型多可治愈,重型常需手术治疗。

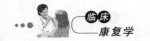

A. 轻、中、重型病例治疗:轻型病例可以继续运动训练,但需使运动方式多样化,不要"单一"的运动,避免频繁地做引起症状的动作。中型病例应停止正规专项运动训练,避免半蹲发力等引起疼痛的动作,着重在无痛角度范围内进行股四头肌练习,利用健康肢体进行调节运动。重型病例应停止一般运动,进行无痛的股四头肌等长练习,以及适当的调节运动。

B. 手术后治疗:切除软骨软化病灶并在骨床上钻孔,以促进肉芽修复,术后2周开始连续被动运动(CPM),以多次反复的摩擦应力促进修复区软骨化生。4～5周后可以负重。此外,还有髌骨钻孔减压术、部分或全部髌骨切除、髌骨外侧肌腱松解术等。术后训练常用站桩法,选数个无痛角度依次练习,也是一种多角度等长练习。肌力练习负荷不宜太大,负荷的增加宜缓慢,练习时须无痛,无摩擦音,同时密切观察疼痛及肿胀反应。连续做关节被动运动治疗可通过低负荷的加压和减压,促进软骨基质液与关节液的交换及关节液的流转,从而改善软骨的营养,也宜在无痛角度内进行。

(2)膝半月板损伤

1)病因:常见于篮球、排球、足球、体操、田径中跑项和跳项运动员。

2)临床表现:可在半月板体部、边缘部、前角或后角撕裂,可为横裂、斜裂或水平裂。急性损伤时有突发性疼痛、关节积液,转入慢性期时常有弹响伴疼痛、膝软及关节交锁现象,可有少量关节积液。

3)康复治疗

A. 急性期治疗以处理并发的创伤性滑膜炎为主。可抽出关节积血,加压包扎,局部休息2～3周。2～3天后进行超短波治疗。半月板边缘损伤有可能自行愈合。

B. 慢性期治疗可视症状而定,无明显症状时可考虑在严密观察下继续运动,但在体操、篮球、排球、足球等项目,破碎的半月板可引起关节软骨损伤,宜及时手术治疗。症状严重者宜早期切除损伤的半月板。关节镜下手术可减少手术创伤,加速功能恢复,可酌情进行碎片摘除、半月板修整、半月板部分切除或全部切除。

C. 必要时可参照髌骨软骨病的肌力练习方法,做短弧等张或等速练习或多角度等长练习。恢复运动训练时须无疼痛、无响声,可做下蹲起立运动进行测试。半月板手术后关节活动度恢复困难不大,主要任务仍是恢复肌力。术后2天即应开始股四头肌静力收缩练习,术后5天练习直腿抬高。

D. 2周后练习不负重的膝屈伸,并扶拐行走,逐步增加患肢负重。一般3周后练习正常行走,要坚持练习,以求肌力充分恢复。一般3个月后可开始准备性训练,逐步增加运动负荷,先恢复跑步等周期性运动,后练习变速跑、"8"字形跑、突停、跳跃及恢复非周期性运动。训练计划的进展,以不引起症状或加重关节的肿胀为度。当关节活动度完全恢复、肌力恢复至健侧的90%以上时,才能参加正规训练。

## 思考题

1. 简答运动损伤的定义及病因。
2. 运动损伤的预防措施有哪些?
3. 什么是运动损伤的基本治疗原则?
4. 简答踝部韧带创伤后的康复治疗方案。

5. 简答创伤性腱周炎和腱鞘炎的康复治疗方案。
6. 简答腰背部肌肉筋膜炎的康复治疗方案。
7. 简答膝半月板损伤的康复治疗方案。

（邢本香）

# 第十四章

# 手外伤的康复

1. 熟悉手外伤的临床检查方法。
2. 熟悉手外伤的康复评定。
3. 了解手外伤的临床处理原则。
4. 熟悉手部软组织损伤的康复主要原则。
5. 熟悉手部骨折后的康复分期及康复治疗方法。
6. 熟悉手部肌腱修复术后的康复治疗方法。
7. 熟悉手感觉功能的评定方法和感觉再训练方法。

## 第一节 手外伤的临床诊治

手是运动和感觉器官,在生活和劳动中最易遭受创伤,其发病率约占创伤总数的1/3以上。手外伤所带来的功能障碍是因瘢痕挛缩、肌腱粘连、肿胀、关节僵硬、肌肉萎缩、组织缺损、伤口长期不愈合和感觉丧失或异常等造成的运动和感觉功能障碍,给工作和生活带来严重的不便。外伤后不单是要求外形完整和美观,更需要功能不影响生活质量和工作能力,所以康复治疗对手功能的恢复具有重要的意义。

### 一、临床检查

#### (一)检查方法

临床检查包括望诊、触诊、动诊和量诊4个部分。通过一般检查可对肢体结构与功能变化有一个总体的评价。

1. 望诊

(1)一般情况:包括皮肤的营养情况、色泽、纹理,有无瘢痕,有无伤口,皮肤有无红肿、溃疡及窦道,手及手指有无畸形等。

(2)手的姿势:在正常情况下,当手在不用任何力量时,手的内在肌和外在肌张力处于相对平衡状态,这种手的自然位置称为"手的休息位"。

1)手的休息位:腕关节背伸10°～15°,并有轻度尺偏;手指的掌指关节及指间关节呈半屈曲状态,从示指到小指,越向尺侧屈曲越多。各指尖端指向舟骨结节;拇指轻度外展,指腹接近或触及示指远节指间关节的桡侧(图14-1)。无论在手部损伤的诊断上、畸形的矫正时或是在肌腱修复手术中,都需要用"手的休息位"这一概念。

2)手的功能位:手在这个位置上能够很快地做出不同的动作。即腕背伸约20°～25°,拇指处于对掌位,掌指及指间关节微屈。其他手指略分开,掌指关节及近侧指间关节半屈曲,远侧指间关节微屈曲(图14-2)。了解手的功能位对处理手外伤,特别是骨折固定和包扎时有重要作用。包扎固定伤手应尽可能使手处于功能位,否则将会影响手的功能恢复。

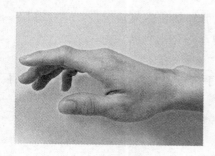

图14-1 手的休息位

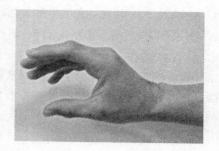

图14-2 手的功能位

2. **触诊** 可以感觉皮肤的温度、弹性、颜色、软组织质地,以及检查皮肤毛细血管反应,判断手指的血液循环情况。

3. **动诊** 即对手部关节活动功能的检查。动诊又可分为主动活动及被动活动。

4. **量诊** 包括关节活动度、肢体周径、肢体长度和容积等。

5. **手部肌腱的分区**

(1)屈肌肌腱的分区:屈肌肌腱从前臂肌肉-肌腱连接处至其止点,经过前臂、腕管、手掌和手指纤维管等部位。各个部位均有不同的解剖结构和特点,损伤后依据不同部位,有不同的处理原则和要求。屈肌肌腱可分为5个区或8个区,目前常用的是肌腱的5区分法(图14-3)。

Ⅰ区:从指浅屈肌腱止点以远至指深屈肌腱止点。

Ⅱ区:位于滑车关键区,即从远侧掌横纹到指浅屈肌腱止点之间的区域。

Ⅲ区:由蚓状肌的起始部组成,即自腕横韧带远侧缘至滑车关键区起始处或第一环形韧带起始处之间的区域。

Ⅳ区:为腕横韧带覆盖区的区域。

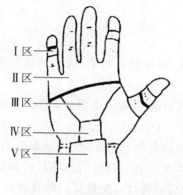

图14-3 屈肌肌腱的分区

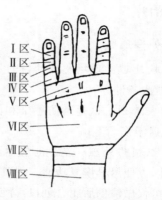

图14-4 伸指肌腱划分区

Ⅴ区:即腕横韧带以近(包括前臂)。

(2)伸指肌腱划分区:伸指肌腱划分为8个区(拇指为6区)。在手指按关节分区,远侧指间关节为Ⅰ区,近侧指间关节为Ⅲ区、Ⅳ区,这两者之间部分为Ⅱ区,掌指关节为Ⅴ区,腕关节为Ⅶ区,在掌指关节和腕关节之间为Ⅵ区,腕背部以远为Ⅷ区(图14-4)。这种分区法,使伸指肌腱的分区更加细致具体,不同解剖部位的特点也更加突出。

(二)检查要点

1.一般情况 外伤的部位、大小、损伤性质和皮肤缺损或瘢痕情况。

2.血液循环情况 手指的颜色、温度、血管的搏动等作出判断。

3.桡神经损伤

(1)在腕部以下,表现为手背桡侧及桡侧3个半手指近侧指间关节近端的感觉障碍。

(2)在肘部下方,可引起拇指及伸指功能丧失。

(3)在肘部下方,则伸腕功能亦丧失,表现为腕下垂。

4.正中神经损伤

(1)3个鱼际肌即拇对掌肌、拇短展肌及拇短屈肌浅头瘫痪,因此拇指不能对掌,不能向前与手掌平面形成90°,不能用指腹接触其他指尖,大鱼际萎缩及拇指内收形成"猿手"畸形。

(2)拇指、示指、中指、环指桡侧半掌面及相应指远节背面失去感觉,严重影响手的功能,持物易掉落,无实物感,并易受外伤及烫伤。

5.尺神经损伤

(1)骨间肌及蚓状肌麻痹所致环指、小指爪状畸形。

(2)Froment征,即由骨间肌和拇内收肌麻痹所致,表现为示指用力与拇指对指时,呈现示指近侧指间关节明显屈曲,远侧指间关节过伸,拇指掌指关节过伸,指间关节屈曲。

(3)手的尺侧、小指背侧、环指尺侧感觉障碍。

6.肌腱损伤 肌腱断裂后的手休息位姿势首先发生改变,其相应的关节失去活动功能。如指深屈肌腱断裂,表现为远侧指间关节不能屈曲;指深浅屈肌腱均断裂,则远近侧指间关节均不能屈曲。伸肌腱不同部位断裂,其相应关节不能伸展,并可出现畸形。有时肌腱不完全断裂,关节虽仍能活动,但做抗阻力试验时无力、疼痛。

7.骨关节损伤 应摄X线片以协助诊断。

## 二、临床治疗

(一)临床处理原则

1.早期急救处理 现场急救的目的是止血,减少创面污染,防止加重损伤和迅速转送,为进一步治疗创造条件。

2.早期彻底清创 这是预防感染和促进伤口愈合的重要措施,应尽量争取时间,越早越好,一般不应迟于伤后8 h。

3.深部组织损伤处理 清创时应尽可能地修复深部组织,恢复重要组织和肌腱、神经、骨关节的连续性,以便尽早恢复功能。创口污染严重,组织损伤广泛,伤后时间超过12 h,或者缺乏必要条件,可仅做清创后闭合创口,待创口愈合后再行二期修复。但骨折和脱位在任何情况下均必须立即复位固定,恢复手的骨骼支架,为软组织修复和功能恢复创造有利条件。

4. **早期闭合伤口** 早期缝合皮肤,消灭创面,是手外伤初期处理的关键。闭合创口的方法由创面的情况所决定。根据有无皮肤缺损、缺损的范围和深度不同,可选择采用直接缝合、游离植皮、局部皮瓣或皮管成形等。

5. **术后处理** 除非特殊需要,术后不可把手指固定在伸直或过于屈曲的位置上,而应固定在手的功能位。手屈肌腱断裂术后需制动 3 周,掌指骨折者需固定 4～6 周。制动范围因手术不同而异,原则是制动范围越小越好。手部伤口术后 10～14 天拆线,带蒂皮瓣移植术后 3～4 周断蒂。

(二) 常见问题处理

1. **水肿** ①抬高患肢,肢体远端应高于近端,近端应高于心脏水平线以上。②手夹板固定患肢,固定范围一般不包括掌指关节,使指间关节和掌指关节能主动活动;③主动运动;④一旦已形成慢性水肿,则需采用加压治疗,如弹性手套、弹性绷带等;⑤物理因子治疗,如短波、超声波、音频电疗法等。

2. **疼痛与过敏** 手内的神经末梢非常丰富,而且位于体表,加上腕管较紧,所以痛觉较显著。滑膜、腱鞘和骨膜也都有神经末梢,任何刺激必然会产生剧烈疼痛。处理方法:①早期诊断;②患侧部位用夹板固定;③抬高患肢,控制水肿;④肢体正常部位,应主动活动;⑤肢体固定部位可做等长收缩练习;⑥可选用镇静剂;⑦检查有否神经卡压,如腕管的正中神经;⑧可用经皮神经电刺激(TENS),或早期做星状结节阻滞术。

3. **关节僵硬** ①应及早开始活动,控制水肿;②对于轻度挛缩可采取主动运动、主动助动及被动运动练习;③动力型手夹板牵引,被动屈曲掌指关节及被动伸直近端指间关节;④重度挛缩畸形应采用手术治疗,如关节囊松解或侧副韧带切除。

4. **肌力和耐力下降** ①主动运动训练;②进行性抗阻运动训练。

5. **肩关节僵硬** ①手在头部上方的位置进行全幅度运动;②肩部钟摆运动。

# 第二节　手外伤的临床康复

## 一、康复评定

主要包括关节活动度、肌力、感觉、体积和手灵巧性及协调性等方面的评定。

1. **关节活动度测量**

(1) 评定方法:使用量角器分别测量手指的掌指关节(MP)、近节指间关节(PIP)和远节指间关节(DIP)的主要活动。Eaton(1975 年)首先提出测量关节总主动活动度(total active movement,TAM)作为一种肌腱功能评定的方法,可较全面地反映手指肌腱功能情况,也可以对比手术前后的主动、被动活动情况,实用价值大。

(2) 评定标准

TAM=(MP 关节屈曲度数＋PIP 关节屈曲度数＋DIP 关节屈曲度数)−(MP 关节伸直受限度数＋PIP 关节伸直受限度数＋DIP 关节伸直受限度数)

1) 优:正常,TAM = $(80° ＋110° ＋70°) − (0° ＋0° ＋0°) ≈ 260°$。

2）良:TAM＞健侧的75%。

3）中:TAM＞健侧的50%。

4）差:TAM＜健侧的50%。

2. 肌力测试

（1）徒手肌力检查:评定前臂伸屈肌群、拇指对掌及4指的长短屈伸肌群的肌力大小和等级。

（2）握力检查:需指出的是常用握力计测出的是等长收缩的肌力而不是等张收缩的肌力。握力的正常值一般用握力指数来表示:

握力指数＝健手握力（kg）/体重（kg）×100

正常握力指数应大于50。另外,利手握力常比非利手大5%～10%;女性握力常只有男性的1/3～1/2;男性在50岁以后,女性在40岁以后,常比年轻时的握力减少10%～20%。

（3）捏力检查:捏力的检查可用捏力测定仪。捏的方式包括拇指分别与示指、中指、环指、小指相捏,拇指与示指、中指同时相捏,以及拇指与示指桡侧的侧捏3种（图14-5）。

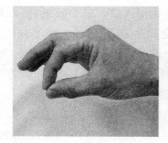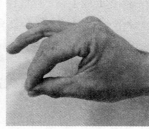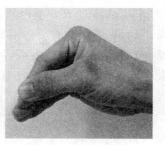

拇指分别与示指、中指、小指相捏　　拇指与示指、中指同时相捏　　　拇指与示指桡侧相捏

**图14-5　捏力的检查**

3. 感觉测试　　测试手的各种感觉功能包括浅感觉、深感觉、复合感觉等（表14-1）。

**表14-1　手感觉功能的评定**

| 项　目 | 检查方法 | 内　容 |
|---|---|---|
| Tinel's征 | 叩诊法 | 部位和放射范围 |
| 浅感觉 | 痛觉:针刺 | 末梢→中枢,恢复2/3为良 |
| | 振动:30 Hz、256 Hz | 音叉试验 |
| | 触觉:笔或橡皮尖 | 只能测试慢适应感受器阈值 |
| | 温度:0℃、60℃ | |
| 复合感觉 | 两点辨别觉 | 恢复7/10为良 |
| | 动的两点识别觉 | |
| | 指抽写试验 | |
| 粗滑识别 | 砂纸法 | |
| 物体识别 | Dellon拾物试验 | 综合性感觉评价 |
| 移动物体能力 | Moberg拾物试验 | 感觉＋运动能力 |
| 感觉范围 | 各种触觉、痛觉 | 记录部位 |
| 异常感觉 | 感觉的异常、迟钝、过敏 | 区别3种异常诱发刺激种类 |

1）手指触觉、痛觉、温度觉和实体觉测定。

2）两点辨别试验：正常人手指末节掌侧皮肤的两点区分试验距离为 2～3 mm，中节 4～5 mm，近节为 5～6 mm。本试验是神经修复后常采用的检查方法。两点辨别试验的距离越小，越接近正常值范围，说明该神经的感觉恢复越好。

3）Moberg 拾物试验：检查用具有木盒、5 种常用日常小物件，如钥匙、硬币、火柴盒、茶杯、纽扣和秒表。让患者在睁眼下用手拣拾物品，并放入木盒内，每次只能拣拾 1 件，用秒表记录患者完成操作的时间。然后，让患者在闭眼下重复上述动作，并记录时间。假如患者的拇指、示指、中指感觉减退或正中神经分布区皮肤感觉障碍，在闭目下很难完成该试验。

4. 肢体体积测量　测量仪包括有一个排水口的大容器及量杯。测量时，将肢体浸入容器中，容器中有水平停止杆。当肢体进入容器中的一定位置，排出的水从排水口流出，用量杯测试排水的体积，即为肢体的体积。可测量双侧肢体，以便对比。

5. 灵巧性、协调性及功能性测试　手活动的灵巧性和协调性有赖于感觉和运动功能的健全，也与视觉等其他感觉的灵活性有关。常用的有以下 3 种标准测试方法。

（1）Jebson 手功能测试：由 7 个分试验组成：写字、翻卡片、拾起小物品放入容器内、模仿进食、堆放棋子、移动大而轻的物体、移动大而重的物体。测出结果后，可按患者的年龄、性别、利手和非利手查正常值表，以判断其是否正常。

（2）Purdue 钉板测试：基本原理相同，即令受试者将物品从某一位置转移到另一位置，并记录完成操作的时间。工具：模板（两列小孔，每列 25 个）、细铁柱、垫圈、项圈。方法：左手、右手、左右手同时操作，记录 30 s 内插入细铁柱的数量。装配，记录 1 min 内的装配数。

（3）9 孔插板试验：用来测定手指协调性，插板为一块 13 cm×13 cm 的木板，木板上有 9 个孔，孔深 1.3 cm，孔与孔间隔 3.2 cm，每孔直径 0.71 cm。插棒为长 3.2 cm、直径 0.64 cm 的圆柱形棒，共 9 根。测试时，在测试手的一侧放一浅器皿，将 9 根插棒放入其中，让患者用测试手一次一根地将木棒放入洞中，插完 9 根后再每次一根地拔出放回浅器皿内，计算所用时间。测定时先利手后非利手。

6. 相关的电生理检查　如肌电图、诱发电位检查等。

## 二、手部软组织损伤及康复治疗

1. 手部软组织损伤康复治疗主要原则

（1）活动练习必须轻柔，并且在患者能够耐受的范围内。

（2）在任何情况下，活动练习都不应引起疼痛或肢体肿胀。

（3）控制水肿。

（4）保持手部诸关节和肢体正常活动范围，预防关节僵硬和纤维化。

（5）注意锻炼手内肌。

（6）活动 PIP 关节时，要固定 MP 关节和 DIP 关节。

2. 康复治疗方法

（1）指间侧副韧带损伤：指间关节为单向屈伸活动的关节，当侧方受到过多挤压外力时，可造成关节侧副韧带损伤，重者韧带断裂，关节脱位，或有撕脱性骨折发生。桡侧副韧带

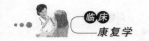
损伤多于尺侧。此种损伤早期多被忽略,易误诊为一般扭伤。

1)康复目标:①通过关节制动,避免进一步损伤,促进韧带损伤的早期愈合;②维持正常的关节活动度。侧副韧带部分撕裂时,仍可以支持关节囊,故可用制动疗法。侧副韧带完全撕裂时,则需要早期行手术修复,缝合撕裂组织,术后立即予以制动。

2)制动方法:将关节固定于最有利韧带愈合的位置,用指背侧夹板将 PIP 关节置于15°~20°屈曲位。使用背侧夹板可使手掌面暴露,且不妨碍 MP 关节和 DIP 关节活动。背侧夹板的支持作用亦强于掌侧夹板。亦可先使用休息夹板 1 周,待疼痛和水肿程度得到控制后,再将 PIP 关节固定。

3)制动时间:一般需要 10~14 天。但确切的时间取决于损伤部位的疼痛、肿胀程度以及关节状况。如果关节不稳定,则提示损伤范围较大,因此,至少需要制动 3 周。此后,可利用邻近健指支持,制动伤指 1~2 周。

(2)MP 关节侧副韧带损伤:示指至小指 MP 关节桡侧副韧带损伤较多见。损伤机制为MP 关节过伸展而致韧带损伤,多由于手指戳伤及侧方打击等引起。除早期肿痛外,晚期一般无明显症状。由于 MP 关节附近有骨间肌和蚓状肌稳定关节,故关节不稳定现象较为少见。

1)MP 关节制动:夹板固定在 PIP 关节至前臂中部。MP 关节置于 45°~50°屈曲位。制动时间 2~3 周。确切的时间仍取决于疼痛与肿胀的程度。

2)功能训练:为了预防关节僵硬,在解除制动后应立即开始 ROM 的训练。

(3)拇指 MP 关节侧副韧带损伤:拇指 MP 关节侧副韧带损伤多见于尺侧,由于拇指尺侧受到间接外力的作用所致。力作用于近指骨,MP 关节内侧副韧带张力加大,导致韧带损伤。康复治疗的目的是为手指捏物时提供一个稳定的关节。

1)关节制动:术后关节制动 5~6 周。

2)功能训练:拇指 MP 关节的主动运动和主动辅助运动训练在结束关节制动后立即开始。拇指侧副韧带损伤病程较长,损伤的韧带达到稳定状态需要 10~12 周。因此,训练强度和训练量须逐渐增加至患者能够耐受的极限。

## 三、常见手部骨折的康复治疗

### 1. 舟骨骨折

(1)固定时间:舟骨骨折复位后,予以前臂"人"字形石膏管型固定。舟骨结节及远端骨折需固定 4~8 周,而其他部位骨折则需要固定 10~12 周或更长时间。若骨折没有愈合,可继续固定 1~2 个月。

(2)康复要点:石膏固定期间,鼓励患者助动训练肩、肘关节和没有被固定的手指关节。应避免手的强力握持动作,防止外力作用于骨折部位。直至 X 线片证实舟骨骨折已愈合,才可进行强力握持动作,此时可进行重复的腕部活动。

### 2. 掌骨骨折

(1)拇指掌骨基底部骨折

1)固定期:伤手示指、中指、环指、小指被动及辅助主动运动。开始时以被动运动为主,用健手辅助伤手进行指间关节的屈伸运动。待局部疼痛消失后,以主动活动为主。每天3 次,每次活动时间以局部轻度疲劳感为宜,不宜过长。

2）骨折愈合后：拇指外展、内收、对掌、对指及屈伸活动练习。开始时以被动运动为主，用健手握住拇指进行，运动幅度不应过大，以骨折部位不痛为限，每天 3 次，每次 30 min。1 周后，以主动活动为主，运动幅度逐渐加大。做关节主动和被动运动前，先进行浸蜡或刷蜡的局部蜡疗，效果更好。

（2）其他掌骨基底部骨折：骨折移位明显时给予复位，石膏托固定 4 周，之后逐步开始手指的主动活动。

（3）掌骨干骨折：骨折复位后，用前臂至近节手指石膏固定 6 周，指间关节可自由活动。

（4）掌骨颈骨折

1）骨折整复后：用石膏或夹板固定 3～6 周，维持腕关节功能位 20°～25°背伸，MP 关节 70°屈曲，指间关节一般不固定（假如没有指骨旋转问题）。

2）固定期：以拇指和健指的被动运动为主。1 周后可主动运动，术后 3～5 天进行伤指的 DIP 关节和 PIP 关节的被动运动。禁止 MP 关节的主动和被动运动，防止骨折端剪力作用影响骨折愈合。腕关节和肘、肩关节的主动运动。

3）3～6 周：去除夹板，伤指 MP 关节开始运动，先进行被动附加运动，松动关节，继后改为助动＋主动运动。当 MP 关节活动范围明显改善时，可开始主动抗阻运动训练。伤后 8 周，进行肌力、耐力训练。

3. 指骨骨折

（1）近节指骨骨折：骨折整复后，MP 关节屈曲 45°，DIP 关节屈曲 90°，用背侧石膏固定 4～8 周。

（2）中节指骨骨折：骨折整复后，向掌侧成角者应屈曲位固定，向背侧成角者应伸直位固定 4～6 周。

（3）末节指骨骨折：整复后用石膏或夹板将 DIP 关节屈曲 90°、PIP 关节过伸位固定 6 周。

（4）康复治疗要点

1）固定期：术后第 2 天开始健指主动活动。若健指与伤指的屈伸活动没有牵连关系，则可以主动运动；若有牵连，则以被动活动为主。每次活动应达到最大范围。进行腕关节、前臂的主动运动。待伤指疼痛、肿胀开始消退，可做伤指被动的屈伸活动。活动范围应根据骨折部位和症状而确定。若中节、远节指骨骨折，MP 关节活动范围可大些；若近节指骨折，MP 关节活动会影响骨折愈合，所以不宜大范围活动 MP 关节。

2）外固定去除后：重点是指间关节屈伸练习。若骨折愈合好，先进行被动附加运动，继之以被动生理活动为主，主动为辅。若骨折愈合不牢固，活动时应该用健手固定保护好骨折部位，然后进行指间关节的被动活动。等指间关节的挛缩粘连松动后，以主动运动为主，助动为辅，直至各个关节活动度恢复到最大范围。远指间骨折，指端常合并过敏，需脱敏治疗，即采用不同质地物质摩擦指尖、敲打和按摩指尖。

## 四、手部肌腱修复术后的康复治疗

1. 屈指肌腱修复术后康复治疗　手功能是建立在伸肌、屈肌和内在肌的生物力学平衡基础上的，任何一个肌腱损伤都会影响这种平衡。一般认为，Ⅱ区屈指肌腱损伤最难处理。屈指浅、深肌腱在同一腱鞘内，特别容易粘连。屈指肌腱修复的理论是早期活动，特别

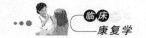
强调在Ⅱ区修复后早期活动的重要性。

（1）术后处理：手术后用背侧石膏托或低温热塑材料制作夹板固定伤手，维持腕屈曲20°～30°，MP关节屈曲45°～60°，指间关节伸直位。同时，将橡皮筋一端用胶布固定于指甲，另一端通过掌心的滑车后用别针固定在前臂屈侧的敷料上（图14-6），利用弹力牵引被动活动手指。

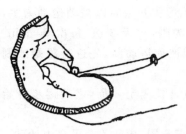

**图14-6** 屈指肌腱修复后早期被动活动装置

（2）术后早期活动：术后1～2天开始早期活动，利用橡皮筋牵引被动屈曲指间关节。在夹板范围内，主动伸指间关节。此期间禁止主动屈曲指间关节及被动伸指间关节。为了防止PIP关节屈曲挛缩，应该维持PIP关节充分伸直位。在练习间隙及夜间用胶布固定PIP关节，在夹板内保持伸直位。从手术后开始至4周，在夹板内进行单个手指的被动屈曲/伸直练习。第4周，允许伤指主动屈曲。如屈指肌腱滑动好（关节屈曲ROM>正常值的75%），则提示修复后瘢痕较轻，需要继续使用夹板保护1.5周。如肌腱滑动范围小，提示术后瘢痕粘连较重，则应去除夹板，进行主动运动练习，包括单个手指滑动，屈指浅、深肌腱滑动，钩指，握拳等（图14-7）。

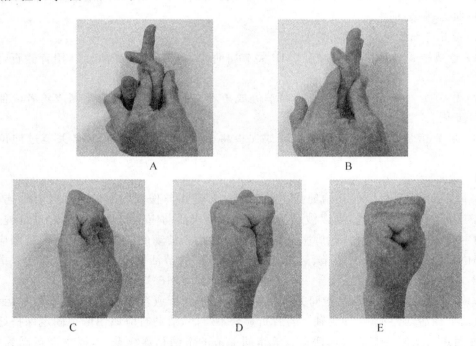

A　　　　B

C　　　　D　　　　E

**图14-7** 屈指浅、深肌腱滑动训练

注：A.屈指浅肌腱训练：维持MP关节伸直位，固定PIP关节的近端，嘱患者主动屈曲PIP关节，同时保持DIP关节伸直位。B.屈指深肌腱训练：维持MP、PIP关节伸直位，固定DIP关节的近端，嘱患者主动屈曲DIP关节。C.钩指：PIP和DIP关节屈曲，同时MP关节伸直，可使屈指浅、深肌腱最大范围活动。D.直角握拳：MP和PIP关节屈曲，同时保持DIP关节伸直，可使屈指浅肌腱最大范围滑动。E.复合握拳：屈曲MP、PIP和DIP关节，使屈指浅、深肌腱最大范围滑动

（3）术后第6周：轻度功能性活动。如PIP关节屈曲挛缩，可使用手指牵引夹板。术后第7周，进行抗阻练习，如使用强度各异的海绵球、塑料治疗泥练习，以维持手的抓握能力。

术后第 8 周,进行强化抗阻练习,增强肌力、耐力。术后第 12 周,进行主动活动。

2. **屈指肌腱松解术后康复治疗**　为了使肌腱松解达到预期的目标,首先术前应使关节被动活动尽可能达最大范围,其次术中肌腱松解应完全彻底。

(1) 松解术后 24 h,去除敷料,患者开始主动屈伸练习。练习内容有:屈指浅、深肌腱单独滑动,钩指,直角握拳等。每日练习数次,每次 10 下左右,以后逐渐增加活动次数和强度。

(2) 主动＋助动活动 MP、PIP 和 DIP 关节,使其屈伸达最大范围。

(3) 疼痛和水肿是妨碍练习的最主要原因,必须对症处理。

(4) 术后 2 周,拆线,软化松解瘢痕处理。

(5) 假如松解术后没有肌腱滑动,可在术后 48 h 给予功能性电刺激。

(6) 术后 2~3 周,进行功能性活动练习。

(7) 术后 6 周,开始抗阻训练。

假如肌腱松解术后,PIP 关节挛缩已经矫正,术后可用伸展夹板,以维持手术中获得的伸直度。

3. **伸指肌腱修复术后康复治疗**

(1) 术后处理:伸肌腱修复术后使用掌侧夹板,固定腕关节 30°~40° 伸直位,同时用橡皮筋牵拉伸直所有指间关节。另外,用掌侧夹板防止 MP 关节屈曲。嘱咐患者,在夹板范围内主动屈曲手指,依靠弹力牵引被动手指。

(2) 术后 1~3 周:在夹板控制范围内练习主动屈指及被动伸指,禁止被动屈指和主动伸指。3 周以后,去除掌侧夹板,嘱咐患者继续主动屈指练习和被动伸指练习。

(3) 术后 6 周:开始主动伸指练习,包括各条肌腱滑动训练。术后 7 周,渐渐开始抗阻训练。

## 五、手部周围神经修复术后的康复治疗

近年来,实验和临床都证实,周围神经断裂后,伤断神经的远端能分泌释放一种媒介物质(扩散因子),可以吸引、引导近端再生的神经纤维定向生长。神经纤维的再生速度,每天 1~2 mm。但是由于断裂的神经纤维修复后,神经本身要经过沃勒变性过程,神经缝合端再生的神经纤维有穿越断端间愈合瘢痕的过程,再生神经纤维到达终末结构也有一个生长成熟的过程。因此,从神经修复到恢复功能计算,平均每天只能按 1 mm 计算。

1. **康复治疗目的**

(1) 主要是教会患者自我保护及代偿能力。例如:皮肤干燥,伤口愈合能力降低,应教会患者每天清洁皮肤,护理皮肤的方法,维持皮肤的柔软及弹性。

(2) 经常检查皮肤有无压痛及皮肤炎症。

(3) 瘫痪或肌力微弱的肌肉应该避免过分牵拉或挛缩。

(4) 被动关节运动范围训练时,应防止过牵;选择保护性夹板,预防姿势性挛缩等。

2. **康复治疗内容**　手部周围神经修复术后不同阶段的康复治疗内容也不相同,如图 14-8 所示。

3. **手感觉再训练**

(1) 基本原理:周围神经损伤后,由于脊髓的不成熟,感觉传导减慢,加之神经末梢的排

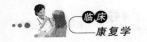
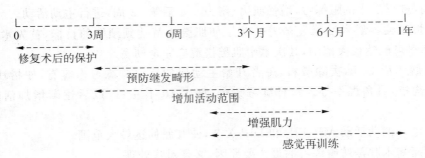

图 14-8  手部周围神经修复术后不同阶段的康复治疗内容

列错误,阻碍了许多新生的轴突芽长入原来的髓鞘内,因而出现了非正常感觉和某些部位的感觉缺如。患者通过感觉学习原则(即集中注意力、反馈、记忆、强化),可在脑中产生对这种异常刺激感觉与受伤前脑中已存在的、对某物体表面形状的反应模式联系起来,进一步训练患者形成一种高度本体感觉的认识。

(2)手的感觉恢复顺序:痛觉和温觉、30 Hz 振动觉、移动性触觉、恒定性触觉、256 Hz 振动觉、辨别觉。因此,感觉训练程序分为早期和后期阶段。早期主要是痛觉、温觉、触觉和定位、定向的训练,后期主要是辨别觉训练。腕部正中神经和尺神经修复术后 8 周,可以开始早期阶段的感觉训练。假如存在感觉过敏,则脱敏治疗应放在感觉训练程序之前。

(3)训练方法:首先要求患者在手上画出感觉缺失区域,训练前进行感觉评定。当保护觉(痛觉)恢复时,感觉训练程序即可开始。感觉训练后的评定,每月 1 次。感觉训练时间不宜过长、过多,每天 2 次,每次 15~20 min 为宜。

1)定位觉训练:治疗师在安静的房间里训练患者。用 30 Hz 音叉让患者知道什么时候和在什么部位开始的移动性触觉,然后用铅笔擦头沿需要训练的区域由近到远触及患者。患者先睁眼观察训练过程,然后闭上眼睛,将注意力集中于他所觉察到的感受,而后睁眼确认,再闭眼练习。这样反复学习,直至患者能够较准确地判断刺激部位。当患者能够觉察到指尖的移动性触摸时,即可开始恒定性触摸练习。使用 256 Hz 音叉作为导标,以确定何时开始训练。用铅笔擦头点压,开始时压力较大,然后逐渐减轻。经过闭眼-睁眼-闭眼训练程序,反复学习,直至患者能够准确地确认刺激部位。

2)辨别觉训练:当患者有了定位觉以后,便可开始辨别觉训练。刚开始时让患者辨别粗细差别较大的物体表面,逐渐进展到差别较小的物体表面。每项训练采用闭眼-睁眼-闭眼方法。利用反馈,重复地强化训练。

(4)感觉训练效果的评估:目前尚无一个精确的方法,临床上是根据某些参数来评估。这些参数有:定位觉的错误次数减少;在限定的时间内,能够完成较多的"配对"测试或识别试验;完成各项训练的时间缩短;两点识别能力提高;患者日常生活能力和作业能力提高。其中最重要的评估标准是:患者在工作中和休闲活动中利用手的能力增强了。预计神经恢复无望者,可考虑功能重建手术。

4. 正中神经损伤修复术后的康复治疗

(1)修复术后,腕关节屈曲位固定 3 周,随后逐渐伸展腕关节至正常位(大约 4~6 周)。

(2)主动活动训练。

（3）用视觉来保护感觉丧失区。

（4）日常生活辅助器具的使用,例如佩戴对指夹板,预防第一指蹼挛缩,并提供对指抓握功能(图14-9)。

（5）感觉再训练:感觉再训练是周围神经损伤患者整体康复程序的组成部分,它能使患者在功能性感觉恢复中发挥最大的潜能。

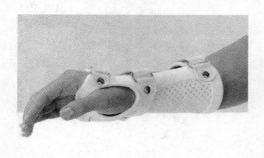 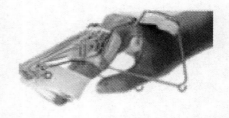

**图14-9** 正中神经损伤修复术后使用的夹板　　**图14-10** 尺神经损伤修复术后使用的夹板

5. 尺神经损伤修复术后的康复治疗

（1）佩戴 MP 关节阻挡夹板,预防环指、小指爪形畸形(图14-10)。

（2）用视觉代偿保护手尺侧缘皮肤感觉丧失区。

（3）对神经恢复无望者,可考虑重建内在肌功能手术。

6. 桡神经损伤修复术后的康复治疗

（1）使用腕关节固定夹板,维持腕关节伸直、MP 关节伸直、拇指外展位(图14-11),预防伸肌过牵,协助手的抓握、放松功能。

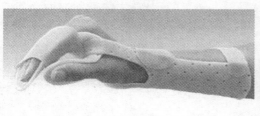 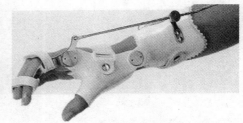

A. 静力型夹板　　　　　　　　　　B. 动力型夹板

**图14-11** 桡神经损伤修复术后使用的伸腕伸指夹板

（2）通过活动进行肌肉训练,例如抓握和松弛动作。

（3）必要时,可施行伸腕、伸拇、伸指功能重建手术。

## 思考题

1. 简答手部肌腱的分区方法。

2. 手康复功能评定的主要内容有哪些?

3. 手外伤后常见问题的处理方法有哪些?

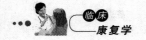

4. 手部软组织损伤康复治疗主要原则有哪些?

5. 简答手部骨折后的康复治疗原则、康复分期及康复治疗方法。

6. 手部肌腱修复术后的康复治疗方法有哪些?

7. 手感觉功能的评定方法和感觉再训练方法有哪些?

（温优良）

# 第十五章

# 骨关节病的康复

## 学习目标

1. 熟悉骨关节病的定义、临床特点和诊断标准。
2. 了解骨关节病的分类和病理。
3. 熟悉骨关节病的康复评定。
4. 掌握骨关节病的康复治疗目标、措施和方法。

## 第一节　骨关节炎的临床诊治与康复

### 一、临床诊治

#### (一)定义

骨关节炎(osteoarthritis，OA)是一种常见的非对称性、非炎症性、无全身性征象的慢性关节疾病，也称骨性关节病、退行性关节炎、增生性关节炎、老年性关节炎和肥大性关节炎等。主要病变是以关节软骨退行性变、破坏伴相邻软骨下骨板、关节边缘骨质增生、骨赘形成为特点，好发在膝关节、髋关节、远端指间关节及脊柱关节。受损关节出现不同程度的关节肿痛、僵硬与不稳定，导致功能减退，甚至功能丧失。本病常见于中老年，随着年龄增长而发病率显著增高。

#### (二)病因及分类

骨关节炎根据有无局部和(或)全身性致病因素分为原发性(指用目前已有的检查方法尚不能查出发病原因)和继发性(指有明确的发病原因)两类。

1. 原发性骨关节炎　多发生在 50 岁以后，女性多于男性，老年性组织变性和劳损积累是主要病因。

2. 继发性骨关节炎　可发生于任何年龄。主要原因有：①关节的先天性畸形，如先天性马蹄内翻足；②创伤，如关节内骨折；③关节面后天性不平整，如骨缺血性坏死；④关节畸形引起的关节面对合不良；⑤关节不稳定，如韧带、关节囊松弛等；⑥医源性因素，如长期不恰当地使用皮质激素引起关节软骨病变等。

#### (三)病理

1. 关节软骨的变性　关节软骨的变性是骨关节炎最基本的病理改变，也是最早期的

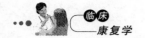

病理改变。表现为关节软骨局部发生软化、糜烂,造成软骨下骨裸露,继发滑膜、关节囊及关节周围肌肉的改变,使关节活动受限,关节不稳定。

2. **发病机制**　机械损伤学说,软骨免疫机制学说,细胞因子失衡学说。

（四）临床表现

1. **症状**

（1）疼痛:大多数患者以关节疼痛就诊,多为定位不明确的深部疼痛。早期常无明显主观症状,有时因受凉、劳累或轻微外伤才感到关节有酸胀痛,疼痛呈钝性,休息后可减轻或消失,称为"休息痛"。随病情加重,疼痛变得明显,呈持续性,休息也不能缓解,疾病晚期甚至影响患者睡眠。

（2）关节僵硬（晨僵）:患者晨僵时间较短,一般不超过 30 min,且只限于受累关节,这点和类风湿性关节炎不同。且可有短暂的"关节胶着"现象,即关节在某一位置较长时间静止不动以后,开始活动时比较困难且伴有疼痛,经短时间活动后,胶着现象才消失。但如果活动过多,同样会引起关节疼痛。

（3）功能障碍:表现为关节无力,关节活动受限,还可出现关节膨大,病程较长的患者有关节活动时响声。

2. **体征**

（1）关节压痛:多数出现症状的骨关节炎患者沿关节线有压痛,当伴有滑膜炎时关节压痛更为明显。

（2）关节肿大:由于关节积液、关节骨性突起等导致。

（3）关节畸形:骨关节炎患者晚期会出现关节畸形,骨赘形成会引起骨性突起和关节的肥大变形,进行性软骨和软骨下骨破坏可导致关节畸形、关节半脱位和脱位。患者是否出现畸形,关节畸形的严重程度如何,对骨关节炎的诊治具有指导意义。

（4）关节活动摩擦感:由于关节软骨损伤,关节表面不平或者关节内碎屑导致。显著的关节活动摩擦感具有诊断学意义,同时伴有关节摩擦音。

3. **实验室检查与影像学检查**

（1）实验室检查:骨关节炎患者血、尿常规检查、红细胞沉降率、黏蛋白、类风湿因子等均正常。关节内滑液增加,色泽、透明度正常,镜检无细菌或结晶,可见软骨碎片和纤维。

（2）X 线检查:X 线平片的典型表现为受累关节间隙狭窄,软骨下骨骨质硬化,边缘唇样变及骨赘形成,关节周围骨内囊状改变等,还可见关节内游离体。严重者关节面萎陷、变形和半脱位。

（3）CT、MRI 检查:能清晰显示关节病变、椎间盘突出、后纵韧带增厚钙化等,对骨关节炎有诊断意义。

（五）诊断

（1）诊断原发性骨关节炎,必须排除各种继发性骨关节炎。

（2）国际上一般只把具有临床症状的患者才诊断为骨关节炎,仅有影像学改变而无症状者,通常称为影像学骨关节炎。

（3）国内多采用美国风湿病学会 1995 年修订的诊断标准。

1）手关节骨关节炎诊断标准（临床标准）:①前 1 个月大多数时间有手关节疼痛、发酸、发僵；②10个指间关节中，骨性膨大关节≥2个；③掌指关节肿胀≤2个；④远端指间关节骨性膨大＞1个；⑤10个指间关节中有1个或1个以上畸形。满足①＋②＋③＋④条或①＋②＋③＋⑤条，可诊断为手骨关节炎。10个指间关节含双侧第2、3指远端指间关节及近端指间关节及双侧第1腕掌关节。

2）膝关节骨关节炎诊断标准

A. 临床标准：①前1个月大多数时间有膝痛；②关节活动时有骨响声；③晨僵＜30 min；④年龄≥38岁；⑤膝检查有骨性肥大。满足①＋②＋③＋④条或①＋②＋⑤条或①＋④＋⑤者，可诊断为膝关节炎。

B. 临床及放射学标准：①前1个月大多数时间有膝痛；②X线片示关节边缘骨赘；③关节液实验室检查符合骨关节炎；④年龄≥40岁；⑤晨僵＜30 min；⑥关节活动时有骨响声。满足①＋②条或①＋③＋⑤＋⑥条或①＋④＋⑤＋⑥条者，可诊断为膝关节骨关节炎。

3）髋关节骨关节炎诊断标准

A. 临床标准：①前1个月大多数时间有髋痛；②髋内旋＜15°；③髋内旋＞15°；④红细胞沉降率＜45 mm/h；⑤髋晨僵＜60 min；⑥髋屈曲＜115°；⑦年龄＞50岁。满足①＋②＋④条或①＋②＋⑤条，或①＋③＋⑥＋⑦条者，可诊断髋关节骨关节炎。

B. 临床及放射学标准：①前1个月大多数时间有髋痛；②红细胞沉降率＜20 mm/h；③X线片股骨和(或)髋臼有骨赘；④X线片髋关节间隙狭窄。满足①＋②＋③条或①＋②＋④条或①＋③＋④条者，可诊断为髋关节炎。

**（六）临床治疗**

**1. 药物治疗**

（1）非特异性药物

1）镇痛药：对乙酰氨基酚、曲马朵等。

2）非甾体类消炎药：布洛芬、萘普生、双氯芬酸钠、奥沙普嗪、萘丁美酮、美洛昔康、昔布类（塞来昔布、罗非昔布等）等。

3）甾体类消炎药：仅用于关节腔内注射治疗。

（2）特异性药物：硫酸氨基葡萄糖、透明质酸（主要用于关节腔内注射）、硫酸软骨素。

（3）中药治疗：常用的方剂有葛根汤、独活寄生汤、左归丸、右归丸、身痛逐瘀汤。

**2. 针灸推拿**

（1）针灸治疗：针灸具有疏通经络气血、解除痹痛的功效。针刺时加艾灸以温经散寒。

（2）推拿治疗：根据病情选用相应的推拿手法，用捏、摩、滚、揉等手法可改善肌肉、皮肤血液循环，用弹拨、拿捏、摇、扳等手法可松解粘连。操作时力量适中，以不发生关节肿胀、疼痛为度。

**3. 手术治疗** 关节清理术、截骨矫形术、关节切除术、关节融合术、关节成形术、软组织移植、软骨移植。

## 二、康复评定

**1. 疼痛评定** 采用视觉模拟评分指数（visual analogous score or scale，VAS）。0～3轻度疼痛，4～7中度疼痛，8～10重度疼痛。

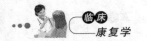
2. 关节形态学检查　如关节肿胀情况可采用关节周径检查,大腿围度和小腿围度的测量有助于了解肌肉萎缩的情况。

3. 肌力评定　肌力测定可反映关节炎肢体的肌肉状态。测定原则是让患者在规范姿势下,做规范运动,观察其完成运动的能力。常用的方法为徒手肌力检查法、等长肌力测试法和等速肌力测试法。其中,等速肌力测试法可定量评定肌肉功能,对判断肌力减退的程度和康复治疗的疗效具有临床意义。但等速测试仪的价格较昂贵,推广应用有一定困难。如患者处于急性期,有严重的关节疼痛、关节明显肿胀时,不应进行肌力测定。

(1)手关节骨关节炎:可行掌指关节、近端指间关节、远端指间关节屈伸有关肌肉的肌力、手指内收外展肌肉肌力及握力测定。

(2)膝关节骨关节炎:可行股四头肌、腘绳肌肌力测试。

(3)髋关节骨关节炎:可行髋屈伸肌群肌力、髋内收外展肌群肌力、髋内外旋肌群肌力测试。

(4)脊柱关节骨关节炎:主要检测颈椎和腰椎屈伸活动有关肌群肌力。

4. 关节活动度(ROM)测量　评定目的在于了解受累关节的关节活动受限程度,进而判断是否对日常生活活动产生影响。ROM 测量是骨关节炎康复功能评定的重要方面之一,通过 ROM 的测定可了解患者关节挛缩和粘连程度。每次 ROM 测量应在功能训练之前,由专人进行操作。可利用通用量角器或方盘量角器进行 ROM 测定。

5. 日常生活活动能力(ADL)评定　早期或轻度骨关节炎一般不影响患者的 ADL,但严重的骨关节炎常影响 ADL,此时应进行 ADL 的功能评定,以了解患者 ADL 的困难程度和依赖程度。可用关节功能障碍对 ADL 影响评定量表、Stewart 躯体活动能力评定量表。表 15-1 是日本骨科协会(JOA)建议的膝关节 ADL 评分法,该评分方法较为简单。

表 15-1　改良的日本骨科协会膝关节 ADL 评分法

| 项　　目 | 评分 | 项　　目 | 评分 |
|---|---|---|---|
| 行走疼痛 | | 上下楼梯疼痛 | |
| 　长于 1 km | 30 | 　不痛 | 25 |
| 　1 000～500 m | 20 | 　使用把手后不痛 | 20 |
| 　500～100 m | 15 | 　使用把手后仍痛,但加挪步后不痛 | 15 |
| 　短于 100 m | 10 | 　不使用把手时挪步疼痛 | 10 |
| 　不能行走 | 5 | 　使用把手且挪步仍疼痛 | 5 |
| 　不能站立 | 0 | 　不能上下楼梯 | 0 |

6. 步态检查　骨关节炎患者常表现步态的异常,如出现疼痛步态、关节挛缩步态、肌无力步态和关节不稳步态等。可采用足印法或目测法测定。如有条件,可采用步态分析系统测定。

## 三、康复治疗

1. 康复治疗的目标

(1)减轻或消除关节疼痛。

(2)保护关节,减轻受累关节的负荷。

（3）恢复关节功能，改善关节活动范围，增强肌力。

（4）改善步态和步行能力。

（5）改善日常生活活动能力，提高生活质量。

2. **康复治疗措施和方法**

（1）减轻关节负荷，调整和限制活动量：适当卧床休息。急性期，患者疼痛明显，患侧关节不宜进行负重活动；减少每天活动量，减少每次步行的距离和时间；避免跑、跳等剧烈活动形式；避免持续屈膝作业。过多休息会引起关节僵硬、肌肉萎缩，因此应有适当的活动，但不应引起关节的明显疼痛。

（2）物理因子治疗：可采用热疗法，如蜡疗法或红外线疗法等，具有镇痛、消肿作用；应用音频电疗法、干扰电疗法、调制中频电疗法等，具有促进局部血液循环的作用；应用短波、超短波、微波疗法，具有消炎、镇痛、缓解肌肉痉挛、改善血液循环的作用。

（3）运动疗法：采用运动疗法应遵循的原则：因人而异，主动运动为主，被动运动为辅，结合抗阻运动、伸展运动、全身性耐力运动，循序渐进，持之以恒，局部运动与全身运动相结合，避免过度运动。在骨关节炎急性期后和慢性期，应重视关节周围肌肉力量的训练。通过训练可增加肌力，减少肌肉萎缩，保证关节的正常力学传递；同时肌力训练可增加关节的活动能力，改善患者的日常生活活动能力。运动疗法可通过关节体操或利用各种康复器械进行。

（4）关节松动技术：急性期关节肿胀、疼痛明显时，采用Ⅰ、Ⅱ级手法；慢性期伴有关节僵硬和关节周围组织粘连、挛缩时，采用Ⅲ、Ⅳ级手法。

（5）辅助工具的使用：对骨关节炎患者可利用各种矫形器进行辅助治疗，如关节支持用具、夹板、手杖、助行器、支架及轮椅等。矫形器的应用可预防、矫正由于骨关节炎引起的关节畸形，保持和补偿关节功能，减轻负重关节的应力负荷等，从而减慢关节畸形的发展。如手杖使用可减少膝关节所承担的压力；楔形鞋垫可用于膝关节内侧软骨磨损以致膝内翻的骨关节炎患者，可使患者关节负荷偏移到较少磨损的外侧软骨上；关节有松动者可选用护膝，以加强关节稳定性；髌骨磨损的患者可用黏膏带将髌骨牵拉向内侧，以减轻压力，减轻关节疼痛。

# 第二节 类风湿关节炎的临床诊治与康复

## 一、临床诊治

### （一）定义

类风湿关节炎（rheumatoid arthritis，RA）是一种慢性全身性炎性疾病，以慢性、对称性、多滑膜关节炎和关节外病变为主要临床表现，属于自身免疫炎性疾病。该病好发于手、腕、足等小关节，其特点是受累关节疼痛、肿胀、功能下降，病变呈持续、反复发作过程，逐渐导致关节破坏、强直和畸形，是全身结缔组织疾病的局部表现。

本病可见于任何年龄，我国的患病率为 0.32%～0.36%，男女之比为 1：2.5，发病高峰在 20～45 岁。

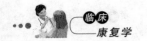
（二）病因病理

病因尚不清楚,可能与内分泌、代谢、营养、地理、职业、心理和社会环境的差异、细菌和病毒感染及遗传因素等有关。

主要病理变化为关节滑膜的慢性炎症,血管翳形成,软骨和软骨下骨破坏,最终造成关节畸形和强直,功能丧失。除关节外,关节周围的肌腱、腱鞘也可发生类似的肉芽组织侵入,影响关节功能。由于肌萎缩,继而发生痉挛,使关节功能进一步丧失。其次为浆膜、心、肺及眼等结缔组织的广泛性炎症性疾病。在皮下常可形成典型的类风湿结节。

（三）临床表现

通常以缓慢而隐匿的方式起病,在出现明显关节症状之前,有数周的低热、乏力、全身不适、体重下降等,以后逐渐出现典型关节症状。

（1）突出的临床表现为反复发作、对称性、多发性小关节炎,以手部指掌、腕、足趾等关节最常见。

（2）早期表现为关节隐痛和晨僵,逐渐出现红、肿、热、痛和功能障碍,主动活动和被动活动均受限。最常出现的部位为掌指关节、腕关节、近端指间关节,其次是趾、膝、踝、肘、肩、髋等关节。多呈对称性、持续性,但时轻时重。疼痛的关节往往伴有压痛、肿胀,皮肤出现褐色色素沉着。晚期由于关节软骨糜烂消失,韧带、肌腱等破坏而出现关节松弛,并有骨和骨骼肌萎缩,肌肉呈保护性痉挛,继发挛缩,最后关节僵直和畸形。常见的有手指鹅颈状畸形,掌指关节向尺侧半脱位,腕、肘、膝、髋等关节僵直屈曲位,颈椎也可受累。

（3）除关节症状外,还可出现关节外或内脏损害,如类风湿结节,心、肺、肾、周围神经及眼等病变。

（四）临床诊断

1. 国际诊断标准　1987年美国风湿病协会（ARA）发表了修订的类风湿关节炎诊断标准,该标准在国际上得到广泛应用。符合以下诊断标准7项中4项或4项以上者可诊断为类风湿关节炎。

（1）早期关节僵硬至少1 h（病程≥6周）。

（2）3个以上关节肿胀（病程≥6周）。

（3）手掌指关节或近端指间关节肿胀（病程≥6周）。

（4）对称性关节肿胀（病程≥6周）。

（5）X线改变。

（6）皮下类风湿结节。

（7）类风湿因子阳性。

2. 国内诊断标准　于1988年由全国中西医结合风湿类疾病学术会议修订通过。

（1）症状:以小关节为主,多为多发性关节肿痛或小关节对称性肿痛（单发者须认真与其他鉴别,关节症状至少持续6周以上）,晨僵。

（2）体征:受累关节肿胀、压痛,活动功能受限,或畸形,或强直,部分病例可有皮下结节。

（3）实验室检查:类风湿因子（RF）阳性,红细胞沉降率多增快。

（4）X线检查:重点受累关节具有典型类风湿性关节炎X线所见。

（五）临床治疗

1. 西药治疗 常用的改善症状的抗风湿药物有非甾体抗炎药、慢作用抗风湿药和糖皮质激素等。过去主张"金字塔"式治疗，即从非甾体抗炎药开始，逐步过渡到免疫抑制剂或激素。最新观点认为类风湿关节炎的诊断一旦确立，早期就应该采用联合用药方法。

（1）非甾体抗炎药：常用的药物有布洛芬、萘普生、双氯芬酸、吲哚美辛等。上述各种药物至少需要服用 2 周才能判断其疗效，效果不明显者可改用另一种。

（2）慢作用抗风湿药：本类药物起效时间长于非甾体抗炎药，临床诊断明确后，应尽早采取本类药物与非甾体抗炎药联合应用的方案。本类药物常用的有甲氨蝶呤（MTX）、柳氮磺吡啶、金制剂、青霉胺、雷公藤总苷、硫唑嘌呤、环磷酰胺、环孢素等。

（3）糖皮质激素：本药适用于有关节外症状或关节炎明显而又不能被非甾体抗炎药所控制者，或慢作用抗风湿药尚未起效时的患者。

2. 中药治疗 根据本病的临床表现归属"痹症"、"历节风"范畴，辨证论治，采用祛风除湿、温经散寒、滋阴清热等方剂，常用的药物有桂枝、芍药、麻黄、白术、防风、附子、乌头、生姜等。

3. 针灸推拿

（1）针灸治疗：针灸具有疏通经络气血、解除痹痛的功效。针刺时加艾灸以温经散寒。

（2）推拿治疗：根据病情选用相应手法，用捏、摩、滚、揉等手法可改善肌肉、皮肤的血液循环，用弹拨、拿捏、摇、扳等手法可松解粘连。操作时力量适中，以不发生关节肿胀、疼痛为度。

4. 手术治疗 早期可行受累关节滑膜切除术，以减少关节液渗出，防止血管翳形成，保护软骨和软骨下骨组织，改善关节功能。也可在关节镜下行关节清理、冲洗及滑膜切除术。至后期，可行关节成形术或全关节置换术。手的尺偏畸形可行掌指关节成形术或用硅酮橡胶行人工手指关节置换术，以矫正畸形、恢复功能。

## 二、康复评定

1. 疾病活动性评定 美国风湿病学会临床协作委员会所制订的疾病活动性标准被广泛采用（表 15 - 2）。

表 15 - 2 类风湿关节炎疾病活动性标准

| 项　　目 | 轻度活动 | 中度活动 | 明显活动 |
| --- | --- | --- | --- |
| 晨僵时间(h) | 0 | 1.5 | >5 |
| 关节疼痛数(个) | <2 | 12 | >34 |
| 关节肿胀数(个) | 0 | 7 | >23 |
| 握力(mmHg) | | | |
| 　男 | >250 | 140 | <55 |
| 　女 | >180 | 100 | <45 |
| 15 m 步行时间(s) | <9 | 13 | >27 |
| 红细胞沉降率(魏氏法,mm/h) | <11 | 41 | >92 |

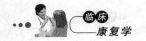
2. 类风湿关节炎功能障碍分级　可采用 Steinbrocker 的相应标准予以评定。

Ⅰ级：功能基本正常，能无困难地进行各种普通工作。

Ⅱ级：有单个或多个关节不适或功能受限，但可完成一般的日常生活活动和某种职业工作。

Ⅲ级：功能受限，不能完成或部分完成正常工作，生活能部分自理。

Ⅳ级：大部或全部功能丧失，卧床或限于轮椅活动，生活大部或全部需人协助。

3. 关节活动范围评定　患者关节功能常受限。早期因软组织的挛缩而关节活动范围减少，晚期关节活动范围的受限常因骨性或纤维性僵直所致。评定目的是为了解关节活动范围是否影响日常生活动作的完成，从而决定康复治疗的内容。

4. 肌力评定　由于本病累及指间、掌指、跖趾等关节较多，故肌力评定多采用握力计法。若手的小关节畸形，使用握力计困难，可采用血压计法。

5. 其他　除上述评定项目之外，根据具体情况，可采用相关量表或方法对病人进行疼痛评定、肌肉萎缩评定、ADL 能力评定、生活质量评定及步态分析等。

## 三、康复治疗

（一）康复治疗的目标

类风湿关节炎目前尚无特效疗法。康复治疗与药物治疗、外科手术治疗等措施密切配合，以提高类风湿关节炎的治疗效果。康复治疗的目的是减轻或消除关节肿胀、疼痛等症状；防止和减少关节骨的破坏，尽可能地保持受累关节的功能；预防及矫正畸形，提高患者的生活自理能力及生活质量。

（二）康复治疗措施和方法

1. 一般治疗　急性期肢体保持于功能位。卧床休息并保证充足睡眠，一般夜间不少于 8 h，白天不少于 1 h 的睡眠较为适宜。加强饮食营养，注意补充蛋白质和纤维素，适当补充维生素 D 和钙剂。避免感受风寒及潮湿，注意肢体保暖。

2. 运动疗法　主要进行患者肢体的主动运动、被动运动及辅助助力运动。增加和保持肌力、耐力，维持关节活动范围，增加骨密度。为了预防畸形发生，要采用肢体功能位姿势治疗与运动治疗交替。肢体功能位姿势治疗可应用枕垫或石膏、塑料等制成的固定夹板，已有关节活动范围受限时，宜采用低温热塑高分子材料制作的系列夹板固定。功能位固定应每 2 h 取下夹板，做该关节不负重、无疼痛范围内的主动运动，每个动作重复 2～3 次。关节运动时应注意动作要缓慢，运动次数要循序渐进。开始时每天 1 次，每个动作重复 2～3 次；1 周后逐渐过渡到每天 2 次，每个动作重复 10 次。如果运动后 2 h 仍感关节疼痛较运动前加重，则提示运动量过大，应该酌情减量。

对于慢性期的患者，应进行关节活动范围的训练，预防或治疗关节挛缩。若关节活动受限（软组织结构紧张所致），开始可先用辅助或牵张运动，继之做主动关节活动；若关节活动不受限，则用保持关节活动范围的主动运动。为增加肌腱伸展、减少疼痛，运动前宜采用冷、热疗。对关节周围肌肉应选择等长、等张或等速肌肉抗阻训练，强化肌力，使肢体功能得到最大限度的恢复。

3. 物理因子治疗

（1）温热疗法：具有镇痛、消除肌痉挛、改善局部血液循环，增强软组织伸展性的作用。

一般用于慢性期,有炎症的急性期不宜使用。全身治疗可采用温泉疗法、蒸汽浴、沙浴、泥疗等;局部治疗可采用热袋、蜡浴、红外线、高频电疗法、中药药物熏蒸等。

(2)冷疗法:用于炎症的急性期。冷疗可使痛阈上升,从而缓解疼痛。常用的方法有冰袋、冰按摩、冰水浸浴等,每次治疗时间在 10 min 左右。

(3)低中频电疗:有防止肌肉挛缩和缓解局部疼痛的作用。

4. **作业疗法**  为了达到生活自理,提高患者的生活质量,通过功能性作业疗法达到增大关节活动范围、增强肌力、预防及矫正畸形的目的。主要进行各种适当的手工操作练习及日常生活活动练习。如手的抓握、取物、梳洗、进餐、更衣、洗浴、如厕、开关抽屉、开关电器和水龙头,以及坐、站、移动、步行、上下楼梯等训练。教会患者在日常生活活动中如何保护自己的关节,必要时需对患者居住环境进行改造,并根据患者的具体情况选择使用一些自助用具、支具、矫形器等。

# 第三节  强直性脊柱炎的临床诊治与康复

## 一、临床诊治

### (一)定义

强直性脊柱炎(ankylosing spondylitis, AS)是以中轴关节包括骶髂关节、肋椎关节及周围组织的慢性、进行性炎症为主的全身性自身免疫疾病。一般发病缓慢,病程较长,早期常见腰骶部疼痛、晨僵、椎旁肌痉挛、腰部活动受限。病变主要以轴线骨骼和骶髂关节受累为主,亦常累及周围关节,多由骶髂关节开始,逐渐向上侵犯腰椎、胸椎,最后颈椎,肩、髋、肋、胸骨柄体等关节和耻骨联合也常被累及。约 25% 的患者同时患膝、踝等关节病变。男女之比为 10:1。男性多表现为进行性脊柱和髋关节病变,女性常以外周关节受累多见,且症状较轻,易被忽视或误诊。发病高峰在 15~35 岁,40 岁以后极少发病。本病 25% 以上患者可出现虹膜炎,3.5%~10% 患者可出现心脏损害,10%~80% 患者可发生肾脏损害、肺纤维浸润病变及呼吸功能障碍等。本病致残率较高。

### (二)病因病理

本病目前病因不明,大多认为与遗传、感染、免疫环境因素等有关。近些年来,由于人类组织相容性抗原(HLA)研究的发展,发现有 90% 以上的患者 HLA-B27 为阳性,而在正常人群中只占 8%。本病有家庭遗传倾向,强直性脊柱炎患者 HLA-B27 阳性者,在其一级亲属中约有 51% HLA-B27 为阳性。有人发现 60% 患者血清补体增高,大部分病例有 IgA 型类风湿因子、C4 和 IgA 水平显著增高,血清中有循环免疫复合物(CIC),但抗原性质未确定。以上现象提示免疫机制参与本病的发病。

病理改变是慢性、非特异性滑膜炎,肌腱末端附着点炎症。由于反复发作,可导致相应部位软骨及骨质出现炎症或新骨形成。晚期可因椎间盘纤维环钙化、骨性融合及附近韧带钙化形成脊柱强直,生理曲度消失,出现胸椎后凸,呈驼背畸形。

### (三)临床表现

强直性脊柱炎早期临床表现为背部、臀部呈间歇性疼痛,在数月或数年后可出现持续性

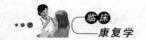

疼痛,晨起和工作一天后症状较重,天气寒冷和潮湿时症状可恶化。强直性脊柱炎的典型表现为:慢性下腰痛、晨间脊椎僵硬及运动范围受限。下腰痛通常以两侧骶髂关节处为甚,有时可似坐骨神经痛般往后腿延伸。严重时,在胸骨-肋骨交接处亦有压痛。有些患者还出现虹膜炎、全身疲劳不适、厌食、体重减轻和低热等症状。晚期患者可见脊柱僵硬及运动范围受限,于休息时更明显,尤以晨间为最(通常超过 1 h),严重时患者在半夜因疼痛及僵硬感而扰醒,运动过后则症状减轻,此点可与一般结构性下腰痛区分。有时患者会有胸椎及颈椎的疼痛与僵硬。另有少数患者会有关节外症状,主要侵犯眼、肾脏、心脏、肺等。病情严重、控制不良者,末期因脊椎融合,形成竹节状,造成驼背畸形。脊柱融合之后,因丧失柔软度,变得较易骨折,或因而造成神经压迫。

(四)临床诊断

目前临床常用的强直性脊柱炎诊断标准为 1984 年纽约修订的强直性脊柱炎诊断标准。

1. 诊断

(1)临床标准:①腰痛、晨僵持续至少 3 个月,活动(非休息)后可缓解;②腰椎垂直和水平面(即额状面和矢状面)活动受限;③胸廓活动度较同年龄、同性别的正常人减少。

(2)放射学标准:双侧骶髂关节炎≥Ⅱ级或单侧骶髂关节炎Ⅲ~Ⅳ级。

2. 分级

(1)确诊强直性脊柱炎标准:符合放射学标准和 1 项以上临床标准。

(2)可能强直性脊柱炎标准:①符合 3 项临床标准;②符合放射学标准,但不具备任何临床标准(除外其他原因所致骶髂关节炎)。

该诊断标准虽然敏感性较好,但其诊断的必要条件是 X 线Ⅱ级以上骶髂关节炎,忽略了强直性脊柱炎的早期症状,使许多表现轻微的强直性脊柱炎患者长期不能确诊。典型强直性脊柱炎患者的脊柱一旦发生强直之后,病情常不能逆转,因而早期诊断成为争取良好预后的关键。

(五)临床治疗

一般按抗风湿治疗,西药给予非甾体类抗炎药,如美洛昔康、尼美舒利等,以缓解疼痛和僵硬。中医中药治疗依据辨证论治,常用的药物有羌活、独活、秦艽、防风、赤芍、牛膝、狗脊、当归、桑枝、威灵仙、薏苡仁等。中药雷公藤具有消肿、止痛的作用,对本病有一定的疗效。

## 二、康复评定

1. 临床要点

(1)临床表现特点:发病一般缓慢,早期感腰骶部疼痛,可伴有椎旁肌肉痉挛或僵硬,特点为休息时加重,活动时减轻。晚期脊柱自下向上逐渐强直,生理曲度消失,出现驼背畸形。

(2)实验室检查:红细胞沉降率及 C 反应球蛋白轻度升高,HLA - B27 阳性。

(3)X 线片:早期骶髂关节边缘模糊,稍见致密,关节间隙消失。脊柱早期仅见骨质疏松,中晚期出现小骨刺、方椎,小关节融合,关节囊及韧带钙化骨化。

2. 胸廓活动受限　其测定方法:前方可在第 4 肋骨与胸骨交接处(女),或在乳头上缘(男)的水平面上,后方在肩胛的下角作为测量标准水平面,测量深呼气末时的胸围,2 次测量胸围之差称为呼吸差。一般胸围呼吸差值小于 5 cm,提示胸廓扩展活动受限。

3. 脊柱活动度测定

（1）Wright - Schober 实验：可准确地反映腰椎的活动情况。患者直立，取背部正中线髂嵴水平为零，分别向下 5 cm、向上 10 cm，各做一标记，然后，让患者保持双膝直立、弯腰，测定两标记之间的距离。如大于 14 cm，表明患者腰椎前屈功能良好；如小于 14 cm，则表示腰椎前屈功能受限。

（2）手地距离：患者直立位，膝伸直，腰前屈，测量患者中指指尖与地面距离，此距离的大小可表示脊椎功能状态。手地距离越小，说明脊椎功能越好。

（3）枕墙距离：主要评定颈椎、胸椎后凸程度。其方法是让患者靠墙站立，足跟必须贴紧墙面，测量后枕部与墙的水平距离。正常人枕墙距离应为 0。

（4）下颌胸骨距离：主要评定颈椎前屈功能。患者取坐位，颈部前屈，测量下颌至胸骨体上缘距离。正常人应为 0。

4. 关节活动度测量　可采用关节量角器，测量各关节的关节活动度，以评定其功能障碍情况。下肢功能还可用下蹲程度（全蹲、半蹲、不能），以评定下肢关节的功能障碍程度。上肢关节最常受累的为双肩关节，可以手指摸触墙壁的高度，评定肩关节功能障碍情况。

5. 肌力评定　强直性脊柱炎由于疼痛及失用性影响肌力，包括背肌、呼吸肌及四肢的肌力等。常采用 Lovett 肌力测定法，以评定其肌力分级。

6. 日常生活活动能力（ADL）评定　当患者因肢体功能障碍，影响其自理生活能力时，应进行 ADL 评定。

## 三、康复治疗

1. 一般治疗　本病活动期关节炎症状明显时，应卧床休息。睡硬板床，睡眠时低枕平卧，有助于脊柱伸展。指导患者坐、站位时，应保持挺腰，练习背靠墙站立姿势，以防止脊柱畸形。衣着宜宽大舒适，应避免引起持续性疼痛的体力活动。教育患者认识病情，与患者进行心理沟通，消除悲观情绪，增强抗病的信心和耐心。戒烟戒酒，谨慎而长期地进行体位锻炼。

2. 运动疗法　医疗体操是运动疗法首选的方法，主要有预防畸形、改善关节活动度、增加肌力、改善肺功能等作用。

（1）呼吸体操：经常进行深呼吸练习能最大限度地扩张胸廓，促进膈肌运动，亦可进行腹式呼吸练习。气功疗法可增加肺活量，放松肌肉，是一种积极的休息疗法。

（2）脊椎运动及背肌练习：经常做颈、腰椎各个方向运动，也可骑在椅子上扭动，增加胸椎旋转活动，以保持脊柱的活动度及维持脊柱的生理曲度。也可利用徒手或器械进行背肌练习。

（3）外周关节运动：本病可累及髋、膝、踝、肩关节等，应注意做各关节的主动运动及被动运动，尤其是髋伸肌和外旋肌的练习，做下蹲起立、行走跑步、抬腿外旋等运动，以保持髋关节的屈伸、内收、外展功能。

（4）耐力性运动：患者病情稳定、一般情况良好的，可进行游泳、登山、羽毛球及网球运动，以增强全身肌力，促进心肺功能，防止脊柱畸形。

3. 物理疗法　应用物理因子疗法可缓解肌肉痉挛，减轻疼痛和僵硬，对提高强直性脊柱炎患者的生活质量、配合运动疗法的正常进行有着重要作用。常用的方法有温热疗法，如

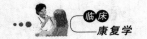
红外线、TDP 特定电磁波、热水浴、中药汽化理疗和药物离子导入、超声波以及脊柱部位磁穴治疗等。

## 思考题

1. 骨关节炎康复评定主要有哪几个方面？
2. 关节松动技术在骨关节炎中如何运用？
3. 类风湿关节炎物理因子治疗方法有哪些？

（杨　敏）

# 第十六章

# 关节置换术后的康复

**学习目标**

1. 掌握关节置换术后关节周围肌肉训练方法。
2. 掌握关节置换术后关节活动范围训练方法。
3. 了解关节置换术的概念。
4. 了解关节置换术后的康复评定。
5. 了解关节置换术后的康复治疗。

关节置换术是指用人工关节替代和置换病伤关节。一般民众对于人工关节并不十分了解，常以为手术时会将关节全部切除，装上不锈钢关节，术后肢体如同机器人一般生硬而不自然。其实，人工关节置换术只是将已磨损破坏的关节面切除，如同装牙套一般，植入人工关节，使其恢复正常平滑的关节面。目前它已应用于治疗肩关节、肘关节、腕关节、指间关节、髋关节、膝关节及踝关节等疾患，但以全人工髋关节及膝关节置换最为普遍。

# 第一节 关节置换术的临床诊治

## 一、关节置换术的适应证

1. **人工髋关节置换术适应证** 60 岁以上的老年人在患髋关节骨性关节炎时，如果疼痛明显、功能障碍、关节间隙明显变窄均可考虑行全髋关节置换手术；60 岁以上的老年人股骨颈骨折，骨折明显移位，现已倾向于做全髋关节置换；股骨头缺血性坏死；类风湿关节炎、强直性脊柱炎所致髋关节炎，此类患者较为年轻，因不能忍受疼痛及关节活动受限给工作、学习、生活、婚姻带来不便，也可考虑行全髋关节置换；股骨头、股骨颈或髋臼肿瘤；髋关节强直。

2. **人工膝关节置换术适应证** 人工全膝关节置换术主要用于严重的关节疼痛、不稳、畸形，日常生活活动严重障碍，经过保守治疗无效或效果不显著的病例。包括膝关节炎症性关节炎，如类风湿关节炎、骨关节炎、血友病性关节炎、Charcot 关节炎等；少数创伤性关节炎；胫骨高位截骨术失败后的骨关节炎；少数老年人的髌骨关节炎；静息的感染性关节炎（包括结核）；少数原发性或继发性骨软骨坏死性疾病。

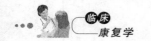

## 二、关节置换术的基本类型

目前,临床常采用的关节置换术的基本类型有关节面置换、半关节置换、全关节置换 3 种,关节置换术人工关节有人工髋关节、膝关节、肩关节、肘关节、桡骨头关节、掌指关节、跖趾关节等。

## 三、关节置换术术后并发症的处理

1. 下肢深静脉血栓形成及坠积性肺炎　术后麻醉消退后,在病情允许的情况下,尽可能早地开始康复治疗,可以促进全身血液及淋巴循环,有效地防止深静脉血栓、坠积性肺炎等并发症的发生。术后第 1 天,如无特殊情况,及早开始患肢的被动关节活动练习、床边站立(每次 1～5 min,每天 2 次)练习、健下肢的主动运动及双上肢的主动运动练习,能有效地促进血运,预防或减少深静脉血栓形成。

2. 疼痛、水肿　减轻疼痛、控制水肿的方法主要有:患肢抬高;术侧关节处冰敷;术侧关节加压包扎;充气治疗仪;主动股四头肌等长收缩练习;神经肌肉反射中交叉效应的应用;踝关节由跖屈、内翻、背伸、外翻组合的"环绕运动",辅以运动间隙时的深呼吸练习;物理因子治疗如红外线;药物辅助治疗,如口服双氯芬酸(扶他林)。肌肉放松练习,主要用于术后患者的康复治疗,放松练习能有效地降低肌肉张力,使手术膝关节周围的肌肉放松,从而减轻因肌肉痉挛而导致的疼痛及活动受限,同时全身放松治疗还能调整和增强机体自主神经功能,提高机体免疫力,增加机体抗病能力等。

3. 脱位　主要强调术后的预防措施,尤其是在术后 6 周之内。一旦发生脱位可考虑手术治疗,并立即制动。

4. 异位骨化　常发生在术后 1 年内,高发病种有活动期强直性脊柱炎、类风湿关节炎和骨关节炎,对这些患者活动时应加以注意。对患者是否常规进行异位骨化的预防性治疗,尚有争议。常用治疗手段有:二膦酸盐,非甾体类抗炎药物,常用的有吲哚美辛、阿司匹林和优布芬等,放射治疗,手术治疗。

# 第二节　关节置换术后的临床康复

## 一、康复评定

功能评定的目的在于收集患者的有关情况,逐渐分析其意义,为设计康复目标及制订康复计划提供科学依据,是决定患者能否进行康复治疗的重要评价标准。如果不进行功能评价,就指导患者过早或过晚地开始活动,将会给患者带来不可避免的损伤,严重者可导致手术失败。

评价包括术前评价和术后评估。术前评价包括原发疾病有关因素(包括病程及经过,既往治疗手段及效果、诊断等)、局部关节情况、全身状态及并发症、精神心理智力状态、年龄、性别、经济能力等社会背景资料。关节置换术后患者评估主要包括临床评定和 X 线评定,如疼痛程度、关节畸形和活动范围的改变、步态及步行能力、日常生活活动能力(功能独立性评定)、肌力及肌耐力、放射学检查、健康状态的评价。

临床评定项目可以单独评定,但由于项目繁杂,目前,各国普遍倾向于采用便于交流的髋关节 Harris 评价标准和 HSS 膝关节评分系统。

1. 髋关节 Harris 评价标准　是由美国 Harris 教授于 1969 年提出的,内容主要包括疼痛、功能、关节活动度及畸形 4 个方面,得分 90～100 分为优,80～89 分为良,70～79 分为中,69 分以下为差。髋关节 Harris 评价标准见表 16-1。

表 16-1　人工髋关节 Harris 评价标准

| 评定内容 | 具体项目 | 得分 |
|---|---|---|
| 疼痛 | 无痛 | 44 |
| | 活动后稍有疼痛,但不需服止痛药 | 40 |
| | 活动后轻度疼痛,偶尔需服止痛药 | 30 |
| | 活动后中度疼痛,需经常服止痛药 | 20 |
| | 活动后明显疼痛,偶服强烈止痛药 | 10 |
| | 卧床不敢活动,经常服强烈止痛药 | 0 |
| 畸形 | 无任何畸形 | 4 |
| | 固定性内收畸形<10° | -1 |
| | 固定性伸直位内旋畸形<10° | -1 |
| | 双下肢长度差异≤3.2 cm | -1 |
| | 固定性屈曲畸形<10° | -1 |
| 活动度(屈+外展+内收 +外旋+内旋) | 210°～300° | 5 |
| | 160°～209° | 4 |
| | 100°～159° | 3 |
| | 60°～99° | 2 |
| | 30°～59° | 1 |
| | 0°～29° | 0 |
| 行走时辅助 | 不用 | 11 |
| | 走长路时需用手杖 | 7 |
| | 走路时总要用手杖 | 5 |
| | 用单拐 | 3 |
| | 用两根手杖 | 2 |
| | 用双拐 | 0 |
| | 用双拐也不能走 | 0 |
| 系鞋带,穿袜子 | 容易 | 4 |
| | 困难 | 2 |
| | 不能 | 0 |
| 坐椅子 | 任何高度的椅子 1 h 以上 | 5 |
| | 只能坐高椅子,30 min 以上 | 3 |
| | 坐椅子不能超过 30 min | 0 |
| 上汽车 | 能 | 1 |
| | 不能 | 0 |
| 跛行 | 无 | 11 |
| | 轻 | 8 |

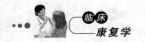

| 评 定 内 容 | 具 体 项 目 | 得 分 |
|---|---|---|
| | 中 | 5 |
| | 重 | 0 |
| 行走距离 | 不受限制 | 11 |
| | 1 km 以上 | 8 |
| | 500 m 左右 | 5 |
| | 只能卧床,不能行走 | 0 |
| 上楼梯 | 自如 | 4 |
| | 基本自如,但需扶栏杆 | 2 |
| | 勉强上楼梯 | 1 |
| | 不能 | 0 |

2. HSS 膝关节评分系统　是美国特种外科医院(HSS)Isall 和 Ranawat 于 1976 年提出的。评定内容有 7 项,其中 6 项为得分项目,包括疼痛、功能、活动度、肌力、屈膝畸形和稳定性,另有 1 项为扣分项目,内容涉及是否需要支具、内外翻畸形和伸直滞缺程度。总分 100分,根据这一评分系统,将临床疗效分成优(>85 分)、良(70～84 分)、中(60～69 分)、差(<59 分)4 级(表 16 - 2)。

表 16 - 2　人工 HSS 膝关节评分标准

| 评 定 内 容 | 具 体 项 目 | 得 分 |
|---|---|---|
| 疼痛(30 分) | 任何时候均无疼痛 | 30 |
| | 行走时无疼痛 | 15 |
| | 行走时轻微疼痛 | 10 |
| | 行走时中度疼痛 | 5 |
| | 行走时重度疼痛 | 0 |
| | 休息时无疼痛 | 15 |
| | 休息时轻微疼痛 | 10 |
| | 休息时中度疼痛 | 5 |
| | 休息时重度疼痛 | 0 |
| 功能(22 分) | 行走、站立无限制 | 12 |
| | 行走 5～10 个街区(2 500～5 000 m) | 10 |
| | 行走 1～5 个街区(500～2 500 m) | 8 |
| | 行走少于 1 个街区(500 m) | 4 |
| | 不能行走 | 0 |
| | 能上楼梯 | 5 |
| | 能上楼梯,但需要支具 | 2 |
| | 屋内行走,无需支具 | 5 |
| | 屋内行走,需要支具 | 2 |
| 活动度(18 分) | 每活动 8° | 1 |
| | 最高 | 18 |

| 评定内容 | 具体项目 | 得分 |
|---|---|---|
| 肌力（10分） | 优：完全能对抗阻力 | 10 |
|  | 良：部分对抗阻力 | 8 |
|  | 中：能带动关节活动 | 4 |
|  | 差：不能带动关节活动 | 0 |
| 屈膝畸形（10分） | 无畸形 | 10 |
|  | 小于5° | 8 |
|  | 5°～10° | 5 |
|  | 大于10° | 0 |
| 稳定性（10分） | 正常 | 10 |
|  | 轻微不稳 0°～5° | 8 |
|  | 中度不稳 5°～15° | 5 |
|  | 重度不稳＞15° | 0 |
| 扣分项目 | 单手杖 | −1 |
|  | 单拐杖 | −2 |
|  | 双拐杖 | −3 |
|  | 伸直滞缺5° | −2 |
|  | 伸直滞缺10° | −3 |
|  | 伸直滞缺15° | −5 |
|  | 每5°外翻 | −1 |
|  | 每5°内翻 | −1 |

## 二、康复治疗

随着关节置换术的广泛应用，术后康复治疗日益受到重视，精湛的技术只有结合完美的术后康复治疗，才能获得最理想的效果。关节置换术后的康复治疗是很复杂的问题，它不但与疾病本身有关，也与手术操作技术、患者的信心、精神状态以及对康复治疗配合程度密切相关。康复计划的制订必须遵循个体化、渐进性、全面性三大原则。功能锻炼时应注意运动量的控制，一般认为功能锻炼后如局部出现疼痛、肌肉僵硬，经常休息 30 min 或服用阿司匹林仍不能缓解，应考虑运动过量。

（一）髋、膝关节置换术后康复治疗的目标

人工关节置换术后康复治疗的目标：通过肌力增强训练，加强髋、膝周屈伸肌的力量，并促进全身体力及状态的恢复；通过行走或其他协调性训练，改善髋、膝关节周围肌力及其软组织平衡协调性，保证关节稳定；通过关节活动度训练，使髋、膝关节活动能满足日常生活动作及部分社会活动的需要；通过髋、膝关节主、被动活动，防止术后关节粘连，改善局部或整个下肢血液循环，避免某些术后并发症的发生；改善患者的精神心理面貌，激发生活热情。

（二）髋、膝关节置换术后康复治疗的注意事项

1. 一般注意事项

（1）在髋、膝关节置换术后，所提供的康复治疗方法及数据均按照一般常规情况制订，

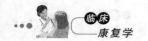

具体执行中,需根据患者术前的整体身体素质、患者对康复治疗的反应、手术方法及患者对今后运动的特殊要求等作适当调整,使康复方案个体化、渐进化及全面化,更利于患者的术后恢复。

(2) 进行功能练习前,应向患者说明目的和方法要领,让患者充分配合功能练习,调动其自觉性和主动性,以取得满意的疗效。

(3) 进行术后功能练习时,可能会存在一定程度的疼痛。如果疼痛在练习停止 30 min 内可消退至原水平,则不会对组织造成损伤,应予以耐受。

(4) 关节活动度练习后,应给予冰敷 15～20 min,平时应尽可能保持下肢抬高位放置。

(5) 在改善关节活动度的同时,要注意肌力的练习,否则易致关节不稳。

(6) 肌力练习应以肌肉有酸胀疲劳感但不应引起第 2 天的肌肉酸痛或疲劳为度。进行肌力练习时,不应引起疼痛,因为疼痛常提示有损伤,它可反射性地抑制肌肉收缩,或引起痉挛,不利于增强肌力。

(7) 在肌力练习时应根据肌肉疲劳及超量恢复的规律进行肌力练习,同时还应掌握练习的频度,保持适当的间隙,使下一次练习在上一次练习的超量期内进行,从而使超量恢复得以积累和巩固,成为持久疗效。间隙过长,超量恢复充分消退,导致练习无效;间隙过短,易使疲劳加重,甚至造成肌肉受损。

(8) 肌力练习时,用力的等长收缩可导致显著的血压升高,对心血管造成额外的负荷。因此,高血压、冠心病或其他心血管疾病者应禁忌过分用力的等长练习。运动时要避免闭气动作,即使在做肌力测试时也应注意。

(9) 除术侧肢体康复练习外,还要重视健侧及整体身体素质的提高,如双上肢、腰背肌、腹肌及健侧腿的肌力练习,可提高整体循环代谢水平,从而促进手术局部的恢复。

(10) 进行练习时应循序渐进,运动强度由小到大,运动时间由短到长,动作的复杂性由易到难,休息时间和次数由多到少,重复次数由少到多,动作组合从简到繁。

(11) 练习时应注意安全,不论采取什么方式的运动疗法,都应保证患者安全。治疗师在进行操作时,应经常询问患者的感觉,并根据患者的反应调整治疗强度。

(12) 进行练习时应持之以恒,运动疗法特别是主动运动具有良好的效应积累以及远期作用,时间越久,效果越好,因此要坚持长期练习。

2. 特殊注意事项

(1) 了解患者的原发病及并发症,如类风湿关节炎、糖尿病、高血压等。对于类风湿关节炎患者,3 个月内未用激素、红细胞沉降率低于 30 mm/h,C 反应球蛋白阳性,黏蛋白值正常时,最适宜康复练习。如果红细胞沉降率大于 60 mm/h,C 反应球蛋白(＋)～(＋＋)及黏蛋白值增高时,需要在监控下进行康复练习。

(2) 治疗师必须与手术医师密切配合,了解手术的详细情况,如手术入路、假体位置、膝关节后交叉韧带是否保留、骨质切除量、软组织平衡情况、是否使用骨水泥、术中关节的关节活动度及关节稳定性等情况。

(3) 髋、膝关节置换与假体的正常位置。理想的膝关节假体位置为胫骨平台应后倾4°～6°。如前倾或水平位,可导致屈膝角度减少,在康复练习时要引起重视。否则将改变假体膝关节的生物力学,从而引起组织损伤。正确的髋臼假体位置为前倾 15°±10°,外翻 40°±10°,股骨假体旋前 5°±10°。如果股骨假体前倾过多,应避免患者向健侧翻身的髋关节伸展、内收和外旋位的动作,以免引起脱位。

(4) 关节活动度练习与假体有关。由于假体的种类很多,每一种类假体在设计时就确定了其屈曲角度的限值,因此术后关节活动度练习时,不应超过该屈曲角度。

(5) 在关节活动度练习时,关节应置于相应的位置上。因缝匠肌和股直肌为跨越髋、膝的双关节肌肉,所以应分别在屈、伸髋体位下练习屈膝。

(6) 在膝关节活动度康复治疗方面,一定要注意其关节的伸直受限的治疗,因为在功能上,关节的伸直受限要比屈曲受限严重得多。关节活动角度长时间(>2周)无进展,则有关节粘连可能,故应高度重视。

(7) 置换术后要注意及时预防和治疗感染,如拔牙等。

**(三) 全髋关节置换术的康复治疗**

1. 术前指导　髋关节置换术的患者大部分为股骨颈骨折及股骨头病变患者,术前指导的重点是减少病变损害的程度,减轻患者的痛苦及心理负担,学习并掌握术后锻炼的方法,为术后康复打下基础。

(1) 根据预计手术方式与患者一起制订康复计划,指导患者体位转移、使用拐杖、患肢部分负重、三点步行练习。

(2) 在积极准备手术的同时,患者应根据治疗需要(如股骨颈骨折)进行患侧下肢持续皮牵引或骨牵引,牵引重量为 3～5 kg,作用是减轻损伤部位的疼痛及肌肉痉挛,减轻髋关节内及病变部位的压力,防止病变部位损伤进一步加重,尽可能维持患肢于中立位。

(3) 重点应加强患侧髋外展肌群、股四头肌静力性收缩练习以及踝关节、足趾的主动活动,要求每次收缩保持 10 s,重复 10～15 次,每天 2～3 次。

(4) 加强健侧下肢各关节主动活动和肌力练习,包括直腿抬高、做髋膝踝抗阻屈伸运动。活动次数应根据患者的体力情况而定,每天 2～3 次。

(5) 肥胖者应注意术前控制体重,以减轻患髋的承受力。

2. 术后康复训练

(1) 术后第1周:康复的重点是减轻患者症状,促进创口愈合,防止肌肉萎缩,改善关节活动范围。

1) 维持患侧下肢于特殊体位。在髋关节无旋转的情况下,取轻度外展位(20°～30°),在双大腿之间安放枕头保持两腿分开。绝对避免患髋内收,必要时让患者穿上"丁"字鞋或箱型足夹板防止髋内(外)旋。

2) 对取外侧入路切口的患者,术后第 2 天取半坐位(30°～45°),坐位时间不宜过长,开始 5 min,逐渐增加至 15～20 min。而取后侧入路切口的患者不宜过早坐起。

3) 术后第 2 天开始进行膝部按摩,加强对髌骨的滑动和挤压,同时进行髌骨周围、膝关节后部及小腿后部的按摩与挤压,防止关节粘连,改善患侧下肢血液循环。同时加强健侧下肢各关节主动活动和肌力练习。

4) 术后第 2 天患侧踝关节进行主动屈伸活动或抗阻活动,由他人在患者足背、足底施加一定阻力,或做踝关节静力性背屈、屈收练习。

5) 术后第 3～5 天加强患侧股四头肌肌力训练。具体方法:①做股四头肌静力收缩练习,每次保持 10～15 s,重复 10～20 次;②术后第 3 天开始进行髋、膝关节被动活动,对外侧入路切口的患者被动屈髋度数由小到大(15°～30°),后方入路切口屈髋度数在 10°以内。活

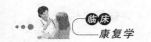
动中动作要求缓慢,患者下肢充分放松,以不引起明显疼痛为度。活动中注意避免髋内收及旋转,被动活动由他人帮助进行。可借助吊带,利用健手、健腿的力量带动患侧下肢活动,或在膝下垫枕,使髋、膝关节处于屈曲状态(度数同上),保持 30 min,每天重复 2～3 次为宜。③术后第 3～4 天,在膝下垫枕,以膝部为支点,让患者将小腿抬离床面做伸膝动作,并在空中保持 10 s,缓慢放下,重复 10～20 次。④术后第 4～5 天,由他人将患者身体向患侧外移至床边,让小腿自然垂挂于床边,使膝关节弯曲达到 90°。移动中注意避免髋旋转。⑤术后第 5 天,在膝下垫枕使髋弯曲 10°～20°,以膝部为支点做挺髋动作,即抬臀动作。

6)术后第 3 天,通过双肘支撑,在他人帮助下或双手握住床上方的吊环挺起上半身,同时臀部抬离床面,保持 10～15 s,重复 5～10 次。

7)生活能力训练主要是练习床上移动,在术后第 2～3 天,在他人帮助下进行。①向侧方移动。患者健腿弯曲用力支撑床面的同时,抬起臀部,他人在患者患侧一手托住臀部,另一手托住膝部,使患腿与臀部同时托起。在健腿用力下,身体和患肢同步向侧方移动。注意切忌在身体侧方移动时下肢仍固定不动而造成患髋内收。②一般情况下,不允许侧卧位。如特殊情况(如预防并发症或治疗的需要)必须侧卧者,在向健侧翻身时,需要由有经验的治疗师或护理人员协作进行。一手托住臀部,另一手托住膝部,将患腿与身体同时转为侧卧位,并在两腿间垫上枕头,使髋部处于一定的外展位。移动过程中应切忌髋部内收、旋转。

(2)术后第 2 周:康复重点是加强患侧下肢不负重下的主动运动,改善关节活动范围,进一步提高肌力,增加床上自主活动能力。

1)在无痛范围下进行主动的患侧髋、膝屈伸能力训练,屈髋度数为 45°～60°(外侧入路切口)或小于 30°(后入路切口),可在患肢下方放置一滑板,患侧足跟置于空心圆垫上,在滑板上做下肢屈伸活动。

2)在无痛范围内加强患侧髋周围肌群的力量性训练。股四头肌训练有几种方法:①助力下直腿抬高,即在床上方装一固定滑轮,用吊带的一头托住踝部,另一头患者自己用手握住,通过手的助力帮助完成直腿抬高活动。直腿抬高度数为 30°,每个动作保持 10 s,重复 20～30 次。并逐渐减少手的助力,向主动直腿抬高过渡。②主动进行下肢直腿抬高活动,方法同上。③身体向患侧移动或向下移至床边,让小腿自然垂挂于床边,膝弯曲 90°。然后做主动伸膝运动,保持 10 s,重复 20～30 次。可能的情况下进行渐进性抗阻练习,活动中避免髋部的旋转。

3)逐渐抬高床头高度,直至患者能在床上半坐位。外侧入路切口的患者,上半身抬高 45°～60°,后方入路切口者为 30° 以内。每天重复多次,以克服体位性低血压的影响。有条件时可用直立床训练患者。

4)加强床边体位转换训练。①半坐-躺转换练习,即利用双上肢和健腿支撑力向侧方移动身体,并与床边成一定角度。患侧下肢抬离床面与身体同时移动,使得双小腿能自然垂于床边。然后双上肢及健腿用力支撑半坐起。要求身体重量尽量落在患侧,患髋弯曲不要超过 70°(后入路切口)或 90°(外侧入路切口),并保持两腿分开。半坐起后可在背部用支持垫稳住。躺下则是上述动作的逆向重复。要求高床脚、硬床板,以减轻患者坐起时患髋的屈曲程度。②坐-站转换练习,即患者在床边坐位下,健腿着地,患腿朝前放置(防止内收及旋转),利用健腿的蹬力和双上肢在身体两侧的支撑力下挺起臀并借助他人的拉力站起。注意在转换过程中避免身体向两侧转动。有条件时,利用直立床帮助患者进行卧-站体位转换。

站立位下健腿完全负重,患腿可不负重触地。

5)克服体位性低血压后,在床边(或平行杠内)练习健腿支撑站立平衡,保持健腿能单独支撑 5～10 min,此时患腿不负重触地。

6)在平行杠或四脚助行器内进行健腿支撑三点式步行、转体训练,以适应以后的辅助步行。患腿不负重,做小范围触地式摆动。

7)逐渐从平行杠内过渡到扶双拐行走,以健腿支撑三点式步态行走为主,患肢不负重,做小范围的触地式摆动。

(3)术后第 3 周:康复的重点是继续巩固以往的训练效果,提高日常生活自理能力,患腿逐渐恢复负重能力,加强步态训练。

1)在仰卧位下做双下肢空踩自行车活动 20～30 次,患髋屈曲在 90°以内(外侧入路切口)。每 10 次为 1 组,中间休息 1 min。这样既改善了下肢各关节的活动范围,也训练了股四头肌的肌力。

2)做四点支撑半桥运动,即在双肘及双下肢屈曲位支撑下抬臀并在空中保持 10 s,重复 10～20 次,动作要求缓慢进行。

3)加强步行训练,开始在平行杠内进行,将步行周期中的摆动期和静止期分解,进行前后交替迈步训练。待患腿的前后摆动符合步行要求,且患腿在部分负重状态下无不适感,可让患者完成一个步行周期,并逐渐增加步数和距离。如果发现患者行走速度减慢,步态异常,表示患者疲劳,应休息。一旦患者在平行杠内的步行(单髋置换为三点式,双髋置换为四点式)平稳顺利,应过渡到持拐杖步行,训练的方式与平行杠内一样。有条件可进行水疗,以减轻患髋的负重,训练正常步态。

4)四头肌渐进抗阻训练,提高患侧下肢的肌力。

5)改善及提高日常生活自理能力,患者可借助一些辅助设备完成日常的穿裤、穿鞋袜、洗澡、移动、取物等活动。常用的辅助设备有助行器、拐杖(棍)、套袜器、穿鞋(裤)辅助具、持物器、洗澡用长柄海绵等,以减少患者患髋的弯曲度数,提高日常生活自理能力。

6)进行适当的环境改造,如加高床、椅、座厕的高度,坐椅两边最好有扶手以方便患者坐立。让患者尽量睡硬板床,穿松紧鞋和宽松裤,方便患者完成动作。

(4)术后 4 周～3 个月:康复的重点是进一步改善和提高第 3 周的治疗效果,逐渐改善患髋的活动范围,增加患髋的负重能力,使人工置换的髋关节功能逐渐接近正常水平,达到全面康复的目的。

1)进一步提高步行能力,从扶拐杖步行逐渐到扶手杖步行。但要求具备下面两个条件:①患者能在手杖的帮助下,有足够的支撑力完成步行中静止期患肢的负重;②患侧股四头肌能完成渐进抗阻的阻力至少 8 kg 以上。注意 3 个月内持拐步行、过障碍时患腿仅为触地式部分负重。上下楼梯活动,早期主要是扶拐及健腿支撑,患腿从不负重到部分负重,但要求健腿先上,患腿先下,减少患髋的弯曲和负重。还可以在运动平板上进一步改善步态、步速和步行的距离,提高患者实际步行能力(上下坡、过障碍、过马路等)。最后过渡到弃杖步行。

2)在平衡器上训练身体重心转移,逐渐增加患腿的负重(从身体重量的 1/3 开始到全部体重)。

3)下肢肌力训练和日常生活能力的训练同上。让患者自己能正确掌握,以利其回家后

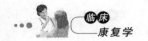

按要求操作。

（四）全膝关节置换术的康复治疗

1. 术前指导

（1）首先应加强患肢股四头肌的静力性收缩练习，以及踝关节的主动运动，要求股四头肌每次收缩保持 10 s，每 10 次为 1 组，每天完成 5～10 组。

（2）患者坐于床上，进行患肢的直腿抬高运动及踝关节抗阻屈伸运动，次数可根据患者的自身情况而定，每天重复 2～3 次。

（3）应教会患者如何使用拐杖行走，为术后执杖行走做准备。

2. 术后康复训练

（1）术后第 1 周：此期的重点是减轻患者的症状，促进伤口愈合，防止肌肉萎缩，改善关节活动范围，提高肌力。

1）手术当天，维持关节功能位，用石膏托、板固定膝关节，并保持足高髋低位。

2）术后第 2～7 天，患肢做肌四头肌静力性收缩，每次保持 10 s，每 10 次为 1 组，每天 10 组。

3）患者坐于床上，患肢做直腿抬高运动，不要求抬起高度，但要有 10 s 左右的滞空时间。

4）做患侧踝关节的背屈运动，使该关节保持 90°，同时做该关节的环绕运动，每次重复 15 次，每天 2～3 次。

5）术后 2～3 天应用持续被动运动机给予患肢在无痛状态下的被动运动，起始角度为 0°，终止角度为 20°，在 2 min 内完成一个来回，每天 4 h，在 1 周内尽量达到或接近 90°。

6）用低频调制中频电流作用于患肢，每天 2 次，电流密度不超过 0.3 mA/cm²，以改善局部血液循环，促进伤口愈合。

（2）术后第 2 周：重点是加强患侧肢体不负重状态下的主动运动，改善关节主动活动范围。

1）膝关节关节松动，使用 Maitland 手法第Ⅰ级，使患膝在无痛范围内，由关节活动的起始端，小范围有节律地来回松动关节。

2）患者坐于床上，以臀部为定点，患侧脚下放置滑板，并以其为动点，自主完成患膝在无痛范围内的关节活动。

3）进一步加强患肢直腿抬高运动，可在床上方固定一滑轮，用吊带一端托住患侧踝关节，另一端由患者控制，通过助力运动完成直腿抬高运动。要求患者尽量抬高患肢并保持高度，逐渐减少手的帮助，向主动完成这一运动过渡。

4）鼓励患者下床，前半周在石膏托、板作用下，在平行杠内练习站立，此时重心在健侧，患侧不负重触地；后半周，重心逐渐向患侧过渡，直至解除石膏托、板，直立于平行杠内。

5）持续被动运动机使用角度增大至 90°～100°。

（3）术后第 3 周：继续主动直腿抬高运动，巩固以往训练效果，恢复患肢负重能力，加强行走步态及平衡能力训练，进一步改善关节活动范围。

1）解除石膏托、板后，为了解患者平衡能力，可让患者站立，治疗师前后推搡患者，注意患者是否能维持自身平衡。

2）患者利用拐杖练习行走，当其在心理及生理上能承受时，脱离拐杖在平行杠内行走。

3）患者侧卧位，患肢在上，伸直膝关节做外展运动，踝关节呈 90°。在此基础上做前后摆动练习，治疗师在反方向施加阻力，患者需克服阻力。

4）使用 Maitland 手法第Ⅳ级行膝关节松动术。

5）卧俯位，主动弯曲患膝关节，也可由治疗师帮助完成。

6）在股四头肌训练器作用下，弯曲膝关节，由 90°开始，重量为 1 kg，每天 2 次，每次 15 min。

7）在跑步器上进行行走训练，患者目视前方抬头挺胸，臀部不能翘起。

8）在固定自行车上进行蹬车动作，坐垫由最高开始。

9）患者在此周内尽量独立完成穿裤、袜等日常生活动作。

（4）术后第 4 周～3 个月：重点是进一步提高第 3 周的效果，增加患肢活动范围及负重能力，以及生活自理能力。

1）可在轻度倾斜坡面上独立行走。

2）独立完成穿鞋、袜、裤等日常生活动作。

3）除了弯膝功能训练之外，还需注意伸膝的功能训练，如坐位压腿等。

4）上下楼梯活动，早期主要依靠拐杖上下楼梯，健腿支撑，患肢从不负重到部分负重。要求健腿先上，患腿先下，待患者适应后脱离拐杖。

## 思考题

1. 简述关节置换术的概念。

2. 关节置换的术前评定和术后评定的内容有哪些？

3. 关节置换术后关节周围肌肉的训练方法有哪些？

4. 关节置换术后关节活动范围的训练方法有哪些？

（王瑞臣）

第十七章

# 颈椎病的康复

**学习目标**

1. 掌握颈椎病的临床表现与诊断。
2. 掌握颈椎病的康复治疗原则和方法。
3. 熟悉颈椎的解剖特点。
4. 熟悉颈椎病的康复评定内容和方法。

# 第一节 颈椎病的临床诊治

## 一、临床诊断

### （一）定义

颈椎病（cervical spondylosis）是由颈椎椎间盘退行性变及其继发的颈椎组织病理改变累及其周围组织结构（颈部肌肉和筋膜、颈神经根、脊髓、椎动脉、交感神经等）而引起的一系列临床表现。仅有颈椎的退行性变而无临床表现者则称为颈椎退行性改变。本病是一种常见病和多发病，其患病率为 3.8%～17.6%，男女之比为 6∶1，高发年龄为 30～50 岁。目前颈椎病的患病率不断上升，且发病年龄有年轻化的趋势。

### （二）病因病理

**1. 颈椎病的致病因素**

（1）外伤：颈椎是人体脊柱活动范围最大的部位，易遭受外伤。损伤可以加剧颈椎退行性变，破坏颈部脊柱原有的平衡。

（2）慢性劳损：慢性劳损可造成颈椎小关节退行性变、椎体局部韧带发生退行性变。退行性变后，椎间盘突出、骨赘形成等可刺激颈部的血管神经而发生颈椎病。

（3）先天性因素：颈椎的先天性畸形，如先天性颈椎椎体融合、第一颈椎发育不全、颅底凹陷症、先天性颈椎管狭窄等，可随着年龄的增长、颈椎的退行性变，特别是颈椎受到外伤，更易发生颈椎病。

（4）咽部炎症：当咽部有急、慢性感染时，可直接刺激邻近肌肉、韧带，或通过丰富的淋巴系统使炎症在局部扩散，造成该处肌张力低下、韧带松弛和椎间关节内外平衡失调，椎体的稳定性遭到破坏,而产生颈椎病。

2. 颈椎病发病机制　发病机制至今尚不清楚,一般认为颈椎病的发生与椎间关节退行性变、骨质增生压迫脊髓或神经根、椎动脉等因素有关。颈椎间盘退行性变及由此继发的椎间关节退行性变是本病的发病基础。颈椎受累的节段以 $C_5 \sim C_6$、$C_6 \sim C_7$ 最为常见,其次是 $C_4 \sim C_5$。

(1) 关节退行性变:椎间盘、钩椎关节及关节突关节的退行性变是一种随年龄增长而进行的长期病理过程。颈椎间盘变性从 20 岁就可能开始,30 岁以后退行性变明显。首先发生在活动量最大的 $C_5 \sim C_6$ 椎间盘。

(2) 骨质增生:椎体后缘增生及突出的椎间盘组织可以压迫硬脊膜、脊髓前动脉、脊髓及神经根、根动脉、椎动脉及其伴行的交感神经。

(3) 椎动脉受压:椎动脉受压几乎都是因钩椎关节增生或变位所致。颈椎过伸位不稳定使椎管矢状径及椎间孔变狭窄,可加重压迫程度。节段性不稳定存在时,往往因头颈位置偶然变动而引起椎间错动,也可刺激交感神经或椎动脉。

(三) 临床表现与诊断

根据受累组织和结构与临床表现的不同,颈椎病分为颈型(软组织型)、神经根型、脊髓型、椎动脉型、交感型及其他型(目前主要指食管压迫型)。如果两种以上类型同时存在,则称为混合型。

1. 颈型(软组织型)颈椎病　颈型颈椎病是在颈部肌肉、韧带、关节囊的急慢性损伤,椎间盘退行性变,椎体不稳,小关节错位等的基础上,机体受风寒侵袭、感冒、疲劳、睡眠姿势不当或枕高不适宜,使颈椎过伸或过屈,颈项部某些肌肉、韧带、神经受到牵张或压迫所致。为颈椎病早期型。多在夜间或晨起时发病,有自然缓解和反复发作的倾向。30～40 岁女性多见。

(1) 临床表现:颈项强直、疼痛,可有整个肩背疼痛发僵,不能做点头、仰头及转头活动,呈斜颈姿势。需要转颈时,躯干必须同时转动。也可出现头晕的症状。少数患者可出现反射性肩臂手疼痛、胀麻,咳嗽或打喷嚏时症状不加重。

(2) 临床检查:急性期颈椎活动绝对受限,颈椎各方向活动范围近于 0°。颈椎旁肌、$T_1 \sim T_7$ 椎旁或斜方肌、胸锁乳突肌有压痛,冈上肌、冈下肌也可有压痛。如有继发性前斜角肌痉挛,可在胸锁乳突肌内侧,相当于 $C_3 \sim C_6$ 横突水平,扪到痉挛的肌肉,稍用力压迫,即可出现肩、臂、手放射性疼痛。颈项强直、疼痛,可有整个肩背疼痛呈板状,约半数患者颈部活动受限或强迫体位。

(3) 影像学检查:X 线片正常体位(正、侧位)一般无异常,或可有颈椎曲度变直。功能位片(过屈、过伸位片)可见颈椎节段性不稳定。MRI 显示椎间盘退行性变。

(4) 鉴别诊断:本型颈椎病应与颈肩肌筋膜炎、肩周炎、项韧带炎、枕神经痛等鉴别。

2. 神经根型颈椎病　神经根型颈椎病是由于椎间盘退行性变、突出、节段性不稳定、骨质增生或骨赘形成等原因,在椎管内或椎间孔处刺激和压迫颈神经根所致。在各型中发病率最高(60%～70%),好发于 $C_5 \sim C_6$ 和 $C_6 \sim C_7$ 间隙。多为单侧、单根发病,但是也有双侧、多根发病者。多见于 30～50 岁者,一般起病缓慢,但是也有急性发病者。男性比女性多 1 倍。

(1) 临床表现:颈痛和颈部发僵,常常是最早出现的症状。有些患者还有肩部及肩胛骨内侧缘疼痛。上肢放射性疼痛或麻木,这种疼痛和麻木沿着受累神经根的走行和支配区放

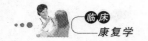
射,具有特征性,因此称为根型疼痛。疼痛或麻木可以呈发作性,也可以呈持续性。有时症状的出现与缓解与患者颈部的位置和姿势有明显关系。颈部活动、咳嗽、喷嚏、用力及深呼吸等,可以造成症状的加重。患侧上肢感觉沉重,握力减退,有时出现持物坠落。可有血管运动神经的症状,如手部肿胀等。晚期可以出现肌肉萎缩。

(2)临床检查:可见颈部僵直、活动受限。患侧颈部肌肉紧张,棘突、棘突旁、肩胛骨内侧缘以及受累神经根所支配的肌肉有压痛。椎间孔部位出现压痛并伴上肢放射性疼痛或麻木,椎间孔挤压试验(压头试验)阳性,臂丛神经牵拉试验阳性。仔细、全面的神经系统检查有助于定位诊断。

(3)影像学检查:X线片可出现颈椎生理曲度异常、椎间孔狭窄、钩椎关节增生等。MRI显示受累椎间盘变性、髓核突出偏向一侧,神经根受压迫。CT显示钩椎关节、后关节突部位增生,椎间孔前后径狭窄。

(4)鉴别诊断:本型颈椎病应与臂丛神经受损、肩周炎、胸廓出口综合征、颈椎结核、肿瘤、神经根炎等鉴别。

3. **脊髓型颈椎病**　脊髓型颈椎病的发病率占颈椎病的 12%～20%,主要由于脊髓受到压迫或刺激而出现感觉、运动和反射障碍,特别是出现双下肢的肌力减弱是诊断脊髓型颈椎病的重要依据。由于可造成肢体瘫痪,因而致残率高。通常起病缓慢,以 40～60 岁的中年人为多。合并发育性颈椎管狭窄时,患者的平均发病年龄比无椎管狭窄者小。多数患者无颈部外伤史。

(1)临床表现:多数患者首先出现一侧或双侧下肢麻木、沉重感,随后逐渐出现行走困难,下肢各组肌肉发紧、抬步慢,不能快走。继而出现上下楼梯时需要借助上肢扶着扶手才能登上台阶。严重者步态不稳、行走困难。患者双脚有踩棉感。有些患者起病隐匿,往往是自己想追赶即将驶离的公共汽车,却突然发现双腿不能快走。出现一侧或双侧上肢麻木、疼痛,双手无力、不灵活,写字、系扣、持筷等精细动作难以完成,持物易落,严重者甚至不能自己进食。躯干部出现感觉异常,患者常感觉在胸部、腹部或双下肢有如皮带样的捆绑感,称为"束带感"。同时下肢可有烧灼感、冰凉感。部分患者出现膀胱和直肠功能障碍。如排尿无力、尿频、尿急、尿不尽、尿失禁或尿潴留等排尿障碍,大便秘结,性功能减退。病情进一步发展,患者须拄拐或借助他人搀扶才能行走,直至出现双下肢呈痉挛性瘫痪,卧床不起,生活不能自理。

(2)临床检查:颈部多无体征。上肢或躯干出现节段性分布的浅感觉障碍区,深感觉多正常,肌力下降,双手握力下降。四肢肌张力增高,可有折刀感;腱反射活跃或亢进,包括肱二头肌、肱三头肌、桡骨膜、膝腱和跟腱反射;髌阵挛和踝阵挛阳性。病理反射阳性:如上肢 Hoffmann 征、Rossolimo 征、下肢 Barbinski 征、Chacdack 征。浅反射如腹壁反射、提睾反射减弱或消失。

(3)影像学检查:X线片可见椎管有效矢状径减小,椎体后缘明显骨赘形成,后纵韧带骨化等征象。CT、MRI 显示有椎间盘突出、脊髓受压,重者有脊髓变性的表现。

(4)鉴别诊断:本型颈椎病应与肌萎缩性侧索硬化症、脊髓空洞症、多发性神经炎、蛛网膜炎、肿瘤等鉴别。

4. **椎动脉型颈椎病**　正常人当头向一侧歪曲或扭动时,其同侧的椎动脉受挤压,使椎动脉的血流减少,但是对侧的椎动脉可以代偿,从而保证椎-基底动脉血流不受太大的影响。

当颈椎出现节段性不稳定和椎间隙狭窄时,可以造成椎动脉扭曲并受到挤压;椎体边缘以及钩椎关节等处的骨赘可以直接压迫椎动脉或刺激椎动脉周围的交感神经纤维,使椎动脉痉挛而出现椎动脉血流瞬间变化,导致椎-基底供血不全而出现症状。

(1)临床表现:发作性眩晕,复视伴有眼球震颤,有时伴随恶心、呕吐、耳鸣或听力下降。这些症状与颈部位置改变有关。偏头痛,常因头颈部突然旋转而诱发,以颞部、顶枕部明显,多为跳痛或刺痛。下肢突然无力猝倒,但是意识清醒,多在头颈处于某一位置时发生。偶有肢体麻木、感觉异常。可出现一过性瘫痪,发作性昏迷。还可有神经衰弱、记忆力减退、胃肠不适,呼吸道、心血管系统症状。

(2)临床检查:患者头部转向健侧时头晕或耳鸣加重,严重者可出现猝倒。

(3)影像学检查:X线片可见椎间隙狭窄,钩椎关节增生,斜位片椎间孔狭小,颈椎节段性不稳(梯形变)。MRI示椎间盘突出或退行性变的表现,颈椎两侧横突孔不对称,内径变窄。

(4)鉴别诊断:本型颈椎病应与枕大神经痛、梅尼埃病、脑外伤后遗症等鉴别。

5. 交感型颈椎病 由于椎间盘退行性变和节段性不稳定等因素,从而对颈椎周围的交感神经末梢造成刺激,产生交感神经功能紊乱。交感型颈椎病症状繁多,多数表现为交感神经兴奋症状,少数为交感神经抑制症状。由于椎动脉表面富含交感神经纤维,当交感神经功能紊乱时常常累及椎动脉,导致椎动脉的舒缩功能异常。因此交感型颈椎病在出现全身多个系统症状的同时,还常常伴有椎-基底动脉系统供血不足的表现。

(1)临床表现:头晕或眩晕、头痛或偏头痛、颈肩背部痛,眼胀、干涩或多泪、视力变化、视物不清、眼前好像有雾等,耳鸣、耳堵、听力下降。面部麻木或半身麻木,针刺觉迟钝,某一肢体多汗、无汗、畏寒或发热。心悸、胸闷、心率变化、心律失常、血压变化等。恶心、呕吐、腹胀、腹泻、消化不良、嗳气以及咽部异物感等。以上症状往往与颈部活动有明显关系,坐位或站立时加重,卧位时减轻或消失。颈部活动多、长时间低头、在电脑前工作时间过长或劳累时明显,休息后好转。

(2)临床检查:颈部活动多正常,颈椎棘突间或椎旁小关节周围的软组织压痛。有时还可伴有心率、心律、血压等的变化。

(3)影像学检查:X线片可见椎间隙狭窄,钩椎关节增生,颈椎节段性不稳。MRI显示椎间盘变性。

(4)鉴别诊断:本型颈椎病应与自主神经功能紊乱、肩手综合征、冠心病等相鉴别。

6. 其他型(食管压迫型)颈椎病 主要因为椎体前方骨质增生,骨刺明显突出压迫食管引起。

(1)临床表现:进食尤其是进硬质食物后有哽咽感,部分患者有进食后胸骨后烧灼样疼痛感。

(2)影像学检查:X线片显示椎骨前方骨赘形成,骨赘突出。钡餐检查显示食管狭窄、钡剂通过缓慢。

7. 混合型颈椎病 在实际临床工作中,混合型颈椎病也比较常见。常以某一类型为主,其他类型不同程度合并出现,病变范围不同,其临床表现也各异。中老年以上的患者,有较典型的颈、肩、上肢疼痛、不适及头痛、头晕等症状和颈椎的X线平片改变,颈椎病的诊断不难确立。特殊患者可行CT、MRI、肌电图、热像图等检查。

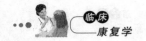
## 二、临床治疗

1. **药物治疗** 药物在颈椎病的治疗中可以起到辅助的对症治疗作用,常用的西药有:非甾体类消炎止痛药、扩张血管药物、营养和调节神经系统的药物、解痉药物。中药治疗强调辨证施治,主要有祛风散寒法、益气化瘀补肾法、活血通络法。外用中药对减轻因肌肉筋膜炎和肌肉劳损所引起的疼痛有良好的效果。

2. **针灸治疗** 针刺法常取绝骨穴和后溪穴,再配以阿是穴、大椎、风府、天柱等,每次留针 20～30 min,每天 1 次。灸法施用艾条或艾炷熏烤穴位进行刺激。

3. **推拿治疗** 中国传统推拿疗法对颈椎病有较好的疗效。在颈、肩及背部施用揉、拿、捏、推等手法,常用穴位有风池、太阳、印堂、肩井、内关、合谷等。每次推拿 15～20 min,每天 1 次。推拿治疗颈椎病对手法的要求高,不同类型的颈椎病,其方法、手法差异较大,颈部拔伸、扳法等动作存在一定风险。

4. **注射疗法** 常用方法有局部痛点封闭,颈段硬膜外腔封闭疗法和星形神经节阻滞。

5. **手术治疗**

(1) 手术适应证

1) 经合理的保守治疗,半年以上无效,或反复发作,并影响正常生活或工作。

2) 颈椎间盘突出经非手术治疗后根性疼痛未得到缓解或继续加重,严重影响生活及工作。

3) 上肢某些肌肉,尤其是手内在肌无力、萎缩,经保守治疗 4～6 周后仍有发展趋势。

4) 颈椎病有脊髓受累症状,经脊髓碘油造影有部分或完全梗阻者。

5) 颈椎病患者突然发生颈部外伤或无明显外伤而发生急性肢体痉挛性瘫痪者。

6) 颈椎病引起多次颈性眩晕、晕厥或猝倒,经非手术治疗无效者。

7) 颈椎病椎体前方骨赘引起食管或喉返神经受压症状者。

(2) 手术术式

1) 前路手术:经颈前入路切除致病的椎间盘和骨赘并行椎体间植骨。手术适应证:1～3 个节段的椎间盘突出或骨赘所致神经根或脊髓腹侧受压者;节段性不稳定者。

2) 后路手术:经颈后入路将颈椎管扩大,使脊髓获得减压。常用的术式是单开门和双开门椎管扩大成形术。手术适应证:脊髓型颈椎病伴发育性或多节段退变性椎管狭窄者;多节段后纵韧带骨化;颈椎黄韧带肥厚或骨化所致脊髓腹背受压者。

(3) 手术注意事项:手术目的是解除脊髓压迫,获得颈椎稳定性。老年体弱不能耐受手术者,或伴有高血压病、糖尿病、结核病、慢性肝炎及心、肾功能不全者不宜手术治疗。

# 第二节　颈椎病的临床康复

## 一、康复评定

### (一)康复问题

(1) 疼痛:颈肩及上肢均可能出现疼痛、麻木、酸胀,程度及持续时间不尽相同,可坐卧不安,日夜疼痛,因此解除疼痛是康复治疗的主要目的,也是患者的迫切要求。

(2)肢体活动障碍:神经根型颈椎病患者可因上肢活动而牵拉神经根,使症状出现或加重,限制了正常的肢体活动。脊髓型颈椎病患者因锥体束受压或脊髓前动脉痉挛缺血而出现上下肢无力、沉重,步态不稳,易摔倒,肌肉抽动等。

(3)日常生活活动能力下降:颈椎病患者四肢、躯干和头颈部不适等而使日常生活和工作受到很大影响,如梳头、穿衣、提物、个人卫生、站立行走等基本活动明显受限。

(4)心理障碍:颈椎病是以颈椎间盘、椎体、关节突退行性变为基础,影响周围组织结构,并产生一系列症状,这种退行性变无法逆转,尽管临床症状可以通过治疗而缓解或解除,但病理基础始终存在,因此症状可能时发时止,时轻时重,不可能通过几次治疗而痊愈。患者可能出现悲观失望、抑郁、恐惧和焦虑等心理,也可能心灰意冷而放弃康复治疗。

(二)康复功能评定

1. 颈椎活动度　颈椎的屈曲与伸展的活动度,枕寰关节占 50%,旋转度寰枢关节占 50%,所以,上颈椎的疾病最易引起颈椎活动度受限。神经根水肿或受压时,颈部出现强迫性姿势,影响颈椎的活动范围。令患者做颈部前屈、后伸、旋转与侧屈活动。正常范围:前后伸屈各 35°～45°,左右旋转各 60°～80°,左右侧屈各 45°。老年患者活动度会逐渐减少。

2. 肌力、肌张力评定　主要为颈、肩部及上肢的检查,包括胸锁乳突肌、斜方肌、三角肌、肱二头肌、肱三头肌、大鱼际肌、小鱼际肌等。有脊髓受压症状者,要进行下肢肌肉的肌力、肌张力、步态等检查。

(1)徒手肌力评定法:对易受累及的肌肉进行肌力评定,并与健侧对照。

(2)握力测定:使用握力计进行测定,测试姿势为上肢在体侧下垂,用力握 2～3 次,取最大值,反映屈指肌肌力。正常值为体重的 50%。

3. 感觉检查　对神经受损节段的定位有重要意义。主要包括手部及上肢的感觉障碍分布区的痛觉、温觉、触觉及深感觉等检查,均按神经学检查标准进行。如疼痛是最常见的症状,疼痛的部位与病变的类型和部位有关,一般有颈后部和肩部的疼痛,神经根受到压迫或刺激时,疼痛可放射到患侧上肢及手部。若头半棘肌痉挛,可刺激枕大神经,引起偏头痛。常用的疼痛评定方法:视觉模拟评分法、数字疼痛评分法、口述分级评分法、麦吉尔疼痛调查表。

4. 反射检查　包括相关的深反射、浅反射及病理反射,根据具体情况选用。

5. 特殊检查

(1)前屈旋颈试验:令患者头颈部前屈状态下左右旋转,出现颈部疼痛者为阳性。阳性结果一般提示颈椎小关节有退行性变。

(2)臂丛牵拉试验:患者坐位,头稍前屈并转向健侧(颈部无症状侧)。检查者立于患侧,一手抵于颈侧,并将其推向健侧,另一手握住患者的手腕将其牵向相反方向。如患者出现麻木或放射痛时,则为阳性,表明有神经根型颈椎病的可能。

(3)椎间孔挤压试验和椎间孔分离试验:椎间孔挤压试验又称压头试验。具体操作方法:先让患者将头向患侧倾斜,检查者左手掌心向下平放于患者头顶部,右手握拳轻轻叩击左手背部,使力量向下传递。如有神经根性损伤,则会因椎间孔的狭小而出现肢体放射疼痛或麻木等感觉,即为阳性。椎间孔分离试验又称引颈试验。与椎间孔挤压试验相反,疑有神

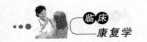

经根性疼痛,可让患者端坐,检查者两手分别托住其下颌,并以胸或腹部抵住其枕部,渐渐向上牵引颈椎,以逐渐扩大椎间孔。如上肢麻木、疼痛等症状减轻或颈部出现轻松感则为阳性。神经根型颈椎病患者一般两者均为阳性。

(4)旋颈试验:又称椎动脉扭曲试验,主要用于判定椎动脉状态。具体操作方法:患者头部略向后仰,做向左、向右旋颈动作,如出现眩晕等椎-基底动脉供血不全症状时,即为阳性。该试验有时可引起患者呕吐或猝倒,故检查者应密切观察,以防意外。

(三)专项评定

有颈椎稳定性评定、颈椎间盘突出功能损伤的评定和脊髓型颈椎病的功能评定等。日本骨科学会(Japan Orthopedic Association,JOA)对脊髓型颈椎病的17分评定法应用较为普遍。17分为正常值,分数越低表示功能越差,以此评定手术治疗前、后功能的变化。脊髓型颈椎病的康复治疗效果评定也可采用此法(表17-1)。

表17-1　颈椎病患者脊髓功能状态评定(17分法)

| 评　定　项　目 | 评　分 | | |
| --- | --- | --- | --- |
| 上肢运动功能 | | | |
| 　自己不能持筷或勺进餐 | 0 | | |
| 　能持勺,但是不能持筷 | 1 | | |
| 　虽然手不灵活,但是能持筷 | 2 | | |
| 　能持筷及做一般家务劳动,但手笨 | 3 | | |
| 　正常 | 4 | | |
| 下肢运动功能 | | | |
| 　不能行走 | 0 | | |
| 　即使在平地行走也需用支持物 | 1 | | |
| 　在平地行走可不用支持物,但上楼时需用 | 2 | | |
| 　平地或上楼行走不用支持物,但下肢不灵活 | 3 | | |
| 　正常 | 4 | | |
| 感觉障碍 | 明显 | 轻度 | 正常 |
| 　上肢 | 0 | 1 | 2 |
| 　下肢 | 0 | 1 | 2 |
| 　躯干 | 0 | 1 | 2 |
| 膀胱功能 | | | |
| 　尿潴留 | 0 | | |
| 　高度排尿困难,尿费力,尿失禁或淋漓 | 1 | | |
| 　轻度排尿困难,尿频,尿潴留 | 2 | | |
| 　正常 | 3 | | |

## 二、康复治疗

### (一)康复治疗原则

由于颈椎病的病因复杂,症状和体征各异,而且治疗方式多种多样,因此在治疗时,应根据不同类型颈椎病的不同病理阶段,选择相应的治疗方案。

1. 颈型颈椎病  以非手术方法治疗为主，如牵引、按摩、物理因子治疗、针灸均可选用。

2. 神经根型颈椎病  以非手术治疗为主。牵引有明显的疗效但要掌握牵引角度、时间和重量。药物治疗能缓解疼痛和减轻神经根水肿，疗效也较明显。推拿手法应用得当，可明显减轻神经根压迫症状，但切忌操作粗暴而引起意外。

3. 脊髓型颈椎病  对于症状和体征较轻者主张以非手术治疗为主。若出现脊髓受损的体征时，应尽早手术治疗。该类型较重者禁用牵引治疗，特别是大重量牵引，手法治疗多视为禁忌证。

4. 椎动脉型颈椎病  以非手术治疗为主，90％的病例均可获得满意疗效。具有以下情况者可考虑手术：有明显的颈性眩晕或猝倒发作，经非手术治疗无效者。

（二）康复治疗方法

我国多采用中西医综合疗法治疗颈椎病，大多数患者通过非手术疗法可获得较好的疗效，只有极少数病例因神经、血管、脊髓受压症状进行性加重，或反复发作，严重影响工作和生活，才需手术治疗。

1. 卧床休息  可减少颈椎负载，有利于椎间关节创伤炎症的消退，症状可以消除或减轻。卧床休息要注意枕头的选择与颈部姿势。枕头应该是硬度适中、圆形或有坡度的方形枕头。习惯于仰卧位休息，可将枕头高度调至 12～15 cm，将枕头放置于颈后，使头部保持略带后仰姿势；习惯于侧卧位休息，将枕头调到与肩等高水平，维持颈椎的生理曲度，使颈部和肩胛带的肌肉放松，解除颈肌痉挛。

2. 颈围领及颈托  颈围领和颈托可起到制动和保护颈椎，减少对神经根的刺激，减轻椎间关节创伤性反应，并有利于组织水肿的消退和巩固疗效，防止复发的作用。长期应用颈托和围领可以引起颈背部肌肉萎缩，关节僵硬，所以穿戴时间不宜过久。

3. 颈椎牵引治疗  主要适用于椎间盘突出或膨出的神经根型颈椎病，也可用于椎动脉型和交感型。颈椎牵引是通过牵引装置对颈椎施加牵张力，使其发生应变，有助于解除颈部肌肉痉挛，使肌肉放松，缓解疼痛；松解软组织粘连，牵伸挛缩的关节囊和韧带；改善或恢复颈椎的正常生理弯曲；使椎间孔增大，解除神经根的刺激和压迫；拉大椎间隙，减轻椎间盘内压力；调整小关节的微细异常改变，使关节嵌顿的滑膜或关节突关节的错位得到复位。该疗法对颈椎病是较为有效且应用广泛的一种治疗方法。必须掌握牵引力的角度、重量和牵引时间三大要素，以保证牵引的最佳治疗效果。

（1）牵引方式：常用枕颌布带牵引法，通常采用坐位牵引，但病情较重或不能坐位牵引时可用卧式牵引。可以采用连续牵引，也可用间歇牵引或两者相结合。

（2）牵引角度：一般按病变部位而定，原则是上颈椎疾患前倾度数小些，下颈椎疾患前倾度数大些。如病变主要在上颈段，牵引角度宜采用 0°～10°；如病变主要在下颈段（$C_5$～$C_7$），牵引角度应稍前倾，在 15°～30°，同时注意结合患者舒适来调整角度。

（3）牵引重量：间歇牵引的重量可以是自身体重的 10％～20％，持续牵引则应适当减轻。一般初始重量较轻，多数报道为 6～15 kg，根据患者体质及颈部肌肉发达情况逐步增加牵引重量。牵引重量过度（超过 20 kg）可能造成肌肉、韧带、关节囊等软组织的损伤。

（4）牵引时间：牵引时间以连续牵引 20 min，间歇牵引 20～30 min 为宜，每天 1 次，10～15 天为一疗程。

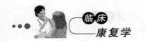

(5) 注意事项：应充分考虑个体差异，年老体弱者宜牵引重量轻些，牵引时间短些，年轻力壮者则可牵引重些、长些；牵引过程要注意观察询问患者的反应，如有不适或症状加重者应立即停止牵引，查找原因并调整治疗方案。

(6) 牵引禁忌证：牵引后有明显不适或症状加重，经调整牵引参数后仍无改善者；脊髓受压明显、节段不稳严重者；年迈椎骨关节退行性变严重、椎管明显狭窄、韧带及关节囊钙化骨化严重者。

4. 运动治疗　运动疗法可增强颈与肩胛带肌肉的肌力，保持颈椎的稳定，改善颈椎各关节功能，防止颈部僵硬，矫正不良体姿或脊柱畸形，促进机体的适应代偿能力，防止肌肉萎缩，恢复功能，巩固疗效，减少复发。功能锻炼的方法要因人而异，应在医师或治疗师指导下进行，急性发作期限制活动，尤其是脊髓型和椎动脉型的患者，动作应缓慢，幅度由小逐渐增大，肌力训练多进行等长收缩。

5. 物理因子治疗　在颈椎病的治疗中，物理因子治疗可起到多种作用，也是较为有效和常用的治疗方法，其作用有镇痛，消除炎症组织水肿，减轻粘连，解除痉挛，改善局部组织与脑、脊髓的血液循环，调节自主神经功能，延缓肌肉萎缩并促使肌力恢复。常用的方法如下。

(1) 直流电离子导入疗法：常用的西药如冰醋酸、维生素 $B_1$、维生素 $B_{12}$、碘化钾、普鲁卡因等或中药（乌头、威灵仙、红花等）进行导入，作用极置于颈后部，非作用极置于患侧上肢或腰骶部，每次通电 20 min，每天 1 次，7～10 次为一疗程，适用于各型颈椎病。

(2) 低频调制中频电疗：颈后并置或颈后、患侧上肢斜对置，使用时按不同病情选择处方，如止痛处方、调节神经功能处方、促进血液循环处方，每次治疗一般 20 min，每天 1 次，7～10 次为一疗程，适用于各型颈椎病。

(3) 高频电疗法：常用的有短波、超短波及微波疗法。短波及超短波治疗时，颈后单极或颈后、患侧前臂斜对置，微热量，每次 12～15 min，每天 1 次，10～15 次为一疗程。微波治疗时，将微波辐射电极置于颈部照射，微热量，每次 12～15 min，每天 1 次，7～10 次为一疗程。

(4) 超声波：颈后及肩背部接触移动法，强度 0.8～1.0 W/cm²，每次 8 min，每天 1 次，7～10 次为一疗程。

(5) 磁疗：脉冲电磁疗，颈部和（或）患侧上肢，每次 20 min，每天 1 次，7～10 次为一疗程。

(6) 石蜡疗法：颈后盘蜡法，温度 42℃，每次 30 min，每天 1 次，7～10 次为一疗程。

(7) 红外线疗法：各种红外线仪器均可，颈后照射，每次 20～30 min，每天 1 次，7～10 次为一疗程。用于颈型颈椎病，或配合颈椎牵引治疗（颈牵引前先做红外线治疗）。

(8) 其他疗法：如水疗、泥疗、电兴奋疗法、音频电疗、干扰电疗、激光照射等治疗也是颈椎病物理因子治疗经常选用的方法，选择得当均能取得一定效果。

6. 手法治疗　常用的有关节松动术，手法主要有拔伸牵引、旋转复位、松动棘突和横突。

（三）颈椎病的预后及预防

颈椎病是一种良性疾病，具有自限性倾向，预后良好。唯有脊髓型颈椎病，治疗不当时，容易后遗不同程度的残疾。

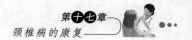
　　预防主要是避免各种诱发因素,养成良好姿势,改变不良的工作和生活习惯,避免增加颈部负荷。经常做颈部体操也可治疗和预防颈椎病的发作。

## 思考题

1. 颈椎病临床上分为哪几型?
2. 各型颈椎病的康复治疗原则有哪些?
3. 简述颈椎牵引治疗的具体方法和注意事项。

（杨　敏）

# 第十八章
# 肩周炎的康复

 **学习目标**

1. 掌握肩周炎的康复治疗目的和方法。
2. 熟悉肩周炎的临床表现、诊断和分期。
3. 熟悉肩周炎的康复评定内容和方法。

# 第一节　肩周炎的临床诊治

## 一、临床诊断

### （一）定义

肩关节周围炎简称"肩周炎"，是由于老年退行性变及外伤、劳损等因素，引起肩周肌、肌腱、滑囊以及关节囊等肩关节周围软组织的无菌性炎症，以活动时疼痛、功能障碍为主要症状的一组临床表现。本病多发生在 50 岁左右的人，故又称为"五十肩"、凝肩、漏肩风、冻结肩。女性多发，有自愈倾向。

### （二）病因

**1. 肩部原因**　①本病大多发生在 40 岁以上的中老年人，软组织退行性变，对各种外力的承受能力减弱是基本原因；②长期过度劳动，姿势不良等所产生的慢性致伤力是主要的激发因素；③上肢外伤后肩部固定过久，肩周组织继发萎缩、粘连；④肩部急性挫伤、牵拉后治疗不当等。

**2. 肩外因素**　颈椎病，心、肺、胆管疾病发生的肩部牵涉痛，因原发病持续不愈使肩部肌持续性痉挛、缺血形成炎性病灶，转为肩周炎。

### （三）病理

肩关节为全身活动范围最大的关节，其关节由肱骨头与肩胛骨的关节盂构成，是一个典型的球窝关节。但球与窝的比例不对称，肱骨头呈球形，较关节盂大 3 倍，所以只有 1/3～1/4 的关节面相接触。由于关节接触面积小，而肩关节活动度又很大，使肩关节的稳定性降低。肩关节的韧带相对较薄弱，肩关节的关节囊薄而松弛，并与许多肌腱的纤维紧密相连，其外侧为肩峰，前方是喙突、喙肩韧带和喙肱韧带形如顶盖罩在关节之上。在肩峰和三角肌下面各有一滑膜囊,称为肩峰下或三角肌下滑囊。此滑囊有助于肱骨头在肩峰下滑动,可使肩关节外展超过90°。但是过多的外展与上举活动,可使滑膜囊因摩擦过频而发生劳损。

肩周炎的病变主要发生在肱盂关节周围:①肌和肌腱。可分为两层,外层为三角肌,内层为冈上肌、冈下肌、肩胛下肌和小圆肌4个短肌及其联合肌腱。联合肌腱和关节囊紧密相连,附着于肱骨上端如袖套状,称为肩袖或旋转肩袖。肩袖是肩关节活动时受力最大的结构之一,易于损伤。肱二头肌长腱起于关节盂上方,经肱骨结节间沟的骨纤维隧道,此段是炎症好发之处。肱二头肌短头起于喙突,经肱盂关节内前方到上臂,受炎症影响后肌肉痉挛,影响肩的外展、后伸。②滑囊。有三角肌下滑囊、肩峰下滑囊及喙突下滑囊。其炎症可与相邻的三角肌、冈上肌腱、肱二头肌短腱相互影响。③关节囊。肱盂关节囊大多松弛,肩关节活动范围很大,故易受伤。

肩周任何软组织的炎症均可波及关节囊,早期变化是纤维性关节囊收缩变小,晚期除关节囊的严重收缩外,其他软组织也呈普遍的胶原纤维退行性变、纤维化、钙化、滑膜增厚、软组织硬化及撕裂、粘连,引起肩周疼痛、功能障碍及失用性肌萎缩。

**(四)临床表现**

本病女性多于男性,左侧多于右侧,亦可两侧先后发病。多数人为单侧发病,起病缓慢,部分患者有肩部受凉史。多为中老年人患病。

1. 症状

(1)疼痛:逐渐出现并加重的肩周疼痛,与动作、姿势有明显关系。随病程延长,疼痛范围扩大,可向颈、背放射,并牵涉到上臂中段,但多数不超过肘关节。如欲增大活动范围,则有剧烈锐痛发生。夜间因翻身移动肩部而痛醒。患者初期尚能指出疼痛点,后期范围扩大,感觉疼痛来源于肱骨。

(2)功能障碍:患侧肩关节活动度逐渐减小。患者自觉肩部僵硬,以至于梳头、穿衣、脱衣或系腰带等日常生活均感困难。

2. 体征

(1)患肩外展、外旋及手臂上举明显受限并使疼痛加重,病史长者可因神经营养障碍及肌废用导致三角肌萎缩。肩关节以外展、外旋、后伸受限最明显,少数人内收、内旋亦受限,但前屈受限较少。

(2)肩关节周围压痛点较多,主要是肌腱与骨组织的附着点及滑囊、肌腱等处,如喙突、结节间沟、肩峰下、三角肌止点、冈下肌群及其联合腱等。

3. 特殊试验 肌肉抗阻力试验,使欲检查的肌肉主动做功,并被动施加阻力,引起该肌起、止点的疼痛者为阳性,并可证实其病变之所在。如检查三角肌时,嘱患者主动将肩关节外展,术者同时施以一定阻力加以对抗,若出现疼痛加重,表示该肌受累。

4. X线平片 年龄较大或病程较长者,肩部正位片可见肩部骨质疏松,或肱骨头骨质增生,或冈上肌腱、肩峰下滑囊钙化症。

**(五)临床分期**

肩周炎大致可分为疼痛期、僵硬期和恢复期。

1. 疼痛期 疼痛期又称为早期、急性期或冻结进行期,持续时间为10～36周。该期主要的临床表现为肩关节周围的疼痛,病变主要位于肩关节囊。疼痛剧烈,夜间加重,甚至影

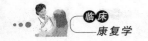

响睡眠。压痛范围较为广泛,在喙肱韧带、肩峰下、冈上肌、肱二头肌长头腱等部位均可有压痛表现,伴肌肉痉挛和肩关节活动受限,主要是局部急骤而剧烈的疼痛反射性地引起肌肉痉挛。肱二头肌腱伸展时,有不适及束缚感,肩前外侧疼痛,可扩展至三角肌止点。因此,肩关节本身还有一定范围的活动度,一般外展 45°～75°,后伸 10°～30°,外旋 30°,上举 110°。肩关节造影常显示有关节囊挛缩,关节下隐窝闭塞,关节腔容量减少,肱二头肌肌腱粘连。

2. 僵硬期　又称为中间期、慢性期或冻结期,持续时间为 4～12 个月。该期患者疼痛症状减轻,但压痛范围仍较为广泛。由疼痛期肌肉保护性痉挛造成,关节功能受限已发展到关节挛缩性功能障碍,肩关节功能活动严重受限,肩关节周围软组织广泛粘连、挛缩,呈"冻结"状态。各方向的活动范围明显缩小,以外展、外旋、上举、后伸等最为显著,甚至影响日常生活,如梳头、穿脱衣服、举臂抬物、向后背系扣、后腰系带等动作均有一定程度的困难。做外展活动范围及前屈运动时,肩胛骨随之摆动而出现"扛肩"现象,严重者可见三角肌、冈上肌、冈下肌等肩胛带肌失用性萎缩。肩关节外展可＜45°,后伸仅 10°～20°,内旋＜10°,上举＜90°。此期除关节囊挛缩外,关节周围大部分软组织均受累,胶原纤维变性,组织纤维化并挛缩失去弹性,脆弱而易撕裂。后期喙肱韧带增厚挛缩成索状,滑膜隐窝大部分闭塞,肩峰下滑膜增厚,腔闭塞,关节囊、肱二头肌腱与腱鞘均有明显粘连。

3. 恢复期　又称末期、解冻期或功能恢复期,持续时间为 5～26 个月。该期疼痛逐渐消减,而且随着日常生活、劳动及各种治疗措施的进行,肩关节的活动范围逐渐增加,肩关节周围关节囊等软组织的挛缩、粘连逐渐消除,大多数患者的肩关节功能恢复到正常或接近正常。不过肌肉的萎缩则需较长时间的锻炼才能恢复正常。

肩周炎和其他软组织慢性损伤性炎症一样是自限疾病,预后良好,但其症状总的时间可达 12～42 个月。由此表明,肩周炎即使可自发地恢复,但这一过程需要相当长的时间。一般认为,疼痛期时间的长短与恢复期时间的长短相关,即疼痛期时间短者,其恢复期相对也较短,反之,则长。症状的严重程度与恢复期时间长短没有相关性,即症状重者不一定恢复期长,症状轻者不一定恢复期短。恢复过程也并非呈直线型发展,肩关节功能运动的改善有时会出现起伏,甚至停滞。而且,大约有 1/10 的患者有恢复期后仍存在不愿参加娱乐活动,运动量相对较小等轻微的自我运动限制,被动运动检查也可发现轻微的被动运动受限的表现。这说明某些肩周炎患者的肩关节运动功能可能在恢复期后也会遗留一些症状。

（六）临床诊断

有典型的肩周疼痛与肩关节活动明显受限,肱二头肌腱在增加张力位时疼痛加剧,X 线平片排除其他疾病,年龄一般在 50 岁以上即可作出诊断。与颈椎病的鉴别在于颈椎病有典型的 X 线平片颈椎退行性变征象,肩周也可能疼痛,但活动不受限,且麻木疼痛可放射至前臂手部。肩关节结核、肱骨上端恶性肿瘤的 X 线平片即可鉴别。风湿性关节炎、痛风性关节炎有全身其他关节先后或同时受累的表现。

## 二、临床治疗

1. 口服药物　酌情选用消炎镇痛、缓解肌肉痉挛的药物,如短期服用布洛芬 0.3 g,每天 2 次,也可选用阿司匹林、萘普生等。中药治疗采用益气养血、散寒通络止痛,也有很好的疗效。

2. **局部注射**　对疼痛明显并有固定压痛点者均可使用。该方法能止痛、松弛肌肉和减轻炎症水肿。常用的有可的松和透明质酸钠,长期效果并不理想。

3. **针灸推拿**

(1)针灸治疗:针灸可疏通经络,调和气血,缓解疼痛。选取穴位:肩井、天宗、肩髃、肩髎、曲池、手三里、外关等。针刺手法:平补平泻,得气后留针 30 min,每天 1 次,7 次为一疗程。

(2)推拿治疗

1)在早期宜采用轻手法,目的是改善患肢血液、淋巴循环,消除水肿,缓解疼痛,保持肩关节功能。待疼痛减轻可增加主动运动。常用手法主要为能作用于浅层组织和深部肌肉的一些手法,如揉捏、滚法、拿法、弹拨等。

2)慢性期可采用稍重手法,并结合被动运动,目的是缓解疼痛,松解粘连,扩大无痛活动范围,恢复肩胛带肌肉功能。常用手法主要为作用到深层组织或带有被动运动性质的一些手法,如揉捏、拿法、运法、颤法等。

4. **手术治疗**　对于一些比较难治的肩周炎和一些对生活质量要求较高的患者,近年来随着关节镜微创技术和设备的进步,国际学术界重点推荐采用关节镜技术松解粘连、僵硬的肩周炎,门诊手术即可完成,这是治疗肩周炎的重大进步。肩周炎关节镜松解术具有简单、快速、有效的特点,主要包括肩袖间隙的粘连松解,肱盂上韧带、喙肱韧带、肩胛下肌腱的松解。术后对于缓解肩周炎的疼痛和恢复关节活动度,具有明显疗效。因而,关节镜下松解术对于非手术治疗无效的肩周炎患者,是一种良好的治疗手段。

# 第二节　肩周炎的临床康复

## 一、康复评定

1. **康复问题**

(1)疼痛:肩周炎的主要症状是疼痛,有时疼痛剧烈,往往昼轻夜重,严重影响睡眠质量。

(2)肢体活动障碍:肩周炎患者常因肩部疼痛、肌肉痉挛、关节囊和肩部其他软组织的挛缩及粘连而导致肩关节活动范围明显受限。

(3)ADL 能力下降:患者由于疼痛及肩关节活动受限,导致梳头、穿衣、提物等基本活动明显受限。

(4)心理障碍:肩周炎患者可因严重而持续的疼痛导致情绪波动不稳,严重者可产生焦虑和忧郁。如果病程迁延不愈,则可能产生悲观失望。

2. **肩关节活动度的评定**　采用量角器测量患者肩关节的屈、伸、外展、内旋和外旋等活动度。正常肩关节的活动度:前屈 0°～180°,后伸 0°～50°,外展 0°～180°,内旋80°,外旋30°。评定量表可参照 Brunnstrom 等级评估:0 分,关节无运动;1 分,关节运动达正常活动范围的1/4;2 分,关节运动达正常活动范围的1/2;3 分,关节运动达正常活动范围的3/4;4分,关节运动达正常活动的全范围。

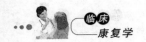

3. GEPI 法　GEPI 法为 1990 年修订的美国医学会《永久病损评定指南》(Guides to the Evaluation of Permanent Impairment，GEPI)第 3 版中介绍的方法。整个肩关节的功能相当于上肢功能的 60%，其中屈曲相当于肩功能的 40%，伸展相当于 10%，外展相当于 20%，内收相当于 10%，内旋和外旋各相当于 10%。评定肩关节的功能，首先要求评估屈曲、伸展、外展、内收、内旋和外旋各自损伤的程度，然后再计算出肩关节损伤的百分比，进一步可了解整个上肢功能的损伤。其不足之处是没有考虑到疼痛、日常生活活动能力等内容。

4. 疼痛测定　治疗前、中及后期均用同样的方法进行疼痛评定(参见本书第二章第一节)。

5. 日常生活活动能力(ADL)评定　患臂需进行 ADL 评定，如患者有穿脱上衣困难，应了解其受限程度；询问如厕、个人卫生及洗漱(梳头、刷牙、洗澡等)受限的程度；了解从事家务劳动如洗衣、切菜、做饭等受限情况。

6. Constant - Murley 法　这是一个全面、科学而又简便的方法。总分为 100 分，共包括 4 个部分，即疼痛 15 分，ADL 20 分，关节活动度 40 分，肌力 25 分。其中 35 分(疼痛 15 分，ADL 20 分)来自患者主诉的主观感觉；65 分(关节活动范围 40 分，肌力 25 分)来自医生的客观检查。具体项目见表 18 - 1。

表 18 - 1　Constant - Murley 肩功能评定标准

| 项　　目 | 得分 | 项　　目 | 得分 |
|---|---|---|---|
| 疼痛(15 分) | 评分 | 91°～120° | 6 |
| 　无疼痛 | 15 | 121°～150° | 8 |
| 　轻度痛 | 10 | 151°～180° | 10 |
| 　中度痛 | 5 | (2) 外旋(10 分) | |
| 　严重痛 | 0 | 　手放在头后肘部保持向前 | 2 |
| ADL(20 分) | | 　手放在头后肘部保持向后 | 2 |
| (1) 日常生活活动的水平 | | 　手放在头顶肘部保持向前 | 2 |
| 　全日工作 | 5 | 　手放在头顶肘部保持向后 | 2 |
| 　正常的娱乐和体育活动 | 3 | 　手放在头顶再充分向上伸直上肢 | 2 |
| 　不影响睡眠 | 2 | (3) 内旋(10 分) | |
| (2) 手的位置 | | 　手背可达大腿外侧 | 0 |
| 　上抬到腰部 | 2 | 　手背可达臀部 | 2 |
| 　上抬到剑突 | 4 | 　手背可达腰骶部 | 4 |
| 　上举到颈部 | 6 | 　手背可达腰部($L_3$ 水平) | 6 |
| 　上举到头顶部 | 8 | 　手背可达 $T_{12}$ 椎体水平 | 8 |
| 　上举过头顶部 | 10 | 　手背可达肩胛下角水平($T_7$ 水平) | 10 |
| 关节活动度(40 分) | | 肌力(25 分) | |
| (1) 前屈、后伸 2 种 | | 　0 级 | 0 |
| 　活动分别按以下标准评分(每种 | | 　Ⅰ 级 | 5 |
| 　活动最高 10 分，2 项最高 20 分) | | 　Ⅱ 级 | 10 |
| 　0°～30° | 0 | 　Ⅲ 级 | 15 |
| 　31°～60° | 2 | 　Ⅳ 级 | 20 |
| 　61°～90° | 4 | 　Ⅴ 级 | 25 |

## 二、康复治疗

因肩周炎的主要临床特点为肩关节疼痛和僵硬,所以康复治疗的目的主要为缓解疼痛和恢复关节活动度。

### (一)早期或急性期缓解疼痛

1. **局部制动**　疼痛严重者可用吊带使肩部暂时制动,以缓解疼痛。

2. **物理因子治疗**　肩周炎早期康复治疗的重点是:止痛、消炎、防止粘连,预防肩关节功能障碍。可采用超短波、直流电离子导入、中频电疗法。

(1)超短波:超短波电疗机使肩关节局部分子和离子剧烈振动、摩擦、表皮和深部组织都能均匀受热,治疗部位体温升高,增加组织的新陈代谢,促进神经和血管的恢复,消炎止痛,解除粘连。超短波治疗除了温热效应外,还有较明显的非温热效应,提高免疫力、消炎、镇痛。电极于患肩对置,无热量或微热量,每次 10～12 min,每天 1 次,7 次为一疗程。

(2)直流电离子导入:普鲁卡因放于阳极下导入,每次 20 min,每天 1 次,7 次为一疗程。

(3)中频电疗法:中频电有镇痛作用和明显的促进血液循环作用。选用止痛处方,每次 20 min,每天 1 次,7 次为一疗程。

### (二)中末期或慢性期

1. **运动疗法**　运动功能锻炼是肩周炎康复的重要方法,通过肩臂的整体运动,可以改善血液、淋巴循环,牵伸挛缩组织,松解粘连,扩大肩部活动范围,改善萎缩肌肉。通常采用主动运动,带轻器械或在器械上做操,也可做徒手体操。要有足够的锻炼次数和锻炼时间,才能取得明显效果。一般每天锻炼 2～3 次,每次 15～30 min。锻炼内容包括肩部关节活动度练习和增强肩胛带肌肉的力量练习。常用的方法如下。

(1)旋肩:仰卧位,患肢外展并屈肘,做肩内旋和外旋主动运动或助力运动。

(2)上肢前伸上举:患者面向墙上的"肋木",患手抓住"肋木"从低向高逐渐上举。

(3)上肢外展上举:患肢外侧对"肋木",手抓住"肋木"由下向上。

(4)内收:肘关节屈曲,前臂经胸前触摸对侧的肩关节。

(5)后伸:前臂内旋,绕过背部,患侧手尽力触摸对侧肩胛下角。

(6)牵伸:双手握"肋木"下蹲,利用躯干重心下移做牵伸肩部软组织的牵伸练习。

(7)环臂:站立位,面对肩关节环绕轮,手握把柄,做摇轮动作。

(8)利用运动器械训练:双手持体操棒或利用绳索滑轮装置由健肢帮助患肢做肩关节各轴位的助力运动;利用肩轮等器械进行肩部主动运动;利用哑铃做增强肩胛带肌肉的抗阻运动。

(9)医疗体操

1)手指爬墙:患者面对墙壁站立,用患侧手指沿墙缓缓爬动,使上肢尽量高举,到最大限度,在墙上做一记号。然后再徐徐向下退回原处,反复进行,逐渐增加高度。患侧靠墙站立,上肢外展,沿墙壁手指向上方爬行,其他同前。

2)背动作:患者双手交叉于背后,掌面向上方,左右牵拉并进行有节律的上下移动。

3)抱颈:患者双手交叉抱颈项,相当于双耳垂水平线,两肘臂夹住两耳,然后用力向后活动两肘,重复进行。

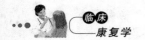

4）旋肩：患者站立，患臂自然下垂，肘部伸直，患臂由前向上向后划圈，幅度由小到大，反复数次。

5）展翅：左右手各向左右伸直平抬、手心向下成飞翔姿势，上下扇动。

2. 关节松动术　关节松动术根据关节运动的生物力学原理，通过对肩关节的摆动、滚动、推动、旋转、分离和牵拉等，在关节面施以微小活动，从而引起骨关节较大幅度的活动。其主要治疗机制为：①促进关节液流动，增加关节软骨和关节内纤维骨无血管区的营养，预防因肿胀、疼痛以及关节活动受限所引起的关节软骨退行性变。②缓解疼痛，刺激关节的力学感受器，减少脑干和脊髓致痛物质的释放，提高痛阈。③松解组织粘连，保持或增加周围软组织的伸展性，改善关节活动度。④增加本体反馈，本体感受器位于关节、关节囊和肌腱内，传入神经将关节感受器接受到的冲动传入中枢神经，增加位置感和运动觉。

运用关节松动术治疗肩周炎，包括被动辅助运动和被动生理运动。根据 Maitland 手法分级对早期疼痛为主者采用Ⅰ～Ⅱ级手法，即在肩关节活动的起始端小范围地松动，以每秒1～2次的频率进行，时间为45～60 s；在缓解期，因肩关节活动受限，应多用Ⅱ、Ⅲ级手法，即在肩关节活动范围内大幅度地松动，时间为60～90 s；病程较长以关节活动障碍为主者，采用Ⅲ～Ⅳ级手法，接触终末端，对改善活动度效果明显，但若使用不当，可引起较明显的疼痛。针对不同方向的运动障碍，分别应用分离、长轴牵引、滑动和摆动等手法进行治疗。以上手法应根据患者具体的病情不同选用，每天1次，每次30～40 min，5次为一疗程，共3个疗程。操作中需注意手法柔软有节律，尽量使患者感到舒适，观察患者反应调整强度。对于合并有肩关节半脱位或严重骨质疏松的患者应慎用或不用。

3. 物理因子治疗　如热疗法、高压氧、激光、放射疗法，磁场和超短波治疗、音频电疗法。

（1）石蜡疗法：盘蜡法，温度42℃，每次30 min，每天1次，10～15次为一疗程。

（2）超短波疗法：电极于患肩对置，温热量，每次12～15 min，每天1次，10～15次为一疗程。

（3）中频电疗法：剂量以耐受为限，每次20 min，每天1次，10～15次为一疗程。

（4）脉冲磁疗：中剂量，每次20～30 min，每天1次，10～15次为一疗程。

（三）预防及预后

肩周炎以中老年人发病居多，虽有的合并关节功能障碍，但预后较好，只有极少数患者遗留永久性肩关节功能障碍。防止受凉、劳累和外伤是预防肩周炎发生和复发的关键。中老年人经常做颈肩部保健操，能明显降低肩周炎的发病率。如肩周炎已经发生，则应及早治疗，积极开展康复训练，防止肩关节运动功能下降及残疾的发生。

## 思考题

1. 肩周炎临床分为哪几期？各期有何特点？
2. 肩周炎急性期和慢性期康复治疗方法有何不同？

（杨　敏）

# 第十九章

# 腰椎间盘突出症的康复

学习目标

1. 了解腰椎间盘突出症的发病机制。
2. 了解腰椎间盘突出症的临床诊断。
3. 掌握腰椎间盘突出症的康复评定。
4. 掌握腰椎间盘突出症的康复治疗方法。

## 第一节　腰椎间盘突出症的临床诊治

### 一、临床诊断

#### （一）定义

腰椎间盘突出症（lumber disc herniation，LDH）是因腰椎间盘变性，纤维环破裂，髓核突出压迫或刺激神经根、马尾神经等所出现的临床综合征。

本病好发于青壮年，约 80％发生于 20～50 岁，体力劳动者居多，男女比例约为 3：1。临床上以 $L_4$～$L_5$、$L_5$～$S_1$ 两节段发病率最高，达 90％以上。其他椎间盘也可发生，可以单节或多节段发病。

#### （二）病因病理

1. **椎间盘退行性变**　人体椎间盘于 20 岁以后开始退行性变，主要表现为髓核和纤维环中的水分含量逐渐减少，纤维环弹性下降，椎间隙逐渐变窄；同时髓核中的多聚糖蛋白含量降低，胶原纤维含量增多，髓核弹性下降，纤维环各层逐渐发生玻璃样变，裂隙逐渐产生；软骨板退行性变，逐渐变薄并囊性变。继而腰椎小关节发生退行性变，最早是滑膜炎，主要发生在关节软骨面之间，逐渐形成关节间隙纤维组织增生-粘连，关节软骨退行性变；还可继发黄韧带肥厚和后纵韧带骨化。椎间盘退行性变的结果是腰椎稳定性减弱，造成脊柱不稳。

2. **过度负荷及积累性损伤**　随着生活水平的提高和工作方式的变化，由于长时间静力性腰椎前屈，使腰椎过度负重，纤维环和韧带长时间受到牵拉，将出现劳损。日常生活工作中，椎间盘所受到的纵向压力及扭转、屈曲应力可使纤维环逐渐产生由内向外的裂隙，当腰椎承受压缩时，髓核受到压缩在纤维环上产生较大的离心力，纤维环发生破裂，髓核突出。

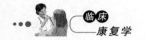

由于椎体后外侧区无纵韧带，相对薄弱，常为髓核突出部位。$L_4 \sim L_5$ 及 $L_5 \sim S_1$ 节段活动度较大，承受压力最大，所以 90％以上的腰椎间盘突出症发生于此段。

3. 肌肉功能紊乱　日常生活中，各种原因如长时间负重、姿势不当、急性扭伤、长期卧床等都可以导致脊柱局部稳定肌出现肌肉萎缩、功能紊乱，导致脊柱稳定性下降。此时，人体通过神经控制亚系的调节，使整体运动肌的收缩程度和时间增加，试图代偿局部稳定肌的作用。但是，由于整体运动肌为快肌，且远离脊柱，即使过度工作依然不能取代局部稳定肌的作用。一方面脊柱稳定性继续下降，另一方面整体运动肌长时间的持续收缩导致肌肉痉挛、劳损、肌筋膜炎并缩短。

以上 3 个因素经过长时间积累，导致腰椎稳定性下降，肌肉痉挛，纤维环破裂，髓核突出，最终出现一系列腰椎间盘突出的临床表现。

（三）临床症状

1. 病史　有腰部急慢性损伤、过劳损伤的经历。

2. 腰痛　早期症状，疼痛位于下腰部或腰骶部，轻者钝痛，重者剧痛，弯腰、活动或腹压增加时加重，平卧休息后减轻。病程长者有腰腿痛多次发作史。

3. 下肢放射痛　高位腰椎间盘突出引起股神经痛，发生率不到 5％，而 $L_4 \sim L_5$ 和 $L_5 \sim S_1$ 椎间盘突出占 90％～96％，引起坐骨神经痛，常发生于腰痛后 6～8 周，常伴麻木感。疼痛按神经根分布区放射，故又称根性下肢痛，其沿臀部、大腿后侧，放射至小腿和足。$L_5 \sim S_1$ 椎间盘突出症，压迫骶神经根，疼痛放射到小腿后外侧、外踝、足跟、跖部和小趾；$L_4 \sim L_5$ 椎间盘突出症压迫 $L_5$ 神经根，疼痛放射到小腿前外侧、足背和踇趾；$L_3 \sim L_4$ 椎间盘突出症累及股神经，疼痛放射至大腿前外侧、膝前、小腿前内侧。如放射痛只达臀部或股部，不到小腿和足，应注意其他原因，如骶髂关节病变或脊柱滑脱等，单侧根性下肢痛是本病的特点。严重者，行动困难，有时试图采取各种姿势以减轻痛苦。

4. 间歇性跛行　约 1/3 患者有间歇性跛行。随着患者步行距离的增加，出现下肢疼痛麻木和无力，停步休息或弯腰下蹲，疼痛即减轻或缓解，仍能继续行走，但症状可重复出现，步行距离可为数十米至数百米。若患者骑自行车，则毫无妨碍。并发腰椎管狭窄者，易产生间歇性跛行或使间歇性跛行加重，应与血管源性和脊髓源性间歇性跛行相鉴别。

5. 马尾神经综合征　中央型或游离型腰椎间盘突出症，可引起马尾神经综合征。表现为腰痛伴一侧或两侧下肢根性痛，感觉障碍区广泛，可累及臀部、大腿外侧、小腿、足部，马鞍区感觉减退或消失，括约肌功能和性功能障碍为其特征。小腿和足部肌肉萎缩、无力，肌肉发生不全瘫或全瘫时，根性下肢痛减轻或消失。

（四）临床体征

1. 腰背肌痉挛，脊柱活动受限　腰椎生理前凸减小，甚至产生后凸畸形。约 65％的患者有脊柱侧凸畸形，侧凸的方向取决于突出的髓核位置与神经根的关系。

2. 压痛与放射痛　在病变的椎板间隙、棘突间隙或棘突上有压痛，其中椎板间隙压痛点常表示病变所在，在急性期可引起根性下肢痛。在腰骶部和下肢有局限性压痛点。若俯卧位检查压痛点不明显时，可嘱患者站立位，在伸腰挺腹姿势下检查，易于查明压痛点。

3. 运动功能　运动功能损害可分为肌肉萎缩、肌力减退，严重者瘫痪。$L_5 \sim S_1$ 椎间盘突出，可发生小腿三头肌，第 3、4、5 伸趾肌肌力减退或足跖屈无力，瘫痪者极少见。$L_4 \sim L_5$

椎间盘突出症,出现胫前肌、腓骨长短肌、伸蹞肌和第2伸趾肌肌力减退。其中以伸蹞长肌瘫痪最常见,严重者足下垂。$L_3 \sim L_4$ 椎间盘突出症,主要是股四头肌萎缩,伸膝无力,瘫痪者极少见。

4. **感觉功能** 感觉损害分为:感觉过敏,麻木迟钝,减弱或消失。$L_5 \sim S_1$ 椎间盘突出症,感觉损害位于小腿后外侧,外踝,足跟外侧,足背外侧,第4、5趾。$L_4 \sim L_5$ 椎间盘突出症,感觉损害位于小腿前外侧、足背内侧、蹞趾;$L_3 \sim L_4$ 椎间盘突出症,感觉损害位于大腿前内侧、膝前。

5. **反射功能** 反射功能障碍分为反射亢进、反射减弱或消失。$L_5 \sim S_1$ 椎间盘突出症累及跟腱反射,$L_4 \sim L_5$ 椎间盘突出症累及胫后肌腱反射,$L_3 \sim L_4$ 椎间盘突出症累及膝腱反射。

6. **特殊检查**

1) 拉塞克(Laseque)征:患者仰卧,检查者将患者髋关节、膝关节均屈曲70°,然后在髋关节屈曲的体位下,将膝关节缓慢伸直,若出现下肢放射痛为阳性。

2) 直腿抬高试验(straight leg raising test, SLRT):又称 Forst 征,患者仰卧位,两下肢伸直。检查者一手保持膝关节伸直,另一手缓慢抬起下肢,若在70°范围内,产生下肢放射痛为阳性,应记录其角度。

3) 直腿抬高加强试验(Bragard 征):直腿抬高试验阳性时,将患肢下落约5°,疼痛消失后,将足快速背伸,若出现下肢放射痛为阳性。

4) 仰卧挺腹试验:患者仰卧,嘱患者用力挺起腹部,若发生下肢放射痛为阳性。若疼痛不明显,可嘱患者在挺腹时深吸气、用力咳嗽或检查者用手按压腹部,若出现疼痛亦为阳性。

5) 股神经牵拉试验(femoral never stretch test):患者俯卧位,检查者一手按压骨盆,另一手将一侧下肢抬高,使膝关节屈曲,髋关节过伸,若出现腹股沟或大腿前方和小腿前内侧疼痛为阳性。临床意义:此试验在 $L_3 \sim L_4$、$L_2 \sim L_3$、$L_1 \sim L_2$ 椎间盘突出症时出现阳性;在 $L_4 \sim L_5$ 椎间盘突出症时可出现弱阳性。

**(五)腰椎间盘突出症的分型**

根据腰椎间盘突出症髓核突出的位置、程度、方向、退行性变程度及与神经根的关系,将腰椎间盘突出症分为以下几型。

1. **国际腰椎研究会(ISSLS)和美国矫形外科学会(AAOS)的分型**

(1) 退行性变型(degeneration)。

(2) 膨出型(bulging)。

(3) 突出型(protrusion)。

(4) 后纵韧带下型(subligamentous extrusion)。

(5) 后纵韧带后型(transligamentous extrusion)。

(6) 游离型(seguestration)。

前三型为未破裂型,后三型属破裂型。

2. **解剖分型**

(1) 旁侧型:又分为根肩型、根腋型、根前型。

(2) 中央型。

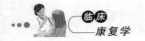
（3）外侧型：可压迫同侧一条或两条神经根。

（4）极外侧型：少见。

3. **病理分型** 膨隆型，突出型，脱出型，游离型，Schmorl 结节及经骨突出型。

（六）影像学检查

（1）X 线摄片和 X 线造影。

（2）CT 和 MRI 扫描。

（3）电生理检查：肌电图、神经传导速度和体感诱发电位，可协助确定神经损害范围和程度，以及治疗效果评价。

（七）诊断与鉴别诊断

1. **诊断标准**

（1）反复发作的腰背痛合并根性下肢痛，腹压增加，疼痛剧烈。

（2）脊柱侧凸，在病变节段的症状侧椎板间隙有压痛，重者可引起下肢放射痛。

（3）脊柱前屈受限，直腿抬高试验阳性，直腿抬高加强试验阳性。

（4）肌肉萎缩，肌力减弱，感觉障碍和反射异常。

（5）影像学检查：X 线摄片呈腰椎生理前凸减小或消失，椎间隙变窄，并能排除脊柱结核等骨性疾病。CT 扫描对本病的诊断和定位能提供可靠的依据。必要时可行 MRI 或椎管内造影等检查。（1）～（4）中有两项以上异常，加（5）即可确诊。

2. **鉴别诊断** 本病需与下列疾病相鉴别：腰椎管狭窄症、腰肌扭伤、第 3 腰椎横突综合征、椎弓根峡部不连性腰椎滑脱、坐骨神经盆腔出口狭窄症、腰椎结核、神经根及脊髓肿瘤，以及盆腔炎症、肿瘤等。

## 二、临床治疗

1. **药物治疗**

（1）西药：发病急性期，可使用解痉、消炎、脱水、镇痛以及改善局部血液循环的药物，给药途径可口服或静脉点滴，或硬脊膜外药物注射。病程恢复中还应给予神经细胞营养药物。

（2）中药：可根据辨证情况选方用药，如气滞血瘀用血府逐瘀汤，风寒用蠲痹汤，寒湿用小活络丸，湿热用四妙散，气血亏虚用独活寄生汤，肾阳虚用虎潜丸，肾阴虚用六味地黄丸。

2. **针灸推拿**

（1）针灸治疗：针灸治疗腰椎间盘突出症，可缓解疼痛，促进神经根水肿和炎症的吸收消散。一般采取体针治疗，取穴以足太阳膀胱经穴为主，如委中、环跳、肾俞、大肠俞、腰阳关、阿是穴等。

（2）推拿治疗：推拿是治疗腰椎间盘突出的有效方法，推拿可降低椎间盘内压力，促使突出物回纳；改变突出物的位置，松解粘连，解除或减轻对神经根的压迫；加强局部血液循环，促使受压的神经根恢复功能。可采用按、揉等手法放松腰臀部肌肉，用牵伸法、下肢后伸扳法、腰部斜扳或旋转复位等手法以矫正复位。

3. **手术治疗** 对保守治疗无效或经常反复发作的患者，可进行手术治疗。手术后的康复治疗与非手术康复治疗的方法基本相同。

# 第二节　腰椎间盘突出症的临床康复

## 一、康复评定

### (一)康复问题

1. 疼痛　腰痛是腰椎间盘突出症的主要问题。急性疼痛一般由致病因素直接导致,通过及时有效的治疗,大多可以缓解。慢性疼痛的病因比较复杂,是康复治疗的重点。

2. 功能障碍　腰椎活动度受限,腹、背肌肌力减退,腰椎稳定性下降,脊柱侧弯及神经损伤等,对日常生活能力、工作能力都有很大影响。

3. 心理障碍　部分慢性病患者对疾病产生恐惧心理,影响治疗效果,加重原有的功能障碍,或导致心理性躯体功能障碍。很多患者还会在治疗中及痊愈后采取消极的保护措施,如过度休息和限制活动、防寒保暖、保护腰部等,这样会使腰部肌力和腰椎稳定性下降,从而降低正常的生理功能,易致复发。

### (二)腰椎活动度评定及腰腹肌肌力评定

Sehober 于 1937 年提出一种脊柱活动度测定的皮尺法,经反复改良后成 MMS 法,据临床检测具有良好的可重复性,并与 X 线摄片测定有良好相关性。该方法是于直立位在腰骶关节(两髂后上棘连线)下 5 cm 及上 15 cm 处各做一标记,向前弯腰时此两点距离延长,后伸时两点互相接近,以其距离的变动作为腰椎活动度指标。

### (三)日常生活活动能力及生活质量评价

日本骨科学会提出的日本骨科学会腰痛评价表(JOA score)包括症状、体征及日常活动生活能力(ADL)。指标简单合理,可供参考(表 19-1)。

表 19-1　JOA 腰痛评价表

| 评 价 项 目 | 得分 |
| --- | --- |
| 自觉症状(9分) | |
| (1)腰痛 | |
| 　无 | 3 |
| 　偶有轻度腰痛 | 2 |
| 　常有轻度腰痛,或偶有严重腰痛 | 1 |
| 　常有剧烈腰痛 | 0 |
| (2)下肢痛和(或)麻木 | |
| 　无 | 3 |
| 　偶有轻度下肢痛和(或)麻木 | 2 |
| 　常有轻度下肢痛和(或)麻木,或偶有严重下肢痛和(或)麻木 | 1 |
| 　常有剧烈下肢痛和(或)麻木 | 0 |
| (3)步行能力 | |
| 　正常 | 3 |

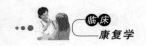

| 评 价 项 目 | 得分 |
| --- | --- |
| 步行 500 m 以上发生疼痛、麻木和(或)肌无力 | 2 |
| 步行 500 m 以内发生疼痛、麻木和(或)肌无力 | 1 |
| 步行 100 m 以内发生疼痛、麻木和(或)肌无力 | 0 |
| 临床检查(6分) | |
| (1)直腿抬高试验(含腘绳肌紧张) | |
| 　正常 | 2 |
| 　30°～70° | 1 |
| 　<30° | 0 |
| (2)感觉 | |
| 　正常 | 2 |
| 　轻度感觉障碍(无主观感觉) | 1 |
| 　明显感觉障碍 | 0 |
| (3)肌力(两侧肌力均减弱时以严重一侧为准) | |
| 　正常 | 2 |
| 　轻度肌力减弱(4 级) | 1 |
| 　重度肌力减弱(0～3 级) | 0 |
| 日常生活活动能力(14 分) | |
| (1)睡觉翻身 | |
| 　容易 | 2 |
| 　困难 | 1 |
| 　非常困难 | 0 |
| (2)站起 | |
| 　容易 | 2 |
| 　困难 | 1 |
| 　非常困难 | 0 |
| (3)洗脸 | |
| 　容易 | 2 |
| 　困难 | 1 |
| 　非常困难 | 0 |
| (4)弯腰 | |
| 　容易 | 2 |
| 　困难 | 1 |
| 　非常困难 | 0 |
| (5)长时间(1 h)坐位 | |
| 　容易 | 2 |
| 　困难 | 1 |
| 　非常困难 | 0 |
| (6)持重物或上举 | |
| 　容易 | 2 |
| 　困难 | 1 |
| 　非常困难 | 0 |

| 评 价 项 目 | 得分 |
|---|---|
| （7）行走 | |
| 容易 | 2 |
| 困难 | 1 |
| 非常困难 | 0 |
| 膀胱功能（0 分） | |
| 正常 | 0 |
| 轻度排尿困难（尿频、排尿延迟） | －3 |
| 重度排尿困难（尿频、排尿延迟） | －6 |
| 尿闭 | －9 |

注：①排除尿路疾病。②满分 29 分。③＜10 分为差；10～15 分为中度；16～24 分为良好；25～29 分为优。④治疗改善率＝[（治疗后评分－治疗前评分）÷（满分 29－治疗前评分）]×100%。≥75% 为优；50%～74% 为良；25%～49% 为中；0～24% 为差。

#### （四）疼痛严重程度评价

可以利用视觉类比疼痛评分法（visual analogue pain scale，VAPS）来评价各种疼痛，有较好的可靠性。该方法是在 10 cm 的标尺图上，以一端（0）为无痛，另一端（10）为剧痛难忍，令患者在图上标出自身感受疼痛的位置，其刻度即为疼痛的程度，可得到比较精细的半量化数据。

## 二、康复治疗

### （一）卧床休息

轻中度腰椎间盘突出的患者卧床休息可使疼痛症状明显缓解或逐步消失，时间不超过 1 周。

### （二）腰椎牵引治疗

1. **慢速牵引**　包括自体重力牵引、骨盆牵引、双下肢皮牵引，目前常用电子自动牵引床牵引，牵引的重量为体重的 70%～100%，一般不超过体重的 100%。牵引时间为 20～40 min。牵引体位多采用仰卧、屈髋、屈膝，牵引绳与腰椎纵轴呈 30°～35°。$L_5$～$S_1$ 突出者可采用俯卧位，骨盆下垫软枕，髋关节略屈曲，腰骶椎伸展以减少腰椎屈曲角度，牵引绳与腰椎纵轴呈 10°～15°。

2. **快速牵引**　包括中医的"人工拉压复位"及"三维牵引"。人工拉压复位牵引的重量约为体重的 2～3 倍，牵引的持续时间为 1～3 s，每次重复 3 次。三维牵引由电子计算机控制，牵引距离 45～60 mm，屈曲 10°～15°，旋转角度 13°～16°，保持时间 1～3 s，重复 2～3 次。若需要再次牵引，一般间隔 5～7 天。

### （三）物理因子治疗

1. **中频电疗法**　选用止痛处方，并置于压痛最明显处，以患者能够耐受为度，每次 20 min，每天 1～2 次，10～20 次为一疗程。

2. **高频热疗**　对置，温热量或热量，每次 20～25 min，每天 2 次，15～20 次为一疗程。

3. **红外线**　腰部疼痛区照射，距离 30 cm 左右，每次 20～30 min，每天 1 次，15～20

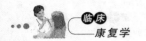

为一疗程。

（四）神经阻滞疗法

神经阻滞疗法是将药物经皮肤注射到疼痛部位,阻断疼痛传导,以减轻或缓解疼痛的方法。具体包括:硬膜外阻滞、骶管阻滞、局部阻滞、腰椎关节阻滞、腰大肌肌间阻滞。常用的药物包括:维生素 $B_1$、利多卡因、地塞米松和生理盐水等,每次 30～50 ml,3～5 天为一疗程。

（五）手法治疗技术

1. Maitland 关节松动术　它是一套系统且全面的骨关节疾患手法治疗技术。

（1）垂直按压腰椎棘突:作用是增加腰椎屈、伸活动范围。患者去枕俯卧位,腹部垫一枕头,治疗者站在患侧,双手重叠,掌根部放在腰椎上,豌豆骨放在拟松动的棘突上,上肢伸直,借上身前倾的力量将棘突垂直向腹侧按压。

（2）侧推腰椎棘突:作用是增加腰椎旋转活动范围。患者去枕俯卧位,头转向一侧,治疗者站在患侧,双手拇指指尖相对或拇指相互重叠,指腹接触棘突,上肢伸直,借上身前倾的力量将棘突向对侧推动。

（3）垂直按压腰椎横突:作用是增加腰椎侧屈及旋转活动范围。患者去枕俯卧位,治疗者站在患侧,双手拇指指背相接触或拇指重叠,放在拟松动腰椎的一侧横突上,上肢伸直,借上身前倾的力量将横突向腹侧推动。如果疼痛明显,拇指移向横突尖部;如果僵硬明显,拇指移向横突根部。

（4）旋转摆动:作用是增加腰椎旋转活动范围。患者健侧卧位,下肢屈髋、屈膝。屈髋角度根据松动的腰椎节段而定,节段越偏上,屈髋角度越小;节段越偏下,屈髋角度越大。治疗者站在患者身后,双手放在上方髂嵴上,两上肢同时用力将髂骨向前推动。如果关节比较僵硬,治疗者可以一手放在髂嵴上,一手放在上方肩部内侧,双手同时反方向来回用力摆动,这一手法对中段腰椎病变效果比较好。若是下腰段腰椎病变,可以让患者将上方下肢垂于治疗床沿一侧,借助下肢的重力来增加摆动幅度。

（5）骨盆整体运动

1）骨盆分离:作用是增加耻骨联合活动范围。患者仰卧位,下肢伸直,髋外旋,治疗者站在患者体侧,双手交叉放在对侧髂前上棘处,向外下方用力,使骨盆向外分离。

2）骨盆挤压:作用是增加骶髂关节活动范围。患者仰卧位,下肢伸直,髋内旋,治疗者站在患者体侧,双手分别放在两侧髂嵴外侧,屈肘,上身前倾,双手固定,两上肢同时向中线方向用力,向内挤压骨盆。

3）向头侧滑动:作用是增加骨盆前后活动范围。患者仰卧位,下肢伸直,治疗者站在患侧,内侧手放在髂前上棘下方,上身前倾,借助上肢力量将骨盆向上并稍向后下推动。

4）向足侧滑动:作用亦是增加骨盆前后活动范围。患者仰卧位,下肢伸直,治疗者站在患者患侧,内侧手放在髂前上棘上方,上身前倾,借助上肢力量将骨盆向足的方向并稍向前下推动。

2. McKenzie 疗法　本疗法是由新西兰物理因子治疗师 McKenzie 创立的,它适用脊柱和(或)四肢关节的力学性失调而引起的疼痛、麻木、活动受限等问题,是集检测、诊断、姿势矫正、患者自我治疗、手法治疗和预防复发及健康宣教为一体的诊断治疗系统。理论依据是根据腰背痛的病因中,90% 与劳损或损伤有关。在人们的日常生活活动中,长时间或反复的屈曲活动产生偏移负荷应力,可使椎间盘纤维环内发生髓核移动。脊柱屈曲时,髓核向后移动,脊柱伸展时,髓核向前移动,这种椎间盘的动态变化,导致了脊柱受累节段椎间隙内在的解剖学结构的紊乱和(或)椎间盘移位而产生脊柱区的疼痛。当病情加重时症状外周化,当病情减轻时症状趋于中央,形成"向心化现象"。

(1)McKenzie疗法的核心作用:指导患者做脊柱伸展运动,帮助患者独立、主动地治疗和预防腰腿痛,必要时仅对个别患者施以松动术或手法治疗。通过脊柱伸展运动,可使脊柱前方的肌肉和软组织产生拉伸应变,脊柱后方的肌肉和软组织产生压缩应变。这种应力作用可使椎间盘纤维环内的髓核向负荷的反方向移位和神经根的相对移位,减轻或消除髓核移位对神经根的刺激或压迫,松解椎间盘与神经根之间的粘连,使疼痛向心化或消失。

应用McKenzie力学诊断治疗方法,必须首先明确患者的疼痛等症状的原因是否是力学性失调。如果患者的症状源于力学性失调,应用各种姿势和各种运动的生物力学特点来改变机体组织之间的力学关系,使患者的症状发生变化。还应该鼓励这类患者反复进行此类使症状减轻或缓解的运动,并作为治疗手段。

(2)分型:基于患者症状的不同,McKenzie将下腰痛划分为姿势综合征、功能不良综合征和椎间盘移位综合征3种类型。

(3)腰椎治疗操作技术:大致可归纳为17项技术,即俯卧位、俯卧伸展位、卧位伸展、用安全带固定卧位伸展、维持伸展位、站立伸展、伸展松动术、伸展手法、伸展位旋转松动术、伸展位旋转手法、屈曲位旋转松动术、屈曲位旋转手法、卧位屈曲、站立位屈曲、台阶站立位屈曲、侧方移位矫正、侧方移位自我矫正。

(4)注意事项:根据患者的具体情况选择治疗原则和具体方法,在运动或治疗过程中,患者远端的症状不能出现或加重,近脊柱侧的症状可能暂时加重,在运动或治疗后症状逐渐好转。若患者对治疗的反应不典型,需要进一步做各种检查以明确诊断,防止非力学性失调的病理改变漏诊。

(5)禁忌证:①各种运动和(或)各种体位不能影响症状;②各种严重的病理改变,如严重的心、脑血管疾病或糖尿病等;③鞍区麻木和膀胱无力;④骨折、脱位、韧带撕裂等不稳定因素;⑤运动时剧烈疼痛和完全不能运动。

(六)康复训练

1.徒手体操训练

1)俯卧,上肢放于身体两侧,头转向一侧,保持这个位置,做深呼吸,保持此动作2~3 min,然后完全放松(图19-1)。

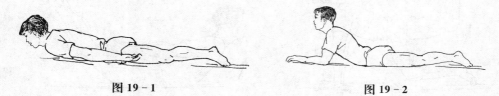

图19-1　　　　　　　　　　　　　　图19-2

2)起始动作同上,然后用肘关节支撑抬起上身,做几次深呼吸,然后下腰肌肉完全放松,保持这个姿势2~3 min(图19-2)。

3)俯卧,起始动作同上,缓慢用双手支撑抬起上身,伸直时肘关节在疼痛允许的最大范

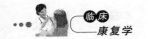

围内抬高上半身,腰腿部完全放松,下腰凹陷,保持这个动作 2 s,然后降到起始位。每次重复这个动作时都要试着不断抬高上身,使腰部尽可能后伸。如果疼痛减轻,下腰凹陷保持的时间可超过 2 s(图 19 - 3)。

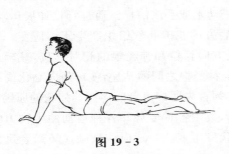
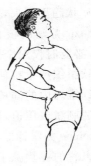

图 19 - 3                                 图 19 - 4

4)两腿分开直立,膝关节伸直,双手撑腰尽可能后伸腰部,保持这个动作 2 s。然后回到起始位,重复这个动作,试着尽量后伸腰部以达到最大后伸角度(图 19 - 4)。

5)仰卧位,屈膝双足平放于床面,然后双上肢及一足撑床面,一侧下肢与躯干抬起做"桥"式动作,使上身与抬起的腿成一直线,保持该位置 5 s,再慢慢返回原位,重复 10 次(图 19 - 5)。

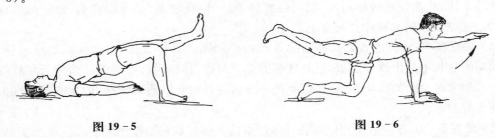

图 19 - 5                                 图 19 - 6

6)双手和双膝撑地,然后右腿后伸,左臂前伸,维持 10 s,回复。重复 10 次,再换对侧重复同样动作(图 19 - 6)。

7)双手和双腿撑地,膝关节屈曲,一侧向后上抬起下肢,再回原位,如此交替重复 20 次(图 19 - 7)。

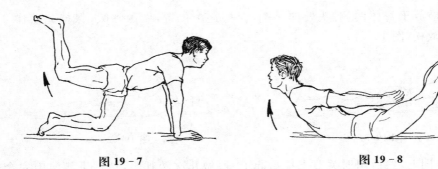

图 19 - 7                                 图 19 - 8

8)"背飞"。俯卧位,双上肢置于身体两旁,腰背肌收缩使头、上身及下肢离开床面,维持 10 s,然后慢慢回原位,重复 10 次(图 19 - 8)。

9）蹲位，一条腿后伸，双手扶地，双腿交替向前蹦跳，重复 20 次（图 19-9）。

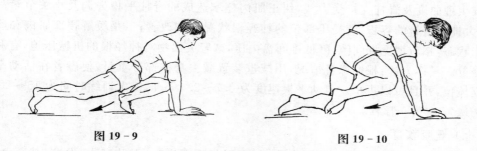

图 19-9        图 19-10

10）双手和双膝撑地抬起一条腿靠近胸部，同时屈颈，然后将腿向后下伸，颈部后伸，使躯干和腿成一直线，重复 10 次。然后换对侧重复同样的动作（图 19-10）。

**2. 物理因子治疗球训练** 目的是利用治疗球作为一个不稳定的支点，为患者设计非对称、不稳定的训练动作。有下肢麻痛等症状的患者应在治疗者指导下进行训练，老年人每次训练不要超过 20 min，训练中和训练后不能出现任何腰腿疼痛加重和下肢麻木加重的情况。如果训练中出现腰腿疼痛，要自行降低训练的难度和强度，直到疼痛消失。强调每个动作要慢，姿势做足，不要似是而非。训练量要循序渐进，以第二天腰背部肌肉没有酸胀为好。一般每个动作做 3 组，每组 10～20 次，根据患者情况组合动作，每次训练时间 20 min 左右。

（1）坐姿训练：①坐在球上，腰部先向前再向后摆动；②坐在球上，腰部先向左再向右摆动。

（2）仰卧训练：①用双足控制球做大范围的环转运动，动作平稳，转动范围尽量大以达到牵伸腰部组织的目的。②用大腿和小腿将球夹起，并用力屈曲髋部，将球夹至腹部上方，再伸直髋部将球送出。③用双膝内侧夹紧球，屈曲髋部 90°，将球夹至腹部上方，再左右摆动球 15 次，摆动幅度尽量大，尽量使大腿外侧可以贴住垫子。④仰卧在球上，以双肩接触球，髋部一定要保持完全伸直，膝部屈曲 90°，然后左右摆动躯干，使球在双肩之间滚动。⑤仰卧在球上，以双肩接触球，髋部一定要保持完全伸直，膝部屈曲 90°，双上肢上举，双手互握，然后左、右转动躯干，保持背部在球上，不要掉下来。⑥仰卧位，用一侧脚或小腿放在球上，然后背部发力，将另一侧下肢和背部抬起。

（3）跪姿训练：①趴在球上，腹部贴紧球，双前臂支撑在训练垫子上，腰背部发力，使双下肢伸向空中，双下肢交替摆动。②双膝跪在球上，同时双上肢伸直以双手支撑在训练垫子上，保持腰部拱起不要塌陷，然后伸展髋部，向后推离，再屈曲髋部慢慢将球拉回。另一动作为扭动腰部慢慢将球向左推离，再反方向运动腰部，慢慢将球拉回并推向右侧。

**3. 其他**

（1）悬吊运动治疗技术：腰部疼痛的患者均可使用悬吊运动治疗。

（2）水中运动：人在水中，浮力可使身体负荷减轻，腰椎间盘内压最低。运动过程中，后纵韧带的弹性可使椎间盘突出物变形，有利于神经根和突出物间粘连的松解；利用水的压力，具有缓解肌肉紧张、加速血液循环和淋巴回流的作用，有利于水肿的消退和致痛物质的消散。运动方式以游泳最佳。通过手臂、腰部和下肢运动，肌肉的肌力增强，脊柱的外源性稳定增加，协调性、平衡性和应激性改善。

（3）减重运动训练：减重运动训练是把牵引和主动运动有机地结合起来的一种治疗方

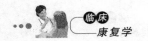

法。其作用机制:一是使紧张的屈髋肌和腰背肌得到牵张,改善脊柱的侧弯和后凸畸形,恢复腰椎生理曲度及脊柱支持受力线,纠正肌肉痉挛造成的脊柱平稳失调及小关节紊乱和错位,扩大神经根管的容积,使受压部位的神经根状况得到改善;二是缓解腰部肌肉和骶棘肌的紧张状态,相应增宽椎间隙,降低椎间盘内压,减轻突出物对神经根的机械压迫,有利于损伤的修复。具体方法:根据患者情况,用减重装置减去身体部分重量,使患者在活动平板上呈直立体位,并且可以迈步。电动平板速度为 0.7~2.4 m/s,每次训练时间为 15~20 min,每天 1 次,7 次为一疗程。

### (七)健康教育

腰椎间盘突出症是一种常见多发病,它会引起腰部疼痛、下肢麻木、发凉,甚至瘫痪、大小便失禁等严重后果,严重影响人们的生活质量。因此,在日常生活中预防腰椎间盘突出症的发生,是一个很重要的环节。

(1)保持腰椎的正确姿势(腰椎前凸位),坐姿时应选择高且有靠背的椅子,卧位应选择硬板床。

(2)在一定时间内应随时调节体位,不要长时间处于一种姿势。如久坐,尤其长时间弯腰最易引起椎间盘后凸。

(3)功能锻炼可改善局部血液循环,减轻和消除腰椎间盘周围软组织的水肿,延缓和防止椎间盘突出,但切忌超强度剧烈运动。可做以下腰部保健操,如腰部的伸展运动,鱼跃式腰背肌锻炼。

(4)注意腰部的保暖,避免受凉。

(5)积极尽早地采取有效的治疗措施,避免延误病情,给自己带来痛苦,给治疗增加难度。

## 思考题

1. 简答腰椎间盘突出症的定义。
2. 腰椎间盘突出症康复评定的内容有哪些?
3. 简述腰椎间盘突出症的牵引治疗方法。
4. 腰椎间盘突出症的物理因子治疗有哪些方法?

(王瑞臣)

第二十章

# 冠心病的康复

## 学习目标

1. 掌握冠心病的概念、临床分型。
2. 熟悉稳定型心绞痛和不稳定型心绞痛的临床表现及诊断。
3. 熟悉心肌梗死的先兆、症状及体征。
4. 熟悉冠心病的康复问题。
5. 熟悉心功能如何分级及其相应的活动水平。
6. 掌握冠心病的康复治疗方法。

# 第一节 冠心病的临床诊治

## 一、临床诊断

### （一）定义

冠心病是冠状动脉粥样硬化性心脏病（coronary atherosclerotic heart disease）的简称，是指冠状动脉粥样硬化使血管腔阻塞，导致心肌缺血、缺氧而引起的心脏病。

冠状动脉粥样硬化性心脏病是动脉粥样硬化导致器官病变的最常见类型。本病多在 40 岁以后发生，男性多于女性，脑力劳动者多于体力劳动者，占心脏病死亡人数的 10%～20%，近年有增多趋势。

### （二）分类

根据冠状动脉病变的部位、范围、血管阻塞程度和心肌供血不足的发展速度、范围和程度的不同，可分为以下 5 种类型。

1. **无症状型冠心病**　患者无临床症状，但心电图显示在静息时、负荷试验后有 S－T 段压低，T 波减低、变平或倒置；或在 24 h 的动态观察中间断出现。病理学检查心肌无明显组织形态改变。

2. **心绞痛型冠心病**　患者表现为发作性胸骨后疼痛，为一过性心肌供血不足引起。病理学检查心肌无明显组织形态改变或轻微纤维化改变。

3. **心肌梗死型冠心病**　上述症状严重，由于冠状动脉闭塞导致心肌急性缺血坏死。

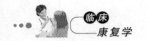

4. 缺血性心肌病型冠心病　长期心肌缺血导致心肌纤维化,表现为心脏增大、心律失常、心力衰竭。

5. 猝死型冠心病　因原发性心搏骤停而导致患者猝死,多为缺血心肌局部发生电生理紊乱,引起严重的室性心律失常所致。

(三) 临床诊断

1. 稳定型心绞痛　稳定型心绞痛(stable angina pectoris,SAP)是在冠状动脉狭窄的基础上,由于心肌负荷增加引起心肌急剧的、暂时的缺血缺氧的临床综合征。

(1) 症状:以发作性胸痛为主要临床表现,疼痛特点如下。

1) 部位:界限不十分清楚,主要在胸骨体上段或中段后,可波及心前区,手掌大小范围。常放射至左肩、左臂内侧,可达无名指和小指,部分患者可出现于颈、咽或下颌处。

2) 性质:钝痛,为压迫性、紧缩性疼痛,或发闷、烧灼感,偶伴濒死恐惧感。

3) 诱因:体力劳动、情绪激动、暴饮暴食、吸烟等均可诱发。疼痛在劳累、激动的同时发生,而不是之后。

4) 持续时间:疼痛逐步加重,可持续 3~5 min,然后逐渐消失。一般早期为数天或数周发作一次,随病情进展,可一天内发作数次。

5) 缓解方式:诱因停止后可缓解,舌下含服硝酸甘油也可在数分钟内使之缓解。

(2) 体征:一般时无异常体征。发作时可出现心率增快、血压升高、皮肤冷、大汗淋漓,有时可出现第三或第四心音奔马律。

(3) 实验室和其他检查:心脏 X 线、心电图、冠状动脉造影、放射核素等。

2. 不稳定型心绞痛　劳力性心绞痛以外的缺血性胸痛统称为不稳定型心绞痛。

(1) 发病机制:冠状动脉内不稳定的粥样斑块,继发病理改变,使局部心肌血流量明显下降,如斑块内出血、斑块纤维帽出现裂隙、表面有血小板聚集及(或)刺激冠状动脉痉挛,导致心绞痛发生。虽然也可由劳力负荷诱发,但诱因中止后胸痛仍不缓解。

(2) 临床表现:胸痛的部位、性质除与稳定型心绞痛相似外,还具有以下特点。

1) 稳定型心绞痛在 1 个月内发作频繁,程度加重,时限延长,诱发因素变化,硝酸酯类药物缓解作用减弱。

2) 1 个月内新发的心绞痛,负荷较轻时也可发生心绞痛。

3) 休息状态下发作或轻微活动即可诱发,发作时 S-T 段抬高的变异型心绞痛也属此列。

4) 不稳定型心绞痛的程度分级见表 20-1。

表 20-1　不稳定型心绞痛的程度分级

| 分组 | 特　　点 | 发作时 S-T 段 | 持续时间 (min) |
|---|---|---|---|
| 低危组 | 新发的或原有的劳力性心绞痛恶化加重 | S-T 段下移≤1 mm | <20 |
| 中危组 | 就诊前 1 个月内(但 48 h 内未发)发作 1 次或数次,静息心绞痛及梗死后心绞痛 | S-T 段下移>1 mm | <20 |
| 高危组 | 就诊前 48 h 内反复发作,静息心绞痛 | S-T 段下移>1 mm | >20 |

3. 心肌梗死　心肌梗死(myocardial infarction)是心肌缺血性坏死。临床表现有持久的胸骨后剧烈疼痛、发热,白细胞计数和血清心肌坏死标记物增高,以及心电图进行性改变,

可发生心律失常、休克或心力衰竭,属冠心病的严重类型。

(1)病因及发病机制:基本病因为冠状动脉粥样硬化(偶为冠状动脉栓塞、炎症、先天性畸形、痉挛和冠状动脉口阻塞所致)造成心肌供血不足,在侧支循环尚未建立时发生心肌供血急剧减少或中断,心肌严重而持久地急性缺血超过 1 h,即发生心肌梗死。

(2)临床表现

1)先兆:有 50%～81.2%的患者在发病前数日有乏力、胸部不适,活动时心悸、气急、烦躁、心绞痛等前驱症状,其中新发生心绞痛或原有心绞痛加重最为突出。

2)症状:疼痛最先出现,多发生于清晨,其部位和性质与心绞痛相同。诱因不明显,常发生于安静时,程度较重,持续时间可达数小时或更长,休息和含服硝酸甘油多不缓解。少数无疼痛,一开始即表现为休克或急性心力衰竭。部分患者疼痛位于上腹部或疼痛放射至下颌、颈部、背部上方而被误诊。

3)体征:心脏浊音界可正常或轻度至中度增大;心率多增快,少数可减慢,心尖区第一心音减弱。起病前有高血压者,血压可降至正常,无高血压者,血压可降至正常以下。可伴有各种心律失常等。

(3)诊断标准:急性心肌梗死(acute myocardial infarction,AMI)的诊断必须具备下列3 条标准中的 2 条。

1)缺血性胸痛等典型临床表现。

2)心电图动态演变,S－T 段抬高对诊断急性心肌梗死的特异性为 91%。

3)心肌坏死的血清心肌标记物浓度的动态改变。

(4)鉴别诊断:主要与心绞痛鉴别(表 20－2)。

表 20－2  心绞痛与急性心肌梗死的鉴别要点

| 鉴 别 要 点 | 心 绞 痛 | 急性心肌梗死 |
| --- | --- | --- |
| 疼痛 | | |
| (1)部位 | 胸骨上、中段之后 | 相同,也可较低位置或上腹部 |
| (2)性质 | 压榨性或窒息性 | 相似,但程度更剧烈 |
| (3)诱因 | 劳力、激动、受寒、饱食等 | 不常有 |
| (4)时限 | 短,1～5 min 或 15 min 以内 | 长,数小时或 1～2 天 |
| (5)频率 | 频繁发作 | 不频繁 |
| (6)硝酸甘油疗效 | 显著缓解 | 作用较差 |
| 气喘或肺水肿 | 极少 | 可有 |
| 血压 | 升高或无显著改变 | 可降低,甚至发生休克 |
| 心包摩擦音 | 无 | 可有 |
| 坏死物吸收表现 | | |
| (1)发热 | 无 | 常有 |
| (2)血白细胞增加(嗜酸性粒细胞减少) | 无 | 常有 |
| (3)红细胞沉降率增快 | 无 | 常有 |
| (4)血清心肌坏死标记物 | 无 | 有 |
| 心电图变化 | 无或暂时性 S－T 段和 T 波变化 | 有特征性和动态性变化 |

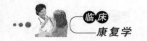

## 二、临床治疗

### （一）稳定型心绞痛

1. 发作时治疗

（1）休息:应立刻休息,一般在活动停止后症状可缓解。

（2）药物治疗:常用硝酸甘油和硝酸异山梨酯等药物。

2. 缓解期治疗

（1）避免各种诱发因素:如饱食、吸烟、饮酒、劳累过度、精神负担过重等。

（2）药物治疗

1）硝酸酯类制剂:包括硝酸异山梨酯、5-单硝酸异山梨酯、长效硝酸甘油制剂。

2）β受体阻滞剂:包括美托洛尔、阿替洛尔、比索洛尔、卡维地洛。

3）钙通道阻滞剂:如维拉帕米、硝苯地平、地尔硫䓬。

### （二）不稳定型心绞痛

不稳定型心绞痛病情发展常难以预料,应使患者处于医生的监护之下,疼痛发作频繁或持续不缓解及高危组的患者应住院治疗。

（1）一般处理:卧床休息 1~3 天,床边 24 h 心电监测。呼吸困难、发绀者应吸氧,烦躁不安、剧烈疼痛者可给予吗啡 5~10 mg,皮下注射。

（2）缓解疼痛:首先含服或喷雾吸入硝酸酯类制剂,然后再用硝酸甘油或硝酸异山梨酯持续静脉滴注。

（3）抗凝治疗:用阿司匹林及肝素等药物。

（4）冠状动脉造影或手术治疗:病情极为严重者可选择冠状动脉造影介入治疗或手术治疗。

### （三）急性心肌梗死

（1）监护和一般治疗:包括休息、监测、吸氧、建立静脉通道及口服阿司匹林。

（2）解除疼痛:可根据疼痛的轻重程度选用吗啡、哌替啶、可待因等药物解除疼痛。

（3）冠状动脉再通:起病 3~6 h（最多 12 h）内,通过介入治疗或溶栓疗法使闭塞的冠状动脉再通。

（4）其他:消除心律失常,控制休克,心力衰竭等的治疗,并积极预防和处理并发症,进行早期康复治疗。

# 第二节　冠心病的临床康复

## 一、康复评定

### （一）康复问题

（1）心血管功能障碍:冠心病发病后,患者往往体力活动减少,其结果会降低心血管系统的适应性,导致循环功能减退。此种衰退只能通过合理恢复适当运动才能够解决。

（2）呼吸功能障碍：冠心病患者常有胸闷的表现，与循环功能不良有关。长期功能活动减少，会导致不同程度的肺循环功能障碍，使肺血管和肺泡气体交换的效率降低，吸氧能力下降，进一步加重缺氧症状。因此，冠心病患者应重视呼吸功能训练。

（3）全身运动耐力减退：全身运动耐力是指持续进行全身体力活动的能力。缺乏运动可导致肌肉萎缩，氧化酶活性降低，肌肉易产生疲劳。全身运动耐力减退与年龄增长有关，冠心病更加重了年龄相关的全身运动耐力减退。

（4）代谢功能障碍：冠心病的代谢障碍主要是脂类代谢和糖代谢障碍。脂肪和能量物质摄入过多而消耗不足是基本原因。缺乏运动可导致胰岛素抵抗，除引起糖代谢障碍外，还可促进血脂升高。血脂代谢障碍不仅使疾病症状加重，而且促进冠状动脉粥样硬化的发展。适当的运动锻炼可以纠正代谢功能障碍。

（5）心理障碍：冠心病患者经常出现的一系列症状如心绞痛、运动性呼吸困难等，以及存在发生心肌梗死的可能，造成患者极大心理压力和精神负担，出现情绪不稳定，生活和工作能力减退，性生活不和谐，担心疾病发作的焦虑和恐惧，影响日常生活质量。

（二）临床各项检查和运动功能评定

（1）临床心功能分级：通过血常规、生化、红细胞沉降率、心肌酶谱、血压、心电图等检查，治疗师可以观察和了解患者的病情变化和心功能状况。目前通用的是美国纽约心脏病学会（NYHA）心功能分级方案。

Ⅰ级：有心脏病，但活动量不受限，平时一般活动不引起疲乏、心悸、呼吸困难或心绞痛。

Ⅱ级：体力活动稍受限，休息时无自觉症状，但平时一般活动下可出现疲劳、心悸、呼吸困难或心绞痛。

Ⅲ级：体力活动明显受限，小于平时一般活动即引起疲劳、心悸、呼吸困难或心绞痛。

Ⅳ级：不能从事任何体力活动，休息状态下也出现心衰症状或心绞痛，体力活动后加重。

这种分级方法优点是简便易行，但缺点是仅凭患者的主观陈述，症状与客观检查有时差距较大。因此，1994 年美国心脏病学会（AHA）对心功能分级方案再次修订时采用并行的两种分级方案。第一种即上述方案。第二种是客观评估，即根据检查手段如心电图、负荷试验、X 线、超声心动图等评估心脏病变程度，分为 A、B、C、D 4 级：A 级为无心血管疾病的客观依据；B 级为客观检查示有轻度心血管疾病；C 级为有中度心血管疾病的客观依据；D 级为有严重的心血管疾病的表现。此方案完全由医生作出判断。

（2）冠心病危险性分级：美国心脏病学会（AHA）制订了冠心病危险性分级标准，对于判断患者进行康复治疗的危险程度及监护要求具有重要的参考价值。

A 级：状似健康人，运动无危险性。包括：①年龄 40 岁以下，无症状、无心脏病史、无心脏病危险因素；②任何年龄，无心脏病史或主要危险因素，运动试验正常。活动准则：除基础原则外，无限制。不需要心电图和血压监测，不需要医学指导。

B 级：有稳定性心脏病，参加剧烈活动的危险性较低，但高于 A 级。中等强度运动不增加危险性。包括：病情稳定的冠心病患者（心肌梗死、冠状动脉分流术后、冠状动脉气囊扩张术后、心绞痛、运动试验异常和冠状动脉造影异常），并符合以下临床特征：瓣膜性心脏病、先天性心脏病、心肌病、运动试验异常但不符合 C 级或 D 级的标准。

C 级：有稳定性心脏病，参加剧烈活动的危险性低，但不能自我调节运动或不按照医生处方活动。病情与 B 类相同。临床特征：除不能自我调节水平外，其他与 B 类相同。活动准

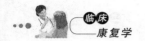

则：根据医生制订的运动处方活动，但需在有经验的医生监护下或电子监护下进行。ECG和血压监护：按处方运动时需医生指导，其他运动由非医务人员指导。

D级：运动时有中到高度心脏并发症的病人（包括心肌病、瓣膜性心脏病、运动试验异常、有心室颤动或心搏骤停史、复杂性心律失常），经药物治疗，在低中度运动时仍不能控制，3支血管或左主干病变，射血分数过低（＜30％）。

E级：活动受限的不稳定型心绞痛，包括：①不稳定性心肌缺血；②失代偿性心力衰竭；③未控制的心律失常；④严重的有症状主动脉瓣狭窄；⑤其他可因运动而恶化的疾病。活动准则：不做任何健身性活动；应积极治疗疾病，争取恢复到D级以上；日常活动的水平由医生确定。

（三）运动能力评定

1. 心电运动试验　心电运动试验（ECG exercise stress testing）是指通过分级运动的形式，充分调用心血管的生理储备力，诱发相应的生理和病理表现，以确定最大心脏负荷能力；或通过运动检测，了解患者运动训练的安全性。是心脏康复训练最常用的评定方式，也是协助康复方案制订的重要基础。其评测指标主要通过检测运动时心率（CR）反应、收缩压（SBP）反应及心肌耗氧量（$MVO_2$），以确定心脏负荷能力。

2. 代谢当量　代谢当量（metabolic equivalent，MET）是以安静、坐位时的能量消耗为基础，表达各种活动时相对能量代谢水平的常用指标。1 MET相当于吸氧量（$VO_2$）3.5 ml/（kg·min）。MET的计算方法详见本套教材《康复功能评定学》。MET在冠心病康复中的用途如下。

（1）判断体力活动能力和预后：关键的MET值如下。

＜5 MET：65岁以下的患者预后不良。

5 MET：日常生活受限，相当于急性心肌梗死恢复期的功能储备。

10 MET：正常健康水平，药物治疗预后与其他手术或介入治疗效果相当。

13 MET：即时运动试验异常，预后仍然良好。

18 MET：有氧运动员水平。

22 MET：高水平运动员。

（2）判断心功能及相应的活动水平：见表20-3。

表20-3　各种心功能状态时的代谢当量及可以进行的活动

| 心功能 | MET | 可以进行的活动 |
|---|---|---|
| Ⅰ级 | ≥7 | 携带11 kg重物连续上8级台阶，提36 kg重物，滑雪，打篮球，踢足球，慢跑或步行（速度8 km/h） |
| Ⅱ级 | ≥5，＜7 | 携带11 kg以下重物连续上8级台阶，性生活，种花草类工作，步行（速度6.5 km/h） |
| Ⅲ级 | ≥2，＜5 | 走下8级台阶，自行淋浴，连续穿衣，拖地，擦窗，打保龄球，步行（速度4 km/h） |
| Ⅳ级 | ＜2 | 不能进行上述活动 |

（3）评定运动强度，制定运动处方：现在广泛采用MET来表示运动强度。此外，MET与能力消耗直接相关，所以在需要控制能量摄取与消耗比例的情况下（如糖尿病和肥胖症的康复），采用MET是最佳选择。

热卡是指能量消耗的绝对值,MET 是能量消耗水平的相对值,两者之间有明确的线性关系。计算公式为:热卡＝MET×3.5×体重(kg)÷200。

(4) 区分残疾程度:一般将最大 MET<5 作为残疾标准。

(5) 指导日常生活活动与职业活动。

## 二、康复治疗

### (一) Ⅰ 期康复治疗

急性心肌梗死 2 周以内,冠状动脉搭桥术(CABG)或冠状动脉腔内成形术(PTCA)术后早期康复,国际上急性心肌梗死住院时间为 3~7 天,因此 Ⅰ 期康复治疗的实际时间是发病后住院期间。

1. **适应证** 生命体征平稳,无明显心绞痛,安静状态下心率低于 110 次/分,无心力衰竭、严重心律失常和心源性休克,血压、体温正常。

2. **禁忌证** 不稳定型心绞痛;血流动力学不稳定,包括血压异常、严重心律失常、心力衰竭或心源性休克;严重合并症,包括体温超过 38℃,急性心肌炎或心包炎,未控制的糖尿病,新近的血栓或栓塞;手术切口异常;出现新的心电图心肌缺血改变;患者不理解或不合作康复治疗。

3. **康复治疗目标** 减轻绝对卧床休息对肌肉和血管调节的不利影响,防止静脉血栓、肺栓塞和直立性低血压,减轻压抑和焦虑,促进体力恢复。出院标准为:低水平运动试验阴性,可以正常连续行走 100~200 m 或上下 1~2 层楼梯无症状和体征。运动能力达到 2~3 MET,能够适应家庭生活。使患者理解冠心病的危险因素及注意事项,在心理上适应疾病的发作和处理生活中的相关问题。

4. **康复治疗方案** 生命体征稳定,无并发症,即可开始康复治疗,应循序渐进增加活动量,以患者自我感觉为依据,尽量进行可以耐受的日常活动

(1) 床上活动:包括呼吸训练和肢体活动。一般从远端肢体的小关节开始进行不需抗地心引力的活动,同时要保持呼吸自然、平稳。然后逐步开始进行抗阻运动,如捏气球、皮球或拉皮筋等。吃饭、洗脸、刷牙、穿衣等日常活动均可早期进行。

(2) 呼吸训练:主要指腹式呼吸,即吸气时腹部鼓起,让膈肌尽量下降;呼气时腹部收缩,将肺部气体尽量排出。呼气与吸气要连贯、均匀,缓慢进行。

(3) 坐位训练:从病情稳定后第一天就可以开始坐位训练。可以将床头抬高,或让患者倚靠在枕头或被子上。待患者适应后,可逐步过渡到无倚靠独立坐位。

(4) 步行训练:从床边站立开始,首先克服直立性低血压。在站立无问题后开始床边步行,以便在疲劳或不适时能够及时上床休息。要注意避免上肢高于心脏水平(如患者自己举着静脉点滴瓶如厕),有条件者在此期应进行心电监护数次。

(5) 大便:嘱患者保持大便通畅,对便秘者及时使用通便剂。可在患者床边放置坐便器,尽量让患者坐位排便,禁忌蹲位大便或排便时过分用力。

(6) 上楼:必须保持非常缓慢的上楼速度,一般每上一级台阶要休息片刻,保证呼吸平稳,且没有任何症状。

(7) 心理康复与常识宣教:这一点很重要,一般患者在急性发病后往往有显著的焦虑和

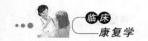

恐惧感,需对患者进行医学常识的宣教,使其了解冠心病的发病特点、注意事项和预防再次发作的方法。特别强调戒烟、低盐低脂饮食、规律生活、个性修养等。

(8) 康复方案调整与监护:如果患者在训练过程中没有不良反应,运动或活动时心率增加<10 次/分,次日可进入下一阶段训练;如心率增加 20 次/分左右,需要继续同一级别的运动;如心率增加超过 20 次/分,或出现不适,应退回前一阶段的训练,甚至暂停运动。

(9) 出院前评定及治疗策略:当患者顺利完成第七步训练后,可以让患者进行症状限制性或亚极量心电运动试验,或在心电监护下进行步行,确认患者可连续步行 200 m 无症状和无心电图异常,可以安排出院。

(二) Ⅱ期康复治疗

自患者出院开始,至病情稳定性完全建立为止,时间为 5～6 周。

1. 适应证与禁忌证  与Ⅰ期相似,患者运动能力达到 3 MET 以上,病情临床稳定。

2. 康复治疗目标  逐步恢复一般日常生活活动能力,包括轻度家务劳动、娱乐活动等。运动能力达到 4～6 MET,提高生活质量。对体力活动没有更高要求的患者可以停留在此期。

3. 康复治疗方法  康复治疗应注意循序渐进,禁止过分用力,活动时不可有气喘和疲劳。活动强度为 40%～50% 的最大心率($HR_{max}$,最大心率＝220-年龄),活动时自感劳累程度(RPE)不超过 13～15。一般无需医务人员监测。如有任何不适均应暂停运动,及时就诊。出院后的家庭活动可以分为以下 6 个阶段。

(1) 第一阶段

1) 活动:可缓慢上下楼,但要避免任何疲劳。

2) 个人卫生:可独立洗澡,但要避免水温过高,避免过冷、过热环境。

3) 家务:洗碗筷、择菜、铺床,提 2 kg 左右重物,短时间的园艺工作。

4) 娱乐:打扑克、下棋、看电视、阅读、针织、缝纫、短时间乘车。

5) 需要避免的活动:提超过 2 kg 的重物,过度弯腰、情绪沮丧、过度兴奋、应激。

(2) 第二阶段

1) 个人卫生:可外出理发。

2) 家务:洗小件衣服或使用洗衣机,晾晒衣服,坐位熨小件衣服,使用缝纫机,掸尘,擦桌子,梳头,简单烹饪,提 4 kg 左右重物。

3) 娱乐:可进行有轻微体力活动的娱乐。

4) 性生活:在患者可上下两层楼或可以步行 1 km 而无不适时,可恢复性生活。但要注意采取相对比较放松的方式。性生活之前可服用或备用硝酸甘油类药物,必要时可先咨询医生。适当的性生活对恢复患者的心理状态有重要作用。

5) 需要避免的活动:长时间活动、烫发之类的高温环境,提超过 4 kg 的重物,参与涉及经济或法律问题的活动。

(3) 第三阶段

1) 家务:可长时间熨烫衣物,铺床,提 4.5 kg 左右的重物。

2) 娱乐:轻度园艺工作,在家练习打高尔夫球、桌球,室内游泳(放松性),短距离公共交通,短距离开车,探亲访友。

3) 步行活动:连续步行 1 km,每次 10～15 min,每天 1～2 次。

4）需要避免的活动:提举过重的物体,过长时间活动。

**（4）第四阶段**

1）家务:可与他人一起外出购物,正常烹饪,提 5 kg 的重物。

2）娱乐:小型油画制作或木工制作,家庭小修理,室外打扫。

3）步行活动:连续步行,每次 20～25 min,每天 2 次。

4）需要避免的活动:提举过重的物体,使用电动工具如电钻、电锯等。

**（5）第五阶段**

1）家务:可独立外出购物,短时间吸尘或拖地,提 5.5 kg 左右的重物。

2）娱乐:家庭修理性活动,钓鱼、打保龄球等。

3）步行活动:连续步行,每次 25～30 min,每天 2 次。

4）需要避免的活动:提举过重的物体,过强的等长收缩运动。

**（6）第六阶段**

1）家务:清洗浴缸、窗户,提 9 kg 左右的重物（没有任何不适）。

2）娱乐:慢节奏跳舞,外出野餐,去影院和剧场。

3）步行活动:可列为日常生活活动,每次 30 min,每天 2 次。

4）需要避免的活动:剧烈运动如举重、锯木、开大卡车、攀高、挖掘等,以及竞技性活动如各种比赛。

**（三）Ⅲ期康复治疗**

病情处于较长期稳定状态的冠心病患者。康复时间一般为 2～3 个月,自我训练应终身持续。

**1. 适应证与禁忌证**

（1）适应证:临床病情稳定者,包括陈旧性心肌梗死、稳定型劳力性心绞痛、隐性冠心病、冠状动脉分流术和腔内成形术后、心脏移植术后、安装起搏器后。过去被列为禁忌证的一些情况如病情稳定的心功能减退、室壁瘤等,现正逐步列入适应证的范畴。

（2）绝对禁忌证:主要为临床情况不稳定,包括未控制的心力衰竭或急性心力衰竭,严重左心功能障碍,血流动力学不稳的严重心律失常（室性或室上性心动过速、多源性室性期前收缩、快速型心房颤动、Ⅲ度房室传导阻滞等）,不稳定型或增剧型心绞痛,急性心包炎、心肌炎、心内膜炎,严重的未控制的高血压（安静血压＞210/110 mmHg）,急性肺动脉栓塞,肺水肿,全身急性炎症、发热、传染病和下肢功能障碍,确诊或怀疑主动脉瘤,严重主动脉瓣狭窄或主动脉瓣下狭窄（压力阶差＞50 mmHg）,血栓性脉管炎或心脏血栓,精神疾病发作期间或严重神经官能症。

（3）相对禁忌证:严重高血压（安静时收缩压＞180/100 mmHg）,运动时低血压或其他严重血压反应异常,明显心动过速或过缓,中度瓣膜病变和心肌病（中度主动脉瓣狭窄,压力阶差 25～50 mmHg）,肺动脉高压,心脏明显扩大或代偿期心力衰竭,高度房室传导阻滞及高度窦房阻滞,严重冠状动脉左主干狭窄或类似病变（安静时 S-T 段压低＞0.2 mV）,严重肝、肾、甲状腺疾病及严重糖尿病,血电解质紊乱,慢性感染性疾病,运动会导致恶化的神经肌肉疾病、骨骼肌肉疾病或风湿性疾病,晚期妊娠或妊娠有合并症者,重症贫血,明显骨关节功能障碍,运动受限或可能由于运动而使病变恶化,明显情绪应激或压抑。

**2. 训练安全性** 与运动危险有关的主要因素为年龄、病情和运动强度。步行、骑车和

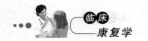
运动平板时心源性猝死率最低。慢跑时猝死率较高,与运动强度有关。在进行超过步行强度的运动训练时,必须经过全面体格检查,冠心病患者以及 40 岁以上正常人必须进行分级心电运动试验,以确立训练安全性。

3. 训练原则　个体化(年龄、性别、病情、目标等)、循序渐进、持之以恒、兴趣性、全面性。

4. 治疗目标　巩固Ⅱ期康复成果,控制危险因素,改善或提高体力活动能力和心血管功能,恢复发病前的生活和工作。

5. 运动处方　运动处方的内容包括运动方式、运动量(强度、时间、频率)及注意事项。

(1) 运动方式:包括有氧训练、力量训练、柔韧性训练、作业训练、医疗体操、气功等。运动形式可分为间断性和连续性。

1) 有氧训练(aerobic training):指可以提高机体运动时氧化代谢能力的训练方法,又称为耐力性运动。耐力为运动强度与运动时间或重复次数的乘积。有氧训练是冠心病康复治疗的主要方法。

有氧训练的方式包括慢跑、游泳、骑车、登山、滑雪、划船、郊游、登楼、各种舞蹈(中、快节奏)以及各种娱乐体育活动,如网球、保龄球、门球、桌球、排球、乒乓球等。气功中的动功也属于此列。

2) 力量训练:力量训练(strength training)是最常用的运动员训练方法之一,在冠心病康复中的应用始于 1986 年。目前投入使用的主要为循环力量训练(CWT)。CWT 是指一系列中等负荷、持续、缓慢、大肌群、多次重复的抗阻力量训练,以增加肌力,并可能增强心血管素质。代谢的主要途径介于有氧和无氧代谢之间。

方法:运动强度为 40%~50%最大一次收缩,每节在 10~30 s 内重复 8~15 次收缩,各节运动间休息 15~30 s,10~15 节为一循环,每次训练 2~3 个循环,每月训练 3 次。在逐步适应后可按 5%的增量逐渐增加运动量。训练应以大肌群为主,如躯干肌群、肩肘髋关节肌群、大腿和小腿肌群。强调缓慢的全关节范围的抗阻运动。避免两侧肢体同时运动,以减少过分的心血管反应。CWT 可使肌力增加 20%~45%。训练后最大活动平板运动时间和最大吸氧量的增加在 0~15%。

CWT 对冠心病患者安全性较好,对增加肌力和有氧运动能力均有一定效果,已逐步成为冠心病全面康复的基本组成部分。

3) 作业治疗:详见本套教材《作业治疗学》。

(2) 运动量:运动量要达到一定的阈值才能产生训练效应。合适的运动量标志为:运动时稍出汗,轻度呼吸加快但不影响对话,早晨起床时感舒适,无持续的疲劳感和其他不适感。运动量的基本要素为强度、时间和频率。

1) 运动强度:运动训练所规定达到的强度称为靶强度,可用心率、心率储备、MET、RPE 等方式表达。靶强度与最大强度的差值是训练的安全系数。靶强度一般为 50%~85% $VO_{2\,max}$ 或 MET,或 60%~80%心率储备,或 70%~85%最大心率。靶强度越高,产生心脏中心训练效应的可能性就越大。

A. 运动试验方式:靶强度主要根据心电运动试验中出现缺血症状、心电图异常、血压异常或达到最大运动时的心率、MET 和 RPE 来计算。

B. 年龄预计方式:靶心率(次/分)=170(180)-年龄(岁)。其中常数 170 适用于病后恢复时间较短或病情有反复、体质较弱者。180 适用于已有一定训练基础、体质较好的康复患者和老年人。

C. 心率储备方式:心率储备等于年龄预计最大心率—安静 HR。最大心率＝220—年龄(岁)。

D. MET 方式:取运动试验最大 MET 的 50%～85% 作为训练强度。

E. RPE 方式:对于无监护性运动,RPE 一般为 11～13;对于有心电监护者,强度可以在 13～15。

2)运动时间:指每次运动训练的时间。靶强度运动时间一般持续 10～60 min。

3)训练频率:指每周训练的次数。国际上多数采用每周 3～5 天的频率。

6. 应激治疗

(1)定义:应激(stress)指身体或情绪劳累(strain)对生理或心理的刺激。包括:①生理应激,如噪声、灰尘、欢快、光线、极端的温度、孤独、工作条件不良;②心理应激,如时间压力、对其他人的责任心、与上司或同事关系不好、家庭压力、过于自尊、矛盾未决、对自己的能力缺乏自信心等。

(2)应激症状:头痛、躁动、失眠、持续性疲倦、情绪波动、气愤、皮肤损害、注意力不集中、皮肤冷、口干、姿势不良、便秘或腹泻、溃疡。

(3)应激与心脏:应激可以造成心率加快、血压升高、肌肉张力增加、呼吸加快、凝血时间延长、血糖增高,长时间处于应激状态可以造成器官(包括心脏)损害。

(4)应激与个性:应激反应与个性有关。Friedman 和 Rosenman(1974)提出将行为类型分为 A、B 两类。

1)A 行为类型:易激惹,情绪易波动,主动,有进取心和雄心,富于挑战性和竞争性,缺乏耐心,同一时间往往想做两件以上的事(时间紧迫感),做事严格按时间表完成。A 行为类型应激反应较强烈,心血管发病的危险性较大。

2)B 行为类型:平易近人,耐心,充分利用业余时间放松自己,不受时间驱使,无过度的竞争性。

(5)常用应激治疗技术

1)Jacobson 技术:患者取舒适的坐位或卧位,宽松衣服,去除眼镜,全身放松,肢体对称。闭上眼睛,注意呼吸,于呼气时放松,并默念"放松";逐渐将注意力集中于身体的不同部位,并逐渐放松全身肌肉,一般从头开始,然后由颈至肩、臂、手、躯干、臀、腿和足。在患者呼气时可以重复单字、短语或声音以帮助患者排除杂念,或集中注意力于某一颜色、场地或物体,也可以默念从 1～10,反复进行。在治疗结束时缓慢睁开眼睛,休息数分钟,然后缓慢起身。

2)对比放松技术:其生理依据是肌肉强力收缩后,通过诱导的原理,可以使同一肌肉产生相同程度的松弛。通常从远端肌群开始,逐步引向近端;从一侧肢体开始,再至对侧。如用力握拳、放松;用力屈肘或伸肘、放松;用力外展或外旋肩关节、放松;以后整个上肢一起用力、再放松。下肢和躯干也同此。此时最好同时配合深呼吸,即用力时吸气,放松时呼气。对有高血压患者则在用力时呼气,放松时吸气。

3)暗示放松技术:要求有一温暖、通风良好的房间,非常舒适的床位,轻软的被褥,柔和的光线。治疗者用平静、催眠似的语调,要求患者思想集中于身体某一部位。如果使其某一

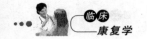

肢体放松,先要想到它"很重",并重复数次,直至该部显示松弛。此时即令患者抬起该肢体,但患者已无法移动它,似感觉它在漂浮一样,也即可达松弛的目的。

4)气功:要求精、气、神的统一。经久锻炼有利于这些信息的互相促进、调整和提高,从而有利于强身、治病。适用于减轻精神应激的功法通常为静松功,常取卧位或坐位,呼吸采用自然呼吸法,意念即把思想寄托在身体的某一部位,若有若无地向着它,以排除杂念。可沿着身体各部位进行依次思念。每次 30 min,每天 1～2 次。

**7. 心理治疗** 心理行为的改变必须予以心理疏导。冠心病患者多有不同程度的心理障碍,包括忧虑和压抑。一般病情越重,其症状表现就越明显。引起忧虑和压抑的原因,可能与经济问题、家庭问题和活动能力有关,还可能与出院后是否有重新工作的可能有关。

## 思考题

1. 简答冠心病的定义及分类。
2. 如何鉴别心绞痛与急性心肌梗死?
3. 简答临床心功能分级标准。
4. 简答冠心病康复分期及各期适应证、禁忌证及治疗目标。
5. 简答冠心病各期康复治疗方法。

（李　波）

# 第二十一章
# 高血压的康复

## 学习目标

1. 掌握高血压的定义及诊断标准。
2. 掌握高血压的康复问题及康复评定。
3. 熟悉高血压的康复治疗目的和原则。
4. 了解高血压的康复治疗方法。

# 第一节　高血压的临床诊治

## 一、临床诊断

### （一）定义与分类

1. **定义**　高血压（hypertension）是以体循环动脉收缩压和（或）舒张压的持续增高为主要表现的临床综合征。

2. **流行病学**　原发性高血压患病率因地区、种族、性别、年龄及社会经济状况不同而不同。工业化国家较发展中国家高。我国心血管流行病学多中心合作研究，对我国部分地区10组人群进行了前瞻性研究，随访5年发现，35～59岁高血压发病率男性为3.27％，女性为2.68％。我国分别于1959年、1979～1980年、1991年开展3次全国15岁以上人群的高血压抽样调查，高血压患病率分别为5.1％、7.7％、13.6％，相应的全国估计患病人数则分别为3 000万、6 000万、9 000万，呈明显上升趋势。患病率城市高于农村，北方高于南方。卫生部的统计资料显示，我国现有高血压患者1.6亿，而且以每年新增300万人以上的速度增长。

3. **分类**　高血压可分为原发性与继发性两大类。绝大多数患者高血压的病因不明，称之为原发性高血压（primary hypertension），占高血压患者的95％以上。继发性高血压的病因涉及全身各个系统，血压的升高是某些疾病的临床表现之一，血压的升高有明确的病因可循，称之为继发性高血压（secondary hypertension），约占高血压患者的5％。

### （二）病因病理

原发性高血压的具体病因及发病机制不明，目前倾向认为，在一定的遗传背景下，由于

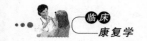

多种后天因素的影响,导致正常血压调节机制的失代偿所致。已发现与发病有关的因素为遗传、年龄、性别、饮食、职业与环境、吸烟、饮酒及肥胖。发病机制解释有精神神经学说、肾素-血管紧张素-醛固酮系统平衡失调学说、遗传学说、钠摄入过多学说、胰岛素抵抗、血管内皮功能异常及肾上腺皮质与髓质作用等多种学说。

原发性高血压病理特点:早期表现为心排血量增加及全身小动脉的痉挛,随高血压持续与进展可引起全身小动脉病变,表现为小动脉玻璃样变、中层平滑肌细胞增殖、管壁增厚、管腔狭窄,进而导致重要靶器官如心、脑、肾的损伤。同时,它可促进动脉粥样硬化的形成与发展。

(三)诊断标准

人群中血压水平呈连续性正态分布,正常血压和血压升高的划分并无明确界线,因此高血压的标准是根据临床及流行病学资料人为界定的。目前,我国采用国际上统一的血压分类和标准(表 21-1)。高血压定义为收缩压≥140 mmHg 和(或)舒张压≥90 mmHg。根据血压升高水平,又进一步将高血压分为 1,2,3 级。

表 21-1 高血压的定义和分类(WHO/ISH,1999 年)

| 类 别 | 收缩压(mmHg) | 舒张压(mmHg) |
|---|---|---|
| 理想血压 | <120 | <80 |
| 正常血压 | <130 | <85 |
| 正常高值 | 130～139 | 85～89 |
| 高血压 | | |
| 1级(轻度) | 140～159 | 90～99 |
| 亚组:临界高血压 | 140～149 | 90～94 |
| 2级(中度) | 160～179 | 100～109 |
| 3级(重度) | ≥180 | ≥110 |
| 单纯收缩期高血压 | ≥140 | <90 |
| 亚组:临界收缩期高血压 | 140～149 | <90 |

高血压的诊断主要根据诊所测量的血压值,采用经核准的水银柱或电子血压计,测量安静休息坐位时上臂肱动脉部位血压。必要时还应测量平卧位和站立位血压。高血压的诊断必须以未服用降压药情况下 2 次或 2 次以上非同日多次血压测定所得的平均值为依据。当收缩压和舒张压分属于不同分级时,以较高的级别作为标准。以上标准适用于男、女性任何年龄的成人。儿童则采用不同年龄组血压值的 95%位数,通常低于成人水平。

## 二、临床治疗

### (一)一般治疗

(1)减轻体重:尽量将体重指数(BMI)控制在<25。体重降低对改善胰岛素抵抗、糖尿病、高脂血症和左心室肥厚均有益。

(2)减少钠盐摄入:膳食中约 80%的钠盐来自烹调用盐和各种腌制品,所以应减少烹调用盐,每人每天食盐量以不超过 6 g 为宜。

(3)补充钙和钾盐:每人每天吃新鲜蔬菜 400～500 g,喝牛奶 500 ml,可以补充钾 1 000 mg

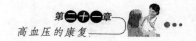

和钙 400 mg。

（4）减少脂肪摄入：膳食中脂肪量应控制在总热量的 25% 以下。

（5）限制饮酒：饮酒量每天不可超过相当于 50 g 乙醇的量。

（6）增加运动：运动有利于减轻体重和改善胰岛素抵抗，提高心血管适应调节能力，稳定血压水平。较好的运动方式是低或中等强度的等张运动，可根据年龄及身体状况选择慢跑或步行，一般每周 3~5 次，每次 30~60 min。

**（二）药物治疗**

（1）降压药物种类：目前常用降压药物可归纳为 5 大类，即利尿剂、β 受体阻滞剂、钙通道阻滞剂（CCB）、血管紧张素转换酶抑制剂（ACEI）和血管紧张素 II 受体阻滞剂（ARB）。

（2）抗高血压药治疗对象：高血压 2 级或以上患者（≥160/100 mmHg）；高血压合并糖尿病，或者已经有心、脑、肾靶器官损害和并发症患者；凡血压持续升高 6 个月以上，改善生活行为后血压仍未获得有效控制的患者。从心血管危险分级的角度，高危和极高危患者必须使用降压药物强化治疗。

（3）血压控制目标值：原则上应将血压降到患者能最大耐受的水平，目前一般主张血压控制目标值为 <140/90 mmHg。糖尿病或慢性肾病合并高血压的患者，血压控制目标值 <130/80 mmHg。根据临床试验已获得的证据，老年收缩期性高血压的降压目标水平为收缩压 140~150 mmHg，舒张压 <90 mmHg，但不低于 65~70 mmHg，舒张压降得过低可能抵消收缩压下降得到的益处。

（4）中药治疗：根据中医辨证论治的原则，选择合适的方剂或单方、验方治疗。

**（三）中医治疗**

（1）针灸治疗：取三阴交、阴陵泉、太冲、照海、曲池、合谷、内关等穴。每次选用数穴，交替使用，7~10 天为一疗程。也可使用耳针治疗，主穴为降压穴、心、神门，配穴为皮质下、肾上腺、交感等，每次 2~3 穴，每天 1 次，7~10 天为一疗程。

（2）全身松脂浴、穴位磁场疗法：He-Ne 激光穴位照射、穴位共鸣火花电疗法、高压静电疗法等，均有一定疗效，可根据患者的病情及设备条件酌情选用。

# 第二节　高血压的临床康复

## 一、康复评定

**（一）康复问题**

1. **生理功能障碍**　高血压可产生多种症状，如头晕、头痛、耳鸣、记忆力下降、胸闷、心悸、气短、失眠、多梦、易醒、活动能力下降、工作效率低下等。病情发展，患者出现靶器官损害时，还可出现相应症状。如高血压性心脏病左心衰竭时可出现呼吸困难；急性脑血管病时可出现肢体偏瘫；肾功能不全时可出现尿少、肢体水肿。

2. **心功能障碍**　研究表明 A 型性格为高血压的危险因素。A 型性格表现为急躁、易怒、情绪不稳、行动较快、做事效率较高，由此促进高血压的形成与发展。反过来，高血压本

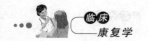

身又可进一步造成心理障碍。高血压患者心理障碍主要表现为急躁、抑郁、焦虑等。

3. 日常生活活动受限　高血压可出现活动能力下降,出现靶器官损害时,其相应症状可影响患者的进食、穿衣、行走、个人卫生及购物等日常生活能力。

4. 参与能力受限　高血压可出现工作效率低下,出现靶器官损害时,其相应症状最终会影响患者的生活质量、劳动、就业和社会交往能力。

（二）血压测量与动态血压监测评定

高血压诊断有赖于血压的正确测定。血压的测量方法可以分为两大类,即直接测量法（又称有创/浸入法）和间接测量法（又称无创/非浸入法）。

1. 直接测量法　被认为是血压测定的金标准。该方式在临床上仅限于在严重休克及大手术患者的血压监测。研究用途主要用于动物实验和某些临床研究。

2. 间接测量法　临床上常用听诊法间接测量肱动脉的收缩压和舒张压。目前仍以规范方法下水银柱血压计测量作为高血压诊断的标准方法,高血压的诊断必须以非药物状态下两次或两次以上非同日多次重复血压测定所得的平均值为依据。偶然测得一次血压增高不能诊断高血压,必须重复和进一步观察。

3. 动态血压监测（ambulatory blood pressure monitoring,ABPM）　动态血压监测一般是指通过随身携带袖珍无创性动态血压检测仪,在不影响日常活动和夜间睡眠的情况下,24 h 内自动程控定时测量血压并储存数据供电脑软件采样分析统计血压参数的血压监测方法。动态血压监测是由仪器自动定时测量血压,每隔 15～30 min 自动测压（时间间隔可调节）,连续监测 24 h 或更长。

（1）监测指标:动态血压指标体系包含动态血压水平、血压变异性、血压昼夜节律。监测的指标有:各时点的血压值和 24 小时血压均值,24 小时及每小时的平均收缩压、平均舒张压、平均动脉压、基础血压、血压负荷值（指 24 h 内收缩压或舒张压超过正常范围次数的百分比）、曲线下面积、血压变异性、血压昼夜节律和血压波动趋势等。动态血压测量提供的其他信息如血压标准差、谷峰比和平滑指数具有临床应用前景,但目前还停留在研究阶段。

（2）正常标准:动态血压监测目前尚无统一的正常标准。正常值可参照以下正常上限标准:24 小时平均血压值＜130/80 mmHg,白昼均值＜135/85 mmHg,夜间均值＜125/75 mmHg。大于以上标准为高血压标准。

（3）动态血压监测的临床意义和应用:①诊断"白大衣性高血压"（white coat hypertension）,即诊所血压升高,而诊所外血压正常。"白大衣性高血压"约占轻型高血压的 1/5,多见于女性、年轻人、体型瘦和病程较短者。②判断高血压的严重程度,了解血压的昼夜节律及血压变异性。③指导降压治疗和评价降压药物疗效。④分析心肌缺血或心律失常诱因。⑤诊断发作性高血压或低血压。

4. 自测血压　可以提供日常生活状态下真实的血压信息,也可提供特殊时点的血压水平及其变化,评价"白大衣性高血压",对临界高血压的诊断有辅助价值。在家里测得的平均血压高于 135/85 mmHg 通常认为是高血压。

（三）眼底检查

眼底检查有助于了解高血压严重程度,目前采用 Keith-Wagener 眼底分级法。分级标准如下:Ⅰ级,视网膜动脉变细,反光增强;Ⅱ级,视网膜动脉狭窄,动静脉交叉压迫;Ⅲ级,在上述血管病变基础上有眼底出血,棉絮状渗出;Ⅳ级,在上述基础上出现视乳头水肿。

### (四)心电图检查

心电图为高血压患者的首选检查,常可见左心室肥大劳损。

### (五)影像学检查

(1) X线:胸部 X 线可见主动脉弓迂曲延长,左心室增大。

(2) CT:CT 检查对于诊断急性脑血管病如高血压脑出血、蛛网膜下隙出血、脑动脉瘤、脑梗死等有很高的价值,急性出血可考虑作为首选检查。在心血管系统方面,CT 对主动脉夹层有肯定的诊断意义。CT 的血管造影可显示胸主动脉、腹主动脉、肾动脉等全身大血管病变。

(3) 磁共振成像(MRI):MRI 检查对于诊断脑梗死的敏感性、特异性均明显高于 CT。但对于脑出血的早期诊断 CT 优于 MRI。

(4) 数字减影血管造影(DSA):可用于主动脉及其主要分支病变、心脏病变、冠状动脉病变等。

### (六)核医学检查

(1) 肾动态显像:可用于肾血管性高血压的初筛与诊断。

(2) 肾上腺显像:可用于嗜铬细胞瘤的定性及定位诊断、异位嗜铬细胞瘤的定位诊断、恶性嗜铬细胞瘤转移灶的定位诊断。

(3) 心脏显像:可用于心肌梗死的诊断、冠心病心肌缺血的诊断、存活心肌的测定、冠状动脉血管重建术后疗效评价、预测心脏事件的发生。

### (七)超声检查

二维超声心动图、彩色多普勒血流显像、频谱多普勒以及经食管超声心动图的结合,可探测心脏的解剖结构及直观显示血流动力学改变,并作出定量诊断,已被广泛地用于高血压的诊断与病情的评价。

### (八)生理功能评定

1. 运动试验　运动试验主要用于心血管疾病的康复评定,常用的运动试验有 6 min 的步行试验、踏车运动试验和固定跑台运动试验。对于高血压患者运动试验可以测定耗氧量等气体参数、心血管反应(心电图、血压)、超声心动图等改变,了解患者的功能储量,运动心功能变化,指导康复运动。具有辅助诊断高血压及评价疗效的作用。

运动试验应有心电图、血压监测,其适应证为:①≥40 岁的男性;②≥50 岁的女性;③伴有冠心病主要危险因素的所有人(不限年龄、性别);④有提示心、肺、代谢疾病的症状、体征,或被确诊为这些疾病的患者。无高血压危险因素、轻度高血压患者参加步行运动程序以前不需进行运动试验。对于参加阻力训练者,还需要进行肌肉等长收缩的运动试验。通常是采用 50% 最大握力的握力试验,时间 90 s,在对侧肢体每隔 30 s 进行血压测定。血压>180/120 mmHg 者为高血压反应。

2. 运动试验诊断高血压的标准

(1) 下肢动态运动试验(活动平板等)

1) 50% $VO_{2max}$ 运动强度:血压≥180/80 mmHg 为轻度高血压,收缩压≥190 mmHg 和(或)舒张压≥90 mmHg 为中度高血压。

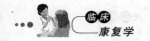

2)极量运动:血压≥210/80 mmHg为轻度高血压,收缩压≥220 mmHg和(或)舒张压≥90 mmHg为中度高血压。

(2)握力试验:50%最大握力的运动强度,血压≥180/120 mmHg为轻度高血压,收缩压≥190 mmHg和(或)舒张压≥130 mmHg为中度高血压。

**(九)心理功能评定**

详见本套教材《康复功能评定学》。

**(十)日常生活活动评定**

ADL侧重于自我照顾、日常活动、家庭劳动及购物等。ADL评定采用改良巴氏指数评定表,详见本套教材《康复功能评定学》。

**(十一)参与能力评定**

主要包括生活质量评定、劳动能力评定和职业评定。详见本套教材《康复功能评定学》。

## 二、康复治疗

高血压的处理不仅要控制血压水平,还应改善诸多紊乱因素,以预防或逆转脏器的损害。康复治疗应坚持以药物治疗为基础,运动治疗、物理因子治疗和健康教育并举的综合康复治疗原则;以有效控制血压,降低高血压的病死率、致残率以及提高高血压患者的生活质量为目标。血压处于130~139/85~89 mmHg正常高值的人群,指导其改变生活方式,干预其合并的危险因素,密切监测血压,及早预防,避免发展为高血压。高血压且无并发症的患者,治疗目标是将血压降至140/90 mmHg以下;高血压合并糖尿病或肾病患者,目前主张血压应降至130/80 mmHg以下;24 h尿蛋白>1 g的患者,血压需控制<125/75 mmHg。

**(一)物理因子治疗**

适用于各级高血压患者,构成防治高血压及预防心脑血管疾病的基础。1级高血压如无糖尿病、靶器官损害即以此为主要治疗方式;2级、3级高血压患者需先将血压控制达标。

1. 超短波疗法　患者取坐位或卧位,用小功率超短波治疗仪,选取2个圆形中号电极,置于颈动脉窦的部位,斜对置,间距2~3 cm,剂量Ⅰ~Ⅱ,时间10~12 min,每天治疗1次,15~20次为一疗程。

2. 直流电离子导入疗法　患者取卧位,用直流电疗仪,选取1×(300~400)cm² 电极,置于颈肩部,导入镁离子;2个150 cm²电极,置于双小腿腓肠肌部位,导入碘离子,电量15~25 mA。时间20~30 min,每天1次,15~20次为一疗程。此法适于2~3级原发性高血压的治疗。

3. 超声波疗法　患者取坐位,应用超声波治疗仪,于颌区($C_2$~$T_4$椎旁及肩上部)涂抹接触剂,声头与皮肤紧密接触,连续输出,移动法,剂量0.2~0.4 W/cm²,时间6~12 min,每天1次,12~20次为一疗程。此法适于2级原发性高血压的治疗。

4. 运动疗法　高血压患者在节律性运动后,血管顺应性增加,休息时血压通常下降。建议缓慢增加体育锻炼。虽然等长运动使收缩压及舒张压都急剧升高,但反复的负重训练也可降低血压。以往认为高血压患者禁忌做阻力训练,因为阻力训练(肌肉的等长收缩)可引起过度的血压反应。近年研究表明,对于轻度高血压患者,包括循环重量训练在内的阻力训练应该是安全的。

（1）运动处方

1）运动类型：可以采取步行、慢跑、踏车、划船器、游泳、登梯等运动形式。运动类型的选择取决于病情、体力、运动习惯、环境、监护条件及康复目标。

2）运动强度：运动强度应维持在中等程度以下，以运动后不出现过度疲劳或明显不适为宜。高血压患者运动中应注意的是运动的目标是达到靶心率，即最大心率乘以70%。若合并其他疾病，难以达到靶心率，不应强求。运动强度指标可采用自感劳累程度（RPE），通常 RPE 12～14 级为宜。

3）运动持续时间：热身时间 5～10 min，它可促进肌肉血管扩张。达到处方运动强度的锻炼期应持续 30～40 min，最多可逐渐增至 60 min。恢复期时间为 10 min。

4）运动频率：运动训练应每周 3～4 天。

（2）适应证：低度危险组高血压患者且对运动无过分血压反应者可参与非药物治疗的运动。对于中高度危险组、极高危险组且无运动禁忌证的高血压患者，应进行包括降压药、运动治疗的综合康复治疗。

（3）禁忌证：在安静状态下血压≥180/110 mmHg 或 200/100 mmHg；有靶器官损害，特别是视网膜、肾脏改变，或左心室明显肥厚，合并不稳定型心绞痛、脑缺血或未控制的充血性心力衰竭；在运动状态及恢复期血压≥225/100 mmHg 或 220/110 mmHg，运动引起心绞痛或脑缺血，出现降压药的不良反应，低血压，心动过缓，肌肉无力，痉挛及支气管哮喘。

（4）运动锻炼的监护：高血压患者运动锻炼应在监护及指导下进行，应当进行运动的安全教育，特别对于有冠心病、脑梗死并发症的患者。

5. **生物反馈疗法（BFT）** 患者取舒适体位，松解领扣和紧扣的内衣，用温度生物反馈仪，将温度传感器固定于利手示指或中指末节指腹，打开开关，设定温度阈值，让患者按指导语进行训练，务必使患者全神贯注，放松肢体，体验温热感觉。一般随着放松程度加深，温度指示渐次升高，当被测温度大于设定温度阈值时，便发出"嘀嗒"反馈声。这时可升高设定阈值，提高训练难度。每天训练 1 次，时间 20～60 min，15～20 次为一疗程。

## （二）心理治疗

长期精神压力和心情抑郁是引起高血压的重要原因之一。可能与大脑皮质的兴奋、抑制平衡失调，导致交感神经活动增强，儿茶酚胺类介质的释放使小动脉收缩并继发引起血管平滑肌增殖肥大，交感神经的兴奋还可促进肾素释放增多，这些均促使高血压的形成并维持高血压状态。因此，让高血压患者保持平衡心理，摆脱不良心理状态，不但可使抗高血压治疗更为有效，还有助于病变逆转，降低并发症。

## 思考题

1. 高血压的诊断标准是什么？
2. 高血压的康复评定内容有哪些？
3. 高血压的康复治疗方法有哪些？

（郭超贤）

# 第二十二章

# 慢性阻塞性肺病的康复

**学习目标**

1. 了解慢性阻塞性肺病的病因及病理。
2. 熟悉慢性阻塞性肺病的分期及临床治疗。
3. 了解慢性阻塞性肺病的康复教育内容。
4. 掌握慢性阻塞性肺病的诊断及分级。
5. 熟悉慢性阻塞性肺病的康复评定及康复治疗方案。

## 第一节　慢性阻塞性肺病的临床诊治

呼吸系统的主要功能是通过人体与外界进行气体交换,保证机体摄入氧气和排出二氧化碳。呼吸功能包括通气功能和换气功能。参与通气功能的结构包括呼吸道(鼻、咽、喉、气管、支气管、终末细支气管、肺泡)、胸廓(脊柱、肋骨、胸骨、肋间肌、膈肌)以及呼吸中枢。换气功能主要由循环系统实现。上述器官系统发生病变都将影响正常呼吸功能,严重时导致呼吸功能障碍。其主要临床表现是呼吸困难,并将直接影响患者的日常生活活动能力和社会活动能力。

虽然神经、肌肉疾病等也可导致呼吸功能障碍,但导致呼吸功能障碍的主要原因是呼吸系统疾病,最常见的是慢性阻塞性肺病(chronic obstructive pulmonary disease, COPD),因此,呼吸功能康复的主要对象是 COPD 患者。

### 一、临床诊断

#### (一)定义及病因病理

1. **定义**　COPD 是指具有气流阻塞特征的慢性支气管炎合并肺气肿。气流受限不完全可逆,呈进行性发展,与肺部对有害气体或有害颗粒的异常炎症反应有关,可伴有气道高反应性。

2. **病因及危险因素**

(1) 吸烟:长期吸烟使支气管上皮纤毛变短、不规则,纤毛运动发生障碍,降低局部抵抗力,削弱肺泡吞噬细胞的吞噬、灭菌功能,又可引起支气管痉挛,增加气道阻力。被动吸烟同样危险。妊娠期妇女吸烟可能会影响胎儿肺脏的生长及整体发育水平,并对胎儿免疫系统功能产生一定影响。

（2）空气污染：化学气体如氯、氧化氮、二氧化硫等，对支气管黏膜有刺激和细胞毒性作用。空气中的烟尘或二氧化硫明显增加时，COPD 的发作显著增多。其他粉尘如二氧化硅、煤尘、棉尘等也可刺激支气管黏膜，使气道清除功能遭受损害，为细菌入侵创造条件。COPD 的危险因素还可能与烹调时产生的大量油烟和燃料产生的烟尘有关。

（3）感染：肺炎链球菌和流感嗜血杆菌可为急性发作的主要病原菌。病毒也对 COPD 的发生和发展有重要作用。儿童期重度呼吸道感染和成年时的肺功能降低与呼吸系统症状的发生有关。

（4）制动：长期卧床会降低膈的活动，肺泡发生萎陷，肺血流量减少，肺通气/血流比值失调，生理无效腔增加，从而加重呼吸功能障碍。同时卧床使痰液比较容易聚集在肺底部，造成排痰困难，易产生肺部感染。卧床后血容量减少，静脉血栓和肺栓塞的发生率提高，痰液的黏稠度增高，加剧排痰困难。

3. 病理　COPD 可引起一系列病理生理改变。早期病变局限于细小气道。病变侵入大气道时，肺通气功能明显障碍，最大通气量降低。随着病情发展，肺泡持续扩大，回缩障碍，残气量及残气量占肺总量的百分比增加。肺气肿日益加重，肺泡周围毛细血管受挤压而退化，肺内毛细血管减少。此时肺内虽有通气，但肺泡壁无血流灌注，导致生理无效腔增大；部分肺区虽有血流灌注，但肺泡通气不良，不能参与气体交换。从而导致通气/血流比值失调，使换气功能发生障碍。通气和换气功能障碍可引起缺氧和二氧化碳潴留，发生不同程度的低氧血症和高碳酸血症，最终出现呼吸衰竭。

（二）临床表现

COPD 的临床表现为慢性咳嗽、咳痰、呼吸困难、体力活动能力减退，严重者可出现呼吸衰竭症状。听诊呼吸音粗糙，急性发病期可出现干湿啰音、哮鸣音。X 线检查示胸廓扩张，肋间隙增宽，两肺野透亮度增加，肺野扩大，膈降低变平，肋膈角变浅，肺血管纹理增粗紊乱。

（三）临床诊断

COPD 的诊断应根据病史、危险因素接触史、体征及实验室检查等资料综合分析确定。存在不完全可逆性气流受限是诊断 COPD 的必备条件，肺功能检查是诊断 COPD 的金标准。呼吸功能检查：第一秒用力呼气量（$FEV_1$）＜60％用力肺活量（FVC），最大通气量＜80％预计值，残气量＞40％肺总量即可诊断为阻塞性肺气肿。用支气管舒张剂后，$FEV_1$＜80％预计值及 $FEV_1$/FVC＜70％可确定为不完全可逆性气流受限。胸部 X 线检查有助于确定肺过度充气的程度及与其他肺部疾病鉴别。

（四）严重程度分级

可根据 $FEV_1$/FVC 的比值进行分级，比值越小，肺功能越差。一般可将肺功能分为 3 级（表 22-1）。

（五）病程分期

（1）急性加重期：是指在患病过程中，患者短期内咳嗽、咳痰、气短和（或）喘息加重，痰量增多，呈脓性或黏液脓性，可伴有发热等炎症明显加重的表现。

表 22-1　肺功能分级标准

| COPD 分组 | $FEV_1$/FVC（%） |
| --- | --- |
| Ⅰ级（轻） | ≥70 |
| Ⅱ级（中） | 50～69 |
| Ⅲ级（重） | ＜50 |

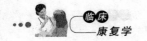

（2）稳定期：患者咳嗽、咳痰、气短等症状稳定或症状轻微。

## 二、临床治疗

**1. 加重期治疗**

（1）控制性氧疗：经鼻导管或面罩，吸氧 30 min 后复查动脉血气，以确认血氧饱和度改善情况，以及是否合并二氧化碳潴留或酸中毒。

（2）使用抗生素。

（3）支气管舒张剂：应用短效 β 受体激动剂，如效果不满意加用抗胆碱药物，较为严重者可加用茶碱类药物。

（4）糖皮质激素：泼尼松龙 30～40 mg/d，连用 10～14 天。

（5）机械通气：可分为有创机械通气和无创机械通气两种。

（6）其他治疗措施：水、电解质失衡者，注意补充营养，纠正水、电解质紊乱；对长期卧床、红细胞增多症或脱水患者，无论是否有血栓栓塞性疾病史，均应考虑使用肝素；排痰治疗和治疗并发症（休克、弥散性血管内凝血、上消化道出血、肾功能不全等）。

**2. 稳定期治疗** 此期的治疗目的是减轻症状，阻止病情进展，缓解肺功能下降，改善患者生活能力，提高生活质量。

（1）药物治疗：用于预防和控制症状，减少急性加重的频率和严重程度，提高运动耐力和生活质量。常用的药物有支气管舒张剂、糖皮质激素、祛痰药、免疫调节剂、疫苗等。

（2）氧疗：在Ⅲ级（重度）COPD 患者应用。指征是：①$PaO_2 < 55$ mmHg 或动脉血氧饱和度（$SaO_2$）≤88%，有或没有高碳酸血症。②$PaO_2$ 55～70 mmHg 或 $SaO_2 < 89\%$，并有肺动脉高压、心力衰竭性水肿或红细胞增多症（红细胞比容＞0.55）。方法：经鼻导管吸入氧气，氧流量 1～2 L/min，吸氧时间每天超过 15 h。长期氧疗的目的是使患者在海平面水平的静息状态下达到 $PaO_2 \geqslant 60$ mmHg 和（或）$SaO_2$ 升至 90%，以维持重要器官功能，保证周围组织氧供。

# 第二节 慢性阻塞性肺病的临床康复

## 一、康复评定

### （一）呼吸功能评估

（1）气短、气急症状分级：Borg 改进量表（南京医科大学）见表 22-2。

表 22-2 气短、气急症状分级量表

| 症　状 | 分级 | 症　状 | 分级 |
| --- | --- | --- | --- |
| 无气短气急 | 1 级 | 明显气短气急 | 4 级 |
| 稍感气短气急 | 2 级 | 气短气急严重，不能耐受 | 5 级 |
| 轻度气短气急 | 3 级 | | |

（2）呼吸功能改善或恶化程度：可以用表 22-3 的分值进行量化。

表 22-3　呼吸功能改善或恶化程度表

| 改善或恶化程度 | 分值 | 改善或恶化程度 | 分值 |
| --- | --- | --- | --- |
| 明显改善 | -5 | 加重 | 1 |
| 中等改善 | -3 | 中等加重 | 3 |
| 轻微改善 | -1 | 明显加重 | 5 |
| 不变 | 0 | | |

（二）肺功能测试

肺功能测试包括肺容量、肺通气功能。常用的指标有肺活量、最大通气量、用力呼气量、$FEV_1$、残气量等。此外，还可进行血气分析，测定 $PaO_2$、$PaCO_2$ 等。

（1）肺活量：尽力吸气后缓慢而完全呼出的最大空气量，是最常用的肺功能指标之一，随病情严重性的增加而下降。

（2）$FEV_1$：尽力吸气后用最大强力快速呼气，第一秒所能呼出的气体量。其占肺活量的比值与 COPD 的严重程度及预后有直接的相关关系。

（三）运动功能评定

（1）平板或功率车运动试验：通过活动平板或功率车进行运动试验获得最大吸氧量、最大心率、最大 MET 值、运动时间等相关量化指标来评定患者运动能力，也可通过平板或功率车运动试验中患者的 RPE 分级（Borg 计分）等半量化指标来评定患者的运动能力。

（2）定量行走评定：让患者步行 6 min 或 12 min，记录其所能行走的最长距离，试验与上述分级运动试验有很好的相关性。对于不能进行活动平板运动试验的患者，可行 6 min 或 12 min 行走距离测定，以判断患者的运动能力及运动中发生低氧血症的可能性。采用定距离行走，计算行走时间，也可以作为评定方式。

（四）日常生活活动能力评定

0 级：虽存在不同程度的肺气肿，但活动如常人，对日常生活无影响，活动时无气短。

1 级：一般劳动时出现气短。

2 级：平地步行无气短，速度较快或登楼上坡时，同行的同龄人不觉气短而自己有气短。

3 级：慢走不及百步即有气短。

4 级：讲话或穿衣等轻微动作时即有气短。

5 级：安静时出现气短，无法平卧。

（五）其他功能评定

COPD 患者的功能评定还包括呼吸肌力量评估（最大吸气压及最大呼气压）、上下肢肌肉力量评估、心理状态评估、生活质量评估等。

## 二、康复治疗

（一）康复治疗目标

（1）通过正确的呼吸训练和适当的体力锻炼，建立适应患者日常生活所需要的体力和

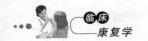
有效呼吸。

(2) 改善通气功能,增加肺活量。

(3) 改善心肺功能,治疗和预防呼吸道及肺部并发症。

(4) 改善患者的心理状态。

(二) 康复治疗原则

(1) 因人而异:各个患者的锻炼方法不可以简单地模仿。非发作期可进行较大强度的运动,发作期则需要注意控制运动强度和运动量。合并心血管疾病的患者运动锻炼时要充分考虑到心血管的承受能力。

(2) 循序渐进:锻炼时逐步增加难度、强度和运动量,必须结合患者病情,量力而行。

(3) 持之以恒:运动锻炼的效果在停止运动锻炼后很快会消失,不可能一劳永逸,应指导患者树立终生康复的理念,把运动锻炼作为日常生活的一部分持续进行。

(4) 环境适宜:锻炼的环境应适宜,避免在风沙、粉尘、寒冷、炎热、嘈杂的环境中锻炼。最好经鼻呼吸,以增加空气的湿度和温度,减少粉尘和异物的刺激。

(5) 全面康复:康复锻炼除了应注重患者呼吸功能的康复之外,还应重视患者全身体力和心脏功能的康复,同时要强调呼吸系统疾病病因的预防性锻炼、全身抵抗力锻炼和心理状态的改善。

(6) 安全锻炼:运动锻炼时不应出现任何症状,如有气短、气促、呼吸困难、剧烈咳嗽等症状,应立即中止运动。运动锻炼后的第 2 天各方面感觉都应恢复正常,如果出现与平常不一样的症状变化,例如疲劳、乏力、头晕等,应及时就诊。

(三) 康复治疗方法

COPD 患者的康复治疗过程应强调放松、自然,量力而行,持之以恒。康复治疗主要包括下列内容。

1. 重建腹式呼吸模式  腹式呼吸是一种低耗高效的呼吸模式,它通过增加膈肌活动度来改善通气功能,降低呼吸肌耗氧量,增加潮气量。

(1) 放松:用以放松紧张的辅助呼吸肌群,减少呼吸肌耗氧量,缓解呼吸困难症状。

1) 前倾依靠位:患者坐于桌前或床前,桌上或床上置两床叠好的棉被或 4 个枕头,患者两臂置于棉被或枕下以固定肩带并放松肩带肌群,头靠于棉被上或枕上放松颈肌,前倾位还可降低腹肌张力,使腹肌在吸气时容易隆起,增加胃压,使膈肌更好收缩,从而有助于腹式呼吸模式的建立。

2) 椅后依靠位:患者坐于非常柔软舒适的有扶手的椅子或沙发上,头稍后靠于椅背或沙发背上,完全放松坐 5~15 min。

3) 前倾站位:自由站立、两手指互握置于身后并稍向下拉以固定肩带,同时身体稍前倾以放松腹肌,也可前倾站立、两手支撑于前方的低桌上以固定肩带,此体位不仅起到放松肩部和腹部肌群的作用,而且是腹式呼吸的有利体位。

(2) 缩唇呼吸:也称吹口哨式呼吸法。患者经鼻吸气后,呼气时双唇向前突出呈吹口哨状,缓慢呼气,一般吸气 2 s,呼气 4~6 s,吸气与呼气时间比约为 1:2。缩唇呼吸能增加呼气时的阻力,使气道内保持一定压力,防止支气管及小支气管被增高的胸膜腔内压过早压瘪,增加肺泡内气体排出,减少肺内残气量,从而可以吸入更多的气体,缓解呼吸困难。

（3）暗示呼吸法：通过触觉诱导腹式呼吸，常用的方法如下。

1）双手置上腹部法：患者仰卧位或坐位，双手置于上腹部（剑突下、脐上方）。吸气时腹部缓缓隆起，双手加压做对抗练习；呼气时腹部下陷，两手随之下沉，在呼气末，稍用力加压，以增加腹内压，使膈进一步抬高。如此反复练习，可增加膈肌活动。

2）两手分置胸腹法：患者仰卧位或坐位，一手置于胸部（通常置于两乳房胸骨处）、一手置于上腹部（位置与上法同）。呼气时腹部的手随之下沉，并稍加压；吸气时腹部对抗此加压的手，使之缓缓隆起。呼吸过程中胸部的手基本不动。此法可用以纠正不正确的腹式呼吸方法。

3）下胸季肋部布带束胸法：患者取坐位，用一宽布带交叉束于下胸季肋部，患者两手抓住布带两头，呼气时收紧布带（约束下胸廓，同时增高腹内压），吸气时对抗此加压的布带并扩展下胸部，同时徐徐放松布带，反复进行。

4）抬臀呼气法：仰卧位，两足置于床架上，呼气时抬高臀部，利用腹内脏器的重量将膈肌向胸腔推压，迫使膈上抬；吸气时还原，以增加潮气量。

（4）缓慢呼吸：这是与呼吸急促相对而言的缓慢呼吸。这一呼吸有助于减少解剖无效腔，提高肺泡通气量。因为当呼吸急促时，呼吸幅度必然较浅，潮气量变小，解剖无效腔所占的比值增加，肺泡通气量下降，而缓慢呼吸可纠正这一现象。但过度缓慢呼吸可增加呼吸耗氧，因此每分钟呼吸频率宜控制在 10 次左右。通常是先呼气后吸气，呼吸方法同前。

COPD 患者处于低氧血症时主要依靠二氧化碳来刺激呼吸，做腹式呼吸后二氧化碳含量常较快降低，从而使呼吸启动能力下降，呼吸过频也容易出现过度换气综合征（头昏、头眩、胸闷等不适），有的患者还可因呼吸过分用力出现屏气而加重呼吸困难。因此每次练习呼吸次数不宜过多，即练习 3～4 次，休息片刻再练，逐步做到习惯于在活动中进行腹式呼吸。

（5）膈肌体外反搏呼吸法：适用低频通电装置或体外膈肌反搏机。刺激电极位于颈胸锁乳突肌外侧，锁骨上 2～3 cm 处（膈神经部位），先用短时间低强度刺激，当确定刺激部位正确时，即可用脉冲波进行刺激治疗。每天 1～2 次，每次 30～60 min。

**2. 增加胸廓活动度及纠正驼背姿势练习**

（1）增加一侧胸廓活动：患者坐位，以扩展右侧胸为例，先做向左的体侧屈，同时吸气，然后用手握拳顶住右侧胸部，做向右的侧屈，同时吸气。重复 3～5 次，休息片刻再练习，每天多次。

（2）活动上胸及扩张胸大肌：吸气时挺胸，呼气时两肩向前、低头缩胸。也可于仰卧位练习。

（3）活动上胸及肩带练习：坐于椅上或站立位，吸气时两上臂上举，呼气时弯腰屈髋，同时两手下伸触地，或尽量下伸。重复 5～10 次，每天多次。

（4）纠正头前倾和驼背姿势：站于墙角，面向墙，两臂外展 90°，手扶两侧墙（牵张锁骨部）或两臂外上举扶于墙（牵张胸大、小肌），同时向前倾，做扩胸练习。也可两手持体操棒置于后颈部以牵伸胸大肌和做挺胸练习。以上练习每次 2～3 min，每天多次。

**3. 排痰训练**

排痰训练包括体位引流，胸部叩击、震颤及直接咳嗽。目的是促进呼吸道分泌物排出，降低气流阻力，减少支气管、肺部的感染。

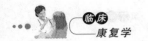

（1）体位引流：主要利用重力促进各个肺段内积聚的分泌物排出，不同的病变部位采用不同的引流体位，目的是使此病变部位的肺段向主支气管垂直引流。引流频率视分泌物多少而定，分泌物少者，每天上、下午各引流1次；痰量多者，宜每天引流3～4次。餐前进行为宜，每次引流一个部位，时间5～10 min。如有数个部位，则总时间不超过30～45 min，以免疲劳。

（2）胸部叩击、震颤：有助于黏稠、浓痰脱离支气管壁。其方法是治疗者手指并拢，掌心成杯状，运用腕动力量在引流部位胸壁上双手轮流叩击拍打30～45 s，患者可自由呼吸。叩击拍打后手按住胸壁部加压，治疗者整个上肢用力，此时嘱患者做深呼吸，在深呼气时做颤摩振动，连续做3～5次，再做叩击，如此重复2～3次，再嘱患者咳嗽以排痰。

（3）咳嗽训练：咳嗽是呼吸系统的防御功能之一，COPD患者咳嗽机制受损，最大呼气流速下降，纤毛活动受损，痰液本身比较黏稠。因此更应教会患者正确的咳嗽方法，以促进分泌物排出，减少反复感染的机会。第一步先进行深吸气，以达到必要吸气容量；第二步吸气后要有短暂屏气，以使气体在肺内得到最大分布，同时气管到肺泡的驱动压尽可能保持持久；第三步关闭声门，当气体分布达到最大范围后再紧闭声门，以进一步增强气道中的压力；第四步通过增加胸膜腔内压，使呼气时产生高速气流；第五步声门开放，当肺泡内压力明显升高时，突然将声门打开，即可形成由肺内冲出的高速气流，促使分泌物移动，随咳嗽排出体外。

（4）物理因子治疗：如超短波治疗、超声雾化治疗等，有助于消炎、抗痉挛，利于排痰、保护黏液毯和纤毛功能。超短波治疗的方法是应用无热量或微热量，每天1次，15～20次为一疗程。超声雾化治疗每次20～30 min，每天1次，7～10次为一疗程。

4. 运动训练

主要采用有氧训练和医疗体操，包括下肢训练、上肢训练和呼吸肌训练，以改善肌肉代谢、肌力和全身运动耐力。

（1）下肢训练：下肢训练可明显增加COPD患者的活动耐力，减轻呼吸困难症状，改善精神状态。通常采用有氧训练方法如快走、划船、骑车、登山、上下楼梯等。对于有条件的COPD患者，可以先进行活动平板或功率车运动试验，得到实际最大心率及最大MET值，运动强度的选择见表22-4。

表 22-4 COPD患者下肢训练运动强度的选择

| 运动试验终止原因 | 靶心率（最大心率%） | 靶MET值（最大MET%） |
| --- | --- | --- |
| 呼吸急促，最大心率未达到 | 75%～85% | 70%～85% |
| 达到最大心率 | 65%～74% | 50%～69% |
| 心血管原因 | 60%～64% | 40%～49% |

在运动训练时，除控制心率外，还应增加呼吸症状控制，即运动后不应出现明显气短、气促或剧烈咳嗽。运动训练频率为2～5次/周，达到靶强度运动时间为10～45 min，疗程4～10周。为保持训练效果，患者应终身坚持训练。

一次运动训练应分为准备活动、训练活动、结束活动3部分进行。准备活动及结束活动以缓慢散步及体操为宜，时间为5～10 min。在活动中，宜注意呼气时必须放松，不应用力呼气。对没有条件进行运动试验的 COPD 患者,可做 6 min 或 12 min 行走距离测定,以判断患者的运动能力,然后采用定量行走或登梯练习进行训练。训练可短时间分次进行,直到每天 20 min 的训练完成,也可 1 次持续训练 20 min,依据患者的病情而定,每次活动后心率至少增加 20%～30%,并在停止活动后 5～10 min 恢复至安静值,或活动至出现轻微呼吸急促为止。每次训练前或训练后宜做肢体牵张或体操,作为准备和结束活动。对于严重的 COPD 患者(稍动即出现呼吸急促者)可边吸氧边活动,以增强活动信心。

COPD 患者常出现下肢肌力减退的问题,因此下肢训练也应包括力量训练。训练方式以循环抗阻训练为主,注意运动后以不出现明显气短、气促或剧烈咳嗽为宜。

(2) 上肢训练:由于上肢肩带部很多肌群既为上肢活动肌,又是辅助呼吸肌群,如胸大肌、胸小肌、背阔肌、前锯肌、斜方肌等均起自肩带,止于胸背部。当躯干固定时,起辅助肩带和肩关节活动的作用;而上肢固定时,这些肌群又可作为辅助呼吸肌群参与呼吸活动。COPD 患者在上肢活动时,由于这些肌群减少了对胸廓的辅助活动而易于产生气短、气促,从而对上肢活动不能耐受。而日常生活中很多活动如做饭、洗衣、清扫等都离不开上肢活动,为了加强患者对上肢活动的耐受性,COPD 的康复应包括上肢训练。

上肢训练包括手摇车训练和提重物训练。手摇车训练以无阻力开始,5 W 增量,运动时间为 20～30 min,以运动时出现轻度气急、气促为宜。提重物练习:患者手持重物,开始 0.5 kg,以后渐增至 2～3 kg,做高于肩部的各个方向活动,每次活动 1～2 min,休息 2～3 min,每天 2 次,监测以出现轻微的呼吸急促及上臂疲劳为度。

(3) 呼吸肌训练:呼吸肌训练可改善呼吸肌耐力,缓解呼吸困难症状。

1) 吸气练习:采用口径可调节的呼气管,在患者可接受的前提下,将吸气阻力增大,吸气阻力每周逐步递增 $-2$～$-4$ $cmH_2O$。开始练习每次 3～5 min,每天 3～5 次;以后练习时间可增加至每次 20～30 min,以增加吸气肌耐力。

2) 呼气训练

A. 腹肌训练:腹肌是最主要的呼气肌。COPD 患者常有腹肌无力,使腹腔失去有效的压力,从而减少膈肌的支托及减少外展下胸廓的能力。训练时患者取仰卧位,腹部放置沙袋做挺腹练习(腹部吸气时隆起,呼气时下陷),开始为 1.5～2.5 kg,以后可以逐步增加至 5～10 kg,每次腹肌练习 5 min。也可仰卧位下做两下肢屈髋屈膝,两膝尽量贴近胸壁的练习,以增强腹肌。

B. 吹蜡烛法:将点燃的蜡烛放在口前 10 cm 处,吸气后用力吹蜡烛,使蜡烛火焰飘动。每次训练 3～5 min,休息数分钟,再反复进行。每 1～2 天将蜡烛与口的距离加大,直至距离增加到 80～90 cm。

C. 吹瓶法:用两个有刻度的玻璃瓶,瓶的容积为 2 000 ml,各装入 1 000 ml 水。将两个瓶用胶管或玻璃管连接,在其中的一个瓶插入吹气用的玻璃管或胶管,另一个瓶再插入一个排气管。训练时用吹气管吹气,使另一个瓶的液面提高 30 mm 左右。休息片刻后再反复进行。通过液面提高的程度作为呼气阻力的标志。每天可逐渐增加训练时的呼气阻力,直到达到满意为止。

**5. 作业治疗**

作业治疗内容丰富、形式多样,具有浓厚的趣味性。且设施与气氛接近家庭和社会的环境,有现实性和生活气息,不但能提高患者的兴趣,也能提高治疗的效果。作业治疗的项

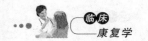

目和强度应视患者呼吸困难的程度而定。COPD 患者作业治疗常选择日常生活活动训练,如穿衣、洗漱、清洁卫生、家务劳动等,并通过使用适当的辅助器具和周密的活动安排,使活动尽量简化,减少机体的耗能,从而提高患者的生活自理能力。

6. 日常生活指导

(1) 能量节省技术:活动前先做好计划安排,工作节拍快慢适度,轻重工作交替进行,活动中间歇休息,以尽量节省体力,避免不必要的耗氧。基本方法如下。

1) 物品摆放有序化:即事先准备好日常家务杂事或活动所需的物品或材料,并按照一定规律摆放。

2) 活动程序合理化:按照特定工作或生活任务的规律,确定最合理或最顺手的流程或程序,以减少不必要的重复劳动。

3) 操作动作简单化:尽量采用坐位,并减少不必要的伸手、弯腰等动作。

4) 劳动工具化:搬动物品或劳动时尽量采用推车或其他省力的工具。

(2) 营养:营养状态是 COPD 患者症状、残疾及预后的重要决定因素。包括营养过剩和营养不良两种情况。营养不良的主要原因是进食不足,能量消耗过大。大约 25% 的 COPD 患者体重指数下降,而体重指数下降是 COPD 患者死亡的独立危险因素。改善营养状态可增强呼吸肌力量,最大限度地改善患者的整体健康状态。消瘦患者应当增加热量的摄入,每天摄入的热量应为休息时能量消耗的 1.7 倍,其中蛋白质每天至少摄入 1.7 g/kg。营养过剩则是由于缺乏体力活动和进食过度造成的,其表现为肥胖。肥胖者呼吸系统做功增加,从而加剧 COPD 症状。因此应鼓励患者适当减肥。

(3) 心理行为矫正:COPD 患者常有焦虑、沮丧、不能正确对待疾病的心理,这些不良情绪可进一步加重患者的残障程度,因此,对 COPD 患者进行心理及行为干预是必要的。如指导患者学会放松肌肉、减压及控制惊慌,有助于减轻呼吸困难及焦虑。另外,家人、朋友的支持也必不可少。

7. 康复教育

是否进行及时有效的康复治疗对 COPD 患者的预后有一定作用。1992 年美国心血管及肺康复学会在《肺康复指南》一书中指出:肺康复的作用在于可以明显改善患者完成日常生活活动的能力,提高生活质量,降低住院天数,显著减轻焦虑和抑郁,有些患者能重新从事工作。

(1) 戒烟:吸烟是公认的导致 COPD 的重要因素之一。烟草中含有大量的尼古丁和其他有害物质,可以使支气管上皮纤毛运动发生障碍,引起支气管痉挛,增加气道阻力。提高 COPD 的疗效首先应戒烟,在任何阶段戒烟均可使功能改善,延缓疾病的进展和恶化。

(2) 预防感冒:COPD 患者易患感冒。继发细菌感染后气道黏膜水肿,分泌物增加,管腔变窄,肺泡通气量不足,导致缺氧和二氧化碳潴留,使原有支气管炎症状加重。应积极参加户外体育运动锻炼,增强呼吸道局部免疫力和身体抵抗力。

(3) 正确安全使用氧:长期低流量(<5 L/min)吸氧,可提高患者生活质量,使 COPD 患者的生存率提高 2 倍。在氧使用过程中应禁止吸烟,防止火灾和爆炸。

(4) 营养支持:COPD 患者合理的饮食,可以积极地影响病情的转机,改善代谢状态,增强机体抵抗力,促进疾病的恢复。营养治疗的原则是摄入食物应有充分的蛋白质、维生素、微量元素,以膳食补充营养为主,选用易消化的食物,少量多餐。

## 思考题

1. COPD 患者的主要康复问题是什么？
2. 简答 COPD 患者重建腹式呼吸模式的方法。
3. COPD 患者康复治疗的基本内容有哪些？

（周海荣）

第二十三章
# 糖尿病的康复

## 学习目标

1. 掌握糖尿病的临床诊断标准及分型。
2. 掌握糖尿病的康复治疗方法。
3. 熟悉糖尿病的主要康复评定方法。
4. 了解糖尿病足的康复治疗方法。

## 第一节　糖尿病的临床诊治

　　糖尿病(diabetes mellitus)是一组由遗传和环境因素相互作用而引起的临床综合征,由于胰岛素分泌绝对或相对不足以及靶组织细胞对胰岛素敏感性降低,引起糖、蛋白质、脂肪、水和电解质等一系列代谢紊乱,以持续性血糖升高为特征。1999 年 WHO 将糖尿病分为 4型,即 1 型糖尿病、2 型糖尿病、其他特殊类型糖尿病和妊娠期糖尿病。其病因及发病机制至今尚未完全阐明,其发生可能与遗传、自身免疫及环境因素等综合作用有关。糖尿病为临床常见病、多发病,其患病率正随着人民生活水平的提高、人口老化、生活方式的改变以及诊断技术的进步而迅速增加,成为发达国家中继心血管病和肿瘤之后的第三大非传染性疾病。2003 年国际糖尿病联盟执行总结报告显示,目前全球成人的 5.1％,即 1.94 亿人为糖尿病患者,2025 年将增至 6.3％,即 3.33 亿。1997～1980 年我国第 1 次调查成人患病率为 1％,1994～1995 年第 2 次调查成人患病率为 2.5％,2003 年达 3 000 万人左右,居世界第 2 位。由于糖尿病患病率高、病程长,血糖控制不好导致的心、脑、肾、眼、神经和周围血管等组织器官的并发症又是糖尿病致死、致残的主要原因,因此该病已成为严重危害人类健康的世界性公共卫生问题。

### 一、临床诊断

#### (一)临床表现

　　1. 代谢紊乱症状群　血糖升高后因渗透性利尿引起多尿,继而因口渴而多饮水。患者外周组织对葡萄糖利用障碍,脂肪分解增多,蛋白质代谢负平衡,患者肌肉渐见消瘦,疲乏无力,体重减轻,儿童生长发育受阻。为了补偿损失的糖分,维持机体活动,患者常易饥、多食,故糖尿病的表现常被描述为"三多一少",即多尿、多饮、多食和体重减轻。1 型糖尿病患者大多起病较快,病情较重,症状明显且严重。2 型糖尿病患者多数起病缓慢,病情相对较轻,肥胖患者起病后也会体重减轻。患者可有皮肤瘙痒,尤其外阴瘙痒。高血糖可使眼房水、晶状体渗透压改变而引起屈光改变致视力模糊。

2. **并发症和(或)伴发病** 相当一部分患者并无明显的"三多一少"症状,仅因各种并发症或伴发病而就诊,化验后发现血糖升高。

3. **反应性低血糖** 有的 2 型糖尿病患者进食后胰岛素分泌高峰延迟,餐后 3～5 h 血浆胰岛素水平不适当地升高,其所引起的反应性低血糖可成为这些患者的首发表现。

4. **其他**

(1)因各种疾病需手术治疗,在围术期化验发现血糖升高。

(2)无明显症状,仅于健康检查时发现血糖升高。

（二）诊断标准

糖尿病的诊断是基于空腹、任意时间(一天内任何时间,无论上一次进餐时间及食物摄入量)或糖耐量试验中 2 h 血糖值(2 h PG),诊断时主张用静脉血浆测定。

(1)空腹血糖(FPG):<6.0 mmol/L 为正常,6.0～7.0 mmol/L 为空腹血糖过高(IFG),≥7.0 mmol/L 为糖尿病(需另一天再次证实)。空腹的定义是 8～10 h 内没有热量摄入。

(2)葡萄糖耐量试验(OGTT):当血糖高于正常范围而未达到诊断糖尿病标准时,可进行 OGTT。OGTT 应在清晨进行,将 75 g 葡萄糖溶于 250～300 ml 水中,5 min 后饮完,2 h 后再测静脉血糖水平。<7.8 mmol/L 为正常,7.8～11.1 mmol/L 为糖耐量减低(IGT),≥11.1 mmol/L 为糖尿病(需另一天再次证实)。

（三）临床分型

(1)1 型糖尿病(胰岛素依赖型,IDDM):发病较急骤,主要是由于胰岛 β 细胞被异常的自身免疫反应选择性地破坏,体内胰岛素缺乏,必须终身接受胰岛素治疗。

(2)2 型糖尿病(非胰岛素依赖型,NIDDM):起病较缓慢,主要由于肥胖等因素所致的体内胰岛素分泌相对不足,或由于骨骼肌、脂肪和肝脏等体内胰岛素的靶细胞出现胰岛素受体或受体后异常或缺陷,造成这些组织对胰岛素的抵抗,使靶细胞摄取与利用葡萄糖减少,导致血糖升高。不一定需要接受胰岛素治疗。

(3)糖耐量减低:IGT 是 2 型糖尿病发病前期阶段,经干预后可以逆转。IGT 患者在遗传易感性的基础上易产生胰岛素抵抗,出现糖耐量异常,经过若干年后有 1%～5% 患者将发展为 2 型糖尿病。

## 二、临床治疗

治疗原则:强调早期治疗、长期治疗、综合治疗、治疗措施个体化。

治疗目标:是使血糖达到或接近正常水平,纠正代谢紊乱,消除糖尿病症状,防止或延缓并发症的发生,维持较好的健康和劳动(学习)能力,保障儿童生长发育,延长寿命,降低病死率和致残率。

（一）饮食治疗

饮食治疗是糖尿病的基本治疗措施之一。不论是 1 型糖尿病还是 2 型糖尿病都应重视

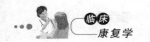

饮食治疗。糖尿病饮食疗法的目的是控制热量的摄入,减轻胰岛的负担,控制血糖升高以减轻症状和减缓并发症的发生与发展;维持合理的体重,特别是使儿童得到正常的生长和发育;保持患者基本营养素的要求,使患者身心处于最佳状态。糖尿病饮食疗法的原则如下。

(1)严格控制每天的总热量:以能维持标准体重为宜。对肥胖者控制总热量以减肥,对消瘦者宜保证热量摄入以增加体重。

(2)合理搭配三大营养素

1)碳水化合物的控制要合理,适量的碳水化合物有利于提高胰岛素的敏感性和改善葡萄糖耐量,因此碳水化合物可占总热量的 50%～60%,即进食量以 200～350 g/d 为宜。对使用胰岛素和口服降糖药者可适当放宽。

2)蛋白质摄入量宜接近正常人,占总热量的 15%～20%,并应以肉、蛋、乳、豆等优质蛋白为主。

3)减少脂肪摄入,使脂肪摄入量占总热量的 25%～30%,其中胆固醇宜低于300 mg/d。

(3)充足的食物纤维素:适量的无机盐及维生素,以保证维生素和电解质的摄取量。

(4)保持有规律的饮食时间:按时、定量吃饭,杜绝零食,生活习惯规律化。同时合理安排进餐,一般早、中、晚三餐热量的分布以 1/5、2/5、2/5 为宜,并可按生活习惯、用药情况及病情控制情况调整。

(二)运动疗法

单纯靠限制饮食对糖尿病患者的血糖控制并不理想,尤其是 2 型糖尿病患者由于存在胰岛素抵抗,节制饮食并不能改善胰岛素的敏感性,必须配合运动锻炼才能发挥理想的治疗效果(表 23-1)。

表 23-1　饮食限制和运动疗法对糖耐量和胰岛素敏感性的影响

| 项　　目 | 饮食限制＋运动 | 饮食限制 |
|---|---|---|
| 体重 | 下降 | 下降 |
| 体脂 | 减少 | 不变 |
| 除脂肪体重(肌肉、骨骼等) | 不变 | 下降 |
| 胰岛素敏感性 | 增高 | 降低 |
| 葡萄糖耐量 | 改善 | 不变 |

(三)药物治疗

1. 口服降糖药　并不是对所有 2 型糖尿病患者都有效。而且服用较长时间后可能失效,需改换药物。此类药可配合胰岛素使用。

(1)磺酰脲类:常用的第 2 代磺酰脲类药物有格列齐特 80 mg,每天 1～2 次;格列吡嗪 12.5～75 mg/d;格列本脲 2.5～20 mg/d。

(2)双胍类:苯乙双胍(降糖灵)25 mg,每天 3 次。二甲双胍 0.5 g,每天 3 次。此药可用于 1 型和 2 型患者,单纯用或与他药合用。对于肥胖的 2 型糖尿病患者尚有减肥作用,作为第一线药物。

(3)α 葡萄糖苷酶抑制剂:作用机制是通过抑制小肠黏膜上皮细胞表面的 α 葡萄糖苷酶(如麦芽糖酶、淀粉酶、蔗糖酶)而延缓碳水化合物的吸收,降低餐后高血糖。可作为 2 型糖尿病的第一线药物。阿卡波糖 25 mg,每天 3 次。

(4) 噻唑烷二酮(TZD):主要作用是增强靶组织对胰岛素的敏感性,减轻胰岛素抵抗。此类药物有曲格列酮(TRG)、罗格列酮(RSG)、帕格列酮(PIO)等。

2. **胰岛素治疗**　按起效作用快慢和维持作用时间,分为速效、中效和长效 3 类。国内目前常用的有:①普通胰岛素(RI),其作用快,持续时间短,是唯一可经静脉注射的胰岛素,可用于抢救糖尿病酮症酸中毒;②中效胰岛素有低精蛋白胰岛素(NPH)和慢胰岛素锌混悬液;③长效胰岛素有鱼精蛋白锌胰岛素(PZI)。短效胰岛素主要控制一餐后高血糖;中效胰岛素主要控制两餐后高血糖,以第二餐饭为主;长效胰岛素主要提供基础水平胰岛素。

## 三、并发症的防治

### (一)急性并发症

1. **酮症酸中毒**　由于感染、胰岛素治疗中断或不适当减量、饮食不当、创伤、手术、妊娠和分娩等诱因,加重糖代谢紊乱,大量脂肪酸在肝脏经 β 氧化产生大量的乙酰乙酸、β 羟丁酸和丙酮,三者通称为酮体。当血酮体增高超过机体的处理能力时,便发生代谢性酸中毒,导致机体严重的失水和电解质紊乱,引起循环衰竭和中枢神经功能障碍,严重者发生脑水肿,出现昏迷。应予以积极治疗。

2. **非酮症高渗性昏迷**　由于感染、急性胃肠炎、脑血管意外、严重肾疾患、不合理的限制水分以及某些药物等因素,导致血液浓缩、继发性醛固酮分泌增多加重高血钠,使得血浆渗透压增高,脑细胞脱水,导致本症突出的精神神经症状。多见于老年人,好发于 50～70 岁。本症病情危重,并发症多,病死率可达 40%,故强调早期诊断和治疗。

3. **低血糖昏迷**　由于胰岛素过多、糖皮质激素等升糖激素不足、迷走神经过度兴奋、糖摄入严重不足、组织能量消耗过多等因素,导致血糖低于正常(2.8 mmol/L),临床表现为出汗、心悸、饥饿、面色苍白、头昏、视物模糊、躁动,乃至昏迷。若不及时抢救,会危及生命。

4. **感染**　糖尿病患者由于存在内分泌代谢紊乱和并发症,机体防御能力显著降低,易发生各种感染,如皮肤化脓性感染、真菌感染、尿路感染等。据统计继发感染率为 32.7%～90.5%。感染可使血糖增高,加重糖尿病,甚至诱发酮症酸中毒。高血糖又使血浆渗透压升高,抑制白细胞的吞噬能力,机体抵抗力下降,有利于细菌生长繁殖。糖尿病患者蛋白质代谢紊乱未得到及时控制,体内蛋白质进行性消耗,影响了体液免疫和细胞免疫功能。只有严格控制血糖,才能有效防治糖尿病病情发展及并发症的发生。

### (二)慢性并发症

1. **大血管病变**　动脉粥样硬化的发生率高,发病年龄轻,病情进展也较快。大、中动脉粥样硬化主要侵犯主动脉、冠状动脉、脑动脉、肾动脉和肢体外周动脉等,引起冠心病、脑血管疾病、肾动脉硬化、肢体动脉硬化等。肢体外周动脉粥样硬化常以下肢动脉病变为主,表现为下肢疼痛、感觉异常和间歇性跛行,严重供血不足可导致肢体坏疽。

2. **微血管病变**　主要表现在视网膜、肾、神经、心肌组织,尤其是以糖尿病肾病和视网膜病为重要,导致慢性肾衰竭和失明。糖尿病性心脏病可诱发心力衰竭、心律失常、心源性休克和猝死。

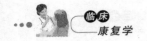

3. 神经系统病变　　神经系统病变可以涉及感觉神经、运动神经、自主神经,引起感觉麻木、肌肉麻痹、脏器功能障碍等相应的临床表现。

有资料显示,糖尿病患病10年以上者其并发症的发病率明显增高。近年来糖尿病已成为失明和尿毒症的主要原因。

# 第二节　糖尿病的临床康复

## 一、康复评定

（一）康复问题

（1）视力障碍:如并发白内障、青光眼及视网膜病变时出现视力减低,严重者甚至失明。

（2）肾功能障碍:合并肾脏病变,出现蛋白尿,甚至肾功能不全,严重影响患者的生活质量,甚至危害患者的生命。

（3）ADL能力降低:合并周围神经及自主神经损害时,常出现感觉异常、肌肉萎缩、体位性低血压及排尿异常,严重影响日常生活活动能力。

（4）心血管功能障碍:高血压、冠心病是糖尿病常见的并发症,患病之后患者体力活动减少,导致心血管系统的适应能力降低,循环功能减退。

（5）步行障碍:合并外周血管病变和糖尿病足坏疽,影响患者的步行能力,需要穿戴矫形支具,严重者需截肢。

（6）心理障碍:糖尿病患者常伴有不良生活习惯、自我管理能力降低及心理障碍,对患者日常生活和治疗产生严重的不良影响。

（二）生理功能评定

糖尿病生理功能评定包括胰岛功能评定、糖尿病慢性病变评定及糖尿病康复疗效评定3个部分。

1. 血糖及胰岛 $\beta$ 细胞功能评定　　参照本节的临床诊断标准部分。

2. 糖尿病慢性病变评定

（1）糖尿病性视网膜病变的评定:依据眼底改变分为非增殖型（背景型）、增殖型和糖尿病性黄斑水肿。非增殖型糖尿病视网膜病变是早期改变,又分为轻度、中度和重度;增殖型改变是一种进展型改变;黄斑水肿可以与上述两型同时存在。

（2）糖尿病周围神经病变的评定:包括感觉神经、运动神经和自主神经功能的检查及电生理学评估,具体方法参见本套教材《康复功能评定学》。

（3）糖尿病足的评定

1）外周血管检查

A. 踝动脉-肱动脉血压比值（ABI）:可反映下肢血压与血管的状态。正常情况下,踝动脉收缩压稍高于或相等于肱动脉收缩压,即正常值为1.0～1.4,<0.9为轻度缺血,0.5～0.7为中度缺血,<0.5为重度缺血（此时易发生下肢或趾坏疽）。

B. 下肢体位实验:可以了解静脉充盈时间的长短,是下肢缺血的重要指标之一。令患者平卧抬高下肢 45°～60°,在 30～60 s 使静脉排空,然后立即站立或坐起使足下垂,计算静脉充盈时间。正常人<15 s,静脉充盈时间>1 min,说明下肢供血明显不足。

C. 其他:可反映血管功能的检查还包括彩色超声多普勒检查、跨皮氧分压(transcutaneous oxygen tension,$TcPO_2$)测定、甲皱微循环检查及动脉造影等。

2) 神经功能检查:多采用肌电图、神经传导速度及诱发电位等电生理检查测定有无周围神经病变及其病变程度。也可用音叉震动觉测定患者足部的感觉是否异常,即将分度音叉在双侧踇趾关节处测 3 次,3 次中有 2 次答错,示音叉感觉缺失。保护性感觉的测定可应用 Semmes - Weinstein 5.07(10 g)的尼龙纤维丝垂直地置于皮肤表面,沿着足的周边接触,如果患者能在每一处都正确地感受到尼龙丝,能正确地回答 3 个问题中的 2 个,说明患者的保护性感觉正常。

3) X 线检查:可发现肢端骨质疏松、脱钙、骨髓炎、骨质破坏、骨关节病变及动脉钙化,也可发现气性坏疽感染后肢端软组织的变化,对诊断肢端坏疽有重要意义。一般作为常规检查。

4) 糖尿病足溃疡严重程度分级:根据美国 Texas 大学糖尿病足分级标准:0 级,有足溃疡病史,无感染、缺血;1 级,下肢表浅溃疡、感染;2 级,下肢深及肌腱溃疡、缺血;3 级,坏疽影响下肢骨、关节,感染并缺血。

3. 糖尿病康复疗效评定  糖尿病康复治疗疗效的评定实际上与临床治疗疗效评价是一致的。糖尿病的控制目标见表 23 - 2,这对判断糖尿病康复治疗的疗效具有较好的参考价值。

表 23 - 2  糖尿病的控制目标

| 指　标 | 理　想 | 良　好 | 差 |
|---|---|---|---|
| 血糖(mmol/L) | | | |
| 空腹 | 4.4～6.1 | ≤7.0 | >7.0 |
| 非空腹 | 4.4～8.0 | ≤10.0 | >10.0 |
| 糖化血红蛋白(%) | <6.5 | 6.5～7.5 | >7.5 |
| 血压(mmHg) | ≤130/80 | 130/80～140/90 | ≥140/90 |
| 体重指数(BMI) | | | |
| 男性 | <25 | <27 | ≥27 |
| 女性 | <24 | <26 | ≥26 |
| 血脂 | | | |
| TC(mmol/L) | <4.5 | ≥4.5 | ≥6.0 |
| TG(mmol/L) | ≤1.5 | 1.5～2.2 | ≥2.2 |
| HDL - C(mmol/L) | ≤1.1 | 1.1～0.9 | ≥0.9 |
| LDL - C(mmol/L) | ≤2.6 | 2.6～3.3 | ≥3.3 |

（三）日常生活活动能力评定

糖尿病患者躯体 ADL 评定可采用改良巴氏指数评定表,高级 ADL(包括认知和社会交流能力)的评定可采用功能独立性评定量表(FIM)。具体方法参照本套教材《康复功能评定学》。

（四）参与能力评定

主要进行生活质量评定、劳动力评定和职业评定。具体方法参照本套教材《康复功能评

定学》。

## 二、康复治疗

### (一)运动疗法

运动疗法是康复干预的基本方法之一,糖尿病运动疗法有其适应证和禁忌证,运动处方直接影响到血糖的控制,正确的运动指导可以避免心血管意外的发生。

**1. 治疗原理**

(1)运动锻炼可增加肌细胞和脂肪细胞膜上葡萄糖运载体的数量,促进肌细胞和脂肪细胞对葡萄糖的转运和利用;通过提高肌细胞和脂肪细胞的胰岛素受体后功能,增强外周组织对胰岛素的敏感性,减轻胰岛素抵抗,从而改善糖代谢异常,降低血糖;还可以提高肌细胞、脂肪细胞和肝细胞膜上胰岛素受体的数量和受体的结合力,改善机体对胰岛素的利用能力。

(2)运动锻炼能加速脂肪组织分解,促进游离脂肪酸和胆固醇的利用,降低血胆固醇和低密度脂蛋白浓度,提升高密度脂蛋白浓度,纠正脂代谢功能紊乱;能选择性地减少腹腔内脂肪,而除脂肪体重(LBM)则无明显变化,减轻体重,改善胰岛素敏感性。此外,运动通过缩小脂肪细胞体积,导致 TNF-α 分泌减少,后者与胰岛素敏感性的增高有关。

(3)运动锻炼可改善糖代谢,控制血糖,预防和减少糖尿病慢性并发症,降低糖尿病的致残率,减少病死率。

**2. 适应证与禁忌证**

(1)适应证

1)糖耐量异常者、无显著高血糖和并发症的 2 型糖尿病患者是饮食控制和运动治疗的绝对适应证。

2)有微量白蛋白尿、无眼底出血的单纯性视网膜病、无明显自主神经障碍的糖尿病外周神经病等轻度并发症的患者是相对适应证,对这些患者饮食指导的同时,药物控制血糖后再进行运动疗法。

3)无酮症酸中毒的 1 型糖尿病患者,在调整好饮食和胰岛素用量的基础上进行运动治疗,能有效地控制血糖在良好的水平。

(2)禁忌证:①酮症酸中毒;②空腹血糖>16.8 mmol/L;③增殖性视网膜病;④肾病;⑤严重心血管疾病(不稳定型心绞痛、严重心律失常、一过性脑缺血发作);⑥合并急性感染的患者。这些患者日常生活活动以外的运动应列为禁忌。

对糖尿病患者的运动疗法适应证掌握不恰当如有并发症的患者,或运动处方和运动指导不规范,如运动种类和强度不当,饮食或药物的指导不到位,均可导致病情加重。糖尿病运动疗法中最可能出现的危险有:运动中和运动后低血糖、运动中和运动后高血糖、酮症酸中毒、诱发心血管并发症(心肌梗死、心律失常、猝死)、骨关节软组织损伤、加重原有的并发症(视网膜病、肾病、神经病),必须加以注意。

**3. 运动治疗的有效性**

(1)运动预防 2 型糖尿病:研究表明每周进行 1 次以上的运动,如散步、慢跑、骑自行车至出汗程度,2 型糖尿病的发病率明显减少。定期进行运动锻炼,同时配合饮食、运动等生活方式的教育指导,胰岛素抵抗减轻,冠心病的危险因子和糖代谢异常有明显改善。

（2）运动预防并发症的出现：饮食控制和运动疗法可以使血糖正常化，使 2 型糖尿病患者的自主神经功能能得到恢复，肾病及动脉硬化性血管病变减轻，并可以预防增殖性视网膜病的发生。在早期肾病模型动物，中等强度的有氧运动，肾功能未见恶化，血糖维持在良好水平。

4. 运动处方

（1）运动处方原则：每个人的生活方式和习惯各有差异，运动量也不相同，运动处方必须体现个体化的原则。首先要询问和调查患者的日常生活活动方式，掌握日常活动的类型，参考日常饮食摄入量，决定运动种类和运动量，制订出相应的运动处方。对于日常工作较忙的上班族，无法挤出特定的运动时间，可指导患者尽量骑自行车上班，或在目的站的前一站下公交车后步行上班，并尽量少乘电梯，鼓励徒步上下楼。

（2）运动强度：长期的运动锻炼可以明显改善 2 型糖尿病患者的胰岛素敏感性，但是高强度运动一方面促使胰岛素拮抗激素分泌而导致血糖进一步升高，另一方面促使血浆过氧化脂增多而使机体处于氧化应激状态，会加重原有并发症脏器的损害。中等强度以下的运动可使肌肉有效地利用葡萄糖和游离脂肪酸。随着运动强度的增高，肌肉对葡萄糖利用的比例逐渐增多，继而血中乳酸堆积，结果抑制脂肪酸分解，使得血中游离脂肪酸浓度降低。由于糖尿病运动疗法不仅促进肌肉的能量代谢，而且能改善脂肪组织的代谢，提高脂肪的利用率，因此提倡中等强度以下的运动也有利于体内脂肪的燃烧。

一般认为，只有当运动强度达到 40%～60% 最大摄氧量时才能改善代谢和心血管功能。如果运动强度过低，就达不到治疗效果；如果运动量强度过大，无氧代谢的比重增加，治疗作用降低，且可引起心血管负荷过度，应予避免。由于在有效的运动锻炼范围内，运动强度的大小与心率的快慢呈线性相关，因此常以运动中的心率作为评定运动强度大小的指标。靶心率的确定最好通过运动试验获得，即取运动试验中最高心率的 60%～80% 作为靶心率。开始时宜用低强度运动进行活动。如果无条件做运动试验，可选用公式计算靶心率：靶心率＝安静心率＋安静心率×50%。有条件者可考虑使用 MET 和 RPE 来计算运动强度。

（3）运动种类：以有氧运动为主，有氧运动有利于葡萄糖的代谢和脂肪的燃烧。比较适合糖尿病患者的运动方式有步行、慢跑、游泳、划船、阻力自行车、有氧体操等。进行适当的球类运动、太极拳、木兰拳、原地跑或登楼梯等也是一些简单可用的活动锻炼方法，可根据患者的兴趣爱好和环境条件加以选择。最近有研究指出，力量运动如举重可以增加肌肉的重量，减少体脂量，改善胰岛素的敏感性。因此，鼓励在有氧运动处方中适当加入肌肉力量训练的内容，但必须考虑不要加重心血管和骨关节系统的负荷，以保证运动处方的安全性。

（4）运动时间：根据肌肉能量代谢特点，肌肉收缩的早期主要以肌糖原供能为主，以燃烧脂肪作为能源，每次运动时间推荐在 10 min 以上。通常每次运动的时间可自 10 min 开始，逐步延长至 30～40 min。因为运动时间过短达不到体内代谢效应，而如果运动时间过长，再加上运动强度过大，则易产生疲劳、加重病情。

此外，还应指导患者一天中何时运动较为适宜。因为糖尿病的运动锻炼是一种治疗性运动，而非健身运动，空腹晨练显然是不适宜的。一天中较为适宜运动的时间，应根据患者的实际情况决定，并注意与饮食、药物等治疗相互协调，相互配合。通常糖尿病患者应避免空腹运动，而以餐后运动为宜。餐后因摄入食物，加上餐前使用了降糖药物或胰岛素，能阻止肝糖原的分解，又能促进肌肉利用外源性葡萄糖，达到糖代谢平衡。在餐后进行运动时，

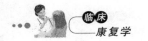

应注意避开药物作用的高峰期,以免发生低血糖。

(5)运动频率:一般认为每周运动锻炼3～4次较为合理,可根据每次的运动量大小而定。如果每次运动量较大,间歇宜稍长。但运动间歇超过3～4天,则运动锻炼的效果及运动蓄积效应将减少,难以产生疗效。有资料表明,终止运动锻炼3天,已获得改善的胰岛素敏感性会随之消失。故运动疗法实施每周必须在3次以上,运动锻炼不应间断。如果每次运动量较小,且身体条件较好,每次运动后不觉疲劳,可坚持每天运动一次。

5.1型糖尿病患者的运动疗法  1型糖尿病的治疗原则与2型糖尿病的治疗原则不同,一旦确诊首先实施胰岛素治疗和饮食控制,待血糖得到较好控制后再实施运动疗法。1型糖尿病在儿童和青少年中的发病率较高,运动是儿童正常生长发育所需要的一个促进因素。运动锻炼对1型糖尿病患者有双重意义:一方面可促进患儿生长发育,增强心血管功能,维持正常的运动能力;另一方面可增强胰岛素在外周组织的作用,有助于血糖的控制。经常参加运动的1型糖尿病患者其糖代谢控制较好,并发症的发生率和病死率均明显减少。

运动种类和强度可根据1型糖尿病患者的年龄、病情、兴趣爱好和运动能力而制订,如选择步行、慢跑、踢球、跳绳、游泳、跳舞等均可。开始时运动强度以最高心率的50%～60%为宜,运动时间从20 min开始,逐渐延长,每周运动3～4次。随着运动能力的提高,可逐渐增加运动时间和运动次数。每次运动应适度,不要过度劳累,以免加重病情。在制订1型糖尿病患者运动方案时,因多为儿童或青少年,应多注意运动的兴趣性和直观性,不断更换运动的方法和内容,使运动能长期坚持,达到促进生长发育的目的。

6.运动疗法实施中的注意事项

(1)必须在严格控制饮食的基础上进行,可以达到最佳的运动疗效,较满意地控制血糖水平。

(2)运动实施前后要有准备运动和放松运动,以避免心、脑血管意外或肌肉骨关节损伤的发生。

(3)运动疗法的指导以集体教育指导效果为佳,根据个人的病情及体力,循序渐进,指导患者从较低强度的运动逐渐过渡到较高强度的运动;同时强调运动锻炼应持之以恒,养成终身运动的习惯。

(4)定期测量体重、体脂量、肌力、血糖和血脂等代谢指标,评定运动疗法的效果。

(二)心理治疗

心理治疗可以帮助患者正确认识疾病,树立战胜疾病的信心,积极配合治疗,延缓并发症的发生、发展,提高患者的生活质量,减少致残率和病死率。

1.支持疗法  是心理治疗的基础,其主要目标是支持患者度过心理危机,辅导患者有效地去适应面对的困难。

2.分析疗法  通过有计划、有目的地同糖尿病患者进行交谈,听取患者对病情的叙述,帮助患者对糖尿病有一定完整的认识,建立战胜疾病的信心。

3.集体疗法  是以集体为对象而施以心理治疗。一般由医务人员讲解糖尿病的有关知识,然后组织患者讨论,并邀请治疗较好的患者做经验介绍,通过患者的现身说法,起到示范作用。集体心理疗法一般每周2～3次,每次1 h,以3～4周为一疗程,个别患者必要时可重复一疗程。

4. 家庭心理疗法　其特点在于把着眼点放在整个家庭系统上,让每一个成员都能理解、支持、同情、体贴、爱护和帮助患者,消除患者精神上的压力,减轻躯体痛苦。尤其对于一些心理病态的儿童,治疗患儿的母亲甚至比治疗患儿本身显得更为重要。

5. 其他疗法　包括生物反馈疗法和音乐疗法。前者借助肌电或血压等生物反馈训练,后者通过欣赏轻松愉快的音乐,放松肌肉,同时消除心理紧张,间接地有利于血糖的控制。

## 三、糖尿病足的康复

糖尿病足(diabetic food)是指糖尿病患者踝关节以下部位的皮肤溃疡、肢端坏疽或感染,是糖尿病患者长期神经和血管病变的结果,可严重影响患者的生活与工作能力。糖尿病足的发生主要是神经和血管病变、代谢紊乱、感染等因素,导致微循环和局部组织代谢障碍而发生微血管及大中血管病变,使动脉狭窄,供血不足,血液流变异常是糖尿病足的主要发病基础。本节将重点介绍糖尿病足的康复治疗。

糖尿病足溃疡的康复治疗包括物理因子治疗、作业治疗、康复工程、心理治疗等。

### (一)物理因子治疗

糖尿病足溃疡的物理因子治疗主要在于控制感染、增加血供及促进溃疡面肉芽生长。具体方法:①按摩及运动疗法;②超短波治疗;③紫外线治疗;④红外线治疗;⑤He-Ne激光治疗;⑥气血循环仪治疗;⑦高压氧治疗。临床应根据患者溃疡分级选择运用。糖尿病足处于0级时,可指导患者掌握按摩手法,鼓励患者进行适宜的运动。1~3级的糖尿病足则可选用无热量超短波及紫外线控制感染,促进溃疡愈合。所有新鲜创面的溃疡都可运用红外线、He-Ne激光或高压氧,以促进肉芽生长。2~3级患者还可根据设备条件加用气血循环仪治疗。

### (二)作业治疗

糖尿病足作业治疗的作用主要是改善患者的步行功能,提高患者 ADL 能力。具体方法:ADL 训练、矫形器具的正确使用和穿戴、拐杖或轮椅的操作技能训练、假足步行训练、适合患者的职业训练以及适当的环境改造等。

### (三)康复工程

康复工程在糖尿病足的运用首先是采用特殊鞋袜以减轻足部压力,对于步行障碍的患者还可以使用拐杖、助行器及轮椅,截肢患者则可根据情况安装假肢。

---

### 思考题

1. 糖尿病的康复治疗原则及目标各是什么?
2. 糖尿病有哪些慢性并发症?
3. 糖尿病运动处方的原则有哪些?运动时有哪些注意事项?
4. 何为糖尿病足?其相应的物理因子治疗技术有哪些?

(郭超贤)

# 第二十四章
# 肥胖症的康复

 学习目标

1. 了解肥胖的病因及发病机制。
2. 掌握肥胖的康复评定及康复治疗方案。

## 第一节　肥胖症的临床诊治

### 一、定义

肥胖症是指体内脂肪堆积过多和(或)分布异常,使体重过度增加的营养失调性疾病,是遗传因素和环境因素共同作用的结果。

肥胖可见于任何年龄,以 40～50 岁为多见,女性多于男性。新生儿体重超过 3.5 kg,特别是母亲患有糖尿病的超重儿有发生肥胖症的可能;生育期妇女经妊娠及哺乳之后,可出现不同程度的肥胖;男性 40 岁以后,妇女绝经期后,往往会体重增加,出现不同程度的肥胖。

脂肪组织分布有性别差异,女性脂肪主要分布在腰以下,如下腹部、臀部、大腿等,呈梨形,称为周围性肥胖;男性脂肪主要分布在腰以上,如颈、胸背、腰部,呈苹果形,又称为中央性肥胖,是多种慢性病的重要危险因素。

### 二、病因及分类

#### (一)病因

肥胖症的发病机制迄今尚未阐明,但与遗传、饮食、生活习惯、中枢神经功能、内分泌等多种因素有关。肥胖者常食欲亢进,多饮多食,体力活动减少,运动不足,上述不良生活习惯使肥胖更易发生和发展。儿童生长发育期营养过剩,运动过少,可出现儿童肥胖症。

#### (二)分类

根据病因可将肥胖分为原发性肥胖与继发性肥胖两类。

1. **原发性肥胖**　是指无明显内分泌与代谢性疾病,但伴有脂肪、糖代谢调节障碍的一类肥胖,这也是肥胖症中最常见的一种类型。根据发生年龄不同又分为体质性肥胖和获得性肥胖两种。

（1）体质性肥胖：常为幼年期起病，多与婴幼儿期营养过剩有关。脂肪分布于全身，脂肪细胞增生与肥大并存。饮食控制效果不理想，常对胰岛素不敏感。

（2）获得性肥胖：又称营养性肥胖，多于成年后起病，常由于营养过剩、体力活动减少所致。脂肪多分布于躯干，脂肪细胞以肥大为主。此类肥胖饮食控制效果较好，对胰岛素较敏感。

2. 继发性肥胖　常为内分泌或代谢性疾病，如皮质醇增多症、垂体病变、创伤、肿瘤等疾病的特殊症状，发病率不到肥胖患者的 5%。通过对原发病的治疗，肥胖多可消除。

## 三、临床诊断

1. 体重指数（BMI）　BMI＝体重(kg)/身高(m)²。其优点是可将身高不同或体重不同的患者在一起比较肥胖程度。由于人种和文化的差异，不同地区诊断标准各不相同（表 24-1）。

表 24-1　不同地区体重指数标准

| 诊断标准 | WHO(1997) | 亚太地区(2000) | 中国(2001) |
| --- | --- | --- | --- |
| 正常 | 18.5～24.9 | 18.5～22.9 | 18.5～23.9 |
| 超重 | 25～29.9 | 23～24.9 | 24～27.9 |
| 肥胖 | ≥30 | ≥25 | ≥28 |

2. 肥胖度　肥胖度（%）＝（实际体重－标准体重）/标准体重×100%。可根据身高与体重的关系推算标准体重，常用公式如下：

标准体重(kg)＝身高(cm)－100（身高 155 cm 以下者）

标准体重(kg)＝[身高(cm)－100]×0.9（身高 155 cm 以上者）

在标准体重上下 10% 范围内为正常体重；超过标准体重 10%～19% 为超重；超过 20% 为肥胖。其中超过 20%～30% 者为轻度肥胖；超过 31%～50% 者为中度肥胖；超过 51% 者为重度肥胖。

3. 腰围和腰臀比（WHR）　腰围是衡量脂肪在腰部蓄积程度的简单实用的指标，与肥胖相关疾病有密切关系。在我国，男性腰围≥100 cm，女性腰围≥90 cm，WHR 男性＞0.90，女性＞0.80，为中心性肥胖。

4. 体脂测定　直接测定体脂与体重的百分比，能更为合理、准确地了解体内脂肪代谢情况及肥胖程度，为控制体重提供合理的指标。理想体脂百分比，男性为 15%，女性为 25%。男性超过 25%，女性超过 30% 为肥胖；超过 50% 为重度肥胖。常用测量体脂的方法如下。

（1）水下称重法：是经典的体脂测量法。其结果比较可靠，但需要特殊的设施，且测试方法较复杂，故临床应用较少。

（2）皮褶测量法：利用皮褶卡尺测量一定部位皮褶的厚度，推算总体脂。常用的测量部位有右上臂背侧（肱三头肌）的中点处、右肩胛下角处，成人两处皮褶厚度相加，男性＞4 cm，女性＞5 cm 即可诊断肥胖。

5. 脂肪细胞大小及数量的测定　肥胖可因脂肪细胞肥大及脂肪细胞数量增加所致。通过穿刺的方法抽吸身体一定部位的脂肪，测量脂肪细胞的大小和数量可以诊断肥胖。常

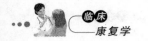
用的穿刺部位为肱三头肌、腹部近脐旁和臀部外上象限处。

# 第二节　肥胖症的临床康复

## 一、康复评定

### （一）康复问题

1. 代谢功能障碍　肥胖者由于能量物质摄入过多而运动不足，导致能量消耗减少，主要表现为糖尿病（高胰岛素血症）和血脂代谢异常（如高胆固醇血症、高甘油三酯血症、低高密度脂蛋白血症）。肥胖者发生非胰岛素依赖型糖尿病（NIDDM）的发病率是正常体重者的4倍。

2. 心血管功能障碍　因心脏负荷加重，肥胖者患心血管疾病的发病率明显增加，死亡率也较体重正常者有所增加。高血压是肥胖症高死亡率的重要因素，肥胖者患高血压的风险较体重正常者增加3～4倍，患心肌梗死的发病率较体重正常者增加1倍以上。

3. 呼吸功能障碍　由于体重增加，肥胖者胸壁顺应性降低，呼吸系统的机械负荷增加，肺泡通气不足，肺血管和肺泡气体交换的效率降低，吸氧能力下降。

4. 运动耐力降低　由于体重增加、缺乏运动、心肺功能减退等因素，肥胖者骨骼肌氧化代谢能力障碍，肌肉萎缩，氧化酶活性降低，骨骼肌毛细血管密度减少，导致全身运动耐力降低。

5. ADL障碍　肥胖者心、肺功能减退，常合并糖尿病、高脂血症、冠心病、骨关节炎等，导致运动系统功能障碍和运动耐力降低，影响日常生活活动和工作学习。

6. 心理障碍　肥胖者因其体形或外观改变、社交活动受限等原因，常出现抑郁、自卑、饮食行为异常等心理障碍，这些心理问题直接影响肥胖者的康复治疗效果。

### （二）康复评定方法

肥胖患者常存在活动不足、运动能力下降、心肺功能减退的问题。因此，对肥胖患者的康复评定，可着重进行肌力测试、心肺功能评定等。

1. 肌力测试　可选择有代表性的各组肌群进行肌力和耐力的测试。如上肢肘关节屈、伸肌力和肩关节屈、伸、外展肌力；下肢膝关节屈、伸肌力和踝关节背屈、跖屈肌力；握力、腹肌力和背肌力等。

2. 心血管运动试验　可作为评价肥胖患者心功能及体力活动能力的指标，也可作为制订肥胖患者运动处方及康复治疗疗效评定的依据。适合肥胖患者的运动试验方法一般为分级运动负荷试验，如亚极量运动试验或症状限制性运动试验等。

3. 肺功能检查　通过测试肺活量、潮气量、最大自主通气量、通气贮备量百分比等各项指标，以判断肥胖患者的肺功能情况。

## 二、康复治疗

### （一）康复治疗分期

肥胖症的康复治疗是一个长期而又艰苦的过程，在治疗前应根据患者的实际情况制订全面细致的康复治疗计划,在治疗过程中定期检查各项指标,根据疗效调整治疗计划,并通过行为教育,使患者自觉地监控自身的减肥过程。肥胖康复治疗计划实施时,通常包括以下3个阶段。

1. 第1阶段(准备阶段)　肥胖者在减肥治疗前应先对其进行必要的检查和评定,排除禁忌证,确定减肥的方法和目标。饮食治疗时逐步减少能量摄入,形成一定的热量负平衡;运动过程中逐渐增大运动量,增加能量消耗,达到减肥效果。此期历时2~4周。

值得注意的是,在限制能量的最初几天内,由于水分丢失,组织蛋白分解,体重下降幅度较大,减肥效果较明显。但随后机体对此逐渐适应,负氮平衡开始缩小,在饮食中也能满足蛋白的需求,加上运动锻炼,虽然促进了体脂分解,但由于肌肉蛋白合成增加,因此,体重下降并不明显。这种情况会引起一些患者的误解,认为减肥无效,应给予充分解释。

2. 第2阶段(减肥阶段)　继续保持第1阶段时的饮食量和运动量,维持一定的热量负平衡,定期检测体重、体脂,对饮食量和运动量做必要调整,必要时辅以药物治疗。此阶段应保持适宜的减肥速度。一般轻、中度肥胖者,理想的减肥速度为每周减重0.4~0.5 kg,每月约减重2 kg;重度肥胖者最初减肥速度应较快,每周可减重1~1.5 kg,在极低热量饮食和运动结合的措施下,3~4个月可减重15~20 kg。以后可适当放宽饮食控制,采用低热量平衡饮食,逐步减慢减肥速度,坚持数月至1年,可达到减肥目标。这种减肥速度患者较易适应,并且能长期坚持,效果较理想。

3. 第3阶段(巩固阶段)　当达到减肥目标后,继续定期监测体重,以此作为调整饮食和运动量的依据,防止体重反弹。此期应停止用药,由饮食和运动来维持热量平衡,并长期维持。

### (二) 常用康复治疗方法

肥胖症的康复常采用综合治疗手段。常用方法有饮食治疗、运动治疗和药物治疗等。其中饮食控制与运动治疗是治疗肥胖症最重要、最基本的两项措施,在此基础上配合其他治疗如药物治疗、心理治疗、行为治疗等综合措施,会取得更好的效果。

1. 饮食疗法　肥胖症的饮食疗法是指通过减少能量的摄入,以动员体内的脂肪分解释放能量,减少体脂含量,达到减轻体重的一种治疗方法。饮食疗法是肥胖症综合疗法中的一项基础治疗方法。常用的方法有低热量平衡饮食疗法、极低热量饮食疗法等。

(1) 低热量平衡饮食疗法:是肥胖症患者最常用的饮食控制疗法。其特点是限制热量的摄入,即低碳水化合物、低脂肪饮食,同时满足人体所需的其他营养物质,如蛋白质、维生素、无机盐和微量元素的需要。在减肥的低热量饮食中,宜选用高蛋白质、低碳水化合物、低脂肪的食物,如鱼、虾、鸡蛋、豆制品、牛肉、羊肉等,同时多摄入一些富含维生素、无机盐及食用纤维的蔬菜、瓜果和粗粮等。

低热量平衡饮食适用于成年肥胖者,特别是体重超过标准体重30%以上者,无严重心、肺、肾等器官并发症的患者。每天能量限制先从6 300 kJ(1 500 kcal)开始,逐渐减少到5 440 kJ(1 300 kcal),甚至达到4 200 kJ(1 000 kcal)。在热量组成方面,蛋白质按照每千克标准体重1 g计算,碳水化合物占总热量的50%左右,其余热量由脂肪提供,最好含有较多的不饱和脂肪酸。

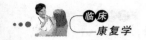
若经过1～2个月的低热量平衡饮食控制及运动疗法效果仍不明显,可考虑采用极低热量饮食疗法。

(2) 极低热量饮食疗法:是指除补充人体所必需的蛋白质、维生素、微量元素及膳食纤维外,将每天的能量摄入减少到1 700～3 350 kJ(400～800 kcal),在短期内使体重迅速减轻的一种饮食控制方法。但由于极低热量饮食疗法可引起组织蛋白分解增多而出现不良反应,因此,当体重下降到一定程度时,应适当增加热量摄入,过渡到低热量平衡饮食。

两种饮食疗法的优缺点比较见表24-2。

表24-2　两种饮食疗法的比较

| 项　　目 | 低热量平衡饮食疗法 | 极低热量饮食疗法 |
| --- | --- | --- |
| 热量[kJ/(kg·d)] | 42～84(10～20 kcal) | <42(10 kcal) |
| 每天热量(kJ) | 4 200～5 020(1 000～1 200 kcal) | 1 700～3 350(400～800 kcal) |
| 减肥效果 | 平稳,中速 | 大,急速 |
| 长期治疗 | 可能 | 困难 |
| 营养素平衡 | 稍困难 | 困难,须确保蛋白摄取 |
| 不良反应 | 少或无 | 多 |
| 体重反弹 | 易出现 | 多见 |

(3) 绝食疗法:绝食疗法又分为间歇绝食疗法和完全绝食疗法。前者是指在原低热量饮食的基础上,每周完全禁食24～48 h;后者是指连续绝食1～2周。绝食疗法期间饮水不限。这些方法仅适用于重度肥胖患者应用极低热量饮食治疗效果不明显者,这种饮食可使每周体重降低1.5～2.5 kg,有一定的危险性,使用不宜超过16周。因此绝食疗法实际应用很少。

2. 运动治疗　运动治疗是通过运动锻炼来消耗体内多余的能量,以减少体内脂肪贮存量,达到减轻体重的一种治疗方法。是治疗和预防肥胖症的关键手段。

(1) 运动治疗的作用机制:运动锻炼可通过以下几个环节,达到减轻体重、增强体质、促进健康的目的。

1) 运动时,肾上腺素、去甲肾上腺素分泌增加,可提高脂蛋白酶的活性,促进脂肪的分解。短时间大强度的运动主要由碳水化合物提供能量,消耗多余的碳水化合物,防止其转化为脂肪;中等强度长时间的运动主要由游离脂肪酸提供能量,这种耐力性运动可大量消耗热能,是肥胖症运动治疗的主要方式。

2) 运动时,肌肉组织对胰岛素的敏感性增加,增加机体对葡萄糖的利用率,减轻胰岛素抵抗。因此,对并发有高胰岛素血症或有胰岛素抵抗的肥胖患者有特殊的治疗作用。

3) 运动可减少脂肪在心脏、血管、肝脏等器官内的沉积,从而避免因肥胖而引起的器官损害。

4) 运动可降低血中甘油三酯及低密度脂蛋白胆固醇水平,提高高密度脂蛋白胆固醇水平,对防止血管粥样硬化及心脑血管疾病具有重要意义。

5) 运动可增强心肌收缩力,增加胸廓及膈肌的活动度,加深呼吸,增加肺活量,从而改善心肺功能。

（2）运动方式：肥胖症的运动治疗主要以中等强度、较长时间的有氧运动为主，也可根据体质与个人爱好等辅以力量性运动、球类运动等。

1）有氧运动：常用的有氧运动包括步行、慢跑、游泳、划船、爬山、骑自行车等，有助于维持能量平衡，长期保持肥胖者的体重不反弹，提高心肺功能。其中自行车和游泳尤其适合肥胖者，游泳除了可增加左心室收缩和舒张末期直径，改善有氧运动能力外，还可依靠水的浮力减轻关节负重；利用水的导热性能，将运动中产生的热量排出体外，起到较好的控制体重的效果。

2）力量性运动：主要进行躯干及四肢大肌群的运动，如俯卧撑、仰卧起坐、拉力器、哑铃等。为达到消耗脂肪的目的，力量性运动时的肌肉负荷量应以最大肌力的 $60\%\sim80\%$、反复运动 $20\sim30$ 次为准，并在 $2\sim3$ 周后逐渐增加运动量。

3）球类运动：这种运动形式既能锻炼肌肉，又能持续消耗能量，起到减肥效果。可选择羽毛球、乒乓球、篮球、排球等项目，每次运动以 $30\sim60$ min 为宜。

（3）运动强度：对肥胖症患者进行运动治疗时，可根据不同体质和年龄选择不同强度的运动。一般来说，运动强度以最大心率的 $60\%\sim80\%$ 为宜。从最大心率的 $60\%$ 的运动量开始，逐渐增加。运动中患者可以自测心率，监控运动强度，运动前后心率变化≤20 次/分为低强度，≤40 次/分为中强度，≤60 次/分为高强度。若有心血管问题，应根据心电运动试验确定运动强度。

（4）运动频率：一般认为每周至少为 2 次，3～5 次较为理想。若患者情况许可，有氧运动也可每天早晚各 1 次，以增加热量的消耗，提高减肥效果。

**3. 药物治疗**　药物治疗作为减肥的一种辅助手段，疗效多不稳定，易引起体重反弹，而且不良反应较大。因此，只有在饮食控制和运动治疗减肥效果不满意时，考虑应用药物作为辅助治疗。常用的减肥药物有以下几类。

（1）食欲抑制剂：具有兴奋下丘脑饱食中枢而抑制食欲，并能促进代谢和增加产热，达到减肥效果。常用的有芬氟拉明（氟苯丙胺）、安非拉酮（二乙胺苯酮）等。

（2）双胍类口服降糖药：此类药物可以降低血糖，还有抑制食欲、减轻体重的作用。常用的有苯乙双胍（降糖灵）、二甲双胍（降糖片）。

（3）激素类：此类药物可增加机体代谢率，促进脂肪分解，使体重下降。常用的药物有甲状腺素、脂解素。

**（三）肥胖症康复治疗的注意事项**

为使肥胖症康复治疗达到预期效果，在治疗中应注意以下几个方面。

（1）重视宣传教育，加强人们对肥胖症危害性的认识，使肥胖症的防治成为全社会普遍关注的问题。

（2）肥胖者治疗前应先做全面体检，尤其注意是否并发心血管疾病或其他并发症，根据运动、呼吸、心功能等测定结果，选择合理的运动方式和运动量。

（3）肥胖症的康复治疗应持之以恒，长期坚持，遵守循序渐进的原则，安全有效地减肥。

（4）在运动治疗时，应避免为了短时间内减轻体重而随意增大运动量，或过分严格控制饮食而损害健康。

（5）选择科学的生活方式，是控制体重及防治肥胖的根本途径。

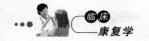
## 思 考 题

1. 简答肥胖的定义。
2. 肥胖的诊断方法有哪些？
3. 简答肥胖康复治疗的方法。
4. 为一肥胖患者制订运动处方。

（周海荣）

# 第二十五章

# 烧伤后的康复

1. 掌握烧伤的概念、临床分期和外科治疗原则。
2. 熟悉烧伤面积评定方法及各期烧伤的临床特点。
3. 掌握烧伤深度评定方法及各度烧伤的临床特点。
4. 熟悉烧伤康复治疗的目标及各期烧伤康复治疗的基本措施。
5. 了解烧伤瘢痕程度的评价方法和对日常生活活动的影响。

## 第一节　烧伤的临床诊治

烧伤系指热力(火焰,高温气体、液体、固体等)、电能、腐蚀性化学物质及放射线作用于人体所引起的损伤,其中以热力烧伤最常见,约占各类烧伤原因的 85%～90%。由于致伤原因、温度高低及作用时间长短的不同,烧伤伤情亦不相同。损伤不只限于皮肤,可深达肌肉、骨骼,甚至合并呼吸道烧伤。烧伤面积越大、深度越深,对组织的损伤就越大,人体的残障也越严重。大面积深度烧伤,除采取及时有效的救治外,还需要适时有效的康复治疗,才能减轻残障,最大限度地恢复患者的生理功能。因此,在烧伤的治疗中康复治疗占有非常重要的位置。

### 一、临床分期

根据烧伤的病理生理变化和临床特点,烧伤的临床过程分为以下 4 期。

1. 渗出期　大面积烧伤后的 1～2 h 内,恐惧和剧痛可引起神经源性休克。约 2 h 后,由于烧伤区血管的通透性增高,大量血浆从血管内渗出至组织间隙和体表创面,这种渗出在伤后的 6～8 h 最快,48 h 渗出达到高峰,然后逐渐转为回吸收。血浆的大量渗出引起有效循环血容量锐减,从而发生低血容量性休克。由于严重的低血容量和大量红细胞破坏,可并发急性肾功能衰竭。

2. 感染期　皮肤烧伤使人体失去一道天然屏障,坏死创面利于细菌繁殖,严重烧伤抑制人体的调理机制又使人体的抵抗力下降,容易发生创面感染,甚至烧伤败血症。整个病程有 3 个感染高峰期:①烧伤 48 h 后,创面开始由渗出转为回吸收,渗液中的坏死组织分解产物和细菌毒素被回吸收进入血液循环中,引起全身中毒症状,但细菌培养为阴性,称为创面

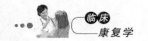

脓毒症。②2～3周后,创面形成的焦痂开始自溶而与深部组织分离,称为自溶脱痂。自溶焦痂下的细菌和毒素可进入血液循环,引起脓毒败血症,称为中期败血症。③如创面长期不愈合,患者的营养状况和全身抗病力逐渐降低,感染创面的细菌容易侵入血液循环引起败血症,称为后期败血症。

3. **修复期** 伤后 5～8 天进入创面修复期,直至创面愈合,与感染期并行存在。防治感染和促进创面愈合是此期治疗的关键。浅度烧伤(包括Ⅰ度和浅Ⅱ度)创面能自行愈合,而深度烧伤(包括深Ⅱ度和Ⅲ度)创面需要脱痂植皮修复。

4. **康复期** 深度烧伤创面瘢痕愈合,瘢痕继发增生和挛缩影响容颜和关节功能。有些创面愈合后有瘙痒或疼痛,或修复的创面反复出现水疱,甚至破溃并发感染。大面积深度烧伤经植皮愈合后的创面丧失了汗腺,患者难以通过出汗来散热,以致机体的体温调节功能紊乱。上述的机体残障及生理功能紊乱,需要一定时间的适应过程,或需要一个锻炼、物理因子治疗、体疗或手术整形过程,患者方可望获得康复或部分康复。

## 二、早期处理

小面积烧伤(成人Ⅱ度烧伤面积小于 20%,儿童小于 10%)伤情轻,治疗重点在于处理好创面。大面积烧伤伤情严重,必须兼顾全身治疗和创面处理。

### (一)全身治疗

大面积深度烧伤的全身治疗原则包括复苏、液体疗法、抗感染治疗、全身支持治疗及防治并发症。

1. **复苏** 烧伤患者可能存在严重的复合伤,如窒息、大出血、脑外伤、血气胸等。因此,需要立即估计患者的呼吸和循环功能情况,进行必要的急救和复苏处理,并给予镇静止痛治疗,防止神经源性休克。然后再详细询问病史和进行体格检查,以判断患者的伤情。

2. **液体疗法** 创面的大量渗液引起严重的低血容量性休克,需要快速足量补液(输液量的计算参见《外科学》),以迅速恢复有效的循环血量,使患者度过休克关。

3. **抗感染治疗** 消毒隔离、正确处理创面、合理使用抗生素和全身支持治疗是防治烧伤感染的基本措施。选用敏感的抗生素,并根据血液和创面细菌培养与药物敏感试验的结果调整用药,以保证有效的抗生素治疗。

4. **全身支持治疗** 烧伤患者处于高消耗的负氮平衡状态,全身营养状况低下,而且红细胞破坏严重、体液失调,因此需要输血输液,补充碳水化合物、蛋白质和维生素,以纠正营养和体液平衡失调。

5. **防治并发症** 严重烧伤几乎包括了全身各系统的并发症,如肺部感染、肺水肿、肺不张、急性肾功能衰竭和应激性溃疡等,重者可发生多器官功能衰竭。上述并发症多与休克或感染同时发生,因此抗感染和抗休克治疗是防治并发症的基础。其余措施包括:补碱利尿,防治急性肾功能衰竭;维持呼吸道通畅和吸氧,防治肺部并发症;抗酸和保护胃黏膜,防治应激性溃疡等。

### (二)创面处理

正确处理创面是烧伤治疗成败的关键,其处理原则如下。

1. **Ⅰ度烧伤** 保持创面清洁和防止创面的进一步损伤,3～5 天后创面愈合,一般不遗留瘢痕。

2. 浅Ⅱ度烧伤　清创后,创面外涂抗生素和具有收敛作用的烧伤药物,再酌情选用包扎疗法或暴露疗法。如无感染,创面可于2周左右痊愈,不留瘢痕。

3. 深Ⅱ度及Ⅲ度烧伤　清创后,原则上尽可能采用暴露疗法,争取去痂(大面积分次去痂)植皮修复创面。植皮创面瘢痕愈合,不同程度地影响容颜和人体生理功能,需要进一步的康复治疗。

### 三、常见并发症

烧伤后由于组织器官的损害、长期制动带来的影响、心理状态的改变等,常会带来一系列的并发症,直接影响功能恢复。

1. 压疮　大面积严重烧伤后,患者长时间处于卧床状态,如护理不当,将导致皮肤持续或反复受压,造成皮肤缺血、组织坏死,出现压疮。使用矫形器的患者,如果矫形器过紧或过度摩擦,也会在损伤部位出现压疮。

2. 肌肉萎缩和肌力下降　烧伤患者长期卧床或制动而至失用性肌肉萎缩;深度烧伤后,周围神经亦有损伤,导致所支配的肌肉失去神经营养作用,出现神经源性肌萎缩。以上两种情况都可使肌力下降。

3. 水肿　烧伤后迅速出现体液渗出,约12 h之后,富含蛋白的水肿液形成凝胶状,阻塞局部淋巴管,引起肢体水肿。

4. 骨和关节改变　深度烧伤损害真皮深层乃至皮下组织、肌肉时,必须通过肉芽组织形成的方式修复创面。在肉芽组织中,除大量新形成的毛细血管外,还存在丰富的成纤维细胞和细胞外基质成分,胶原纤维增生,排列紊乱,形成瘢痕,导致皮肤伸展性下降,影响关节活动。儿童烧伤后,部分或整个骨骺早期融合,导致骨生长迟滞,骨短小,也可因瘢痕造成关节活动障碍。给儿童戴压力面罩和穿压力衣时,因长时间压力的作用,导致颜面和胸廓发育畸形,表现为下颌生长缓慢,胸廓变为圆形。另外大面积烧伤长时间制动,易出现异位骨化,也会导致关节活动受限。

5. 心肺功能障碍　患者烧伤后长时间卧床,缺少主动活动,回心血量减少,导致安静时心率增快,心排血量减少,心肌收缩做功效率降低。患者长期处于仰卧位,膈肌活动减少,呼吸量不足,大量呼吸道分泌物不易排出或由于吸入烟雾和其他一些不完全燃烧的刺激性物质,导致吸入性损伤,表现为会厌水肿、气道阻塞,患者出现气短、气促等阻塞性通气障碍的表现。胸部环行烧伤的患者,由于焦痂收缩和水肿,可造成限制性通气障碍。

6. 瘢痕　瘢痕组织是一种血液循环不良、结构异常、神经分布错乱的不健全组织。其表层为菲薄的上皮结构,无毛囊和腺体等皮肤附属结构和真皮乳头,下方相当于真皮部位有大量胶原纤维沉积,无弹性纤维。深度烧伤后创面形成大量肉芽组织,其中包括丰富的毛细血管、成纤维细胞、胶原和弹性蛋白等,随着病程发展,肉芽组织内毛细血管网消退,Ⅰ型胶原含量显著增加,胶原纤维交联增加,上皮细胞等分泌胶原酶降解多余的胶原纤维,逐渐形成瘢痕组织。

7. 日常生活活动和职业能力障碍　较大面积或深度烧伤可严重影响患者的肢体功能,出现关节活动障碍、肌力下降,导致患者的日常生活活动能力和职业能力障碍。

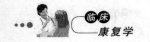

# 第二节　烧伤的临床康复

## 一、康复评定

### (一) 烧伤面积的评定

计算烧伤面积的方法有中国九分法和手掌法。

1. **中国九分法**　按身体不同部位占体表面积的百分数计算(表 25-1)。

表 25-1　中国九分法

| 部　位 | 成人面积 | | 儿童面积* |
|---|---|---|---|
| 头部 | | | |
| 　头部 | 3% | | |
| 　面部 | 3% | 1×9=9% | 9+(12-年龄)% |
| 　颈部 | 3% | | |
| 双上肢 | | | |
| 　双手 | 5% | | |
| 　双前臂 | 6% | 2×9=18% | 18% |
| 　双上臂 | 7% | | |
| 躯干 | | | |
| 　躯干前面 | 13% | | |
| 　躯干后面 | 13% | 3×9=27% | 27% |
| 　会阴 | 1% | | |
| 双下肢 | | | |
| 　双足 | 7% | | |
| 　双小腿 | 13% | 5×9+1=46% | 46-(12-年龄)% |
| 　双大腿 | 21% | | |
| 　双臀 | 5% | | |

*儿童头部面积相对较大,双下肢面积相对较小,实际烧伤面积应根据年龄计算。

2. **手掌法**　以患者手掌大小来计算烧伤面积,5 指并拢时,一手掌面积相当于自身体表面积的 1%,适用于小面积烧伤的创面面积计算。

### (二) 烧伤深度的评定

烧伤深度评定使用三度四分法(表 25-2)。

表 25-2　三度四分法

| 深度分类 | 损伤深度 | 临床特点 | 创面愈合过程 |
|---|---|---|---|
| Ⅰ度(红斑) Ⅱ度(水疱) | 仅达表皮层 | 创面热、痛、感觉过敏 | 3~5 天后痊愈,无瘢痕 |
| 浅Ⅱ度 | 达真皮浅层,生发层健存 | 剧痛、水疱大、疱皮薄、疱底潮红水肿 | 2 周内痊愈,无瘢痕,但可有色素沉着 |

续　表

| 深度分类 | 损伤深度 | 临床特点 | 创面愈合过程 |
|---|---|---|---|
| 深Ⅱ度 | 达真皮深层,仅残留皮肤附件 | 痛觉迟钝、水疱小、疱皮厚疱底苍白 | 3～4周愈合,有瘢痕 |
| Ⅲ度(焦痂) | 达皮肤全层,可深及皮下、肌肉,甚至骨骼 | 痛觉消失,创面呈焦痂,痂下水肿严重 | 3～4周后焦痂脱落,需要植皮后愈合,遗留瘢痕 |

注:Ⅰ度烧伤不计算面积。

### (三)烧伤严重程度的评定

按烧伤面积和烧伤深度两项指标,将烧伤的严重程度分为以下几类。

(1)轻度:总面积在 10% 以下的Ⅱ度烧伤。

(2)中度:总面积在 11%～30% 或Ⅲ度面积在 9% 以下。

(3)重度:总面积在 31%～50% 或Ⅲ度面积在 10%～19% 或面积不足 31%,但有下列情况之一者属重度烧伤:①全身情况较重或已有休克;②复合伤;③呼吸道烧伤。

(4)特重:总面积在 51% 以上或Ⅲ度在 20% 以上。

### (四)关节活动范围的康复评定

深度烧伤创面愈合后,因瘢痕的过度增生和挛缩,引起关节活动范围减小,甚至丧失。评定关节活动范围(ROM)的目的,在于明确关节活动障碍的程度及对日常生活活动的影响,作为选择治疗方法的参考和评定康复治疗效果的手段。各主要关节 ROM 的测量方法详见本套教材《康复功能评定学》。

### (五)日常生活活动能力的康复评定

日常生活活动(ADL)是人体在独立生活中反复进行的最必要的基本活动,即衣、食、住、行、个人卫生等基本的动作和技能。大面积深度烧伤患者,其创面愈合后的瘢痕过度增生和挛缩常引起运动功能障碍。评定烧伤患者的日常生活活动能力可使用 Barthel 指数分级或 Katz 指数分级等方法,其中以 Barthel 指数更为实用。Barthel 指数将日常生活活动能力分为 3 级:大于 60 分者为良;60～41 分者为中,有功能障碍,稍依赖;小于 40 分者为差,依赖明显或完全依赖。国内也有人制订烧伤患者的日常生活活动能力评定表,评定的具体内容包括:床上活动、梳头洗头、洗澡淋浴、用匙吃、写字、用便器、穿衣、开关门、室外行走、携物行走、从床上起立、从靠背椅上起立、上下汽车、上下楼梯等。根据每项内容的评定标准评定患者的功能障碍程度。

### (六)烧伤瘢痕的康复评定

烧伤的常见畸形是瘢痕增生和瘢痕挛缩。它既造成毁容又影响日常生活活动和发汗散热等功能,甚至引起严重的运动功能障碍及心理障碍。瘢痕评定的目的是明确瘢痕的部位、大小、厚度、弹性、成熟程度及与周围组织(器官)的关系,作为选择整形术的参考。

局部检查可确定瘢痕的范围、形状、有无组织缺损和移位、与邻近器官或肢体有无牵拉、对关节功能的影响程度等。瘢痕的厚度可用超声测定,也可用专门仪器测定瘢痕的弹性及瘢痕内的血流量。经皮氧分压测定瘢痕的代谢情况。热刺激舒张指数测定可反映瘢痕内血管的交感神经支配情况,也反映瘢痕的成熟程度。

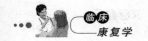

（七）精神情绪障碍的康复评定

烧伤患者在经历了严重的创伤后，以及以后的康复过程中，可能出现强烈的情绪反应，主要表现如下。

1. 焦虑　患者脱离了灾害现场后面临死亡的威胁，担心自己能否生存下去，给患者造成了很大的精神压力。剧烈的疼痛、难以适应的隔离治疗环境以及死亡的威胁，使患者处于焦虑、谵妄之中。可以根据患者躁动、恐惧等症状评价焦虑的程度。

2. 抑郁　患者面对自己的伤情、艰难的创面修复和可能产生的后遗症，对自己的预后悲观失望，甚至丧失康复的信心，表现为抑郁、悲观，并可由此导致行为的倒退，如烦躁、停止服药、不服从治疗等。可以根据患者情绪低落、冷漠、失眠等症状判断抑郁的程度。

也可使用国际通用的焦虑自评量表和汉米尔顿抑郁量表进行评定。

## 二、康复治疗

（一）康复治疗的目标

（1）度过休克期和感染期，并完成创面修复。

（2）消除焦虑、抑郁情绪，恢复正常的精神状态，积极配合康复治疗。

（3）尽力恢复日常生活活动能力，患者能够完成日常生活活动的一些基本动作。

（4）抑制瘢痕的过度生长，减轻瘢痕引起的毁容和畸形。

（5）防止瘢痕挛缩，保持关节的功能体位和正常活动范围，最大限度地恢复运动功能。

（6）恢复就业能力和消除由畸形或毁容引起的自卑心理，最终实现患者的社会回归。

（二）早期康复

早期为烧伤后至创面基本修复时止，包括了临床的休克、感染和修复3个时期。早期康复治疗的基本目标是：①防治休克和感染，控制创面水肿，促进创面愈合；②设计矫形器维持功能体位；③采用运动疗法预防挛缩畸形，维持关节和皮肤的活动度，维持肌力和耐力；④改善自理活动能力；⑤告知患者及家属关于创面的愈合过程及瘢痕的表现。

1. 全身治疗　包括抗休克、抗感染等治疗措施，详见本章第一节。

2. 心理治疗　烧伤患者，尤其是大面积烧伤和面部烧伤患者，往往有强烈而持久的情绪反应。早期，突然的创伤使患者恐惧、失望和烦躁不安，因而产生抵触和不合作行为，影响治疗。继之，出现悲观情绪，对事业和前途丧失信心，对治疗效果表示怀疑，使患者终日处于不安情绪中。因此要开导患者正确地对待伤病和困难，争取较好的治疗效果，以改善心理状态；介绍疗效好的典型病例，以树立患者的信心；同时要做好患者家属的思想工作，动员患者家属给患者以无微不至的关怀，使患者得到温暖，建立战胜伤病的信心，积极地配合治疗。

3. 创面处理　在抗休克、抗感染的基础上，正确的创面处理可加快创面修复，减少烧伤感染的发生率。创面处理的基本原则是：①尽早清除创面的坏死组织；②尽可能保留残存的上皮组织；③早期覆盖创面；④预防、减轻感染。

（1）Ⅰ度烧伤创面的处理：Ⅰ度烧伤仅伤及表皮层，一般只需保持创面清洁和保护创面，防止再损伤，为减轻疼痛可用冷湿敷或外用烧伤药膏。

（2）浅Ⅱ度烧伤创面的处理：处理原则是保护创面和防止感染，促使创面早日愈合。外科清创后，创面可采用包扎或暴露疗法。不论采用包扎或暴露均可外敷磺胺嘧啶银、美宝湿润烧伤膏等药物。如创面发生感染,可采用浸洗、湿敷等方法清洁创面。

大面积烧伤的患者应在抗休克、血压基本稳定后进行清创处理,以免因清创引起的疼痛或体位改变而加重休克。切忌"大洗、大刷"追求"彻底清创",以免破坏残存的上皮,甚至加重损伤和休克。

（3）深Ⅱ度和Ⅲ度（深度）烧伤创面的处理

1）初期处理:外科清创后,创面外涂抗感染和促进创面收敛的药物,然后酌情选用包扎或暴露疗法。

A. 暴露疗法:清创处理后的创面暴露于空气中,创面因蒸发而结痂,利用创面干痂保护创面深部组织和减少创面感染。暴露疗法必须保持痂皮干燥,防止潮湿,减少受压。

B. 包扎疗法:清创处理后的创面用烧伤敷料包扎保护创面,防止外源性感染并可吸收创面渗出液。但包扎疗法不便于观察创面,且需要定时换药,因而大面积烧伤创面应尽可能采用暴露疗法。如需采用包扎疗法,时间不宜过长,一般不超过3～5天。

2）去痂植皮:深度烧伤创面的自然愈合过程缓慢,且会加重瘢痕和功能障碍,尤其是大面积烧伤。因此,深度烧伤创面的处理应尽可能争取积极去痂（削痂、切痂）植皮,原则上在烧伤后的48～72 h内可开始去痂（小面积可一次切痂,大面积应分次切痂）植皮。

3）感染创面处理:创面感染不仅侵蚀创面组织而影响创面愈合,而且可导致严重的全身感染或广泛的创面脓毒血症,消耗体质,降低机体的抵抗力。处理方法如下。

A. 创面引流:尽早清创,去除感染水疱及坏死组织,充分引流创面。感染的肉芽创面可外涂磺胺嘧啶银霜等药物,并根据细菌培养和药物敏感试验的结果,选用敏感的抗生素治疗。

B. 湿敷法:用抗生素药液纱布湿敷感染分泌物多的创面。水肿明显的创面可用3％氯化钠溶液湿敷,铜绿假单胞菌（绿脓杆菌）感染的创面可用1％醋酸溶液湿敷。

C. 浸浴疗法:浸浴疗法是将患者身体的全部或部分浸泡于温热盐水或药液中。用于全身的称为浸浴,用于局部的称为浸泡。浸浴疗法的作用:可以比较彻底地清除创面脓汁及疏松的脓痂和坏死组织;可减少创面的细菌与毒素;可软化痂皮或焦痂,促进分离,便于去痂;浸浴后易去除敷料,可减轻病人的换药痛;促进循环,改善功能。主要用于大面积烧伤后期的脓痂感染及残余肉芽创面。

D. 半暴露疗法:半暴露疗法是用单层的药液纱布或薄油纱布贴敷创面,任其暴露变干,用以保护肉芽创面。主要用于不宜包扎及严重铜绿假单胞菌（绿脓杆菌）感染的创面。不宜在痂皮、焦痂上实施半暴露疗法。如发生纱布下积脓,应及时清除,改用湿敷或浸浴疗法控制感染。

4）植皮期间处理:植皮期间是指植皮后直至移植皮肤着床为止。该期良好的固定与适当压迫是移植皮片着床愈合的必须条件,因而在植皮区其远侧和近侧的关节需停止活动。停止活动的关节必须固定在功能位,并配合其他的运动锻炼。由于不同部位的烧伤伤情很不一致,要因人而异制订锻炼计划和设计矫形器,用矫形器固定植皮部位至移植皮肤着床时为止。植皮部位的持续固定大约为5天。术后7～9天在辅助下做主动锻炼,第9～12天做被动伸展运动,以后再按患者情况逐渐增加运动范围和强度。带蒂植皮,用超薄头皮做邮票状或点状植皮,需要固定较长的时间。注意避免损伤移植皮肤和预防压创,每天检查植皮区是否发生意外损伤。

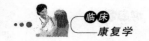

移植皮肤着床愈合后,应及时进行物理因子疗法与功能锻炼,促使植皮区软化以恢复其功能。早期可使用温水浸泡或红外线照射,鼓励自主活动与适当的被动活动,促进功能恢复。

4. 体位固定　体位固定是将患者身体的受累部位固定在一个适当的位置,以保存功能、防止挛缩和使受损的功能获得代偿。体位固定要根据患者的需要而个别拟定,各部位的功能体位如下。

(1)头:仰卧位时头居中位,避免耳受压。俯卧位用吊带悬吊前额,颅面悬空。头侧偏每 30 min 左右交替一次,以免面颊萎缩。

(2)颈:后伸位,不用枕头。

(3)肩:外展 90°和外旋位。

(4)肘:肘屈侧烧伤保持肘伸直位,肘伸侧烧伤保持屈肘 90°。

(5)腕与手:手背烧伤时,使腕掌屈,掌指关节屈曲,诸指间关节伸直,拇指外展。掌侧烧伤时,腕、掌指、指间关节均伸直。全手烧伤时,腕置微背伸位,掌指关节屈曲 80°～90°,指间关节微屈 5°～10°。

(6)髋:中立位平床伸直。

(7)膝:保持伸直位。

(8)踝:保持旋中背伸位。

以上体位固定需要持续到下床以后的一段时间,必要时可用矫形器辅助固定。由于静止的体位固定不能长期耐受,体位固定的患者可每 2～4 h 做适当的体位改变。

5. 矫形器　如果患者不能自觉地维持正确的功能体位时,矫形器是固定体位的有效措施。合适的矫形器除能给患者制动外,还可保护组织和减轻水肿。烧伤后的早期就应根据患者的需要设计合适的矫形器,如热塑夹板、牵引装置等。

(1)手部烧伤:可用热塑夹板固定,以减轻水肿和维持关节的正确功能位置。虎口握绷带卷、指蹼填纱布以维持手指的功能位。夹板置腕部处于轻度背伸、掌指关节屈曲、诸指指间关节伸直、拇指外展位。

(2)下肢烧伤:应特别注意保护胫前肌和跟腱。烧伤后下肢水肿,可用矫形器并抬高患肢或由远及近用弹性绷带包扎。

(3)足踝部烧伤:可穿双层贴身足垫,以保护足部,减少压力,减少行走时的疼痛。使用海绵踝-足矫形器,可减轻卧床时足跟受压和避免压迫腓神经,并使踝部处于中立位。足底蹬方盒或撑板可防止足下垂。

(4)躯干、臀部、肢体的弹性绷带包扎:可以防止受凉或操作所引起的发绀、疼痛、起疱等不适感。患者活动时太多绷带容易缠绕引起压迫和循环障碍,可改用紧身衣或压力衣。

(5)使用矫形器每天至少要除去 3 次做主动锻炼。夹板固定要详细观察创面情况,适时调整固定位置,以防压疮。

6. 运动疗法　早期开始坚持不懈地进行烧伤区和非烧伤区关节活动锻炼是防止挛缩的基本手段,还可减轻水肿,加速愈合,增强信心。合作的患者可在生理状态稳定后立即开始正常活动范围的主动锻炼,由辅助患者进行主动范围的活动,过渡到恢复其主动活动的能力。患者可采用坐位、行走等缓慢而充分的主动活动。应用带轮子及高位扶手的助行器,可帮助患者抬高患肢和练习维持动作。锻炼要按制订的程序进行;应特别注意患者的不适,不宜反复进行使患者感到痛苦的动作;对不合作的患者,可做活动范围的辅助或被动锻炼。

（三）后期康复

后期即相当于烧伤康复期,自创面植皮着床(或新生长上皮覆盖创面)至创面瘢痕成熟稳定时止,整个康复期约历时2年。此期的基本目标是:①抑制瘢痕的过度生长;②矫正挛缩畸形,恢复或改善肢体的活动功能;③恢复正常的肌力和耐力;④恢复日常生活活动能力;⑤恢复社交和就业能力。

1. 心理治疗　严重烧伤创面愈合后,面对面部烧伤毁容、瘢痕增生和挛缩、关节功能障碍等严重问题,患者思想负担沉重,自卑、悲观,甚至厌世,处于一种悲观、抑郁情绪之中。害怕出院,担心出院后会受到不公正的待遇,不愿重返工作岗位,不愿参加社交活动,甚至不愿上街购物。针对患者的这种心理状态,应及时疏导,进行行为矫正治疗。必要时求得患者家属配合。严重的心理障碍者,可请精神科专家会诊治疗。

2. 运动疗法　植皮愈合后,患者能自主活动时,就应尽早进行最大限度的主动活动。目的是改善循环,减轻水肿和炎症反应,防止关节功能障碍。主要方法如下。

（1）徒手运动:按肢体关节的轴位方向进行逐步扩大活动范围的主动练习,如肩关节的上举、外展、外旋、后伸;肘关节的屈伸;腕关节的背屈;手指的握拳、伸指、分指、对指;下肢髋膝关节的屈伸;踝关节的背屈等。徒手运动要循序渐进,逐渐加大运动量。

（2）被动伸张运动:是伸张瘢痕组织、恢复患者功能的一项有效的运动锻炼方法。被动伸张时应固定患肢近侧端,握住肢体的远侧端进行牵伸。牵伸力量要逐渐加大,牵伸到一定范围时稍停顿再放松。患者也可学习自己用另一只手或借助周围物体做患肢关节的伸张运动。被动伸张与按摩配合进行效果更好。

（3）器械运动:是利用器械来改善功能的一种运动方法,对挛缩的瘢痕可采用滑轮重锤牵伸及沙袋加压牵伸。根据功能障碍的关节选用相应的运动器械。手指屈曲和握拳障碍,可采用握力练习器、捏橡皮球等方法。手指伸直障碍,可采用分指板上运动。肩肘关节功能障碍,可采用滑轮装置上运动,或使用划船器、举重器械进行锻炼。髋膝关节功能障碍,可采用固定自行车上运动。踝关节功能障碍,可采用半圆形滚动器练习踝关节的屈伸运动。

（4）按摩:按摩可促进血液循环,软化瘢痕,缓解(或减轻)挛缩,改善伤肢的功能。按摩手法要柔和,随着瘢痕组织的老化,按摩手法应逐渐加重。

（5）水中运动和水中按摩:肢体功能明显障碍者,可在温水中进行水中按摩、水中的被动伸张运动或主动运动,每天1～2次,每次15～20 min。

（6）中医体疗:如太极拳、气功、五禽戏、八段锦、易筋经等全身性功能运动,可改善患者受伤肢体的功能和增强患者的全身体力,可在烧伤的后期康复中推广使用。

3. 定位固定　定位固定是长期伸展挛缩组织的方法。对已存在挛缩畸形的患者,在运动锻炼的间歇期,应采用主动伸展挛缩的肢体,或借助矫形器材如臂托、足矫形器获得伸展挛缩的体位。

4. 矫形器　矫形器可用多种材料制成,并按患者的需要而设计成各种类型。

（1）静力性矫形器:用石膏、温或热塑料制成,与体表全面接触。使用这种矫形器时,在可能受压部位加贴软绒块、泡沫海绵或有机硅氧烷凝块软塑垫,以填充间隙,分散压力,防止出现摩擦和压疮。

（2）动力性矫形器：用静力矫形器加上弹性牵引物或金属可调装置而制成,可对挛缩组织起到持续的伸张作用。

（3）压力衣（套）：市售的紧身衣和弹性绷带均属软性矫形器,可固定、保护和压迫患处,防止或矫正瘢痕挛缩。

5. 日常生活活动训练

（1）翻身训练：大面积烧伤的患者,在创面愈合后即开始练习自己翻身。先训练仰卧位的挺胸和抬臀动作,掌握后再练习向床边移动身体,然后训练患者由仰卧位向俯卧位的翻身。训练患者由俯卧位向仰卧位翻身时,先练习俯卧撑,抬起上半身并向床边移动身体,最后由外向里翻身为仰卧位。

（2）洗漱和吃饭动作训练：手部创面愈合后肘关节的屈曲功能达到90°左右,即开始训练患者自己洗漱和吃饭。训练吃饭时,先训练患者用患手握匙、叉吃饭,然后再训练用筷子吃饭。主要训练左手拿碗,右手将饭送到口中。如右手残障时,训练左手吃饭。开始阶段手功能较差,还拿不住匙、叉等餐具,可用绷带或金属丝装置将餐具固定在手上进行吃饭训练。

（3）离床活动：长期卧床的患者在下地活动前,先进行适应性训练,如床上坐起、两下肢下垂于床边,每天数次。2～3天后训练患者原地站立和病房内走步,然后逐渐过渡到病室走廊内行走。行走的距离和时间在可能的情况下逐日增加。尽可能不用拐杖,逐步到能上楼和到室外自由行走。根据患者的健康状况,决定离床活动的时间和选用合适的辅助器材。

（4）如厕训练：下肢烧伤尤其是膝踝关节部位烧伤的患者,由于关节功能障碍,往往如厕不能自理,需要进行专门训练。先训练坐特制的坐椅,在训练过程中,随着关节功能的改善而逐渐降低坐椅的高度,直至患者能自己蹲下如厕为止。

6. 作业疗法　作业疗法是改善或恢复患者肢体功能和劳动技能的一种康复治疗方法。作业疗法具有一定的工艺性质,而且可获得一定的成果,因而易被患者接受。在烧伤创面愈合基本牢固、经得起外力的碰压后即开始进行。主要的作业疗法有下列两种。

（1）功能性作业疗法：功能性作业疗法的目的是恢复患者手和上肢的功能与技巧。常用的方法有手持锤子敲打、使用钳子的钳工劳动、手持锯斧的木工劳动、切菜劈柴的家务劳动等。一种动作应在一定时间内反复进行,直至掌握为止。

（2）过渡性作业疗法：适用于烧伤的康复后期,目的是恢复患者与原有职业相近的活动功能和技巧。过渡性作业疗法一般比功能性作业疗法更复杂和更接近实际劳动的程度。一般选择与患者原有职业相近的作业项目,如脑力劳动者选用书写、绘画和计算机操作;木工训练锯木;妇女训练织毛衣、缝衣服等。

7. 加压疗法　肥厚性瘢痕是烧伤的常见后遗症之一,是烧伤创面愈合后遗留的高出周围皮肤、发红坚硬的病理结构。不向周围正常皮肤扩展,仅局限在创面范围内的为增生性瘢痕;而超出创面范围,侵犯周围正常皮肤,并突出于皮肤而呈结节状,硬而发亮的为瘢痕疙瘩。瘢痕通常发生在烧伤后的1年内,其肥厚的程度与个体体质有关（瘢痕体质）。

肥厚性瘢痕组织的血流量高于非肥厚性瘢痕,故组织代谢旺盛,胶原纤维合成加速。肥厚性瘢痕内毛细血管内压约10 mmHg,若施以与此压力相当或略大于此压力的外加压力,即可减少肥厚性瘢痕组织内的血流量,抑制胶原纤维合成,从而减轻瘢痕的增生,软化甚至消除瘢痕,此即为加压疗法的理论依据。一般而言,伤后10天以内愈合的烧伤创面不需给予预防性加压疗法,10～21天愈合的烧伤创面可以考虑给予预防性加压疗法。加压疗法必须持续进行,除了洗涤、涂润滑剂、进食等,每天需加压 23 h,持续半年至 3 年,直至瘢痕成熟、软化、变平。

肢体和躯干可使用弹性绷带、烧伤压力衣等方法。弹性绷带由远而近 8 字形缠绕肢体、躯干。在弹性绷带内可放置夹板或加压敷料,压力的大小一般根据边缘组织隆起的程度来判断。弹性绷带加压包扎可促进血液回流,减轻水肿,且操作方法简单。缺点是压力不均匀,且易松散脱落。为烧伤患者特制的弹性外衣是更有效的加压方法,每天 24 h 穿着。如外衣弹性丧失或患者身材有改变,应重新量体订制。

8. 痛和痒的处理　烧伤的瘢痕痛会干扰患者的生活活动,使用镇痛药、抗抑郁药和抗组胺药有一定疗效,催眠术和松弛疗法亦有效,如催眠和松弛疗法与药物配合使用可取得更理想的效果。也可酌情使用经皮神经电刺激、颤摩器、局部电离子导入利多卡因等方法。

痒的处理,首先必须安抚和让患者知道,随着创面的愈合,痒自然地会在 1 个月内减弱。局部创面用清水洗净痂皮和残余肥皂,但忌用热水。干燥创面可持续使用无香味的无刺激清洗剂保持湿润。弹性绷带包扎可减轻水肿而止痒。经皮神经电刺激、电离子导入、颤摩器、麻醉药冷敷、抗组胺药物及松弛技术均有一定的疗效,可酌情采用。

（四）预后和社会回归

1. 预后　烧伤的预后,除了与烧伤的面积和深度有关外,还与创面处理和后期的康复治疗是否得当有关。积极的创面处理能使患者早日完成创面修复,适当的康复治疗措施能最大限度地恢复患者的日常生活活动和劳动能力。

2. 重返家庭　由于部分严重烧伤的患者仍可能留有残障,生活活动能力未能完全恢复,甚至还需要进行康复治疗,在日常生活方面需要他人照护。家庭成员应给患者创造一个舒适的家庭环境,消除患者的心理顾虑。家庭成员可以学会一些简单的康复治疗技术,帮助患者进行康复训练,使其早日重返家庭。

3. 重返社会　患者重返家庭后,应继续鼓励患者参加一些力所能及的社会活动,帮助和鼓励患者恢复工作或重新就业。

## 思考题

1. 采用中国九分法计算烧伤面积,人体各部位的百分比各占多少?
2. 烧伤分为几度? 各度烧伤的临床特点是什么?
3. 早期烧伤康复治疗的目标及治疗措施有哪些?
4. 后期烧伤康复治疗的目标及治疗措施有哪些?

（江成龙）

# 第二十六章

# 癌 症 的 康 复

**学习目标**

1. 了解癌症的临床治疗方法。
2. 熟悉癌症的康复评定内容。
3. 熟悉不同阶段癌症的康复治疗方法。
4. 掌握各种特定癌症的康复治疗方案。

## 第一节　癌症的临床诊治

### 一、临床诊断

#### （一）定义及流行病学

癌症是一组以不受控制的异常细胞生长和扩散为特征的疾病，也叫恶性肿瘤。肿瘤是指机体在各种致瘤因素作用下，局部组织的细胞异常增生而形成的局部肿块。良性肿瘤容易清除干净，一般不转移、不复发，对器官、组织只有挤压和阻塞作用。但恶性肿瘤还可以破坏组织、器官的结构和功能，引起坏死、出血，合并感染，患者最终可能由于器官功能衰竭而死亡。

据统计我国癌症发病率为 1/1 000 以上，男性高于女性，且有上升的趋势。在 35～54 岁年龄组中癌症占总死亡人数的 20％以上。现代诊疗技术的发展使癌症患者的存活率有所提高，大约 1/3 患者可以痊愈根治，1/3 患者的存活期≥5 年。这些存活者常因癌症而造成身心功能障碍，导致残疾，需要进行康复治疗，以增进身体健康，提高生活质量，重返社会。癌症具有发病率高、病死率高、致残率高的特点。癌症康复（cancer rehabilitation）是指针对癌症所导致的原发性或继发性残疾，通过医学、教育、心理、职业等综合手段，使癌症致残者尽可能改善或恢复功能，提高生存和生活质量的治疗措施。

#### （二）病因

（1）环境因素：香烟、有毒化学气体、被污染的水和食物等。

（2）物理因素：辐射、紫外线、食物过热等。

（3）生物因素：有些病毒与癌症有关，如 EB 病毒与鼻咽癌有关，乙型肝炎病毒与肝癌

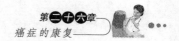

有关。

（4）精神因素：长期焦虑、紧张、精神忧郁、压抑等。

（5）内分泌因素：内分泌紊乱致体内激素的代谢紊乱，如雌激素和催乳素与乳腺癌有关，雌激素与子宫内膜癌也有关。

（6）遗传因素：遗传有时也是癌变的起因，如乳腺癌、胃癌等。

（三）临床表现与诊断

癌症的临床表现取决于肿瘤发生的组织、所在部位以及发展程度。

1. 局部表现

（1）肿块：可单发或多发，部位较浅者易发现，其硬度、移动度及有无包膜可因肿瘤性质不同而不同。

（2）疼痛：早期疼痛不明显，中晚期由于肿瘤生长、破溃等刺激或压迫神经末梢，可出现隐痛或放射痛，尤以夜间明显。可分为肿瘤压迫性疼痛、肿瘤浸润性疼痛和肿瘤治疗损伤性疼痛。

（3）破溃、出血：若肿瘤生长过快，血供不足，可继发感染而发生溃烂、出血。如子宫颈癌可有血性分泌物或阴道出血，肺癌可有咯血等。

（4）远处转移：多为癌症晚期，并出现相应的转移症状。

（5）梗阻：如肿瘤位于空腔脏器则可导致阻塞，如肺癌可致肺不张，胃癌伴幽门梗阻可致呕吐。

2. 全身表现　癌症早期多无明显的全身症状，但中、晚期多可出现不明原因的低热、贫血、乏力、消瘦等，甚至出现全身衰竭的表现。

3. 实验室及影像学检查

（1）实验室检查：包括常规化验、免疫学、血清学、血清肿瘤标记检测及基因检查等。

（2）影像学检查：包括 X 线、CT、超声波、放射性核素、磁共振成像（MRI）等，必要时进行病理学检查。

4. 诊断　结合病史、症状、体征及各种实验室、影像学检查的综合判断，不难确诊。

## 二、临床治疗

癌症的临床治疗主要是外科手术、放疗、化疗、免疫疗法等。根据治疗目的的不同，可将癌症的治疗分为根治治疗和姑息治疗。就目前医学发展水平而言，大多数癌症没有特效的临床根治方法。因此，在癌症的治疗过程中，康复治疗与临床治疗同等重要，两者密切联系，以提高治疗效果。

1. 手术疗法　许多癌症，尤其是癌症的早期，手术疗法常是首选疗法。手术的方式包括局部切除术、肿瘤及相关淋巴结与组织广泛切除的根治术，以及为控制出血、缓解疼痛、解除压迫与梗阻等情况而采取的对症姑息性手术。

2. 放疗　肿瘤局部及相应淋巴结的放疗可采取根治量或姑息量治疗，以杀灭癌细胞或控制其生长。用于手术前，可使肿瘤缩小，防止扩散；用于手术后，可杀灭残留的癌细胞，防止转移。不同类型的肿瘤对放射线的敏感性不同。

3. 化疗　可经口服、肌内注射、静脉注射、鞘内注射等方式应用细胞毒性药物，以静脉

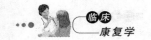 

给药者为多。近年采用经导管的介入治疗,可以提高局部疗效,减轻全身的不良反应。不同类型的肿瘤对化疗药物的敏感性不同。化疗常用作晚期癌症的姑息性治疗或手术前后的辅助治疗。

4. 免疫疗法 可用化学药物(如左旋咪唑、西咪替丁)、微生物(如卡介苗)、细胞产物(如干扰素、白细胞介素、转移因子、肿瘤坏死因子)、抗肿瘤抗体、肿瘤抗原,以提高人体对抗癌细胞的免疫力,常与其他疗法配合应用。

5. 物理因子疗法 高频电高热疗法、毫米波、磁疗、冷敷、经皮神经电刺激、生物反馈、脊髓电刺激等物理因子疗法可单独用于肿瘤的治疗,或与放疗、化疗等综合应用。

6. 中医中药 可与手术、放疗、化疗相配合,以活血化瘀、扶正培本为主。

# 第二节 癌症的临床康复

## 一、康复评定

### (一)康复问题

1. 原发性功能障碍 由于癌症对组织的压迫,病灶周围可产生水肿及出血,从而导致功能障碍。例如骨肉瘤导致疼痛和骨关节破坏,使患者行走或肢体活动显著受限;脊髓肿瘤导致下肢瘫痪;颅内肿瘤导致运动、感觉及认知等功能障碍。

2. 继发性功能障碍 癌症压迫除直接引起原发性功能障碍外,还可影响到身体其他部位的功能,例如小脑肿瘤导致共济失调;骨肉瘤导致患侧肢体活动受限,肌肉萎缩和肌力减退;长期不运动会引起疼痛、压疮、肺部感染、泌尿道感染、关节挛缩、血栓性静脉炎及性功能障碍等。

3. 治疗的不良反应所致功能障碍 主要指手术、放疗和药物治疗所产生的不良反应。例如乳腺癌手术后的肩关节活动障碍,鼻咽癌放疗导致下颌关节功能障碍,化疗所致的黏膜炎、神经毒性作用和心肺毒性作用等。

4. 心理障碍 癌症患者由于恐惧、愤怒、沮丧等心理问题,不仅加重症状,并且影响患者日常生活活动和治疗的信心。

### (二)心理评定

癌症患者从疑诊时开始,到确诊后、治疗前后都可能发生与其他重症患者、严重残疾者类似的或更严重的剧烈心理变化和心理反应过程,出现震惊、恐惧、否认、淡漠、抑郁、焦虑、悲伤情绪。病情恶化、治疗后出现严重不良反应导致自身形象紊乱时,患者的心理状况可能随之出现明显波动和恶化。这些异常心理状态的出现多源于对疾病和治疗不了解或思想准备不足,产生了许多疑问,顾虑重重,因而使患者不能正确对待疾病,不能适应现状,以致不能配合进行临床治疗和康复治疗,甚至绝望而拒绝治疗。癌症患者心理评定的原则和方法与其他疾病的心理评定相同。

### (三)躯体功能评定

癌症所引起的躯体功能障碍可分为以下两大类。

1. 癌症本身所致的功能障碍

（1）原发性损伤：如骨关节肿瘤破坏骨关节致肢体活动障碍，脊髓肿瘤导致下肢瘫痪。

（2）继发性损伤：如恶性肿瘤对体质的消耗引起营养不良、贫血，长期卧床缺乏活动引起肌力减退、肌肉萎缩、关节挛缩、下肢静脉血栓形成等。

2. 癌症治疗所致的功能障碍

（1）手术损伤：如喉癌全喉切除术后丧失发声、言语交流能力，乳腺癌根治术后肩关节活动障碍与上肢淋巴性水肿，肺癌肺叶切除术后肺功能降低。

（2）放疗损伤：如鼻咽癌放疗后腮腺唾液分泌减少、颞颌关节活动功能障碍。

（3）化疗损伤：如骨髓造血功能抑制、多发性神经病变等。

癌症患者躯体功能评定的原则和方法与各器官一般功能评定相同。

（四）疼痛评定

1. 癌症疼痛原因

（1）肿瘤压迫致疼痛：肿瘤长大、坏死，压迫邻近神经、血管、脏器引起疼痛。

（2）肿瘤浸润致疼痛：肿瘤局部浸润或远处转移至骨引起疼痛，以晚期癌转移疼痛最多见、最严重。

（3）肿瘤治疗所致疼痛：手术、放疗、化疗损伤神经等组织引起疼痛。

2. 癌症疼痛评定方法　癌症疼痛难以定性，但需将其量化，以进行客观判断和对比。可采用以下3种方法进行评定。

（1）目测类比量表法：用纸笔方式或制成评分尺检查。在纸上或尺上划10 cm长的直线，按mm划格，直线左端表示无痛，右端表示极痛。目测后在直线上用手指或笔画以表示疼痛程度，或移动评分尺上的游标，在尺上直线定点表示疼痛程度（参见本书第二章图2-1）。

（2）疼痛问卷：McGill疼痛问卷法（McGill pain questionnaire，MPQ）有4个部分内容，参见本书第二章表2-3。

（3）癌症疼痛的分级：根据患者应用镇痛药的情况，对癌症疼痛进行分级，可分为5级。

0级：不痛。

1级：需非麻醉性镇痛药。

2级：需口服麻醉剂。

3级：需口服与（或）肌内注射麻醉剂。

4级：需静脉注射麻醉剂。

（五）活动功能评定

Karnofsky所制订的癌症患者活动状况评定量表将患者的身体活动能力和疾病进展情况进行量化评定，采用百分制，分为3类11级（表26-1）。

**表26-1　Karnofsky活动状况评定量表**

| 分　类 | 表　现 | 计分 |
| --- | --- | --- |
| 能正常生活，不需要特殊照顾 | 正常，无症状，无疾病的表现 | 100 |
| | 能进行正常活动，症状和体征很轻 | 90 |
| | 经努力能正常活动，有些症状和体征 | 80 |

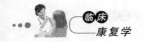

续　表

| 分　类 | 表　现 | 计分 |
|---|---|---|
| 不能工作,生活需不同程度协助 | 能自我照料,但不能进行正常活动和工作 | 70 |
| | 偶需他人协助,但尚能自理 | 60 |
| | 需他人较多的帮助,常需医疗护理 | 50 |
| 不能自理生活,需特殊照顾,病情发展严重 | 致残,需特殊照顾与协助 | 40 |
| | 严重致残,需住院,无死亡危险 | 30 |
| | 病重,需住院,必须积极的支持性治疗 | 20 |
| | 濒临死亡 | 10 |
| | 死亡 | 0 |

## 二、康复治疗

理想的康复治疗应该从预防功能障碍开始,癌症康复首先是要通过积极的心理治疗,取得患者在康复治疗方面的主动配合。而后最重要的措施是使患者尽可能地参加功能活动,避免长期卧床所带来的不利影响,改善或促进原发性或继发性的活动能力减退。步态训练、关节活动度训练、皮肤护理、假肢或矫形器,以及适应性设施或辅助器具的应用,均有助于改善或提高患者的日常生活活动能力;药物、理疗、针灸等手段进行止痛,有助于防治慢性疼痛及其继发性改变;营养供应是保证各种癌症治疗顺利进行的重要保证,也是康复治疗不可忽视的内容。按照临床治疗的过程,康复评估和治疗可分为治疗前期、治疗期、终末期和存活期。治疗前期是指患者接受癌症临床治疗之前的准备时期。治疗期是指患者接受癌症针对性临床治疗的时期。终末期是指患者进入临终状态的时期。存活期是指患者达到临床治愈,但是遗留有功能障碍和残疾的时期。按照临床治疗类型和分阶段的康复治疗措施见表26－2。

表 26－2　癌症的临床治疗类型和分阶段康复治疗措施

| 治疗类型 | 治疗前期 | 治疗期 | 终末期 | 存活期 |
|---|---|---|---|---|
| 手术治疗 | 讨论治疗方案预计的残疾 | 关节活动训练 | 维持活动 | 水肿处理 |
| | | 假肢/支具应用 | 强调营养 | 适应性治疗 |
| | | 伤口处理 | 疼痛处理 | 职业治疗 |
| | | 控制水肿 | 支持护理 | 耐力训练 |
| 化疗 | 预计潜在的残疾 | 运动/活动 | 疼痛处理 | 强调残存功能 |
| | | 应用/矫形器/辅助器具 | 支持护理 | |
| | | 保证营养 | | |
| 放疗 | 预计潜在的残疾 | 关节活动训练 | 关节活动训练 | 牵伸训练 |
| | 关节活动训练 | 皮肤护理 | 皮肤护理 | 皮肤护理 |
| | 皮肤护理 | 水肿处理 | 皮肤护理 | 继发性神经疾病和肌病处理 |

在癌症的康复治疗中,还应根据康复评定的结果,按照癌症的不同阶段对患者进行心理、躯体等方面的功能康复。

（一）癌症治疗前期的康复

在这一阶段中，应强调患者的心理治疗。癌症患者的心理治疗需贯穿于癌症诊断、治疗、致残、恢复、终末期的各阶段中，与其诊治、病情发展紧密结合。

（1）充分了解患者的思想情绪、问题所在，针对患者的震惊、恐惧、抑郁、焦虑、悲观等心理障碍，向其讲解有关知识，纠正其错误认识，引导其正确对待疾病，确定接受治疗的决心。

（2）动员患者家属、亲友配合医务人员一起了解和消除患者的心理障碍，并适当解决其在经济、家庭、工作等方面的实际困难和问题，打消其心理顾虑。

（3）使患者充分了解治疗的目的、方法以及治疗后可能出现的不良反应、功能障碍和残疾以及相关处理方法，学习掌握正确方法和康复治疗技术，使患者树立信心，积极主动配合治疗。

（4）对治疗后可能出现严重功能障碍、残疾、自我形象紊乱的患者，治疗前应使其对治疗有足够的理解和思想准备，治疗后出现震惊、悲观、暴躁、精神崩溃等心理障碍时，应尽快给予支持和指导，逐步稳定其情绪，使其接受现实，避免发生意外。

（二）癌症治疗期的康复

癌症患者在临床治疗期间应得到支持性康复（supportive rehabilitation）和姑息性康复（palliative rehabilitation）。积极的康复治疗有利于防治功能障碍，提高患者的生活质量，并保障临床治疗的进行。对于终末期的患者也有利于减轻其痛苦，达到"临终关怀"的目的。

（1）进行适当的癌症治疗，延缓癌症的进展，减轻症状。

（2）加强支持性治疗，改善营养。

（3）长期卧床者需加强康复护理，定期翻身，做好皮肤护理，防止压疮发生。

（4）根据患者体力，每天进行床上或下地活动，选择小强度、短时间、低能耗的活动为宜，预防肺炎、肌肉萎缩、关节挛缩、下肢静脉血栓等并发症的发生。

（5）控制癌症疼痛，减轻痛苦，提高患者生活质量。

（6）心理治疗，给予患者心理支持，安慰疏导，稳定情绪，使其得到安慰、关怀和支持。

（三）癌症存活期的康复

癌症经治疗后病情得到控制，应对其进行存活期康复治疗（restorative rehabilitation）。

（1）坚持定期复查病情，进行必要的治疗，巩固和提高疗效。

（2）癌症治疗后残留功能障碍者需继续进行功能评定和康复治疗，使功能障碍与残疾降至最低限度或完全恢复，提高生活自理能力、劳动能力和生活质量。

（3）进行小强度、短时间、多次重复的耐力运动和健身操、太极拳等，按照循序渐进的原则逐渐增加活动强度和时间，以增强体质。

（4）合理均衡的营养供应，改善全身状况。

（5）癌症痊愈、全身情况良好，并有一定劳动技能者可恢复原有工作或经培训后从事适宜工作，使癌症患者回归社会。

（四）癌症常用的物理因子疗法

1. 癌症本身的物理因子疗法　癌症曾经被列为物理因子治疗的禁忌证，近年来有些物理因子越来越多地被应用到癌症的治疗中，并取得较好的疗效。在癌症患者病情稳定的情况下可选择性地使用各种物理因子疗法。

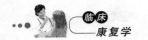

（1）无创性高热治疗：短波、超短波、分米波和厘米波的高热疗法、高强度超声波聚焦疗法。

（2）其他无创性物理因子治疗：微波组织凝固疗法、高强度激光疗法、冷冻疗法、光敏疗法、直流电化学疗法。

以上疗法可与化疗、放疗及手术相结合。

2. 癌症相关病症的物理因子治疗

（1）癌症疼痛：高热疗法、冷疗法、毫米波疗法、经皮电神经刺激疗法、针灸等。

（2）化疗、放疗后骨髓抑制、白细胞减少：可采用毫米波疗法。

（3）运动系统并发症：可用运动疗法、手法治疗，预防肌肉萎缩、肌力减退及关节纤维性挛缩。

（4）肺功能障碍：可采用呼吸训练。

**（五）癌症治疗后功能障碍的康复**

癌症本身以及癌症治疗都可能造成局部组织和全身的损伤，常导致多种功能障碍与残疾，针对这些功能障碍，应分阶段对其进行康复治疗（表 26-3）。

表 26-3　癌症的功能障碍及分阶段康复治疗

| 功能问题 | 治疗前期 | 治疗期 | 终末期 | 存活期 |
|---|---|---|---|---|
| 制动和不活动 | 患者教育<br>小强度运动<br>强调营养 | 四肢运动<br>床上活动<br>关节活动训练<br>皮肤护理<br>起立床训练<br>步行训练 | 床上体位<br>小强度运动<br>皮肤护理<br>吞咽和营养处理 | 保持运动锻炼<br>职业训练 |
| 中枢神经侵犯 | 认知能力评估<br>交流能力评估<br>吞咽评估<br>脊髓评估 | 替代性交流<br>适应技术<br>吞咽/营养处理<br>膀胱/直肠处理 | 家庭咨询<br>吞咽/营养处理<br>支持性护理 | 家庭咨询<br>适应性对策<br>职业训练<br>评估/随访<br>神经缺陷康复 |
| 周围神经侵犯 | 评估/鉴定原因 | 皮肤护理<br>矫形器/助行器<br>生活辅助器具<br>疼痛处理 | 皮肤护理<br>矫形器/助行器<br>生活辅助器具 | 小强度运动<br>评估/随访<br>神经缺陷康复 |
| 肌肉疾病 | 评估/鉴定原因 | 矫形器/助行器<br>生活辅助器具<br>牵伸训练<br>等长收缩训练<br>能量节约技术 | 矫形器/助行器<br>生活辅助器具<br>支持性护理 | 运动训练 |
| 骨骼侵犯 | 评估稳定性 | 外科或矫形器加强<br>　稳定性<br>不负重<br>疼痛处理 | 矫形器加强稳定性<br>不负重<br>疼痛处理 | 评估不稳原因<br>强调保持稳定性 |

续　表

| 功能问题 | 治疗前期 | 治疗期 | 终末期 | 存活期 |
|---|---|---|---|---|
| 淋巴水肿 | 评估肿胀原因 | 抬高患肢<br>非甾体抗炎药<br>等长收缩运动<br>弹性绷带或弹性衣 | 疼痛处理<br>抬高患肢<br>弹性绷带或弹性衣 | 评估迟发性肿胀原因<br>弹性绷带或弹性衣<br>气囊泵 |
| 疼痛 | 评估/鉴定原因 | 非吗啡或吗啡类止痛剂<br>物理因子治疗或针灸止痛 | 非吗啡或吗啡类止痛剂<br>物理因子治疗或针灸止痛 | 评估疼痛<br>治疗同前 |
| 心理/社会改变 | 家庭咨询 | 咨询 | 家庭咨询 | 职业、性生活、生育问题 |
| | 评估患者原先的社会作用 | 放松性训练<br>运动锻炼 | 支持性护理 | 评估迟发性症状<br>社会支持 |

### （六）癌症疼痛的康复

据统计,中期癌症患者有 40％ 发生中度以上疼痛,晚期癌症患者中有 60％～80％ 发生重度以上疼痛,癌症疼痛的发生与原发性或继发性肿瘤侵犯压迫神经、骨骼等组织有关。长期的疼痛使患者难以忍受,极端痛苦,生活质量极低,患者甚至要求提前结束生命。癌症疼痛的康复治疗措施如下。

1. **药物疗法**　癌症疼痛的治疗以镇痛药物为主,可按 WHO 推荐的癌症疼痛"三级阶梯"治疗方案进行。

（1）对轻度、中度疼痛采用非阿片类镇痛药,如阿司匹林、对乙酰氨基酚、水杨酸类等。

（2）对中度、较重度疼痛采用弱阿片类镇痛药,如可待因、左丙氧芬、芬太尼、甲氧酮等。

（3）对严重疼痛采用强阿片类镇痛药,如吗啡、美沙酮、哌替啶等。

在应用第二、三阶梯镇痛药时可适当辅以非甾体消炎镇痛药、三环类抗抑郁药、抗组胺药、抗痉挛药、肌肉松弛药、破坏神经药和激素类药,以增强镇痛效果,减少麻醉药的剂量和等级。

进行药物治疗时应注意选择药物特性(镇痛强度、效应时间等)、应用途径(口服、皮下注射、植入式可控微量注射泵等)、合理剂量(从小剂量逐步增加剂量,以"需要"为基础,规律用药,维持血液中的有效浓度),尽量避免产生耐药性与成瘾性,尽量避免或减轻毒副作用。

2. **放疗**　对癌症疼痛尤其是骨转移癌有较好的镇痛作用,同时还有控制肿瘤生长的作用。

3. **物理因子疗法**　可采用高热、毫米波、冷敷、经皮神经电刺激、生物反馈、脊髓电刺激等疗法,但禁用热敷、按摩、强电流刺激。

4. **介入疗法**　可采用末梢神经、神经根、交感神经、蛛网膜下隙、硬膜外腔等部位阻滞疗法,阻滞可先用局部麻醉药、6％苯酚、10％苯酚甘油或无水乙醇,也可用冷冻、射频凝固。

5. **手术**　可采用病灶切除或部分切除、神经松解、神经切断、脊神经后根切断、脊髓前柱切断等手术。

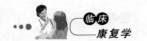
6. 心理治疗　可采用支持性物理因子疗法、放松疗法、屈髋屈膝放松腹肌，做缓慢的腹式深呼吸使全身放松、催眠等方法，可有助于放松精神、缓解疼痛。

## 思考题

1. 癌症的康复问题包括哪几类？
2. 简答癌症患者康复治疗的分期。
3. 简答癌症疼痛的处理方法。

（周海荣）

# 参 考 文 献

1. 叶任高,陆再英.内科学.北京:人民卫生出版社,2006.
2. 南登昆.康复医学.第3版.北京:人民卫生出版社,2006.
3. 何成奇.内外科疾患康复学.北京:人民卫生出版社,2008.
4. 高敏.内外科疾患康复学学习指导和习题集.北京:人民卫生出版社,2008.
5. 关骅.临床康复学.北京:华夏出版社,2006.
6. 王玉龙.康复功能评定学.北京:人民卫生出版社,2008.
7. 缪鸿石.康复医学理论与实践.上海:上海科学技术出版社,2000.
8. 于兑生,恽晓平.运动疗法与作业疗法.北京:华夏出版社,2002.
9. 卓大宏.中国康复医学.北京:华夏出版社,2004.
10. 纪树荣.康复医学.北京:高等教育出版社,2004.
11. 纪树荣.运动疗法技术学.北京:华夏出版社,2005.
12. 励建安,王彤.康复医学.北京:科学出版社,2004.
13. 励建安.社区康复护理.南京:东南大学出版社,2004.
14. 王刚,王彤.临床作业疗法学.北京:华夏出版社,2005.
15. 吕厚山.人工关节外科学.北京:科学出版社,2001.
16. 鲁玉来.腰椎间盘突出症.北京:人民军医出版社,2008.
17. 曲绵域,于长隆.实用运动医学.北京:北京大学医学出版社,2003.
18. 恽晓平.康复评定学.北京:华夏出版社,2004.
19. 陈景藻.现代物理因子治疗学.北京:人民军医出版社,2001.
20. 乔志恒,范维铭.物理因子治疗学全书.北京:科学技术文献出版社,2001.
21. 吴在德,吴肇汉.外科学.第7版.北京:人民卫生出版社,2008.
22. 葛来增.盆部外科学.北京:人民卫生出版社,2008.
23. 徐军.康复疗法评定学.北京:华夏出版社,2005.
24. 丁涛.实用康复医学.北京:中国中医药出版社,1991.
25. 石学敏.针灸学.北京:中国中医药出版社,2001.
26. 石学敏.针灸治疗学.北京:中国中医药出版社,2005.
27. 周士枋,范振华.实用康复医学.南京:东南大学出版社,1998.
28. 燕铁斌.现代康复治疗学.广州:广东科技出版社,2004.
29. 李忠泰.疾病康复学.北京:人民卫生出版社,2002.
30. 胡永善.康复医学.北京:人民卫生出版社,2001.

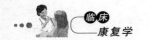
31. 朱镛连.神经康复学.北京:人民军医出版社,2001.

32. 陆廷仁.骨科康复学.北京:人民卫生出版社,2007.

33. 范振华.骨科康复医学.上海:上海医科大学出版社,1999.

34. 李忠泰.疾病康复学.北京:人民卫生出版社,2007.

35. 卫芳盈.病症康复学.北京:高等教育出版社,2006.

36. 黄学英.常见疾病康复学.北京:中国中医药出版社,2006.

**图书在版编目(CIP)数据**

临床康复学/邢本香,李贻能主编. —上海:复旦大学出版社,2009.7(2020.8 重印)
卫生职业教育康复治疗技术专业教材
ISBN 978-7-309-06685-2

Ⅰ. 临…　Ⅱ. ①邢…②李…　Ⅲ. 康复医学-职业教育-教材　Ⅳ. R49

中国版本图书馆 CIP 数据核字(2009)第 089968 号


**临床康复学**

邢本香　李贻能　主编
责任编辑/宫建平

复旦大学出版社有限公司出版发行
上海市国权路 579 号　邮编:200433
网址:fupnet@ fudanpress. com　http://www. fudanpress. com
门市零售:86-21-65102580　　团体订购:86-21-65104505
外埠邮购:86-21-65642846　　出版部电话:86-21-65642845
大丰市科星印刷有限责任公司

开本 787 × 1092　1/16　印张 24　字数 584 千
2020 年 8 月第 1 版第 5 次印刷
印数 9 901—11 000

ISBN 978-7-309-06685-2/R · 1095
定价:56.00 元